临床危重症诊疗与护理

主　编　彭德飞　王彦芹　王慧敏　郑志勇
王　静　刘天瑜　王婧超　张爱枝

中国海洋大学出版社
·青岛·

图书在版编目(CIP)数据

临床危重症诊疗与护理/彭德飞等主编．—青岛：中国海洋大学出版社，2020.6

ISBN 978-7-5670-2519-6

Ⅰ.①临… Ⅱ.①彭… Ⅲ.①急性病—诊疗②险症—诊疗③急性病—护理④险症—护理 Ⅳ.①R459.7 ②R472.2

中国版本图书馆 CIP 数据核字(2020)第 098421 号

出版发行	中国海洋大学出版社		
社　　址	青岛市香港东路 23 号	**邮政编码**	266071
出 版 人	杨立敏		
网　　址	http://pub.ouc.edu.cn		
电子信箱	369839221@qq.com		
订购电话	0532－82032573(传真)		
策划编辑	韩玉堂		
责任编辑	赵　冲　韩玉堂	**电　　话**	0532－85902349
印　　制	北京虎彩文化传播有限公司		
版　　次	2020 年 7 月第 1 版		
印　　次	2020 年 7 月第 1 次印刷		
成品尺寸	185 mm×260 mm		
印　　张	22.75		
字　　数	560 千		
印　　数	1～1000		
定　　价	118.00 元		

发现印装质量问题，请致电 18600843040，由印刷厂负责调换。

《临床危重症诊疗与护理》编委会

主　编	彭德飞	贵州省人民医院
	王彦芹	淄博岜山万杰医院
	王慧敏	青岛大学附属医院
	郑志勇	铜仁市人民医院
	王　静	陆军军医大学边防卫勤训练大队
	刘天瑜	石家庄市栾城人民医院
	王婧超	内蒙古医科大学附属医院
	张爱枝	内蒙古医科大学附属医院
副主编	刘持明	淄博市职业病防治院 淄博市第六人民医院
	熊剑涛	湖北省恩施华龙总医院
	耿兴民	新疆维吾尔自治区人民医院米东医院
	王　毅	贵州中医药大学第一附属医院
	孙　波	鄂尔多斯市中心医院
	任慧芳	山西白求恩医院 山西医学科学院
	迟明蕊	烟台海港医院
	田　蜜	保定市第一中心医院
	张相诚	济南市长清区人民医院
	李益梅	枣庄市中医医院
	刘晓玲	中国人民解放军联勤保障部队第九四二医院
	王志远	南方医科大学南方医院
编　委	赵　静	中国人民解放军总医院海南医院健康医学部
	刘　荣	内蒙古包钢医院
	张　蕙	中国人民解放军总医院第七医学中心
	梅春丽	中国人民解放军空军第九八六医院
	万小超	中国人民解放军陆军第八十二集团军医院
	孙念念	陆军军医大学边防卫勤训练大队

前 言

危重症的紧急处理是院前、急诊、ICU医师经常需要面对的问题。即使是在普通病房，患者出现病情突然加重或异常变化，也需要专科医师的应急处理。现代危重症医学创立虽然只有几十年，但发展得非常快，已成为医学领域中最活跃的学科之一。一些重要的观念和原则不断朝着更加科学、更加合理的方向发展。临床医师必须善于学习，才能不断更新观念、掌握新技术、增长新才干，更好地造福患者。

《临床危重症诊疗与护理》对临床危重症和临床危重症护理常规作了系统介绍。本书结构合理、内容较为丰富，论述严谨科学、简明规范，具有较强的可操作性，是一本适合各级医院医护人员使用的专业书籍。

由于我们水平有限，书中难免存在不足之处，敬请各位专家和同行批评指正。

编者

2020年2月

目　录

第一章 急危重症疾病

第一节 心搏骤停和心脏性猝死

心搏骤停(cardiac arrest)系指心脏泵血功能的突然停止。偶有自行恢复,但通常会导致死亡。

心脏性猝死(sudden cardiac death, SCD)系指由于心脏原因所致的突然死亡。可发生于原来有或无心脏病的患者中,常无任何危及生命的前期表现,突然意识丧失,在急性症状出现后1 h内死亡,属非外伤性自然死亡,特征为出乎意料的迅速死亡。91%以上的SCD是心律失常所致,但某些非心电意外的情况如心脏破裂、肺栓塞等亦可于1 h内迅速死亡,但其发生机制及防治则与心律失常性猝死相异。随着埋藏式心脏复律除颤器(implantable cardioverter defibrillator, ICD)的临床应用,通过其监护系统对SCD的了解进一步加深。

一、流行病学

在工业化国家中成人死亡的重要原因为冠心病导致的SCD。文献报道SCD的发生率为每年(0.36~1.28)/1 000,但未送医院的猝死未统计在内。在不同年龄、性别及有心血管疾病史的人群中,SCD发生率有很大差别,60~69岁有心脏病病史的男性SCD发生率高达每年8/1 000。80%的医院外猝死发生于家中,15%发生于路上或公共场所。

美国每年有30万~35万患者死于SCD,发生率为(1~2) /1 000。在发展中国家SCD发生率低得多。国内缺乏完善的登记资料,1974~1991年北京首钢居民区冠心病猝死发生率为11.35/10万。

二、危险因素

1.年龄、性别

在出生后的头6个月,由于"婴儿猝死综合征",突然死亡发生率构成第一峰。其后发生率骤降,直至45~75岁达第二峰。流行病学分析,年龄的增加是SCD的危险因素。在儿童1~13岁年龄组所有猝死的19%为心源性,青年14~21岁年龄组SCD则占所有猝死的30%。中老年中SCD占所有猝死的80%~90%,这在很大程度上与冠心病发病率随年龄而增加有关,因80%以上的SCD患者罹患冠心病。男性SCD较女性发生率高(约4∶1),在Framingham研究中55~64岁男女发生率的差异更大(几乎达7∶1),因为在这一年龄组男性冠心病发病率较女性明显增高。

2.高血压与左心室肥厚

高血压是冠心病的危险因素,但高血压导致SCD的主要机制是左心室肥厚。有研究显示,左心室体积每增加50 g/m^2,SCD的危险性增加45%。

3.高脂血症

低密度脂蛋白胆固醇(LDI-C)的增高与冠心病的所有临床类型均相关,包括SCD。他汀类调脂药物可减少30%～40%的冠心病死亡(包括 SCD)和非致死性心肌梗死的发生。

4.饮食

许多流行病学资料都证实，过多的饱和脂肪酸及过少的不饱和脂肪酸的摄入均增加冠心病发病的危险，但未直接观察其对 SCD 发生率的影响。美国有研究者对 20 551 例 40～84 岁无心肌梗死史男性的前瞻性观察显示，每周至少吃一次鱼的人 SCD 的发生率是每月吃不足一次鱼的人的一半。

5.运动

冠心病患者行中等度的体力活动有助于预防心搏骤停和 SCD 的发生，而剧烈的运动则有可能触发 SCD 和急性心肌梗死。成人 11%～17%的心搏骤停发生在剧烈运动过程中或运动后即刻，与心室颤动发生有关。这也表现在心脏病患者的康复研究与运动负荷试验过程中，其心搏骤停的发生率分别为 1/(12 000～15 000)(康复研究)与 1/2 000(运动负荷试验)，是普通心脏病患者心搏骤停发生率的 6 倍。实验研究表明，规律的运动可通过降低血小板黏附与聚集，改善自主神经功能，特别是增加迷走神经反射而预防心肌缺血诱导的心室颤动和猝死，有助于降低心血管病的发病率与病死率；而剧烈的运动对已知心脏病患者，特别是对未经锻炼者是有害的，会产生运动诱发的 SCD。

6.饮酒

过度饮酒，尤其是醉酒可增加 SCD 发生的危险性，在嗜酒者中常常发现 Q-T 间期延长，后者易触发室速、室颤。但队列对照研究发现，适量饮酒可能减少 SCD 的发生。前瞻性的不列颠地区心脏研究证实，适量饮酒可降低首次致死性心脏事件的发生率(OR=0.61)。

7.吸烟

吸烟是 SCD 的触发因素之一，因吸烟易增加血小板黏附，降低心室颤动阈值，升高血压，诱发冠状动脉痉挛，使碳氧血红蛋白积累和肌红蛋白利用受损而降低循环携氧能力，导致尼古丁诱导的儿茶酚胺释放。每天吸烟 20 支与不吸烟者每年 SCD 发生率分别为3.1% 和 1.3%。

8.精神因素

生活方式的突然改变，个人与社会因素造成的情绪激动及孤独与生活负担过重引起的情绪压抑与 SCD 密切相关。有报道地震灾区冠心病及非冠心病患者的 SCD 发生率升高 4 倍。估计 40%的 SCD 是受到精神因素的影响而促发。

9.家族史

对有些患者家族史是重要的危险因素。已知某些单基因的疾病如长 Q-T 综合征、Brugada综合征、肥厚型心肌病、致心律失常性右心室发育不良、儿茶酚胺敏感性多形性室性心动过速等易致 SCD。

其他危险因素包括心室内传导阻滞、糖耐量试验异常和肥胖等。左室功能受损是男性 SCD 的重要提示因子。在严重心力衰竭患者中，非持续性室性心动过速是 SCD 发生率增加的独立因素。

三、病因和发病机制

SCD 者绝大多数有心脏结构异常。成年 SCD 患者中心脏结构异常主要包括冠心病、肥厚型心肌病、心脏瓣膜病、心肌炎、非粥样硬化性冠状动脉异常、浸润性病变和心内异常通道。这些心脏结构改变是室性快速性心律失常的发生基础，而大多数 SCD 则是室性快速性心律失常所致。一些暂时的功能性因素，如心电不稳定、血小板聚集、冠状动脉痉挛、心肌缺血及缺血后再灌注等使原有稳定的心脏结构异常发生不稳定情况。某些因素如自主神经系统不稳定、电解质紊乱、过度劳累、情绪压抑及用致室性心律失常的药物等，都可触发 SCD。

在世界范围内，特别是西方国家，冠状动脉粥样硬化性心脏病是导致 SCD 最常见的心脏结构异常。在美国所有的 SCD 中，冠状动脉粥样硬化及其并发症所致 SCD 者高达 80%以上，心肌病（肥厚型、扩张型）占 10%～15%，其余 5%～10%的 SCD 可由各种病因造成。

四、病理

冠心病是 SCD 患者最常见的基础心脏结构异常，心搏骤停存活者中 40%～86%发现有冠心病。SCD 患者中约 75%具有 2 支以上的冠状动脉狭窄＞75%，15%～64%具有新近冠状动脉血栓栓塞的证据。病理研究还表明，SCD 患者常有左心室本身肥厚，有过去心肌梗死病变和冠状动脉侧支循环不良；冠状动脉先天性异常、冠状动脉炎、冠状动脉痉挛、冠状动脉夹层分离、心肌桥等非冠状动脉粥样硬化性病变也时有发现；有心律失常或传导系统异常者的病理改变中可见细胞凋亡参与。

由于技术上的困难，对 SCD 患者心脏传导系统病理的研究至今报道不多。因急性心肌梗死猝死的患者中有房室结动脉狭窄者约占 50%，少数患者的梗死病灶直接累及房室结、房室束及其分支。心脏传导系统的纤维化很常见，但并不特异，可能是许多原因（如 Lenegre 和 Lev 病，小血管病变导致的缺血性损伤，以及炎症、浸润性病变等）导致的结果，其在 SCD 中的地位尚未肯定。急性炎症（如心肌炎）和浸润性病变（如淀粉样变、硬皮病、血色病等）均可损害房室结/束，导致房室阻滞。某些局部病损（如结节病、类风湿关节炎）也可影响传导系统。但由于常规尸检常不包括细致的传导系统检查，上述病损可能被漏检。肿瘤对传导系统的局部损害（尤其是间皮瘤、淋巴瘤、癌肿，甚或横纹肌瘤、纤维瘤）也有报道。

五、临床表现

心搏骤停或 SCD 的临床过程可分为 4 个时期。

（一）前驱期

许多患者在发生心搏骤停前有数天或数周，甚至数月的前驱症状，诸如心绞痛、气急或心悸的加重，易于疲劳，及其他非特异性的主诉。这些前驱症状并非 SCD 所特有，而常见于任何心脏病发作之前。有资料显示 50%的 SCD 患者在猝死前 1 个月内曾求诊过，但其主诉常不一定与心脏有关。在医院外发生心搏骤停的存活者中，28%在心搏骤停前有心绞痛或气急的加重。但前驱症状仅提示有发生心血管病的危险，而不能识别有哪些亚群。

（二）发病期

发病期亦即导致心搏骤停前的急性心血管改变时期，通常不超过 1 h。典型表现包括长时间的心绞痛或急性心肌梗死的胸痛、急性呼吸困难、突然心悸、持续心动过速或头晕目眩等。若心搏骤停瞬间发生，事前无预兆，则 95%为心源性，并有冠状动脉病变。从心脏猝死者所获得的连续心电图记录中可见在猝死前数小时或数分钟内常有心电活动的改变，其中以心率增快和室性期前收缩的恶化升级为最常见。猝死于室颤者，常先有一阵持续的或非持续的室速。这些以心律失常发病的患者，在发病前大多清醒并处于日常活动中，发病期（自发病到心搏骤停）短。心电图异常大多为室颤。另有部分患者以循环衰竭发病，在心搏骤停前已处于不活动状态，甚至已昏迷，其发病期长。在临终心血管改变前常已有非心脏性疾病。心电图异常以心室停搏较室颤多见。

（三）心搏骤停期

意识完全丧失为该期的特征。如不立即抢救，一般在数分钟内进入死亡期。罕有自发逆转者。

心搏骤停的症状和体征依次出现如下：①心音消失；②脉搏扪不到、血压测不出；③意识突然丧失或伴有短阵抽搐，抽搐常为全身性，多发生于心脏停搏后 10 s 内，有时伴眼球偏斜；④呼吸断续，呈叹息样，以后即停止，多发生在心脏停搏后 30 s 内；⑤昏迷，多发生于心脏停搏 30 s 后；⑥瞳孔散大，多在心脏停搏后 30～60 s 出现。但此期尚未到生物学死亡。若予及时恰当的抢救，有复苏的可能。

其复苏成功率取决于：①复苏开始的迟早；②心搏骤停发生的场所；③心电活动失常的类型（室颤、室速、心电一机械分离抑或心室停顿）；④在心搏骤停前患者的临床情况。若心搏骤停发生在可立即进行心肺复苏的场所，则复苏成功率较高。在医院或加强性监护病房可立即进行抢救的条件下，复苏的成功率主要取决于患者在心搏骤停前的临床情况：若为急性心脏情况或暂时性代谢紊乱，则预后较佳；若为慢性心脏病晚期或严重的非心脏情况（如肾衰竭、肺炎、败血症、糖尿病或癌肿等），则复苏的成功率并不比院外发生的心搏骤停的复苏成功率高。后者的成功率主要取决于心搏骤停时心电活动的类型，其中以室速的预后最好（成功率达 67%），室颤其次（25%），心室停顿和电一机械分离的预后很差。高龄也是一个重要的影响复苏成功的因素。

（四）生物学死亡期

从心搏骤停向生物学死亡的演进，主要取决于心搏骤停心电活动的类型和心脏复苏的及时性。室颤或心室停搏，若在发生后 6 min 内未予心肺复苏，则预后很差；若在 8 min 内未予心肺复苏，除非在低温等特殊情况下，否则几无存活。从统计资料来看，目击者立即施行心肺复苏术和尽早除颤是避免生物学死亡的关键。

心脏复苏后住院期死亡的最常见原因是中枢神经系统的损伤。缺氧性脑损伤和继发于长期使用呼吸器的感染占死因的 60%，低心输出量占死因的 30%。而由于心律失常的复发致死者仅占 10%。急性心肌梗死时并发的心搏骤停，其预后取决于为原发性抑或继发性：前者心搏骤停发生时血流动力学并无不稳定；后者系继发于不稳定的血流动力学状态。因而，原发性心搏骤停如能立即予以复苏，成功率应可达 100%；而继发性心搏骤停的预后差，复苏成功率仅约 30%。

六、治疗

对心搏骤停或 SCD 者的处理主要是立即进行心肺复苏（cardiopulmonary resuscitation，CPR）。20 世纪 50 年代末期心肺复苏术及体外除颤术的发展，使心搏骤停者有可能得救而存活。近 30 年来，随着经验的积累及新技术的应用，心肺复苏术逐步完善。1992 年美国心脏病学会再次修订了心肺复苏的指南，并对所有用于心肺复苏的治疗措施进行“评级”，对进一步积极有效地抢救 SCD 患者具有重要意义。2005 年美国心脏学会主持召开了心肺复苏和心血管急救学治疗建议国际共识会议，编写出《2005 年心肺复苏和心血管急救指南》。

目前心肺复苏术系按下列顺序分秒必争地进行。

(一)识别心搏骤停

心搏骤停的诊断一般不成问题,但需迅速判断。出现较早而可靠的临床征象是意识的突然丧失伴以大动脉(如颈动脉和股动脉)搏动消失,有这两者的存在,心搏骤停的诊断即可成立。一般主张以一手拍喊患者以断定意识是否存在,另一手同时扪诊其颈动脉了解有无搏动,若两者均消失,即可肯定心搏骤停的诊断而应立即施行心脏复苏处理。

在成人中以心音消失诊断心搏骤停并不可靠,血压测不出也未必都是心搏骤停,因此对怀疑心搏骤停的患者反复听诊或测血压,反而会浪费宝贵的时间而延误复苏的进行,影响复苏后的存活率。瞳孔变化的可靠性也较小:瞳孔缩小不能除外心搏骤停,尤其是在应用过阿片制剂或老年患者中;而瞳孔显著扩大不一定发生在心搏骤停时,当心输出量显著降低、严重缺氧、应用某些药物包括神经节阻滞剂以及深度麻醉时,瞳孔也可扩大。

(二)告急

告急即在不延缓施行基础心肺复苏术的同时,设法(呼喊或通过他人或应用现代通讯设备)通知急症救护系统。因仅作基础心肺复苏术而不进一步予以高级复苏术,其效果很有限。

(三)心前捶击复律

心搏骤停的电生理表现为致死性快速性心律失常、严重心动过缓或心室停搏,心前捶击可能使少数患者恢复窦性节律。Caldwell 等的 5 000 例研究报道中,心前捶击使 5 例室颤、11 例室速、2 例心室停搏恢复窦性节律,未见有室速因捶击而转为室颤者。因此,一旦确定为心搏骤停而手边无心电监护和除颤仪的情况下,应坚定地予以心前捶击:拳头举高 20～30 cm,捶击患者胸骨中下 1/3 处,共 1～2 次。目前,对无目击者的心脏停搏患者除颤前,可考虑先行约 5 组(约 2 min)心肺复苏,特别是在事发地点由呼叫到急救人员抵达时间超过 4 min 时。然后扪患者颈动脉确定心跳是否恢复,若仍无搏动,则按下列步骤施行基础心肺复苏。

(四)基础心肺复苏

基础心肺复苏即基础生命活动支持(basic life support,BLS),旨在迅速建立有效的人工循环,给脑组织及其他重要脏器以氧合血液而使其得到保护。其主要措施包括畅通气道、重建呼吸、重建循环和除颤,被简称为 ABCD(airway control, breathing support, circulationsupport,defibrillation)。

1. 畅通气道

意识丧失的患者舌常后移而堵塞气道,因此心肺复苏的第一步必须先设法畅通气道。通常将手置于患者额部加压使头后仰,便可使下颌前移而使舌根离开咽喉后壁,气道便可通畅。但在心搏骤停肌张力减退的情况下,单手置额部使头后仰常不足以打开气道,而需用另一手抬举下颌。其中后法似较前法有效,但需注意在托举下颌时需用手指头置于下颌的骨性部位将下颌推向前上方,而不要压迫软组织以免反致气道阻塞。对疑有颈部损伤者,则常仅予托举下颌而不常规使头后仰。

对疑有气道异物者,应先以 Heimlich 手法操作以排出异物;操作者从患者背部双手环抱于患者上腹部,用力、突击性挤压。

2. 重建呼吸——人工呼吸

若患者自主呼吸已停止,则应迅速做人工呼吸,以口对口呼吸的效果最好。在一般情况下,人呼出的气体中含氧 15.5 vol%,已足以维持生命所需,如作深吸气后再呼气,则其中含氧量可达 18 vol%。每次可吹出气体 1 000～1 250 mL，连续做口对口呼吸 4～5 次，可使患者肺中氧浓度恢复到近于正常水平。操作时，在上述畅通气道的基础上，将置于患者前额的手的拇指与示指捏住患者的鼻孔，操作者在深吸气后，使自己的口唇与患者口唇的外缘密合后用力吹气。患者如有义齿可不必取出，因其有利于口对口呼吸时的密合。但若义齿位置不能固定，则以取出为宜。若患者牙关紧闭，则可改为口对鼻呼吸，即用口唇密合于患者鼻孔的四周后吹气。

在进行人工呼吸时，需注意观察患者胸壁的起伏，感觉吹气时患者呼吸道的阻力和在吹气间歇有无呼气。

在复苏开始时，遇到呼吸停止的无意识患者时，先进行 2 次人工呼吸后立即开始胸外挤压。所有人工呼吸(无论是口对口、口对面罩、球囊面罩，还是球囊对高级气道)均应持续吹气 1 s以上，保证有足够量的气体进入并使胸廓有明显抬高。这样可使患者呼吸道内维持一个正压。以后则每 5 s 或在每第 5 次胸外挤压时，吹气 1 次。若仅 1 人进行急救时，对所有年龄(新生儿除外)的患者需挤压 30 次做人工呼吸 2 次。每次吹气应持续 1 s 以上，吹气量为 10 mL/kg(700～1 200 mL)。

在行口对口或口对鼻人工呼吸时，常可致胃胀气，后者使横膈抬高、肺容量减少，并可发生胃内容物反流。因此在吹气时宜参考患者胸部的起伏，控制吹气量。若患者胃严重胀气而影响换气功能时，应使患者侧转并压迫其上腹部使其胃气外排，再继续操作。

3. 重建循环——人工胸外挤压

重建循环——人工胸外挤压是建立人工循环的主要方法，即人工有节律地挤压患者胸骨的下半部。过去称为人工胸外心脏按摩或心脏挤压，但是实际上是挤压而非按摩，而挤压所致的血液流动并非心泵功能而是胸泵功能，研究证明在胸部挤压期间，心脏的房室瓣保持开放位，血液是在挤压胸部时胸腔内压增高而从心脏和大血管内被推向胸腔外的血管而流动，腔静脉则由于壁薄在胸部挤压时塌陷而不发生逆流。此时心脏并无泵血功能。因此宜称为人工胸外挤压(external chest compression, ECC)。如操作恰当，则体循环收缩压可达 80～100 mmHg①，但舒张压很低，以致影响心肌和脑组织的灌注压和血流量。近期研究表明，为维持心肌和脑细胞功能的血供的最低需求，要有正常血流量的 30%。而单纯的人工胸外挤压时，心肌和脑组织中的血流量常达不到此最低的需求。为能提高人工胸外挤压时心脑重要脏器的灌注压和血流量，又有采用附加的腹部挤压术(interposed abdominal compression)。

人工胸外挤压时，患者应置于水平位。头部不应高于心脏水平，否则由于重力作用而影响脑血流。下肢可抬高，以促进静脉回流和加强人工循环。若胸外挤压在床上进行时，应在患者背部垫以硬板。操作者宜跪在患者身旁或站在床旁的椅凳上，以便居高临下实施挤压。挤压时，一手与患者胸骨长轴方向平行地置于其胸骨前方，掌根相当于胸骨下半部，另一手掌根重叠其上，双肘关节伸直，自背肩部直接向前臂、掌根垂直加压，使胸骨下端下陷 4～5 cm。挤压后应放松，使胸廓弹回原来形状而使胸腔内压下降，血液回流。急救者应该意识到胸外按压的重要性，遵循“用力按压、快速按压”的原则，以每分钟至少 100 次的速率进行，保证胸廓充分回弹和胸外按压间歇最短化。对无脉性心脏停搏患者治疗期间，不应在电击后立即检查心跳或

① 临床上仍习惯用毫米汞柱(mmHg)作为压力单位，1 kPa＝7.5mmHg。全书同。

脉搏，而是应该重新进行心肺复苏，先行胸外按压，而心跳检查应在5组（或者约2 min）心肺复苏后进行。对所有的急救措施，包括高级气道开放（例如气管内导管、食管—气管导管（combitube）或喉部面罩气道（LMA））、给药和对患者重新评价时，均应保证胸外按压间隔最短化。挤压应规律地、均匀地、不间断地进行。挤压有效者可扪及颈动脉或股动脉搏动，收缩期血压可达80～100 mmHg。

人工胸外挤压不当可发生肋骨骨折、胸骨骨折、肋骨与肋软骨脱离、气胸、血胸、肺挫伤、肝或脾脏撕裂及脂肪栓塞等并发症。为减少并发症，挤压时需注意：①挤压部位不宜过高或过低，也不可偏于左右侧，切勿挤压胸骨下剑突处；②在挤压间歇的放松期，操作者虽不加任何压力，但仍宜将手置于患者胸骨下半部不离开其胸壁，以免移位；③挤压需均匀、有节奏地进行，切忌突然急促地猛击。在基础复苏术进行1 min后可暂停5 s以观察患者是否自行恢复呼吸和心跳。其后可每隔2～3 min暂停观察，但暂停时间仅限于数秒钟内，不可超过5 s。如有气管插管，暂停时间可稍长，但也不应超过30s。如心脏自行复跳，一般仍需继续予以通气。

4. 体外除颤

成人心搏骤停时的心律主要是室颤，除颤复律的速度是心脏复苏成功的关键。在可能的条件下，应在气管插管和建立静脉通道前先予以立即电除颤。在除颤前充电期间仍应持续心脏人工挤压和口对口呼吸等基础心肺复苏措施。若及时CPR，并在10 min内除颤，仍能保持神经系统的功能。每推迟1 min除颤，存活率下降7%～10%。目前，自动体外除颤器普及设置于公共场所，为及早除颤提供了条件，性能改进的除颤器使首次电击即有很高的成功率，如首次电击失败，给予胸外按压可以改善氧供和养分运送至心肌，使得随后进行的电击成功率增加。因此，室颤/无脉性室速治疗时，可以电击1次，然后立即继续心肺复苏（胸外按压）。成人室颤和无脉性室速时，若使用单向波除颤，能量为360 J；双向波除颤，首次电击能量为150～200 J；使用直线双向波形（rectilinearbiphasicwaveform）除颤则应选择120 J，第二次电击应选择相同或更高的能量，如果施救者对于除颤器不熟悉，推荐使用200 J。

（五）高级复苏

高级复苏旨在进一步支持基本生命活动，恢复患者的自动心搏和呼吸。包括进一步维持有效的通气和换气，转复心律达血流动力学的稳定，以及恢复脏器的灌注。具体措施包括：①气管插管；②除颤复律和（或）起搏；③建立静脉通路。通气及给氧，一般可迅速逆转缺氧和酸中毒。若在无氧气可立即供应的情况下，即使在普通空气的条件下，也应立即给予适当的通气与换气。气管插管一般在2或3次电除颤失败，或除颤复律后神志未完全恢复患者中使用，并予以辅助呼吸及动脉血气分析。

血管加压素一般可在第一或第二次除颤后静脉注射给药1次，肾上腺素可每3～5 min给药，血管加压素可替代第一或第二剂肾上腺素。开始几次除颤失败往往是预后差的标志，可予肾上腺素1.0 mg静脉注射后再用360 J除颤，每隔3～5 min可重复给药，每次给药期间可再次予以电除颤。若复律后窦性节律难以维持，可首选予胺碘酮150 mg静脉注射，可重复给药总量达500 mg，前6 h 1.0 mg/min，以后0.5 mg/min静脉滴注。

对难治性室颤和室速胺碘酮疗效优于利多卡因。也可予利多卡因1.0～1.5 mg/kg静脉注射，可每3～5 min重复，最大剂量可达3 mg/kg，然后以1～4 mg/min连续静脉滴注维持。仍无效者可静脉滴注普鲁卡因胺10～15 mg/kg（500～1 250 mg），速率为20 mg/min，之后以1～4 mg/min维持滴注。

溴苄胺对顽固性室颤较有效，但因该药来源困难，已不推荐使用。对一些难治性多形性室速或尖端扭转型室速、快速性单形性室速或心室扑动（>260 次/分钟）或难治性室颤，尤其急性冠脉综合征所致者，静脉注射β受体阻滞剂治疗可能有作用（美托洛尔 5 mg 静脉注射，直至总量达 20 mg），或静脉注射硫酸镁有效，1～2 g 静脉注射 1～2 min。

静脉注射钙剂已不再推荐为常规使用，因既无必要又不安全。只有在急性高血钾诱导所致的持续性室颤、低血钙及接受过量钙离子拮抗剂患者中才考虑使用。

静脉输注碳酸氢钠，过去曾在心脏复苏中大剂量地给予，但现在不再作为常规，因大剂量有弊无益。只有当患者在电除颤复律和气管插管后酸中毒持续存在时，才静脉给予碳酸氢钠。初剂量可予 1 mmol/kg，以后每 10～15 min 可加 50%的初剂量。

一旦明确心搏骤停是由于心室颤动或室速所致，即无指征进行体外电除颤。正确的处理是予气管插管、继续人工胸外挤压和口对口呼吸，并尽量设法控制低血氧和酸中毒。可予静脉注射或心内注射肾上腺素和（或）阿托品。也可试用体外临时心脏起搏以期建立规则的心律。但这几种类型的心搏骤停的预后很差。唯一例外的情况是由于气道阻塞所继发的心动过缓或心室停搏。此时如能及时用 Heimlich 手法驱除气道异物，或必要时予以气管插管抽吸气道中阻塞的分泌物，心搏骤停可望立即恢复。

（六）心脏复苏后的处理

心脏复苏成功后，需继续维持有效的循环和呼吸，防治脑缺氧和脑水肿，维持水和电解质平衡，防治急性肾衰竭及继发感染。

其他处理主要取决于发生心搏骤停的临床情况。急性心肌梗死引起的原发性心室颤动一般对基础心脏复苏的措施反应良好，易被有效地控制。可在复苏后予利多卡因静脉滴注维持 24～72 h(2～4 mg/min)。在住院情况下，常不需气管插管及辅助呼吸。通常在除颤复律后，血流动力学的稳定可立即恢复。

急性心肌梗死时，若由于血流动力学异常而导致的继发性心室颤动，心脏复苏的效果通常较差。即使心脏复苏成功，室颤的复发率也很高，临床上多以血流动力学的不稳定为主要表现。其最后结局更多地取决于如何稳定血流动力学，而不是如何控制心电生理的异常。

心室停搏、心动过缓及电一机械分离通常是由于严重的血流动力学不稳定所继发，对心脏复苏措施的反应较差。

第二节　心脏瓣膜危重症

心脏内的四个瓣膜按其部位分为两个房室瓣（二尖瓣、三尖瓣），两个大动脉瓣（主动脉瓣、肺动脉瓣）。这些瓣膜发生病变后，演变成需要进行紧急处理者，显然左心的两个瓣膜（二尖瓣、主动脉瓣）远比右心的两个瓣膜（三尖瓣、肺动脉瓣）要多。这是因为左心两个瓣膜有病变时，所引起的血流动力学变化以及因此造成的心肺致命性病理生理学改变，远比右心两个瓣膜所引起者严重。例如主动脉瓣有病变时，不论是发生狭窄还是关闭不全，均会逐渐引起左室舒张末期压增高、左室肥厚扩大，终至心输出量减低，左心衰竭。又如二尖瓣发生狭窄或关闭不全时，亦会随着病情的加重而出现左心、肺静脉和肺毛细血管的压力增高，引起肺水肿和左心前向输出量降低。随着肺血管阻力、肺楔嵌压、肺动脉压的增高，还会使右心工作量增加而出现右心衰竭。至于右心两个瓣膜有病变时，则情况就不一样。除继发于左心瓣膜病变所致的继发性变化外，孤立的风湿性三尖瓣病变几乎是没有的。绝大部分风湿性三尖瓣狭窄或关闭不全的患者大都伴有二尖瓣狭窄或关闭不全，而且常伴有主动脉瓣病变。其出现的病理生理变化和血流动力学影响，常比左心两个瓣膜病变所引起者要晚得多，故临床症状多以后者为主。其他病因很少见。肺动脉瓣狭窄一般多为先天性疾病，表现虽亦有右心室压力增高和喷射时间延长，但常见随访多年而病情发展不快。至于肺动脉瓣关闭不全除非有一个以上的肺动脉瓣叶完全损坏，否则不会引起右心肥大或衰竭。通过犬的实验证实，将一个肺动脉瓣叶切除后，肺动脉舒张压变化不大。但若将一个主动脉瓣叶切除后，则必将迅速出现由于严重的主动脉瓣关闭不全所引起的一系列血流动力学变化。这是因为肺动脉与右室之间的舒张压差要比主动脉与左室之间的舒张压差小的缘故。若将犬三个肺动脉瓣叶完全切除，则肺动脉舒张压不断下降，直至与右室舒张压相等为止。以后逐渐发生右室肥厚和扩张。但一直观察了18 个月，亦从未见其发生心力衰竭。

由此可见，肺内血管阻力不高时，肺动脉瓣关闭不全不易引起右心衰竭。上述病理生理变化及试验说明，左心的任何瓣膜发生病变后均易发展成为需要急诊处理的情况。心脏瓣膜疾病最常见的病因有以下几类：风湿性心肌炎、先天性疾病、感染性心内膜炎。在心脏瓣膜病变已经进展到具有外科治疗适应证时，一般术前处理的原则多经过以下程序：先经内科治疗，控制心力衰竭，同时使活动性病因静止（如风湿静止、血沉正常、心内膜炎血培养阴转等），身体各重要器官继发性功能损害改善到最佳状态，心功能提高到最佳程度，做好一切术前准备，进行择期手术。总的说来，这时手术死亡率最低，并发症最少，手术效果最好。但有一部分患者，由于有进行性心力衰竭、严重的血流动力学障碍，对各种药物反应极差，各种器官功能损害进行性加重，致患者处于危急状态。为了挽救患者生命，有必要采取紧急外科手术治疗。属于这类心脏瓣膜急症的情况有以下几方面：二尖瓣狭窄突发急性肺水肿或大量咯血、急性风湿性心肌炎累及瓣膜引起进行性心力衰竭、各种瓣膜疾患伴有慢性心力衰竭突然急性发作、感染性心内膜炎伴发瓣膜并发症、创伤、心肌梗死后伴发瓣膜并发症、急性升主动脉夹层动脉瘤并发主动脉瓣关闭不全、急性人工瓣膜功能故障。上述情况都是经内科治疗反应极差或完全无效，病情不断进展和恶化，各种致命性并发症，如急性肺水肿、进行性心力衰竭、心源性休克等，随时威胁着患者的生命，只有急诊手术才有挽救患者生命的希望。

心脏瓣膜急诊手术治疗的种类共有三类：对二尖瓣狭窄做紧急分离术；修补瓣膜及其有关部件的缺损或创伤；急诊瓣膜置换术。

一、二尖瓣狭窄突发急性肺水肿或大量咯血

二尖瓣狭窄病因以风湿热为最多。一般应在风湿热活动完全停止 3～6 个月期间进行手术治疗最为适宜；但有时有少数重症病例，在内科治疗和术前准备过程中，突发急性肺水肿或大量咯血不止，而需急诊手术治疗。由于二尖瓣狭窄的病理生理变化首先是引起左房扩大、压力升高，继而肺静脉及肺毛细血管内压力也随之上升，因此造成肺静脉和肺毛细血管扩张和淤血，从而形成肺部慢性阻塞性充血。重度二尖瓣狭窄患者的左心房及肺静脉收缩压可达 4～5.5 kPa。因为正常血浆渗透压为 4 kPa，故若肺毛细血管压力超过 4 kPa 时，将产生肺水

肿。此外，由于肺静脉淤血，肺静脉与支气管静脉之间有曲张且变薄的侧支静脉，一旦破裂，将引起大量咯血。由于这种病理生理变化的存在，只有在解除其根本病因后，才能缓解其症状。因此，这种患者若事先诊断为单纯性二尖瓣狭窄，病变属于重度，经过足量洋地黄、利尿剂以及各种药物治疗均未能生效时，应考虑行紧急闭式二尖瓣交界分离术。对这类患者如不及时处理，会很快出现循环衰竭而导致死亡。若行紧急闭式二尖瓣交界分离术，常能获得满意疗效。甚至有个别病例在病房内突发心搏骤停，而经床边数分钟内迅速开胸，行闭式二尖瓣交界分离术而获治愈。笔者曾有多次体会，在术前或入手术室后或在麻醉过程中，突发急性肺水肿，经各种药物治疗无效，采取紧急闭式二尖瓣交界分离术，从而挽救了患者生命。

二、急性风湿性心肌炎累及瓣膜引起进行性心力衰竭

临床上约有50%的风湿热首次发作就出现心肌炎，而急性风湿性心肌炎经常导致心脏瓣膜发生病变。风湿性心脏瓣膜病是慢性充血性心力衰竭的重要原因。但有时有部分患者，且多是年龄较轻者，一次发病即呈暴发型急性风湿性心肌炎，病变迅速累及二尖瓣或主动脉瓣，引起瓣膜关闭不全。这类患者临床症状有发热、心动过速、出现心脏杂音、心包摩擦音，且充血性心力衰竭呈进行性加重。化验结果有血沉增快，抗链球菌溶血素“O”增高，黏蛋白增快，C-反应蛋白阳性等。病理学方面表现为心包、心肌和瓣叶均有渗出性炎性改变，心内膜有风湿性赘生物和Aschoff小体。对内科各种药物治疗反应极差，且常由于心肌损害和瓣膜机械性功能障碍两种因素，引起严重血流动力学障碍而致心力衰竭。死亡原因最常见的是多脏器衰竭，如黄疸、肾衰竭、心源性恶病质、肺部并发症、脑栓塞等；可伴或不伴有心输出量降低。因此患者的进行性心力衰竭和术前临床状态，是影响术后生存率的主要决定因素。若不进行急诊手术，其生存时间有时只能有几小时，最多几天。因此对急性风湿性心肌炎并有严重瓣膜功能不全的患者，若内科治疗效果不佳时，不能按传统的要求（即必须控制风湿活动和只有药物治疗）来试图改善血流动力学，这样可能危及患者的生命。本症患者由于瓣膜多有关闭不全，故手术治疗以瓣膜置换术为最多。但也有部分病例可针对瓣膜的病变情况，采用瓣环成形术、瓣膜交界悬吊术或瓣漏直接缝合术等。若病变是属于单纯二尖瓣狭窄并发进行性心力衰竭，则应根据患者具体情况，在闭式交界分离术、直视交界分离术和瓣膜置换术三种手术中进行选择。

三、各种瓣膜疾病伴有慢性心力衰竭突然急性发作

前面已经提到，风湿性心脏瓣膜疾病是慢性心力衰竭的重要病因。但除此以外，还有另外一些病因，如先天性瓣膜疾病、瓣膜损伤、感染性心内膜炎、心肌缺血累及瓣膜、以往有过瓣膜手术史等，都可使心脏处于慢性心力衰竭状态。这类患者多数心脏病史较长，但常未得到妥善处理，直到急性发作时才引起重视。有的肺动脉压已呈重度高压状态。当慢性心脏瓣膜疾病遇到某些诱发因素，如呼吸道感染、情绪激动、妊娠、改变药物、并发心肌炎或感染性心内膜炎等，可突然发生急性心力衰竭、急性肺水肿，甚至心搏骤停。这类患者在突然转变成急性心力衰竭后，若内科治疗效果不好，则有可能引起致命性并发症和后果。因此，本症除在病因方面有多种多样原因以外，其病情转归、预后和紧急手术治疗原则，均与急性风湿性心肌炎累及瓣膜引起进行性心力衰竭患者相同。

四、感染性心内膜炎伴发瓣膜并发症

感染性(除各种常见细菌外,还包括真菌、立克次体、病毒等)心内膜炎,以往主要是采用抗生素等药物治疗。但由于有一部分患者治疗效果不佳,特别是伴有瓣膜并发症时,情况更为明显。近年来,对伴有瓣膜并发症的感染性心内膜炎,即使感染还是活动性的,采用了积极的急诊手术治疗,取得了良好的效果,因而改变了以往的传统治疗观念。感染性心内膜炎虽可起源于左心或右心,可侵及自然瓣或人工瓣,但主要侵犯左心。主动脉瓣与二尖瓣的发病率相似,三尖瓣很少受累,而肺动脉瓣受累为罕见。可考虑外科治疗的心内膜炎的范围已包括活动性感染性心内膜炎、真菌性心内膜炎、人工瓣膜心内膜炎、合并有药物成瘾性的感染性心内膜炎、革兰阴性菌心内膜炎。Robinson 和 Ruedy 一组感染性心内膜炎的 267 个病例中,瓣穿孔在未用抗生素时代占 15.1%;在用抗生素时代占 45.5%,其中几乎全部是主动脉瓣穿孔。感染性心内膜炎的血流动力学结果常为反流。有主动脉瓣赘生物患者约 70%有反流,有二尖瓣赘生物约 64%出现反流。大的赘生物可引起瓣口阻塞,尤其好发生在二尖瓣处。充血性心力衰竭发病率增加是由于瓣膜被赘生物破坏所致。瓣环脓肿 92%发生在主动脉瓣,8%在二尖瓣。有瓣环脓肿的病例均有瓣膜关闭不全。瓣环脓肿多半是主动脉瓣感染的并发症,并常引起心包炎和心电图上出现部分性或完全性心脏传导阻滞。

前述可考虑外科治疗的五种感染性心内膜炎,在出现以下情况时有手术治疗适应证:①充血性心力衰竭;②肺或体循环反复发生赘生物栓塞;③抗生素不能控制的赘生脓毒症;④真菌性心内膜炎,药物难以控制;⑤瓣环脓肿(特别易发生在人工瓣膜心内膜炎);⑥布氏菌感染;⑦发生心传导系统功能障碍;⑧化脓性心包炎。感染性心内膜炎并发中度或重度充血性心力衰竭时,内科治疗的病死率为 50%~90%。近年来倾向性的观点认为,即使术前血培养为阳性,但对感染的心瓣膜进行置换仍然可能成功。术后亦未见感染率增加。人工瓣膜的心内膜炎可发生在早期或晚期。一般认为,发生在瓣膜置换术后 2 个月内称为早期,2 个月后则为晚期。如同自然瓣心内膜炎一样,人工主动脉瓣心内膜炎大部分引起反流,而人工二尖瓣心内膜炎常造成阻塞;合并主动脉瓣环脓肿者占 40%,而合并二尖瓣环脓肿者仅 5%。人工瓣感染时的瓣环脓肿较自然瓣感染广泛,常致人工瓣摇动、变硬。广泛的瓣环脓肿可引起完全性房室传导阻滞和左束支传导阻滞。在用抗生素治疗感染性心内膜炎过程中,不论是自然瓣或人工瓣,一旦发现伴发瓣膜并发症时,若患者血流动力学稳定,可进行一段抗生素疗程后施行手术;若引起进行性充血性心力衰竭时,宜采取急诊外科手术治疗。手术时患者的血流动力学状态是危险程度的主要决定性因素,而不是感染的活动性或术前抗生素治疗时间的长短。急诊手术后感染复发率很小。

外科手术的目的和原则是彻底清除感染组织,恢复瓣膜功能,矫正并发的机械缺损或障碍。对活动性感染组织,必须尽可能地彻底清除。消除有抗药性或难以处理的微生物,如真菌、革兰阴性细菌、金黄色葡萄球菌等。局部可用抗生素,例如新霉素溶液冲洗。对瓣环脓肿或窦道亦应清创,对其创面不应加缝补片或缝合关闭,而应保持血流通畅。清创后最重要的一条,是重建稳定的血流动力学。恢复瓣膜功能多采用瓣膜置换术。人造瓣膜亦应先在抗生素溶液中预先浸泡。当全部切除心内、心外的感染性组织后,若剩下的组织其支持性较差时,应予缝合加强,并加垫片,这有助于防止术后瓣周漏的发生。

五、心脏瓣膜创伤

除感染性心内膜炎可引起瓣膜破坏穿孔、造成瓣膜急症外，心脏瓣膜常可因创伤而导致严重心功能不全。

(一)外伤

不论心脏受到穿通伤或非穿通伤，均可造成瓣膜破裂或其支持组织，如腱索、乳头肌等断裂，从而形成瓣膜关闭不全，其中以钝伤引起者为多见，如胸壁突然遇到剧烈猛捶、撞击或挤压时，可造成上述损伤。钝性胸部外伤时，主动脉瓣损伤较二尖瓣损伤多见。但贯通性外伤时，则可引起任何一个瓣膜损伤。假若瓣膜原先就已经存在病变，则更易引起损伤破裂。主动脉瓣损伤多半表现为关闭不全；而二尖瓣、乳头肌或键索损伤时，则多表现为二尖瓣关闭不全。有时瓣膜损伤可伴并发心内瘘，如主动脉瓣损伤可并发室间隔贯通或肺动脉瘘。亦有同时发生两个瓣膜合并损伤者，如二尖瓣损伤并发三尖瓣损伤等。

损伤对血流动力学影响的严重程度，取决于是哪一个瓣膜受到损伤、损伤的程度、反流的大小和心肌损伤的情况等。同样程度的主动脉瓣、二尖瓣损伤，要比三尖瓣损伤所引起的血流动力学变化和临床症状严重得多。这是因为左心室的瓣膜所承受的压力要比右心室瓣膜所承受的高得多。因而，有时三尖瓣损伤后，患者能耐受多年才出现症状和体征；而主动脉瓣和二尖瓣受损害后，常迅速出现严重症状而需手术矫治。关于手术种类，在有可能修补时，应尽量做缝合修补术；若已无可能修补，则可做瓣膜置换术。手术中应同时矫治邻近组织结构并发的破损。

(二)医源性损伤

虽然各种心脏手术均有可能损伤瓣膜，如修补室间隔缺损时伤及主动脉瓣等，但最多见者还是在做闭式二尖瓣交界分离时，造成二尖瓣撕裂而引起关闭不全。中度以上的关闭不全在手术后常引起左、右心衰竭。这种病例病程发展很快，预后较差。并发严重关闭不全者，可在手术后短期内死亡。这是因为在二尖瓣狭窄时，其左心室代偿机能减退，遭到这突如其来的变化不能适应代偿，很容易发生急性左心室衰竭和肺水肿。所以，若手术中造成中度以上的二尖瓣关闭不全，且对药物治疗反应很差时，应及时争取急诊手术，缝合撕裂缺口，可能收到良好效果。对瓣膜裂口小的可用细丝线直接做间断缝合，瓣膜大的必要时垫补织品垫片。对键索撕裂者，可直接缝合或用聚四氟乙烯带条矫正。已无条件缝合撕裂缺口时，可做瓣膜置换术。

六、急性人工瓣膜功能故障

自从 20 世纪 60 年代开展瓣膜置换术以来，在人类瓣膜疾病的治疗史上有了一个巨大的进步，挽救了很多患者的生命，恢复了很多患者的劳动力。但是在人工瓣膜方面，还存在着很多问题和不够理想的地方，甚至术后会出现一些致命性的并发症。人工瓣膜发生的急性功能故障，即是其中较严重的一种。这种并发症几乎只发生在机械瓣，而不发生在生物组织瓣。后者的并发症中，虽有很多与机械瓣的并发症相类似，但在瓣膜功能故障或失灵方面，却具有特点。即生物组织瓣的功能障碍，一般进展缓慢，瓣叶逐渐进行性增厚，有时伴有钙盐沉着，引起瓣膜狭窄和关闭不全。由于瓣膜功能衰竭是缓慢进展的，因而一般来说常有足够时间进行再次换瓣术的准备。当然，有时亦有小部分病例在某些因素，如情绪激动、体力活动等剧烈影响下，突然引起组织瓣叶破裂，从而造成急性瓣膜关闭不全以及进展速度较快的充血性心力衰竭。特别是有些病例出现血清游离血红蛋白升高或心输出量降低现象，均表示为高危险因素，预后较差，需要考虑紧急行再次瓣膜置换术。而机械瓣，有时可因其启闭部件发生急性故障而猝死；例如早年Starr-Edwards球瓣，由于硅橡胶球瓣摄取脂质，致球瓣变形，继而发生球瓣肿胀，活动受限，黏着于笼罩内；亦有时因球瓣皱缩，以致从笼罩内脱出，引起患者猝死。亦有因球瓣碎裂而致脑、体动脉栓塞者。以后自Starr-Edwards球瓣改进工艺过程，采用硅橡胶"低硫化"处理后，已较少出现这种并发症。球瓣的启闭部件"碟片"，亦可发生上述类似的问题，有过发生急性故障，例如嵌顿在开放位或关闭位的报道。

此外，因瓣环周围发生血栓形成，延伸至瓣膜口或侵及机械瓣支架，引起狭窄和关闭不全，亦是造成瓣膜功能故障的多见原因。至于瓣周的反流性渗漏，在主动脉瓣和二尖瓣的发病率大致相等。在出现急性人工瓣膜功能故障后，若患者未发生猝死，则多半迅速呈急性充血性心力衰竭、心源性休克状态。唯一的治疗方法是及时急诊行再次瓣膜置换术。至于术中因技术操作不妥所造成的人工瓣膜急性功能故障，不属本章范围，故不在此赘述。

患心脏瓣膜急症的患者，术前均呈现心脏低输出量状态，绝大部分都伴有肺水肿，少数甚至发生心搏骤停。很多患者术前即已需做气管内插管进行人工呼吸且呈心源性恶病质状态。此外，还常同时伴有酸中毒、肝肾功能严重损害。

(一)手术过程的特点

除少数单纯二尖瓣狭窄患者可在局麻下迅速开胸行闭式二尖瓣交界分离术外，绝大部分患者需在体外循环下做心内直视手术。由于这类患者有严重的血流动力学改变，随时可发生心搏骤停，因而应尽快地在局麻下行股动、静脉插管，连接体外循环机，做好随时可开始心肺转流体外循环的准备，以提高手术的安全性。再做全身麻醉，迅速气管插管和人工呼吸。对肺水肿患者加用95%酒精吸入，静脉内注射毛花苷C、速尿、正性肌力药物和5%碳酸氢钠50～100 mL。然后再按常规进行体外循环插管操作。若在此过程中病情突然恶化或发生心搏骤停，则应立即开始股一股转流，以维持患者生命。迅速劈开胸骨，做左心引流及腔静脉插管，尽快建立全身体外循环和做好心肌保护处理，然后进行心内直视或瓣膜置换术。

(二)术后处理的特点

1. 支持循环

(1)在矫治手术完毕心脏复跳后，应将体外辅助循环时间延长至20～30 min，以偿还氧债，改善心肌功能。特别对长期有慢性心力衰竭的患者更为重要。

(2)假若患者不能脱离体外循环，应立即寻找原因，特别注意是否有因心肌损害导致心功能低下以外的其他因素存在，如人工瓣膜急性功能故障、功能性三尖瓣关闭不全未同时纠正、冠状动脉气体栓塞、心律失常、高钾血症、严重代谢性酸中毒等。若证实为急性心肌梗死引起心肌损害，应采用主动脉内气囊反搏装置辅助心脏，以使其能逐渐脱离体外循环。

(3)静脉缓慢注射高渗葡萄糖—胰岛素溶液(50%葡萄糖100 mL+胰岛素20 U)，以增强心肌收缩力。

(4)应用正性肌力药物、利尿剂和心律失常药物。方法与择期手术相同。

(5)快速洋地黄化。

2. 支持呼吸

常规应用人工呼吸支持。人工辅助呼吸的时间应较择期手术的患者为长。一般需24～72 h。至心肌功能良好，自主气体交换正常，肺部啰音消失后，再拔除气管插管。必要时做气管切开术。

3. 支持疗法

应用25%人体清蛋白或输入血浆，以增加胶体渗透压，减少间质水肿，改善生命重要器官的功能。

4. 肾上腺糖皮质激素应用

适量的肾上腺糖皮质激素，保护重要器官的功能。

总之，进行性心功能不全和术前临床情况，包括多脏器的衰竭状态，是影响手术后生存率的主要因素；而心力衰竭次数是影响晚期病死率的原因。因此，对心脏瓣膜急症，及时而果断地采用手术治疗，及早地改善患者的血流动力学，可能获得远比以往采用传统的单纯药物治疗方法为优的效果。

第三节　高血压及急症

高血压(hypertension)是常见症状之一，我国成人高血压患病率为18.8%，全国有高血压患者约1.6亿人；美国有0.65亿人有不同程度的高血压，约占全国人口的1/5；加拿大35～64岁成人中约27%有高血压。高血压仍然是全球心血管病最常见的可逆性危险因素。高血压患病率一般随年龄而增加，女性更年期前患病率低于男性，更年期后高于男性。

一、识别

高血压是指在未用抗高血压药的情况下，收缩压＞140 mmHg和(或)舒张压＞90 mmHg。收缩压＞140 mmHg及舒张压＜90 mmHg单列为单纯性收缩期高血压。既往有高血压史，目前正在用抗高血压药，虽然血压＜140/90 mmHg，亦应诊断为高血压。

(一)高血压发病的危险因素和靶器官损害

超重、中度以上饮酒、高钠盐摄入是高血压的危险因素，而血压升高是心血管病如冠心病、心力衰竭、肾脏疾病的危险因素，也是我国人群脑卒中发病的最重要危险因素。

(二)临床表现

高血压临床表现差异较大，大多数高血压患者无明显症状，只是在体检时发现血压升高，而出现症状可能与三类原因相关：血压升高、高血压性血管病变、其他基础病引起继发性高血压。常见表现为头痛、头晕、头胀，头痛以晨起为多见，位于前额、枕部或颞部，血压下降后可缓解或减轻；头晕多为暂时性，也可是持续性，少数患者伴有眩晕，部分患者出现乏力、失眠、工作能力下降等。如果合并心脑肾血管等并发症，可出现相关疾病表现。

高血压急症可表现为头痛、呕吐、呼吸困难、烦躁不安、嗜睡、意识模糊、失明、血尿、少尿、抽搐甚至昏迷等症状。体格检查可发现视盘水肿、渗出、出血，血压明显升高，血尿、蛋白尿等。

体格检查应全身性认真地进行，特别注意测量四肢血压，测量计算体重指数(BMI)、腰围及臀围、眼底，有无Cushing面容、神经纤维瘤性皮肤斑、甲状腺功能亢进性突眼征、下肢水肿，听诊颈动脉、胸主动脉、腹部动脉及股动脉有无杂音，甲状腺触诊，全面的心肺检查，检查腹部有无血管杂音、肾脏扩大、肿块，四肢动脉搏动，神经系统检查等。全面仔细的体格检查有助于发现并鉴别继发性高血压的线索及靶器官损害情况或其他并发症。

1. 提示继发性高血压和器官损害的征象

Cushing 综合征表现；多发性神经纤维瘤（嗜铬细胞瘤）皮肤损害；触诊肾增大（多囊肾）；听诊腹部血管杂音（肾血管性高血压）；听诊心前区或胸部杂音（主动脉缩窄或主动脉疾病）；股动脉搏动减弱或延迟，股动脉血压减低（主动脉缩窄、主动脉疾病）。

2. 提示器官损害的征象

(1)脑：颈动脉杂音，运动或感觉功能障碍。

(2)视网膜：眼底镜检查发现异常。

(3)心脏：注意心脏有无扩大、心律异常、心室奔马律、肺部啰音、周围性水肿等情况。

(4)周围动脉：脉搏有无、减弱或不对称，肢端变冷，缺血性皮损。

(5)颈动脉：收缩期杂音。

3. 内脏性肥胖的证据

(1)体重增加。

(2)立位腰围增加。男性腰围＞85 cm，女性腰围＞80 cm。

(3)体重指数（BMI＝体重(kg)/身高(m^2)）升高。超重者 BMI＞24 kg/m^2，肥胖者 BMI≥28 kg/m^2。

4. 亚临床器官损害证据

(1)心脏：ECG 发现左心室肥厚或劳损、缺血、心律失常；超声心动图进一步诊断左心室肥厚；多普勒超声心动图可评估心脏舒张功能异常。

(2)血管：颈动脉超声扫描可评估动脉壁增厚或不对称性动脉硬化；脉搏波速度可检测大动脉僵硬度（导致老年单纯收缩期高血压）；踝—臂血压指数降低预示外周动脉疾病。

(3)肾：高血压相关性肾损害主要基于肾功能降低或尿清蛋白分泌增加；常规检查血清肌酐估算肾小球滤过率或肌酐清除率；所有高血压患者均应用浸渍法检查尿蛋白。

(4)眼底：只有严重高血压患者才检查眼底，年轻患者轻度视网膜变化多为非特异性；仅严重高血压患者才发生出血、渗出和视盘水肿。这些变化与心血管病风险增加有相关性。

(5)脑：高血压患者合并静息性脑梗死、腔隙性脑梗死、微量出血和白质病变并非少见，这些可经 MRI 或 CT 检查发现；对于老年高血压患者，认知功能检查有助于检查初始脑功能损害。

（三）辅助检查

1. 常规检查

空腹血糖，血清总胆固醇、血清低密度脂蛋白和高密度脂蛋白胆固醇、三酰甘油，血钾、血尿酸、血肌酐，计算肌肝清除率或肾小球滤过率，血红蛋白和红细胞压积，尿液分析（包括常规和微量清蛋白），ECG 等。

2. 推荐检查

血压测量超声心动图，颈动脉超声，24 h 尿蛋白定量，踝一臂血压指数，眼底镜检查，糖耐量试验，家庭和 24 h 动态血压监测等。

3. 特殊检查

寻找脑、心、肾和血管损害证据，有并发症者应强制性检查；病史、体格检查或尿常规提示疑有继发性高血压者，应寻找继发性高血压的证据，包括血浆和(或)尿肾素、醛固酮、皮质激素、儿茶酚胺，动脉造影，肾和肾上腺超声、CT、MRI等。

(四)诊断与鉴别诊断

高血压诊断应结合病史和临床表现综合确定，包括家族史、临床症状和体格检查。家族史应着重询问患者的直系亲属中有无高血压、糖尿病、血脂异常、冠心病、脑卒中或肾脏病等。同时应注意发现血压升高的持续时间、自觉症状和既往疾病史，了解生活方式如膳食中的脂肪、盐、酒摄入量，吸烟支数，体力活动量，体重增加情况，用药史，社会心理因素等。值得注意的是，焦虑或疼痛等应急时高血压诊断应极为慎重，特别是急诊就诊者。

常见的继发性高血压包括肾实质性高血压、肾血管性高血压、嗜铬细胞瘤、原发性醛固酮增多症、库欣综合征(Cushing's syndrome)、药物诱发的高血压。

(1)白大衣高血压。15%～20%的高血压，血压仅在医务人员在场的情况下持续升高，在其他地方包括工作时，血压并不升高，这种未服降压药的高血压现象，称为白大衣高血压(whitecoat hypertension，WCH)，又称诊所高血压。老年人和妇女多见。

(2)假性高血压。外周动脉较严重的硬化(通常是钙化)时，袖带需用更大的气压方可压迫血管并测出血压，这时测得的血压值比实际血压高，称为假性高血压。如果给予降压药，可能导致体位性低血压，但这些人中有1/3确实是高血压患者。

(五)高血压并发症或靶器官损害

脑卒中、短暂性脑缺血(TIA)、痴呆、颈动脉杂音；左室肥厚或左室劳损(ECG)；心力衰竭；心肌梗死、心绞痛、冠状动脉狭窄；外周血管病；眼底出血或渗出、视神经盘水肿；蛋白尿；肾损害(血肌酐升高)。

二、治疗

(1)治疗目标。最大限度地降低心血管发病和死亡的总危险。

(2)降压目标。普通高血压患者血压降至<140/90 mmHg，年轻人或糖尿病及肾病患者降至<130/80 mmHg，老年人收缩压降至< 150 mmHg，如能耐受，还可进一步降低。

(3)治疗策略。对高危和极高危患者，无论经济条件如何，必须立即开始对高血压及并存的危险因素和临床情况进行干预；对中危患者，先观察患者的血压及其他危险因素数周，进一步了解情况，然后决定是否开始药物治疗；对低危患者，先观察一段时间，然后决定是否开始药物治疗。所有患者，包括需予药物治疗的患者均应改善生活方式。药物治疗目的在于降低血压，控制其他危险因素和临床症状。

(一)非药物治疗

高血压的非药物治疗包括提倡健康生活方式，消除不利于心理和身体健康的行为和习惯，减少高血压以及其他心血管病的发病危险，生活方式改变主要包括：控制体重，合理膳食，减少膳食饱和脂肪和总脂肪摄入量，补充适量优质蛋白质，注意补充含钾和钙的食物，如绿叶菜、鲜奶、豆类制品等，素食为主、适当肉量最理想，禁烟限酒，适当体力活动，减少食盐摄入量，减轻精神压力和保持心理平衡。

(二)药物治疗

(1)治疗目标。主要治疗目标是最大限度降低长期心血管病的发生率和病死率。

(2)选药原则。联合用药，量少，效高，不良反应少，防止靶器官损害，24 h平稳降压。

(3)治疗决策。所有具有可逆性危险因素的高血压患者均需给予降压治疗，而且血压应控制在 140/90 mmHg 以下，如能耐受，应降至更低的水平；糖尿病、高危或极高危组患者，有相关临床症状者如脑卒中、心肌梗死、肾功能不全、蛋白尿，其目标血压是＜130/80 mmHg；尽管联合治疗降低血压至＜ 140 mmHg 较为困难，而降至 130 mmHg 以下更为困难，特别是老年人、糖尿病和有心血管损害者，为了更容易达到目标血压，在无明显心血管损害前便应开始抗高血压治疗。

(4)降压药使用原则。最好用长效制剂(作用 24 h)，每日 1 次给药，减少血压的波动、降低主要心血管事件的发生危险和防治靶器官损害，并提高用药的依从性。强调长期规律治疗，达到有效、平稳、长期控制。

单药治疗者，低剂量开始，渐增用药，直至常规治疗量，如足量或换用低剂量的另一种药物仍不能使血压达标，则将后一种药物用至足量，或改用联合药物治疗。联合用药者，开始即联合用药，小剂量开始，用量渐增或添加低剂量第三种药物。目的是增加协同作用，减少不良反应，提高依从性。

(5)常用降压药。主要有 5 大类，即噻嗪类利尿剂、β 受体阻滞剂(BB)、血管紧张素转换酶抑制剂(ACEI)、血管紧张素Ⅱ受体阻滞剂(ARB)、钙拮抗剂(CCB)。

(三)根据器官损害选择抗高血压药

1.亚临床器官损害

(1)左心室肥大。ACEI、CCB、ARB。

(2)无症状性动脉硬化。CCB、ACEI。

(3)微量清蛋白尿。ACEI、ARB。

(4)肾功能不全。ACEI、ARB。

2.临床事件

(1)既往脑卒中。任何降压药。

(2)既往心肌梗死。BB、ACEI、ARB。

(3)心绞痛。BB、CCB。

(4)心力衰竭。利尿剂、BB、ACEI、ARB、醛固酮拮抗剂。

(5)心房颤动。①阵发性：ARB、ACEI；②持续性：BB、非二氢吡啶类钙拮抗剂。

(6)晚期肾病/蛋白尿。ACEI、ARB、襻利尿剂。

(7)外周动脉疾病。CCB。

3.其他

(1)单纯收缩期高血压(老年人)。利尿剂、CCB。

(2)代谢综合征。ACEI、ARB、CCB。

(3)糖尿病。ACEI、ARB。

(4)妊娠。CCB、BB、甲基多巴。

(5)黑种人。利尿剂、CCB。

(6)脑卒中预防，ARB 优于 β 受体阻滞剂，钙拮抗剂优于利尿剂；预防心力衰竭，利尿药优于其他类；延缓糖尿病和非糖尿病肾病的肾功能不全，ACEI 或 ARB 优于其他类；改善左心室肥厚，ARB 优于 β 受体阻滞剂；延缓颈动脉粥样硬化，钙拮抗剂优于利尿药或 β 受体阻滞剂；可乐定对于戒烟有效，大剂量用于戒除药物成瘾性。但这些相对优势仍有争议。

4. 减药原则

高血压患者多须终身治疗，在达到有效治疗目标后，可考虑采用缓慢、逐步减药的原则，严密监测血压，直至较小剂量维持用药，确保血压平衡地维持在目标水平。

三、特殊情况高血压的识别与处置

（一）高血压危象的识别与处置

高血压危象(hypertensive crisis)包括高血压急症(hypertensive emergencies)和高血压亚急症(或高血压重症，hypertensive urgencies)。临床上高血压危象可表现为剧烈头痛、呕吐、烦躁不安、嗜睡、意识模糊、视力障碍或失明、失语、少尿、抽搐等症状，体检可发现视盘水肿、渗出、出血、脉搏缓慢有力、甚至偏瘫、昏迷等。高血压亚急症是指血压严重升高但不伴靶器官损害。

高血压急症是指血压升高(BP>180/120 mmHg)伴有急性靶器官损害，血压显著升高可加重靶器官损害。发生高血压急症时应迅速给予降压等治疗，直至血压达到安全水平。常见高血压急症包括：高血压脑病，高血压左心衰竭，高血压伴心肌梗死，高血压伴不稳定性心绞痛，高血压主动脉夹层，严重高血压与蛛网膜下隙出血或脑血管事件相关，嗜铬细胞瘤危象，使用苯异丙胺、麦角胺、可卡因或致幻剂，围术期高血压，严重先兆子痫或子痫。

1. 高血压危象的处置

高血压危象患者均应严密监测生命体征变化，高血压急症患者应进入ICU，持续监测血压和尽快给予合适的降压药。高血压急症一旦确立，应在数分钟至数小时内降低血压至合适水平，通常使平均动脉压下降20%～25%或舒张压降至100～110 mmHg，此时应静脉输注降压药，1 h使平均动脉血压下降25%，在以后的6 h内血压降至160/(100～110) mmHg。血压降低过快可能加重靶器官损害，如引起肾、脑或冠脉缺血加重。如果此血压水平可耐受且临床情况稳定，在以后24～48 h逐步降低血压达到正常水平。下列情况应除外：急性缺血性脑卒中者没有明确临床试验证据要求立即抗高血压治疗。

2. 急性主动脉夹层

一旦怀疑主动脉夹层，应立即静脉给予抗高血压药物迅速降压，在30 min内收缩压降至(170～180)/100 mmHg。首选药物为硝普钠或钙通道阻滞剂+β受体阻滞剂或乌拉地尔+拉贝洛尔，备用药物为利舍平，加用强效利尿剂，应避免采用增加心肌输出量的药物，如二氮嗪、肼屈嗪。降压过程中应同时监测并发症表现。如血压、尿量、意识、精神状态和神经系统体征，并请心血管外科会诊，必要时实施紧急手术。主动脉夹层应将收缩压(SBP)迅速降至100 mmHg左右(如能耐受)。

3. 急性左心衰竭和肺水肿

立即降压治疗，减轻心脏前后负荷，同时给予血管扩张剂。首选药物为硝普钠或非诺多泮+硝酸甘油，加用强效髓襻利尿剂。备用药物为依那普利等其他降压药。有些高血压急症患者用口服短效降压药可能有益，如卡托普利、拉贝洛尔、可乐定。

高血压急症常用降压药有硝普钠(静脉)、尼卡地平、乌拉地尔、二氮嗪、肼苯达嗪、拉贝洛尔、艾司洛尔、酚妥拉明等。β受体阻滞剂适于除嗜铬细胞瘤外的各种高血压危象患者，尤其适于合并主动脉夹层和心肌梗死患者，可以单用或与硝普钠合用。

静脉使用降压药者，需严密观察生命体征变化，尤其监测血压变化，以防骤降，及时发现新发的靶器官损害表现。

硝酸甘油:5 μg/min,每 3～5 min 增加 5 μg/min,直至 20 μg/min,若此量仍无效,可每次增加 10 μg/min,最大量是可缓解冠状动脉痉挛,增加冠脉血流,扩张血管,降低心脏负荷。

硝普钠:直接扩张微动脉和静脉平滑肌,降低外周血管阻力。0.3～0.5 μg/(kg·min),静脉注射,逐渐增加,一般用量 1～6 μg/(kg·min);＞10 μg/(kg·min)会诱发氰化物中毒。

拉贝洛尔:20 mg(或 0.25 mg/kg),静脉注射,＞2 min,10 min 后可重复 40～80 mg,总量300 mg;或 2 mg/min 开始,根据反应调节滴速,总量 300 mg;儿童 0.4～1 mg/kg,最大 3 mg/(kg·h)。α、β,和 γ 受体拮抗剂,对严重高血压伴主动脉夹层患者最佳,降低心肌梗死发病率和病死率。

艾司洛尔:250 μg/(kg·min),静脉注射,1～3 min,继之 50 μg/(kg·min),静脉注射,＞4 min,5 min 后无效者可重复,共 4 次。主要适于左室功能障碍或外周血管病的严重高血压者。

酚妥拉明(立其丁):5～20 mg,静脉注射,每 5 min 一次,或 0.2～0.5 mg/min。α_1 和 α_2 受体拮抗剂,最适合嗜铬细胞瘤和高儿茶酚胺诱发的严重高血压者。肼屈嗪:通过直接扩张全身微动脉降压,主要用于高血压伴子痫患者。10～20 mg,口服,每 4～6 h 一次,最大可增加到每次 40 mg。

(二)难治性高血压识别与处置

难治性高血压又称顽固性高血压(resistant/refractory hypertension,RH),是指在应用改善生活方式和至少 3 种抗高血压药(包括利尿药)治疗持续 3 个月以上,血压仍≥140/90 mmHg,或糖尿病或肾病患者血压≥130/80 mmHg。对于单纯收缩性高血压患者,难治性高血压是指上述规范用药后收缩压仍持续＞160 mmHg。34%～40%或更多患者不易达到治疗目标,60 岁以上老年人收缩压更难控制,真正难治性高血压仅占高血压的 2%～5%,但有靶器官损害者更高些。难治性高血压增加脑卒中、心肌梗死、充血性心力衰竭和肾衰竭的风险。难治性高血压的评估应做 24 h 动态血压监测及家庭血压测量。

难治性高血压的原因有药物相关性原因(依从性差、剂量不足、不当联合用药),药物作用(使用升血压药,如同化激素类、拟交感胺类、乙醇过量、皮质类固醇激素、环孢素、促红细胞生成素、口服避孕药、甘草、可卡因、安非他命或其他违禁药品等)。继发性原因、血压测量不正确、容量负荷过度(如肾病液体潴留、利尿不足、摄钠过多)、存在拮抗药物、肥胖、吸烟;假性难治性高血压、单纯性白大衣高血压、患者自我血压作假、主动脉缩窄、嗜铬细胞瘤、Cushing 综合征、甲状腺和甲状旁腺疾病;少见原因有右肾动脉分叉处动脉瘤、腹主动脉血栓形成、左肾动脉阻塞、高血钙、类癌综合征、中枢神经系统肿瘤、月经前期综合征、阻塞性睡眠呼吸停止综合征、胰岛素抵抗、吸烟等。

除前述的一般性治疗外,若患者已有 3 种抗高血压药(包括利尿药),应限钠,调整利尿药(血肌酐＜132.6 μmol/L 者使用噻嗪类利尿药,血肌酐＞132.6 μmol/L 者使用袢利尿药),如仍持续高血压,加用不同类的其他血管扩张药(ACEI、ARB 和二氢吡啶类钙拮抗剂)、减慢心率药(β 受体阻滞剂和非二氢吡啶类钙拮抗剂如维拉帕米),如仍持续高血压,应请高血压专科会诊治疗。其他治疗方案有:联合使用 α 和 β 受体阻滞剂(拉贝洛尔);加用中枢作用药如可乐定;开始直接应用血管扩张药如肼屈嗪或长压定(米诺地尔)加 β 受体阻滞剂和襻利尿剂,以改善心率和液体滞留。

（三）老年人高血压的处置特点

随机试验表明，60 岁以上老年人收缩一舒张性高血压或单纯收缩期高血压者，给予抗高血压治疗后，心血管事件发病率和病死率明显降低。老年人更可能有白大衣高血压、纯收缩性高血压和假性高血压。每次就诊应测量血压至少 2 次，逐步降压，防治体位性低血压，最好联合用药。五大类主要降压药均有益，开始治疗药物可用噻嗪类利尿剂、钙拮抗剂、ARB、ACEI、β受体阻滞剂任何一种或联合用药。单纯收缩期高血压使用噻嗪类利尿剂和钙拮抗剂、ARB 均有益。治疗药物应从小剂量开始，逐渐缓慢增量，目标血压与年轻人相同，使血压控制在＜140/90 mmHg，如可耐受，可降至更低水平。多数老年人需要两种或多种抗高血压药才能控制血压于 140 mmHg 以下，但有时仍很困难。80 岁以上高龄老人血压控制益处仍不确定，但已用抗高血压治疗者应继续控制血压在可耐受水平，而舒张压＜70 mmHg 可能不利。合并前列腺肥大者，优先使用 α 受体阻滞剂。降压治疗可使脑卒中事件下降 33%，冠心病事件下降 23%。为了提高老年人服药依从性，尽量选择长效降压药，每日 1 次，平稳降压。

（四）高血压合并冠心病的处置特点

高血压合并稳定性心绞痛者首选 β 受体阻滞剂，或长效钙拮抗剂或 ACEI；合并急性冠脉综合征者首选 β 阻滞剂和 ACEI；心肌梗死后高血压患者首选 ACEI 或 ARB、β 受体阻滞剂，它们可降低复发性心肌梗死和病死率；充血性心力衰竭患者可用噻嗪类利尿剂和襻利尿剂，也可使用 β 受体阻滞剂、ACEI、ARB 和醛固酮拮抗剂，一般避免使用钙拮抗剂，除非为了控制血压或心绞痛症状。对舒张性心力衰竭，各种抗高血压药疗效孰优孰劣尚无定论。

（五）高血压合并心力衰竭的处置特点

高血压合并心力衰竭的患者应注意症状变化，酌情选药，症状较轻者优选 ACEI 和 β-阻滞剂；症状重者将 ACEI、β 阻滞剂、ARB 和醛固酮受体拮抗剂与襻利尿剂合用。

（六）慢性肾脏疾病高血压处置特点

肾功能不全和衰竭是心血管事件的高危因素，慢性肾脏疾病（包括糖尿病肾病）应严格控制血压（＜ 130/80 mmHg），当尿蛋白＞1 g/d 时，血压目标应＜ 125/75 mmHg；并尽可能将尿蛋白降至正常。一般需用一种以上，甚至三种药物方能使血压控制达标，有蛋白尿者应首选 ACEI/ARB，与钙拮抗剂、小剂量利尿剂、β 受体阻滞剂联合应用。当血肌酐＞176.8 μmol/L 时，推荐用襻利尿剂。应逐渐增加用药品种和剂量，避免使血压过急地下降，同时注意观察在血压下降时肾功能的变化。在同等降低血压的前提下各种不同降压药物对延缓肾脏病变的进展影响可能完全一致，但有研究提示使用 ACEI 和（或）ARB 对蛋白尿的减少以及延缓肾脏病变的进展有利。

第四节　急性病毒性心肌炎

病毒性心肌炎（VMC）系指嗜心肌性病毒感染对心脏的直接损伤和随后发生的免疫损伤，造成心肌细胞变性、溶解、坏死的心肌炎。同时病变可以累积起搏系统和传导系统，也可以累及心包膜。临床上一般可分为急性期、急性期后、慢性期,急性期可分为轻型(多数)、严重暴发型(病情来势凶,可出现严重心律失常、心源性猝死、严重心力衰竭或心源性休克),也有急性坏死性心肌炎,部分患者或可演变为扩张型心肌病(DCM)。由于急性病毒性心肌炎经治疗之后可导致慢性心肌炎/扩张型心肌病,故有学者统称它们为病毒性心肌病。

一、病因

急性病毒性心肌炎致病病毒为:①常见柯萨奇 B 组病毒(CVB)和腺病毒;②巨细胞病毒,疱疹病毒、EB 病毒、流感/副流感病毒、微小病毒、腮腺病毒、麻疹病毒等也占少量比例;③肝炎病毒,尤以丙型肝炎病毒可能起重要作用。我国有关丙肝病毒引致急性病毒性心肌炎尚无报道,需待进一步探讨。

二、流行病学

1. 年龄

急性病毒性心肌炎可发生在各个年龄段,但儿童和 40 岁以下成年人为多,据报道 10～30 岁患者占 35%。

2. 性别

男性略高于女性,有报道 1997～1999 年总结 1 000 例急性病毒性心肌炎中男∶女比例为 0.93∶1。

3. 季节

以夏季为多、冬天为少,这可能与肠道病毒—柯萨奇病毒流行多见于夏/秋季有关。流行多为散发,也有小范围暴发。20 世纪 80 年代,我国湖北、云南等地暴发病毒性心肌炎流行期间发病率为 26.8%～50%,病死率为 23.6%。近年来发现我国病毒性心肌炎发病率有逐年上升趋势。

三、发病机制

病毒性心肌炎发病机制到目前为止仍不十分清楚,可能为:①急性期嗜心肌病毒直接侵犯心肌引致心肌损伤。②随后发生的免疫损伤是急性病毒性心肌炎的发生/发展主要机制。

(一)病毒直接侵入心肌引致心肌损害/损伤

受体作用机制,有学者认为病毒对心肌直接损伤机制主要可能是肠道病毒受体作用。由炎症介质诱发产生的柯萨奇 B 族病毒各亚型及肠道病毒属中许多其他病毒的内在化多功能受体,这些受体属免疫球蛋白超家族成员,对细胞间接触、黏附中起主要作用,与心肌损伤有关。

蛋白激酶切割机制,近年有研究显示,CVB3 感染心肌细胞后,CVB 蛋白激酶 2A 具有切割心肌细胞骨架蛋白 Dystmphiu 的作用,从而导致心肌细胞损伤。CVB 蛋白激酶 2A、3C 切割作用抑制宿主蛋白质合成 CVB3 的蛋白激酶 2B,可改变心肌内质网和浆膜的渗透性,导致胞质游离钙离子浓度增加和膜的损伤。

信号调节酶作用机制有学者研究发现 CVB3 感染可触发细胞外信号调节酶 1 和 2 的信号激活,而心肌中信号调节酶 1 或 2 活性增强,又促进了病毒大量复制。病毒通过参与宿主细胞信号调节酶 1 或 2 信号传导途径而扩大自身复制。

通过上述机制,感染病毒的宿主可以引起病毒血症,病毒从血流直接侵犯心肌,导致心肌纤维溶解、水肿、坏死，心肌细胞破坏，炎症细胞浸润而出现临床症状。

（二）免疫介导致心肌损伤机制

1. 抗原、抗体

有心肌炎尸解发现心肌组织中主要组织相容性抗原复合物表达明显提高；也有认为病毒与心肌蛋白交叉反应抗体在免疫介导致心肌损伤中可能起重要作用。

2. 细胞因子作用

有研究发现病毒性心肌炎的发病可能和白介素-1、白介素-2、白介素-6、白介素-12，肿瘤坏死因子 α（TNFα）、干扰素 γ、降钙素基因相关肽等有关。

3. 心肌细胞凋亡

病毒性心肌炎的心肌组织除炎症坏死外，可以通过诱导细胞免疫、体液免疫及多种细胞因子导致心肌细胞凋亡，凋亡心肌细胞数量越多，病变严重程度越大，不同病毒可启动不同细胞凋亡道路。

4. 心肌细胞纤维化

动物小鼠实验显示，随着心肌炎病程的持续炎症病变减轻，但心肌纤维化进行性加重，同时 ADAMTS-1 mRNA 含量亦进行性增加，可能使病毒性心肌炎的心肌纤维化导致扩张型心肌病。

5. 患者免疫功能低下

对本病发病可能也起着重要作用。

四、诊断

（一）临床表现特点

急性病毒性心肌炎的临床表现特点取决于病变的范围、程度。

约半数患者发病前 1～3 周有病毒感染的前驱症状：①发热、咽痛、全身肌痛、倦怠，即所谓“感冒”症状；②有恶心、呕吐、腹泻等消化道症状。

心脏受累表现如下。①症状：心悸、胸痛、气促，重症者可在短期内出现心力衰竭、低血压或心源性休克，甚至可出现 Adams-Stokes（阿一斯）综合征。②体格检查：轻者心界不大，重者心浊音界扩大，可见与发热程度不平行的心动过速，可有各种心律失常（包括期前收缩、心动过速、房室传导阻滞）；第一心音（S_1）低顿，可闻及第三音或第三音（S_3）奔马律或杂音；可有颈静脉扩张、肝大、肝颈静脉回流征阳性等心力衰竭体征，重症者可有心源性休克。

各种年龄均可发病，但以儿童和青年为多见。

（二）实验室及其他辅助检查特点

1. 心电图

变化较明显：①ST-T 改变（ST 段水平或下斜型改变，T 波倒置）。②各种心律失常，包括各种期前收缩、房室传导阻滞、束支和室内阻滞等。但以室性期前收缩、室性心动过速和房室传导阻滞为多见。③若合并心包炎，可有 ST 段上升，如心肌损害严重者，有时可出现病理性 Q 波（称为坏死性心肌炎）需与急性心肌梗死鉴别。

2. 心肌酶学

（1）血清肌钙蛋白 I 或 T（CTnI 或 CTnT）。人体肌钙蛋白系列中有 CTnI、CTnT、CTnC 三种亚单位，形成复合体，调节横纹肌 Ca^{2+} 的修饰的肌动蛋白、肌凝蛋白相互作用过程，而

CTnI 或 CTnT 系心肌肌钙蛋白复合物一个亚单位，由于 CTnI 仅存于心肌收缩的细胞肌丝上，故具有更特异性心肌抗原性。

1)CTnI 特点：①CTnI 调节肌肉收缩的抑制性亚单位，由不同于骨骼肌 Ini 的基因控制，有独特氨基酸序列，特异性高且优于 CK-MB。②CTnI 仅有 3%左右游离于细胞质中，绝大部分与心肌结构蛋白结合，固定于心肌肌原纤维上，当心肌损伤发生时，开始是游离状态 CTnI 释放入血，随着心肌细胞坏死、崩解、结构破裂而持续释放入血，因此血清 CTnI 呈双峰改变。③CTnI 在发病后 2～4 h 开始升高，一般持续 2～3 周降至正常，少数可持续 2～3 个月。④临床应用的 CTnI 发现可预测 VMC 的心肌损伤证据，预后判断以及有无由 VMC 向 DCM 演变标准。⑤CTnI 阳性对 VMC 诊断有重要作用，但阴性并不能排除 VMC 的诊断。

2)CTnT 特点：①特异性较差，心肌损伤可增高，其他情况比如骨骼肌损伤，肾功能不全，胎儿发育期，某些肌病患者亦可增高。②若 CTnI 与 CTnT 两者均增高对 VMC 诊断意义更大。③以 CTnT 诊断 VMC 时，需结合症状、体征和心电图表现。

3)CTnC：多为骨骼肌病理变化下才表达，若合并心肌损害，CTnC 亦可以增高。

(2)心肌肌酸激酶(CK-MB)。①由于可以存在于人体广泛部位，所以，对 VMC 诊断敏感性高，特异性差。②CK-MB 在心肌损伤后 3 d 内恢复正常，所以单用 CK-MB 诊断或判断 VMC 会导致误诊。③心脏或心外状况 CK-MB 亦可以增高，包括急性心肌梗死、脑卒中、肝功能不全、甲状腺功能减退、某些肌病等。因此，作为诊断 VMC，最好结合 CTnI 或 CTnT 以及核素检查。

(3)其他心肌酶。天门冬氨酸氨基转移酶(AST)、乳酸脱氢酶(LDH)、CK，血浆肌红蛋白等，其诊断敏感性和特异性不如上述心肌酶，临床已少用。

3. X 线检查

心影改变取决于心肌损伤程度和范围，如心肌损伤为局灶性者，心影正常；病变弥散性者，心影扩大、心搏减弱；有心力衰竭者，除心脏扩大，伴有肺淤血症。

4. 超声心动图

同样决定于心肌炎症的范围和程度，病变轻、范围少者，其结果完全正常；病变范围弥散，病情重者超声可有异常表现：①心脏扩大；②心室壁节段或弥散性搏动减弱；③左室舒张/收缩功能减退；④可有附壁血栓等。

5. 放射性核素心肌显像

一般可用“冷区”和“热区”显像。

(1)“冷区”显像。由于“冷区”显像对病灶非特异性，且对心肌炎病变范围缺少量化指标，所以临床已少用或不用。

(2)“热区”显像。由于心肌病变的坏死区可呈现放射性增高的密集区，故目前对于病毒性心肌炎常用核素标记的抗肌凝蛋白特异抗体进行心肌显像，用以标记病变部位及范围用^{111}In 单克隆抗体为试剂，对坏死心肌敏感性高，但特异性较差，约 58%。

6. 其他免疫或血液检查

白细胞计数可正常或增高；红细胞沉降率(ESR)加速；C-反应蛋白(CRP)阳性或增加；白介素-1、白介素-6、TNFa、INFr 等可增高。

7. 病毒学检测

(1)病毒分离。咽部病毒分离意义较小，粪便中病毒含量高，发病后可持续排除病毒 10 d

左右,婴幼儿可达2个月左右,但正常小儿肠道感染病毒率高,其检查到病毒,需做鉴别感染病毒状态,心肌病毒检测尚无成功报道。

(2)病毒中和抗体。发病3周后,相隔2周的2次血清CVB(柯萨奇B组病毒)中和抗体滴度≥4倍增高或一次高达1∶640;特异型CVB IgM 1∶320以上;外周血白细胞肠道病毒核酸阳性。这些均对VMC有可能诊断意义,但不是肯定病因诊断依据。

(3)心内膜、心肌、心包活检。检测病毒,病毒抗原,病毒基因片断或病毒蛋白对病毒性心肌炎有确诊价值,但由于检查部位、检查方法、检查技术等,其检查敏感性低,所以目前临床较少用。

(三)分期和分型

1.分期

2001年Liu等学者在*Circulation*《循环》杂志发表文章,病毒型心肌炎分为三期。

(1)第一期:病毒复制期。①症状:为病毒感染所致,发热胸痛。②实验室检查:心电图可出现房/室性心律失常、宽大QRS波,左束支传导阻滞,ST-T波改变等;超声心动图:可显示心室收缩功能减退、室壁运动减弱等。③治疗:如肯定有病毒感染,可抗病毒治疗(免疫球蛋白、干扰素等)。

(2)第二期:免疫反应期(这一期可能已进入第三期)。①症状:病毒感染症状已缓解。②实验室检查:细胞内黏附因子-1、可溶性Fas配体、T细胞激活标志物等均高于正常人群,心脏特异性自身抗体(如抗α肌凝蛋白为常见)病毒血清学常阳性。③治疗:若肯定为此期,可用较成熟的免疫抑制剂。

(3)第三期:DCM(扩张型心肌病)期。基本按DCM治疗,但需监测病毒的复燃及自身免疫标志情况。

国内学者分期法,分三期。

(1)急性期:病毒感染1周发病,临床症状和体征各异,明显多变,病程6个月内。

(2)恢复期:经休息和急性期恢复治疗后,临床症状好转,但预后各异,有逐渐痊愈,也有病情发展进入慢性期。

(3)慢性期:病程多在1年以上,临床症状反复,有部分进入DCM,部分无急性期,临床发现时已进入慢性期。

2.分型

目前尚无指南或专家共识的分型法,一般可分为以下几种。

(1)亚临床型:病毒感染后无明显自觉症状,心电图检查发现房/室性期前收缩,ST-T轻度改变,数周后可以逐渐消失。

(2)轻/自限型:病毒感染后3周内出现轻度心悸、胸闷,心前区不适,心脏体检柔和收缩期杂音或期前收缩,无心脏扩大或心力衰竭表现,心电图示ST-T改变和各种期前收缩,心肌酶学一度升高,经充分卧床休息和适当治疗,在3个月内逐渐恢复而不遗留心肌损伤表现。

(3)轻/普通型:症状和体征较轻/自限型为著。心脏可能扩大,心音低钝,心尖部有明显收缩期杂音,可有奔马律和各种心律失常、肺部啰音、颈静脉怒张、肝大等心力衰竭体征,心电图及心肌酶学异常改变,持续时间长,但持久时间不定。

经适当治疗,症状和体征可缓解,临床表现痊愈,但数年后由于免疫损伤出现DCM,此型也称隐匿进行型。

(4)慢性迁延型:急性病毒性心肌炎病史明确,可能未得到适当治疗或治疗反应不佳,症状及病情时轻时重,迁延不愈,其转归各一,约半数患者半年至数年后逐渐痊愈,另半数发展为DCM,这些患者有称心肌炎后MCD。

(5)心律失常型:除有心悸、胸闷外,主要为心律失常,各种类型心律失常均可出现,但以室性心律失常和房室传导阻滞为多见,严重者可出现阿一斯综合征,少数可遗留一度房室传导阻滞和左束支传导阻滞。

(6)重症型:多为暴发病毒流行的地区,此型发病较急骤,病毒感染后1～3周很快出现症状:胸闷、心悸、呼吸困难、心动过速、心力衰竭,少数出现心源性休克且出现各种心律失常,也有少数心电图出现急性心肌梗死,有称"急性坏死型心肌炎"。此型病情多凶险,若抢救不及时或不积极,可在数日至数周死于泵衰竭或严重心律失常,故有人称此型为暴发型病毒性心肌炎。

(7)猝死型:较少见,若发生者,多为婴幼儿和青少年,此型心脏损伤表现不多或缺,但在活动中猝死,尸解证实为急性心肌炎。

(四)鉴别诊断

由于成人病毒性心肌炎诊断缺乏特异性,故在考虑诊断时,应与下列疾病鉴别。

(1)其他心肌炎:风湿性心肌炎、中毒性心肌炎等。

(2)其他心肌损伤:甲状腺功能亢进、结缔组织病、代谢性疾病、冠心病、二尖瓣脱垂综合征等。

(3)合并心包炎时,需与其他心包炎鉴别,如结核性心包炎、特发性心包炎等。

(4)与其他疾病鉴别,如链球菌感染后综合征、β受体功能亢进综合征等。

五、治疗

目前,对急性病毒性心肌炎的治疗在总体上说,仍缺乏有效而特异的方法。

(一)治疗原则

(1)减轻心脏负荷,保护心肌功能。

(2)提高免疫能力,促进心肌修复。

(3)纠正心律失常,防止心力衰竭、休克。

(二)治疗措施

1. 减轻心脏负荷

(1)充分休息,防止过劳,一旦确诊本病,卧床休息是减轻心脏负荷的好方法,也是急性病毒性心肌炎病程早期的治疗措施。休息时间长短依病情需要而定,一般常规需全休3个月,半休或轻工3个月,病变范围广泛、病情严重、心功能不全患者,休息时间需延长。

(2)注意饮食,加强营养,进食易消化、富含维生素和蛋白质的食物是急性病毒性心肌炎非药物治疗的重要措施之一。

2. 药物治疗

(1)抗病毒。本病在病程早期,病毒处于复制期,一旦肯定有病毒感染,可用抗病毒药物治疗。

1)利巴韦林:10～15 mg/(kg·d),分2次肌内注射或静脉缓慢滴注。连用数日至1周。有一定疗效。

2)新型抗病毒药物 WIN54854,能阻止病毒脱衣壳和穿入心肌细胞,早期应用,可能提高生存率。

3)干扰素(IFN):干扰素的抗病毒和调节细胞免疫功能已被肯定,α-IFN:300 U/mL 肌内注射每天 1 次,连用 1 周为 1 个疗程,必要时可再用 1～2 个疗程。若为 CoxB3 病毒持续感染人的心肌细胞,可用 β-IFN 100 U/mL 加 γ-IFN 30 U/mL 治疗 3 周;或单用 β-IFN 300 U/mL 或 γ-IFN 100 U/mL治疗 3 周。

(2)免疫抑制剂。由于病毒性心肌炎的发病机制之一主要是免疫反应的结果,因此,近年来用免疫抑制剂治疗病毒性心肌炎有了较多的报道,但其结果不一。

1)肾上腺皮质激素:肾上腺皮质激素是目前最常见的免疫抑制剂,在病毒性心肌炎不同病程中应用各异。

急性期:从动物实验及临床研究,应用肾上腺皮质激素各有利弊,反应不一,需慎重考虑。

有利方面:①激素可以抑制抗原抗体反应,降低血管通透性,减轻局部炎症和水肿。②对危重症患者能帮其度过危险期,为患者抢救赢得时机,得益率大于风险率。③对于反复发作、病情迁延不愈者,应用激素适当延长时间较为有益。

不利方面:①病毒性心肌炎急性期,心肌损害主要是由于致病病毒直接侵犯心肌所致。此时应用激素不利于限制病毒复制。②抑制干扰素的合成和释放,引致机体防御功能下降,导致病毒繁殖加速和病情加重。其可能机制:激素降低单核细胞功能和活动,损害巨噬细胞和网状内皮系统吞噬作用。③动物实验也证实激素直接作用于靶细胞,增加心肌对病毒易感性,使病毒复制增加,心肌坏死面积扩大,病死率增高。

使用激素指征:大多数学者认为,急性病毒性心肌炎在发病 10～14 d 期间,病情并非严重者,不主张用激素。但有下列情况者:①严重的毒血症、高热不退等;②短期内心脏急剧增大;③急性、严重心力衰竭;④心源性休克;⑤严重心律失常,包括高度、三度房室传导阻滞,持续室性心动过速或其他恶性心律失常;⑥合并多脏器损害等,应用激素可抑制心肌炎症水肿,抑制免疫反应,减轻毒素作用,应尽早应用激素。

激素剂量及用法:泼尼松龙 200～300 mg/d 静脉滴注,或地塞米松 10～30 mg/d,分次静脉注射,或氢化可的松 200～300 mg/d 静脉滴注,连用 3～7 d。病情改善后改口服地塞米松 4～8 mg/d或泼尼松 10～40 mg/d,并依病情减量或停药,一般病程不超过 2 周。

慢性期:一般不用激素,但若为慢性迁延性病毒性心肌炎或心肌的损害释放自身抗原,激发或加重自身免疫反应,引致心肌重构,这些状况应用激素抑制免疫反应,减轻心肌炎病变,保护心肌,提高生存率是有好处。

2)其他免疫抑制剂:①糖皮质激素+硫唑嘌呤,心肌炎性浸润减轻,左室射血分数提高;②普乐克复(FK-506)作用强,抑制 T、B 细胞功能似乎较好;③FTY720 新型合成制剂,作用机制有待阐明。

(3)免疫调节剂。免疫调节剂种类不少,动物实验均可不同程度地减轻心肌的炎症反应,减少淋巴细胞的浸润,显示其有一定临床应用前景,但临床效应有待进一步验证。

1)白介素-2(IL-2)及抗 IL-2 单克隆抗体:在病毒性心肌炎的不同时期,应用 IL-2 治疗,其效果不尽相同。

2)肿瘤坏死因子(TNF):由被激活的巨噬细胞产生 TNF 在自体免疫性心肌炎中所起的关键作用已有报道被证实。也有报道用抗 TNF 单克隆抗体处理后的小鼠心肌损害减轻,病死率降低。最近也有报道，合成的一种喹啉衍生物——Vesnamume，可抑制 TNF-2，此药物治疗小鼠的心肌炎，可增加存活率。半合成 IL-10 可抑制心肌中 TNF-9α，减轻心肌损害。

3）左旋咪唑：有一定免疫调节作用。

3. 免疫球蛋白

①抗病毒，抗炎症，抑制 CVB3 小鼠心肌炎，提高小鼠生存率，减少其心肌炎症改变。②在各期（急性/慢性）应用，能抑制淋巴细胞浸润，减少炎症因子释放，减轻或抑制心肌坏死。③对继发于心肌炎的扩张型心肌病患者，能改善其心功能。

4. 纠正心律失常，防治心力衰竭和休克

（1）心律失常治疗。急性病毒性心肌炎心律失常治疗和抗心律失常药物的选择与其他心脏疾病引起心律失常处理相同。

1）处理原则：①疗效好、不良反应少；②有循证医学证据；③病情危重，影响血流动力学，先用静脉给药，有效或病情稳定者，改为口服。

2）治疗措施：室上性心律失常，包括房性、交界性期前收缩、阵发性室上速、心房扑动及颤动等，可选用普罗帕酮（悦复隆）、莫雷西嗪、β 受体阻滞剂（倍他洛克、比索络尔、索他络尔、阿罗洛尔等）、胺碘酮（可达龙）等，心房扑动/颤动也可用毛花苷 C、毒毛花苷 K 等。

室性心律失常，可用胺碘铜、β 受体阻滞剂、利多卡因、普罗帕酮、美西津等，心室颤动可用电复律或安装临时/永久起搏器等。缓慢心律失常（AVB、严重窦缓、病态窦房结综合征等），根据病情选用阿托品、异丙肾上腺素、激素或安装临时/永久起搏器等。

（2）防治心力衰竭及休克。

1）急性病毒性心肌炎，出现心力衰竭或休克，多数提示炎症范围广、病情重，需尽快抢救、合理治疗。

2）由于急性病毒性心肌炎时，心肌炎症或坏死等病变，在心力衰竭时，对应用洋地黄耐受性差，容易引起洋地黄过量或中毒，应用应从小剂量开始，并加用利尿剂等。也有学者认为，心力衰竭时根据病情可选用螺内酯治疗，可预防和逆转心肌间质纤维化及血管重构。

5. 抗氧化及改善心肌代谢治疗

（1）抗氧化剂治疗。有文献报道虽有疗效，但临床证据及循证医学不多，抗氧化药物包括大量维生素 C、辅酶 Q10、辅酶 A、维生素 E 等。

（2）改善心肌代谢。曲美他嗪，治疗缺血性心脏病，机制和疗效已肯定，有人在治疗病毒性心肌炎中，可以改善 ST-T 段改变，改善心功能（EF 可以提高），辅助性抗心律失常，适应于病毒性心肌炎各个时期治疗，口服 20 mg，每日 3 次，连用 3～6 个月。

6. 中药

目前用得较多的为黄芪，其作用机制：①抗病毒；②调节免疫功能；③保护心肌细胞、改善心脏功能。

用法：5%～10%葡萄糖液 500 mL ＋黄芪注射液 40 g，每日静脉滴注 1 次，连用 3 周；口服液：每次 1 支（1 支含生药黄芪 15 g），每日 2 次，连用 3～6 个月。

第五节　外科严重脓毒症

一、概述

(一)基本概念

外科严重感染常表现为毒血症、败血症、脓毒血症、脓毒性休克、全身炎症反应综合征(systemic inflammatory response syndrome，SIRS)或多器官功能障碍综合征(multiple organ dysfunction syndrome，MODS)。败血症、脓毒血症、SIRS的发病机制和临床表现相同，只是病因不同；MODS和多器官功能衰竭(MOF)是动态变化中的两个术语，仅存在功能损害的程度不同。

败血症是病原菌侵入血液循环，并在其内迅速繁殖，一般发生于患者全身情况差和病原菌毒力大、数量多的情况下。

脓毒血症则是指局部化脓性病灶的细菌栓子或脱落的感染性血栓间歇地进入血液循环，并在全身其他组织器官形成转移性脓肿。

脓毒性休克是指脓毒血症患者经足量液体复苏后仍伴有无法纠正的持续低血压，常伴有低灌注和多器官功能不全。毒血症指大量毒素进入血液循环，病原菌一般仍停留在局部感染处，不侵入血循环，毒素来源于病原菌所产生的内毒素或外毒素，也可来源于被严重感染或损伤所破坏的组织分解产物。

菌血症是指病原菌在血液循环内短暂出现，迅速被机体免疫系统所清除，不发生繁殖也不产生明显的症状。但血液中的病原菌与毒素、脓栓相互间存在着密切的关系，其表现也难以区分，故常将败血症、毒血症及未形成转移性脓肿的脓血症统称之为败血症。菌血症与败血症的区别在于后者细菌株在血中不断繁殖，由于其概念不清，且败血症中的血液细菌培养不全是阳性，故有人建议停用“败血症”一词而改用“菌血症”这一名称。

SIRS是一种临床上严重损害性全身炎症反应。1992年美国胸科医师学院和危重医学学会召开的协作会对此症作了以下规定(必须同时具有两项或两项以上的体征)：①体温>38 ℃或<36 ℃；②心率 >90 次/分钟；③呼吸 >20 次/分钟或 $PaCO_2$<4.3 kPa(32 mmHg)；④白细胞>12.0×10^9/L或<4.0×10^9/L，或幼稚细胞>10%。其中微生物存在于或侵入正常活体组织并引起炎症才能称为感染。

MODS是指急性感染的多个器官功能低下，以致在没有外源性的帮助则不能维持内环境的稳定，但其器官功能损害程度尚未达到“衰竭”的标准。MODS可以是绝对的、也可以是相对的，相对的器官功能不全是指患者的循环功能尚正常，但组织仍得不到足够的氧供应，如代谢性酸中毒。MODS可为原发的也可为继发的，前者是指由明确的炎症或损伤直接引起的；后者则是指由宿主反应的结果，如肠道细菌移位，且常在原发性损伤的后期发生，并为严重感染的并发症。

(二)病因

全身化脓性感染多为继发性，可继发于严重创伤、污染和各种局部性化脓感染，如开放性骨折、大面积烧伤、弥散性腹膜炎、重症急性胰腺炎、重症急性胆管炎或尿路感染等。体内长期留置的导管，如导尿管，胸、腹腔引流管，气管导管，静脉内插管等，以及不适当地使用抗生素和激素等,均有导致全身化脓性感染的危险。

近几十年来,因为在医院或门诊治疗中应用种类多、数量大的抗生素或各种免疫抑制剂,使外科感染的致病菌亦在逐渐改变。20世纪40～50年代,2/3的外科患者感染致病菌是革兰阳性球菌,如金黄色葡萄球菌、P-链球菌和肺炎球菌。在近30年则发生下列各种变化:①革兰阴性细菌的感染增加;②在抗生素的治疗下发生双重感染;③平时认为毒性低或无毒的革兰阴性细菌发病率增加;④各种真菌和病毒所致的感染增加;⑤革兰阴性或阳性的无芽孢厌氧细菌的感染率增加,主要是拟杆菌中的脆弱拟杆菌为多见;⑥耐药性葡萄球菌,在噬菌体分型时,发现有周期性的变化,如近数年流行的葡萄球菌以83A/84/85型为多见;⑦人型细菌或其他非典型的细菌多见,常为创伤脓肿、腹腔脓肿、脑脓肿和栓塞性疾病的感染菌;⑧医院中外科感染及真菌感染日趋增加。

(三)病理生理

正常情况下,人体内寄生着多种细菌,而且各种病原菌可不断侵入体内。但经人体健全的免疫系统,即抗原抗体反应和网状内皮系统的吞噬、解毒作用,能迅速地将入侵的病原菌杀灭。而且局部表现较重的感染,常有一些数量少、毒力小的病原菌进入血液循环,也能被人体强大的免疫系统杀灭,不致构成全身性感染。但当入侵的病原菌数量多、毒力强,或经常不断地侵入血循环,超过人体的免疫防御能力,或当人体的免疫机能下降不足以抵挡病原菌入侵时,病原菌就会在血液中生长繁殖,产生毒素,并由此而产生全身性感染的临床表现。

致全身性感染的因素有以下方面。①免疫功能异常。如长期使用抗癌药物、免疫抑制剂、肾上腺皮质激素、放疗或广谱抗生素等,使正常的免疫机能受到抑制,不足以抵挡病原菌入侵而致感染;或改变了原在人体内存在的正常菌群的共生状态,使一些非致病菌生长繁殖而成为致病菌。②机体抗病力下降,如低蛋白血症、贫血、营养不良、恶病质、糖尿病、肝硬化等。③局部病灶未能有效处理,如疖或脓肿未及时予以切开引流,清创不彻底,切口引流不畅或留有死腔,体内异物存留等。④体内各种导管留置时间过长,或未按期给予消毒更换。发生严重感染时,致病菌及毒素可直接损害各种细胞(包括血细胞在内)。然而损害性更大的细菌毒素、酶以及多种细胞因子,引起机体多方面的不良反应。

现已认识到,感染产物可促使补体系统、激肽系统、凝血系统等发生变化,又可促使前列腺素、血栓素和白三烯的形成失常。补体系统激活裂解时,可有过敏因子、黏附因子、细胞毒因子等。激肽系统可产生缓激肽等。凝血系统激活时易发生血管内凝血。前列腺素等形成失常时,可直接影响微循环。除了感染产物,细胞受损后的产物可使机体进一步受损害。例如,白细胞受损后,可有多种酶释出,损害其他细胞,又释出氧自由基,引起广泛的损害。红细胞和血小板受损后,也产生多种损害性因子。这样,如果感染不能被制止,将形成病理性恶性循环,其结果是发生休克多器官衰竭。尸体检查可发现器官组织的病理改变,如心内膜炎和心肌病变、肺水肿和肺炎、肝脾大和脓肿形成、脑水肿和脑膜炎等,还可有广泛的出血、脂肪变性、浆膜炎症渗出等。

其发病过程可分为诱导、细胞因子的合成和分泌、连锁反应三个阶段。以革兰阴性细菌性脓毒血症为例,脂多糖是诱导阶段的主要致病因子,脂多糖与宿主免疫系统相互作用后可激发细胞因子的分泌,其中肿瘤坏死因子(TNF)-α可能起核心作用。脂多糖结合蛋白与脂多糖的类脂A结合,促使中性粒细胞和网状内皮系统细胞的调理作用,诱导巨噬细胞产生TNF的能力增强到单一脂多糖的1 000倍,故而对全身炎症反应起放大作用。TNT-α在炎症反应中可激活细胞因子级联反应，诱导白介素(IL)-1、IL-6、IL-8、血小板激活因子(PAF)、前列腺素和白三烯等炎症介质的分泌，由此而激发炎症连锁反应。PAF有类似内毒素作用，可导致脓毒性休克的全身血流动力学改变。在众多的细胞因子之间相互作用而形成网络，有的起促进作用，有的可起抑制作用。

全身化脓性感染的病理改变可因病原菌的种类，原发病灶及病程的长短等不同而有如下特点：①病原菌可特别集中于某些组织而造成这些组织、器官的感染，如肺炎、肺脓肿、肝脓肿、心内膜炎、脑膜炎、脑脓肿、脓胸、关节炎等。②网状内皮系统和骨髓反应性增生，致脾大和外周血白细胞计数增多等。③病原菌毒素可引起实质性器官如心、肝、肾等脏器细胞的变性和坏死，毛细血管受损则引起皮疹出血点样。④病原菌毒素或分解产物可致机体代谢发生严重紊乱，而引起水、电解质失衡、酸中毒等，严重者可致感染性休克，甚至发生多器官系统功能衰竭。

二、诊断

(一)病史

患者有感染、创伤、烧伤、手术、静脉管输液或留置有各种导管等病史。

(二)临床表现

由于临床上不易区别毒血症、败血症及脓毒血症，而实际上这三者是相互有关联的。如败血症，即病原菌在血液中生长、繁殖，也必然产生大量毒素，从而引起一系列临床症状，故败血症中有毒血症的表现；而毒血症的毒素可来源于局部病灶，也可来源于血液中繁殖的细菌所产生。败血症与脓毒血症常同时存在，即形成脓毒败血症。因此毒血症、败血症和脓毒血症在临床上难以截然分开，其临床表现存在着许多共同点和不同点。共同点有：①发病多急骤，体温可高达40 ℃～41 ℃或低于36 ℃，呈弛张热型；②血白细胞计数可增加至20×10^9/L以上，中性粒细胞达90%以上，免疫力低下者白细胞计数可低于4×10^9/L；③全身表现有头痛、头晕、四肢关节痛、大汗、贫血等；④消化道症状有食欲缺乏、恶心、呕吐、腹胀、腹泻；⑤休克表现：血压下降，脉压变小，脉搏细速，四肢凉，呼吸急促；⑥神志改变：表情淡漠，烦躁，谵妄，甚至昏迷；⑦肝脾大，可有黄疸；⑧尿的改变：可有蛋白管型和酮体。

(三)血培养

确诊需血培养，但其结果需一定的时间，故早期诊断需借助下述方法。

(1)根据原发病感染的常见菌谱，如烧伤和皮肤伤口的感染，起初多为金黄色葡萄球菌所致，继而可转为铜绿假单胞菌；又如腹腔内感染，一般为肠道菌属所致。

(2)根据可见的脓液性状，如金黄色葡萄球菌感染的脓液为黄白色，较稠；铜绿假单胞菌感染者脓液为绿色，有甜腥味；肠菌感染有粪臭味；亦可用革兰染色观察细菌形态。

(3)革兰阳性细菌或革兰阴性菌感染的判断，首先根据感染灶的性质初步推断，其次根据某些临床表现和实验室检查来推断。如早期即有发绀、低血压、腹胀、少尿等休克表现，血小板明显减少，常提示为革兰阴性细菌所致。

(4)警惕混合感染。有些败血症或脓毒血症并不是由某一种病原菌感染所致，而是由两种或两种以上的病原菌所引起的。这类混合性感染并非少数，而且其发病率有上升趋势，也可是革兰阴性与阳性细菌的混合感染，也可以是需氧菌与厌氧菌的混合感染，还可以是细菌与真菌的混合感染，这些统称为复数菌败血症。应及时做需氧菌、厌氧菌和真菌血培养，以便尽早明确病原菌的种类，使用有效的抗生素。

(5)真菌性败血症的某些特点。真菌性败血症的主要病原菌是白色念珠菌，而且多发生于原有细菌感染的基础上，故易被误诊为细菌性败血症。但真菌性败血症一般发生较晚且病情恶化快，初为骤起的寒战、高热，继而迅速出现嗜睡、昏迷及休克。眼底检查可发现患者眼底视网膜和脉络膜上有白色发亮的圆点。确诊需进行血和尿真菌检查和培养。

(6)正确使用血培养。血培养是全身化脓性感染检查病原菌的确诊手段。但这项检查需一定的条件和时间，故这一类患者应在积极治疗的同时进行血培养。由于在明确病原菌之前都已先应用了抗生素，血培养有时会出现阴性结果，故应在 24 h 内连续几次送血培养，而且应在发生寒战之前采血标本，这样可提高血培养的阳性率，还可采动脉血做培养，可进一步提高阳性率。

三、治疗

(一)急救措施

若发生脓毒性休克和单一或多器官功能衰竭，必须首先抗休克治疗，包括补充血容量、纠正酸中毒，大剂量联用广谱抗生素等，并针对性地治疗器官功能衰竭，为后继治疗打下必要的基础。

(二)病因治疗

病因治疗即早期处理原发病灶。应根据原发灶的性质而采取不同的方法。如急性胸腹膜炎、绞窄性肠梗阻、急性梗阻性化脓性胆管炎、化脓性骨髓炎等均需手术治疗；脓肿切开引流；脓胸置胸导管引流，以去除病因。应及时去除外伤伤口内的坏死组织异物等，对感染较重的伤口应敞开引流；应拔除留在体内的各种导管或引流管。

(三)一般治疗

一般治疗包括卧床休息，氧气吸入，给予高营养、易消化饮食，必要时给予静脉内高营养素。纠正水、电解质及酸碱失衡。营养状况差的患者少量多次输给新鲜血，以补充血容量，纠正贫血，提高机体的抗病能力。适当补充各种维生素。高热时给予物理或药物降温。

(四)抗生素治疗

1.抗生素的选用原则

一般先可依据病灶的性质选择抗生素，在早期无血培养及药敏结果的情况下宜选用广谱抗生素，并联用两种以上抗菌药物；以后则需根据病原菌培养药敏试验结果、治疗效果、病情演变等调整使用有效抗生素。

由于革兰阴性需氧菌能产生 β-内酰胺酶而易对抗生素产生耐药，现已知许多抗生素，包括新型青霉素和第三代头孢菌素等可被这种酶所水解。氨基糖苷类、碳青霉烯类和氟喹诺酮类能有效地对抗产生 β-内酰胺酶的细菌。头孢西丁、亚胺培南和棒酸能以诱导形成对 β-内酰胺酶起选择性作用，可暂时启动 β-内酰胺酶的生成而不受遗传学控制。第三代头孢菌素对 β-内酰胺酶有较高的稳定性。肠球菌是一种独特的耐药菌株，对头孢菌素、林可霉素和氨基糖苷类抗生素耐药，仅对新型氟喹诺酮类中度敏感，而最有效的抗生素是青霉素、氨苄西林和万古霉素，当与庆大霉素合用时则起协同杀菌作用。

在未获得培养的细菌种类和药敏试验结果之前，根据上述原则选用抗生素仅是一种经验方案，这对严重外科感染患者也是非常必要的。为使这种经验更符合实际，应针对各种外科感染常规做细菌培养，待积累一定资料后就可初步明确本地区或本单位常见各种感染的致病菌和敏感的抗生素，这样可使经验用药更符合实际，再根据细菌培养和药敏试验的结果及时调整使用抗生素。

2.应用抗生素的注意事项

控制原发病灶，清除坏死组织和脓液，并引流积脓的腔隙，这是治疗严重的外科感染必不可少的手段，也是抗生素治疗所不能替代的。但这种治疗手段也不能代替抗菌疗法，故如何合理选用抗生素亦非常重要。在外科严重感染中，特别是腹腔内器官的各种严重感染，使用抗生素时应着重注意以下几点。

(1)肠球菌是腹腔内感染常见的革兰阳性菌，这种细菌与脆弱类杆菌在腹腔内感染中有协同作用，对这类感染选用氨苄西林加庆大霉素效果较佳。

(2)腹腔及盆腔的感染多为厌氧菌和需氧菌的混合感染，尤其是革兰阴性杆菌、肠球菌和脆弱类杆菌，故需联合应用抗需氧菌和厌氧菌的抗生素。

(3)保护肠道屏障。外科危重患者由肠黏膜屏障受损而致细菌移位的肠源性感染较为多见。注意及时防治低血压和肠灌注不足，补充谷氨酰胺，应用针对肠道细菌的抗生素。选择性去污法以及高浓度氧疗可防止细菌移位。

(4)外科严重感染的患者抗病能力低下，尤其是经长时间使用抗生素和急性生理学和慢性健康评估系统(APACHE)-Ⅱ评分较高的患者，常出现菌丛变更而致念珠菌属移位，故应及时采取防治措施，投给抗真菌药。

(5)防止滥用抗生素。对抗生素产生耐药多与滥用抗生素有关，故应严格掌握治疗性或预防性使用抗生素的指征。预防性用药不应超过 48 h，手术患者最好在麻醉诱导时给予 1 次剂量，必要时在术中再给 1 次剂量就已足够。有研究提示，短期应用抗生素不会改变菌丛的敏感性和耐药率，故 1 次剂量的抗生素给药方法不会增加耐药株的发生。

3.临床常用的几类抗生素

(1) β-内酰胺类。是目前临床上应用最多，由青霉素 G 发展起来的青霉素族抗生素，具有高效、低毒的优点，缺点是排泄快、易过敏。

1)青霉素类：青霉素 G 对革兰阳性菌有效，对少数革兰阴性菌也有效，剂量每天 160 万～960 万单位。苯唑西林对金黄色葡萄球菌有效，剂量 4～8 g/d。氨苄西林对革兰阳性和革兰阴性菌均有效，剂量 4～8 g/d，易出现皮疹及药物热反应。羧苄西林对铜绿假单胞菌有效。哌拉西林主要对革兰阴性杆菌及厌氧菌之感染有效，剂量 4～8 g/d。

2)头孢菌素类：由第一代发展到第四代，每代都有其特性。第一代有头孢唑啉(先锋Ⅴ)、头孢拉啶(先锋Ⅵ)，主要作用于革兰阳性球菌感染。第二代有头孢美唑(先锋美他醇)，对金黄色葡萄球菌感染疗效较好；头孢呋辛(西力欣)对革兰阴性菌及厌氧菌有效。

第三代用于免疫功能低下合并革兰阴性杆菌重度感染，常用的有头孢唑肟、头孢噻肟、头孢曲松(菌必治)，半衰期 8 h，每日需 1～2 g；头孢哌酮(先锋必)对胆管感染疗效好；头孢他啶(复达欣)对铜绿假单胞菌或重度革兰阴性杆菌感染疗效较好。第四代有头孢匹罗，主要抗铜绿假单胞菌及革兰阴性杆菌。

(2)大环内酯类。主要有红霉素、麦迪霉素、螺旋霉素、吉他霉素、林可霉素、阿奇霉素等，抗菌谱窄。螺旋霉素主要对革兰阳性球菌有效，口服 0.8～1.2 g/d。静脉滴注吉他霉素 800 mg/d，红霉素和林可霉素 12 g/d。

(3)氨基糖苷类。链霉素、庆大霉素、卡那霉素、阿米卡星(丁胺卡那霉素)，对革兰阳性及革兰阴性菌均有效，与β-内酰胺类联合应用疗效较好。

(4)喹诺酮类。继β-内酰胺类抗生素之后新兴的一类抗生素，无过敏反应，作用靶位是DNA旋转酶，常用的有诺氟沙星、依诺沙星、环丙沙星、氧氟沙星等。喹诺酮类对革兰阳性及阴性菌均有效，治疗慢性泌尿系感染最为适宜。

此外，还有四环素族、氯霉素族类抗生素，近年来由于其不良反应，应用范围变窄。

(5)甲硝唑。近年来应用较活跃的抗厌氧菌抗生素，常与上述药联合使用，剂量0.4 g/d静脉滴注。

(6)抗真菌药。深部真菌感染用两性霉素B作用较强，浅部真菌感染以局部用药为主。常用的有咪康唑、酮康唑。新一代有氟康唑。

(五)生物学制剂的应用

外科严重感染不仅有微生物及其内毒素的直接损害作用，还与许多由感染所产生的细胞因子及其受体密切相关。因此在治疗严重感染时还必须注意到这些宿主细胞因子和炎性介质的作用，应用生物学制剂直接针对微生物毒素和细胞因子的特异组分，就能获得单纯抗生素治疗所无法起到的效果。这类生物学制剂有下列几种。

(1)抗内毒素抗体。利用致病菌制成与革兰阴性细菌起交叉反应的抗内毒素(mAb)，现已应用于临床的有mAb5和HA-IA两种。另一种IgMmAb (T-88)正在临床试验中。

(2)抗FNF-2抗体。名为CBooo6鼠抗TNF-2mAb，但作用为时短暂。

(3)炎性介质、补体和中性白细胞抑制剂。这类制剂有磷脂酶A_2单克隆抗体、花生四烯酸衍生物、环氧化酶抑制剂、补体抑制剂，以及腺苷、黏附抑制剂和脱颗粒抑制剂(氨苯砜)等中性粒细胞抑制剂等，均处于实验阶段。

(4)白介素受体拮抗剂的TWF结合蛋白(TNF-Bp)。对革兰阴性、阳性细菌和真菌性脓毒血症有效。

(5)杀菌/渗透性增强蛋白(BPI)。对脂多糖具有亲和力，对革兰阴性细菌外膜有特异性结合能力，可致细菌停止生长，最终使其溶解。

(6)鼠巨噬细胞集落刺激因子(rmGM-CSF)。可增强巨噬细胞功能和提高肠道屏障功能。

(7)血小板活化因子(PAF)拮抗剂。日本新生产了E5880，每次600 mg，每日2次，连用3 d，有改善脓毒性DIC的作用。

(8)持续性血液滤过。可清除SIRS或MODS患者血循环中的细胞因子，对患者的肾功能、血流动力学和氧合作用均有不同程度的改善，但可不加选择地除去血流中一些有益的物质，故其作用还在进一步研究中。

(六)其他治疗

1.肾上腺糖皮质激素

有改善机体代谢，保护组织细胞，稳定溶酶体，扩张外周血管，稳定内环境和解毒作用。对于危重患者，如脓毒性休克、SIRS、MODS等，早期应用均有一定效果。常用地塞米松1～3 mg/kg，氢化可的松1～2 g，加入5%葡萄糖溶液内静脉点滴，一般用1～2次。但须与抗生素同时应用，以免感染扩散。

2.对症及支持治疗

对病情严重及高热者，可采用冬眠疗法，但对伴有心血管疾病、血容量不足及呼吸功能不全者慎用。常用氯丙嗪、异丙嗪各50 mg和哌替啶100 mg加入葡萄糖溶液中做静脉滴注，或将上药量分2～4次做肌内注射。还可应用丙种球蛋白6 mL肌内注射，每周1～2次，以增强机体的抵抗力。也可用康复血清，每次100～200 mL，静脉滴注。对不能进食者，应尽早给予全静脉内营养。

第六节　多脏器功能障碍综合征

一、概述

多脏器功能障碍综合征(multiple organ dysfunction syndrome，MODS)是由严重感染、严重免疫紊乱、创伤、烧伤以及各种休克所引起的，以严重生理紊乱为特征的临床综合征，其临床特征是多个器官序贯或同时发生的多个器官功能障碍或衰竭。严格来讲，多脏器功能障碍综合征是在严重感染、创伤、烧伤、休克及重症胰腺炎等疾病过程中，发病在24 h以上，出现2个或2个以上的器官或系统序贯性的功能障碍或衰竭。若发病在24 h内死亡者，则属于复苏失败，需排除。本病概念大约形成于20世纪70年代初期，中医学对本病的论述同样也出现在此时，因此没有固定的中医病名，在此完全引入现代急诊医学的概念。本病的概念涵盖在中医学的“温病、伤寒变证、脱证”等疾病中，中医学对本病没有明确的病名进行专项的论述，抢救治疗可参阅上述疾病进行辨证救治。

二、诊断与鉴别诊断

(一)诊断要点

目前国际上尚没有公认的诊断标准，为了便于临床使用，以1997年修订的FRY－MODS诊断标准为中心，提出本病的诊断要点如下。

1. 循环系统

收缩压低于90 mmHg，并持续1 h以上，或需要药物支持才能使循环稳定。

2. 呼吸系统

急性起病，氧合指数(氧合指数＝动脉血氧分压/吸入氧浓度(PaO_2/FiO_2)≤200 mmHg(无论是否应用PEEP))，X线正位胸片见双侧肺浸润，肺动脉嵌顿压≤18 mmHg或无左房压力升高的证据。

3. 肾

血肌酐＞177 μmol/L，伴有少尿或多尿，或需要血液净化治疗。

4. 肝

血胆红素＞34.2 μmol/L，并伴有转氨酶水平升高，大于正常值2倍以上，或已出现肝性脑病。

5. 胃肠

上消化道出血，24 h出血量超过400 mL，或胃肠蠕动消失不能耐受食物，或出现消化道坏死或穿孔。

6. 血液

血小板计数<50×10^{9}/L 或降低 25%，或出现 DIC。

7. 代谢

不能为机体提供能量，糖耐量降低，需要用胰岛素；或出现骨骼肌萎缩、无力等表现。

8. 中枢神经系统

格拉斯哥昏迷评分<7 分。在发病诱因的情况下，加之上述两种以上情况出现就可诊断。

（二）证候诊断

本病临床表现复杂，因原发病不同所表现出的临床证候也不尽相同，是一种动态的变化。根据其临床表现将其分为虚实两类，病变的初期以实证为主，表现为“正盛邪亦盛”的病理变化；随着病情的不断深入发展，病变表现为“虚实夹杂”的复杂证候；最后突出在“正衰邪衰”的状态，由脏器的功能失调最终发生“脏器衰竭”的局面。

1. 初期

初期多表现为实证。

（1）毒热内盛证：高热持续不退，烦躁，神昏，恶心呕吐。舌质红绛，脉数。

（2）瘀毒内阻证：高热，或神昏，或疼痛状如针刺刀割，痛处固定不移，常在夜间加重，肿块，出血。舌质紫黯或有瘀斑，脉沉迟或沉弦。

2. 中晚期

中晚期多表现虚实夹杂之证，以虚证为主。

（1）气阴耗竭证：身热骤降，烦躁不安，颧红，神疲气短，汗出，口干不欲饮。舌质红少苔，脉细数无力。

（2）阳气暴脱证：喘急，神昏，大汗淋漓，四肢厥冷。脉微欲绝，舌淡苔白。

（三）鉴别诊断

多脏器功能障碍综合征是在某种诱因的作用下，所产生的一系列病理过程，所强调的关键是疾病在不停地发生变化，与各种慢性疾病器官长期失代偿时所产生的多个器官衰竭不同。

（1）多脏器功能障碍综合征患者发病前大多器官功能良好，休克和感染是其主要病因，大都经历了严重的应激反应或伴有全身炎性反应综合征或免疫功能低下。

（2）发生功能障碍或衰竭的器官往往不是原发因素直接损伤的器官。

（3）从最初打击到远隔器官功能障碍，时间上常有几天或数周的间隔。

（4）多脏器功能障碍综合征的功能障碍与病理损害在程度上往往不相一致，病理变化也缺乏特异性，主要表现为广泛的炎性反应，如炎性细胞浸润、组织水肿等；而慢性器官衰竭失代偿时，以组织细胞坏死、增生为主，伴有器官的萎缩和纤维化。

（5）多脏器功能障碍综合征病情发展迅速，一般抗休克、抗感染及支持治疗难以奏效，死亡率很高；而慢性的衰竭可经过适当的治疗而反复缓解。

（6）多脏器功能障碍综合征除非到终末期，器官功能和病理改变一般是可以逆转的，一旦治愈，临床不遗留后遗症，不会复发，也不会转入慢性病程。

三、处理原则

（一）控制原发病

控制原发病是 MODS 治疗的关键，如感染者积极引流感染灶和合理使用有效的抗生素；

创伤者积极清创,预防感染;休克的患者争分夺秒地进行抗休克及抗复苏等。

(二)动态观察病情变化和动态增减医嘱

MODS 患者病情变化快,动态监测病情变化、动态增减医嘱是非常重要的一项内容。虽然动态器械监测非常重要,但不能取代医护人员的床旁监护,二者要有机结合,这是抢救患者成功的重要基础。

(三)改善氧代谢,纠正组织缺氧

通过改善心脏泵功能、增加血红蛋白浓度、提高血氧分压,来增加氧的输送;同时降低氧的消耗。

(四)代谢支持与代谢调理

代谢支持是指为机体提供适当的营养底物,以维持细胞的代谢需求。与营养支持不同的是,代谢支持既防止底物供应受限影响器官的代谢和功能,又避免底物供应过剩增加器官的负担。代谢调理是代谢支持的必要补充,是指应用药物和生物制品,降低代谢率,促进蛋白的合成,以调理机体的代谢。

四、急救处理

本病病情危重且复杂,临床上一定要中西医结合,主次分明,全力抢救,方可达到一定的疗效。“菌毒并治”理论的运用,极大地提高了本病的抢救成功率,尤其是针对感染性疾病诱发的MODS,能显著降低病死率。有研究总结的“四证”的运用,即实热证(如高热、口干欲饮、腹胀便结、舌红苔黄、脉洪数或细数、末梢血白细胞变化)、血瘀证(如固定性压痛、出血、发绀、舌质红绛、舌下静脉曲张、血液流变学、凝血与纤溶参数和甲襞微循环异常)、腑气不通证(如腹胀、呕吐、无排便排气、肠鸣音减弱或消失、肠管扩张或积液、腹部 X 线片有液平)、厥脱证(如面色苍白、四肢湿冷、大汗、尿少、脉细数或微欲绝、血压下降),有一定的临床指导意义。另外,MODS 病情变化快,因此,加强器官功能的监测十分重要,在某种情况下,比诊断更为重要。

(一)改善心脏功能和血液循环

MODS 常发生心功能不全、血压下降、微循环淤血、动静脉短路开放血流分布异常、组织氧利用障碍,故应对心功能及其前、后负荷和有效血容量进行严密监测,确定输液量、输液速度,晶体液与胶体液、糖液与盐水、等渗液与高渗液的科学分配,血管活性药的合理搭配,在扩容基础上联合使用多巴胺、多巴酚丁胺和酚妥拉明加硝酸甘油、硝酸异山梨酯或硝普钠;对血压很低的患者加用间羟胺,老年患者宜加硝酸甘油等扩冠药。白蛋白、新鲜血浆的应用,不仅能补充血容量有利于增加心搏量,而且能维持血浆胶体渗透压,防止肺间质和肺泡水肿,增加免疫功能。全血的使用宜控制,血细胞比容在 40%以下为好。血管扩张剂的使用有利于减轻心脏前、后负荷,增大脉压,促使微血管管壁黏附的白细胞脱落,疏通微循环。洋地黄和中药人参、黄芪等具有强心补气功效。纳洛酮对各类休克均有效,尤其感染性休克更需使用。

(二)加强呼吸支持

肺是敏感器官,ALI、ARDS 时肺泡表面活性物质破坏,肺内分流量增大,肺血管阻力增加,肺动脉高压,肺顺应性下降,导致 PaO_2 降低;随着病程迁延、炎性细胞浸润和纤维化形成,治疗更棘手。呼吸机辅助呼吸应尽早使用,PEEP 是较理想模式,但需注意对心脏、血管、淋巴系统的影响,压力宜渐升缓降,一般不宜超过 15 mmHg。潮气量宜小,防止气压伤和肺部细菌和其他病原体向血液扩散。吸氧浓度不宜超过 60%,否则可发生氧中毒和肺损害。最近提出为了保证供氧维持一定 PaO_2 水平，而 $PaCO_2$ 可以偏高，即所谓"允许性高碳酸血症"。加强气道湿化和肺泡灌洗是清除呼吸道分泌物、防治肺部感染、保护支气管纤毛运动的一项重要措施。避免使用呼吸兴奋药，而激素、利尿剂、支气管解痉药和血管扩张剂的合理应用，糖皮质激素大剂量、短疗程使用，气道内给予地塞米松有利于提高 PaO_2 水平，对 ALI、ARDS 的治疗有好处。可使用一氧化氮（NO）、液体通气（liquid ventilation）、膜肺（ECMO）和血管内气体交换（IVOX）等治疗。

（三）肾衰竭的防治

注意扩容和血压维持，避免或减少应用血管收缩药，保证和改善肾血流灌注。多巴胺和酚妥拉明、硝普钠等扩肾血管药物具有保护肾功能并阻止血液中尿素氮、肌酐水平上升的作用。床旁血液透析和持续动静脉超滤（CAVHD）及血浆置换内毒素清除具有较好效果。呋塞米等利尿药对防治急性肾衰竭有一定疗效，但注意过大剂量反而有损于肾实质。

（四）胃肠道出血与麻痹和肝衰竭的处理

MODS 的研究热点转移至消化道，其难点是肠源性感染及其衰竭。消化道出血传统采用西咪替丁、雷尼替丁等 H_2 受体拮抗剂，降低胃酸，反而促使肠道细菌繁殖，黏膜屏障破坏，毒素吸收，细菌移位引起肠源性肺损伤、肠源性脓毒血症，加剧 MODS 发展。MODS 患者肠道中双歧杆菌、拟杆菌、乳酸杆菌明显低于正常人，专性厌氧菌与黏膜上皮细胞紧密结合形成一层"生物膜"，有占位性保护作用，当大量应用抗生素治疗 MODS 时，该膜遭破坏导致肠道菌群失调，故应用微生态制剂是有益的。中药大黄经临床和基础研究证明具有活血止血、保护肠黏膜屏障、清除氧自由基和炎性介质、抑制细菌生长，以及促进胃肠蠕动、排出肠道毒素等作用，对胃肠道出血、保护胃肠功能、防治肝衰竭均有较好疗效。剂量为 3～10 g，每日 2～3 次，亦可灌肠 10～30 g。大剂量维生素 C 对保肝和体内清除氧自由基有益。

（五）DIC 的防治

需早检查、早医治，一旦血小板计数进行性下降，有出血倾向时，应尽早使用肝素。因 MODS 各器官损害呈序贯性，而 DIC 出现高凝期和纤溶期可叠加或混合并存，故肝素不仅用于高凝期，而且亦可在纤溶期使用，但剂量宜小，给药方法采用输液泵控制，静脉持续滴注，避免血中肝素浓度波动。血小板悬液、新鲜全血或血浆、冷沉淀、凝血酶原复合物和各种凝血因子等的补充，以及活血化瘀中药均有较好疗效。

（六）营养与代谢管理

MODS 时机体常处于全身炎性反应高代谢状态，热能消耗极度增加，由于体内儿茶酚胺、肾上腺素、胰高血糖素等升血糖激素分泌亢进，而内源性胰岛素抵抗和分泌相对减少，又因肝功能受损，治疗中大剂量激素应用和补糖过多导致难治性高血糖症和机体脂肪利用障碍，造成支链氨基酸消耗过大，组织蛋白分解，出现负氮平衡，同时蛋白急性丢失，器官功能受损，免疫功能低下。采用营养支持的目的是：①补充蛋白质及过度消耗的能量；②增加机体免疫和抗感染能力；③保护器官功能和创伤组织修复的需要。热量分配非蛋白热卡 125.6 kJ（30 kcal）/（kg·g），葡萄糖与脂肪比为（2～3）：1，根据笔者经验，氨基酸，尤其支链氨基酸比例增加，如需加大葡萄糖必须相应补充胰岛素，故救治中需增加胰岛素和氨基酸量。新近发现，MODS 患者体内生长激素和促甲状腺素均减少，适当补充可有较好效果。中长链脂肪乳剂可减轻肺栓塞和肝损害，且能提供热能以防治代谢衰竭。重视各类维生素和微量元素的补充。深静脉营养很重要，但不能完全代替胃肠营养，现已认识到创伤早期胃肠道麻痹主要在胃及结肠，而小肠仍存在吸收功能，故进行肠内营养有利于改善小肠供血，保护肠黏膜屏障。肠黏膜营养不仅依赖血供，而且50%的小肠黏膜营养和80%的结肠黏膜营养需来自肠腔内营养物质。但注意MODS肠内营养采用持续胃内滴注，可使胃酸分泌减少，pH升高，致细菌繁殖，应以间断法为宜，而空肠喂养可避免胃中pH升高。代谢紊乱除与缺乏营养支持有关外，主要与休克、低氧和氧耗/氧供(VO_2/DO_2)失衡关系密切，故要视酸碱、水电解质失衡和低氧血症的情况给予纠正。

（七）免疫与感染控制

重点在于控制院内感染和增加营养。MODS患者细胞和体液免疫、补体和吞噬细胞系统受损，易产生急性免疫功能不全，增加感染概率。应选用抗革兰阴性杆菌为主的广谱抗菌药，注意真菌的防治。

为了减轻抗真菌药的毒副作用，可用两性霉素B脂质体。全谱标准化血清蛋白和丙种球蛋白的使用有利于增强免疫机制。结核菌在MODS有抬头趋势，应注意监测及控制。预计肿瘤坏死因子(TNF)单克隆抗体、白细胞介素(IL)和血小板活化因子(PAF)受体拮抗剂以及超氧化物歧化酶(SOD)等的出现，对MODS的救治疗效能有提高。警惕深静脉插管引起感染发热。最近提出为了避免肠源性肺损伤和脓毒症，采用肠道给予难吸收抗生素的所谓“选择性消化道去污染术”，可降低肺感染的发生率。总之，MODS的救治主要是祛除病因，严密监测，综合救治。

五、分证论治

对本病的辨证救治要处处体现中医学“不治已病治未病”的学术思想，运用中医学的“衡动观”，把握证候的“虚实”。临床上将本病分为两期进行救治。

1. 实证期

多表现为毒热内盛证和瘀毒内阻证。

治法：解毒泻热，化瘀理气，醒神开窍。

方药：承气汤合犀角地黄汤。

组成：水牛角、生大黄、生地黄、炒栀子、枳实、赤芍、牡丹皮。

以阳明腑实为主者，当用大承气汤，荡涤肠胃；瘀血证为主者，加丹参、红花等；以神昏为主者，加用安宫牛黄丸。

2. 虚证期

多表现为气阴耗竭证和阳气暴脱证。

治法：救阴回阳，醒神固脱。

方药：阴竭者以生脉散。

组成：人参、麦冬、五味子、山茱萸。

阳脱者以参附汤。

第七节 严重腹部创伤

一、概述

严重腹部创伤的认定标准，文献并不一致。不论是开放性还是闭合性损伤，凡属有腹内脏器损伤且分级达2级以上者，均应视为严重腹部创伤。综合性大型医院中，腹部创伤病例约占同期住院总人数的1%，占外科住院人数的2%，占普通外科住院人数的4%左右；而其中90%以上属严重腹部损伤。美国创伤外科学会（American association for the surgery of trauma，AAST）于1989年、1990年公布的器官损伤分级（organ injury scale，OIS）标准已渐被国际创伤外科界接受。其基本点是按各个器官的损伤程度，从解剖学的角度予以限定，由低至高分为五级，包括最轻微至最严重的损伤。其中损伤描述系依据尸检、剖腹术或放射学检查中最准确的资料；同一器官的多处损伤在单一损伤的分级之上加一级。

二、诊断

（一）腹部创伤的诊断和鉴别诊断思路

腹部创伤往往情况紧急，伤情复杂。重伤者有时病情在极短时间内急剧恶化，急如星火；但也有的伤后早期症状及体征不甚明显，与创伤程度不一致。对前者来说，果断把握手术的抢救时机往往比寻求准确的诊断更为紧要、迫切；而就后者而言，则力求及早地正确诊断和进行相应的治疗。既不延误脏器损伤的处理，又尽可能避免盲目地剖腹探查。这就要求在急诊一线的外科医生要有良好的急诊工作素质，临危不乱，处变不惊。在危重症的诊治之中不至于顾此失彼，忙中出错；在扑朔迷离、疑难费解之时亦能察微觅迹，追根寻踪。而这一切，均立足于不断完善的、逻辑清晰的诊断思路基础上。

腹部创伤的诊断程序，首先应排除其他系统脏器威胁生命的严重损伤，接着再认定有否腹内脏器的损伤，其次才考虑可能是哪类脏器或哪个脏器损伤。

合并伤的识别在技术上并不困难，关键在于要有"腹部损伤很可能是全身多发创伤之一"的警觉性。较多见并较易混淆的尤推合并胸内脏器和泌尿系损伤，更应特别注意排除之。腹部创伤诊断的核心问题是有否腹内脏器损伤。诊断的出发点在于采集详尽的受伤现病史，进行系统而有重点的体检，综合分析这两方面的资料而得出初步诊断。

开放性创伤涉及内脏与否，诊断多较易于明确。而闭合性损伤由于完整腹壁的掩盖，要确定有无内脏损伤，有时是很困难的。尤其是那些伤后早期就诊而腹内脏器损伤的体征尚不明显者，以及单纯腹壁损伤伴有较重软组织挫伤者，临床上多见的情况是腹壁完好无损而腹内脏器严重损伤。尽管许多参考书都阐述过单纯腹壁损伤的鉴别要点，如腹痛及局部压痛局限并渐减轻，一般无休克及恶心、呕吐等消化道症状。但不少腹内脏器损伤病例伤后早期亦仅具上述轻而少的症状和体征。因此，单纯腹壁损伤的诊断只能在排除脏器损伤之后做出。

必要的辅助检查对腹部脏器损伤、尤其是闭合性腹部损伤的早期诊断是极为有益的。考虑辅助性检查时必须注意以下三点。一是依靠病史、体征已能明确诊断者，不必再做其他检查。二是病情是否允许进行辅助检查，包括检查时的搬动转送对伤员的不利影响及时间上的延误；若确实需要，应一边积极纠正伤员的情况，一边进行必要的检查。三是检查方法应首先选用简便、安全、诊断价值大的方法。

明确什么脏器受到损伤有助于手术准备及切口选择。这一问题应先确定是哪一类脏器受损后再进一步鉴别之。实质性脏器损伤的突出表现是内出血。临床休克表现的轻重主要决定于出血量。肝破裂有胆汁泄漏时、腹膜刺激征重于脾破裂。空腔脏器损伤的后果是腹膜炎，其范围和程度主要决定于损伤部位，其次才是损伤程度。上消化道破裂的症状及体征出现得早而重，下消化道损伤则常较晚而轻。胰腺损伤因胰液外溢致使腹膜炎表现常掩盖出血症状。临床上还必须注意十二指肠、升结肠及降结肠等腹膜外位、间位器官的腹膜后破裂。老年人腹部创伤临床表现的特殊之处亦应倍加注意。

（二）开放性腹部创伤的诊断

开放性腹部创伤的诊断多较容易，根据伤口的检查及临床表现，多能鉴别是单纯腹壁伤，抑或合并有腹内脏器损伤。

（1）伤口部位。凡是前胸乳头平面、后背肩胛下角以下，会阴部、大腿上段以上范围之内的伤道入口或出口，均有损伤腹腔内脏器的可能。尤其是火器伤及长刃利器伤更应着重注意。一般而言，腹部伤口下的相应内脏受伤可能性较大。但要注意致伤物常在行进中改变方向，不应把伤道单纯想象为一直线。另外，伤口的大小有时并不与伤情一致，高速投射物往往伤口很小但有严重脏器损伤；长刃利器往往以不太大的伤口为支点在腹内大范围的搅动致多脏器严重损伤。

（2）伤口出血量多、色鲜，应考虑有实质性脏器或血管受损。

（3）伤口内有消化道内容物外溢，可确认消化道损伤。

（4）腹部伤口较小，无明显出血，伤员亦无明显的腹部症状及体征时，可试用钝头探针探测伤道。无落空感，探针进入深度不足以穿透该处腹壁时，可考虑为腹壁非贯通性伤。

（5）伤口内仅有大网膜脱出，无内出血和腹膜炎的临床表现，应密切观察。

（6）开放性腹部损伤除利器的直接损伤之外，高速投射物的冲击效应，同时性或异时性的其他暴力，可引致类似闭合性创伤的脏器伤。因此，详尽的病史采集、全面的体格检查以及必要的辅助检查，对开放性腹部损伤亦是非常重要及不可忽略的。一般来说，中下前腹壁的开放性小伤口，经 6～24 h 观察，无内出血及腹膜刺激征，一般情况转好，可认定为单纯腹壁损伤。

（三）闭合性腹部损伤的诊断

1.临床表现中有详尽的受伤现病史

有助于伤情的判断。致伤原因、时间、地点，致伤物的种类，受伤时的体位及受伤的部位，转送的方式及工具，所接受的救护措施等均应综合分析，以明确致伤暴力的作用方式及大小、方向，有无间接暴力致伤的可能并确定伤后时限。

伤后症状的严重程度及出现时间的早晚有助于伤势的判断。腹痛的部位、性质和范围，有无恶心、呕吐，有无口渴、肢冷、冷汗、眩晕等休克表现，有无消化道出血，均是重要的问诊内容。牵涉性疼痛亦应注意。肝、脾损伤时膈受刺激，可表现为右、左肩部疼痛。腹膜后十二指肠损伤时外溢的肠液，可刺激腹膜后间隙中的腰神经、精索神经，表现为右侧大腿部或睾丸疼痛。

腹部损伤患者的体格检查应恪守全面而有重点的原则，全身一般情况、各系统脏器均应按顺序检查，尤其应注意休克的体征和其他系统合并损伤的排除。腹部触诊的重点是腹部压痛、反跳痛、腹肌抵抗的部位及程度。此体征最明显之处往往是脏器损伤的部位。重度出血性休克时，此体征往往被掩盖，必须注意识别。该体征还是病情观察的重要内容。对于诊断有疑义者，不厌其烦地反复多次触摸腹部，细心比较压痛及肌卫征象最明显的部位与强度的改变，常给诊断提供有价值的线索。另外，腹式呼吸的观察、移动性浊音、胃泡鼓音区(Traube 鼓音区)的叩诊和肠鸣音的强弱都是重要的资料。凡是腹部损伤的病例均应做直肠或阴道内诊检查，除有助于发现下消化道及盆腔器官的损伤之外，若直肠后扪及捻发音，应考虑有腹膜后空腔脏器破裂。

2. 辅助检查

简便易行的常规实验室检查，包括血、尿常规，血、尿淀粉酶，血清转氨酶等，均应常规进行。在怀疑有空腔脏器损伤及膈损伤时应施行腹部 X 线检查。胃肠道破裂腹腔游离气体阳性率为 50%左右。腹后壁出现气影或沿腰大肌有条带状气影时，应考虑空腔脏器(十二指肠Ⅱ、Ⅲ段，升、降结肠及直肠)的腹膜外破裂。高度可疑的胃肠破裂必要时可借碘液造影证实。透视或平片均应注重观察纵隔。伤侧膈肌界面不清，位置升高；活动度减弱甚至消失，是膈下器官受损的征象；若膈上出现气体影或致密影、胸腔有液平、纵隔移位等，则是膈破裂的征象。以下重点述及五项辅助检查。

(1)B 超检查。由于 B 超检查诊断准确率高，无创、无痛，可重复检查且经济、方便，可床边检查，使其在腹部损伤中备受重视，应用越来越广。不少医疗单位已配备给急诊外科门诊诊察床边使用。但病例已有立即剖腹术指征、极度肥胖或皮下气肿时不适用。

B 超声像图对肝、脾、肾等实质性脏器损伤的确诊率达 85%以上。包膜下血肿、实质内血肿、包膜断裂及实质破裂等均具有特征性的声像图形。直径达 2 cm 的血肿 90%以上能被探及。超声检查的另一突出之处是对腹腔积液的确诊率高。量少时，可于肝肾隐窝或脾肾间隙内探及狭窄的带状无回声区；量多时，该区域可出现液性平段。一般每 1 cm 液平段相当于腹腔积液约 500 mL。随着积液量的增加，可于肠管间隙、肝脏上下、胆囊及膀胱周围出现较大片的无回声区。气腹亦可被超声探得。肝前有腹腔游离气体覆盖时，由于气体对超声的强烈反射，声像图上肝前出现高密度区。

(2)诊断性腹腔穿刺。诊断性腹腔穿刺简便易行，痛苦甚小而诊断价值较大。腹腔积血 500 mL 以上的阳性率达 80%以上，若对穿刺方法及穿刺针加以适当选择，阳性率还可提高。这一方法现今仍是急腹症，尤其是腹部创伤最常用的辅助诊断方法。除腹内广泛粘连和重度鼓肠外，几乎无禁忌证，特别是对受伤史不明或伤后昏迷者，以及休克难以用其他部位创伤解释者具有鉴别诊断价值。

穿刺点：脐与髂前上棘连线的中外 1/3 交界点之稍外方处最为常用。但此处并不是腹腔最低位处，因此对出血量不多的肝、脾破裂，选择脐水平线与腋前线相交处穿刺，抽获结肠旁沟积血的阳性率较高。女性则自阴道后穹隆对腹腔最低位的盆腔穿刺最为理想。

穿刺针：最简便的为视腹壁厚薄选用普通 7～9 号注射针。Potter 针带有针芯，且在针刃之后有一侧孔，进入腹腔后拔去针芯，可避免组织块堵塞针尖。套管针则有可经套管置入导管而扩大抽吸范围的长处。

穿刺方法：排空膀胱(必要时导尿)。向穿刺侧侧卧 5 min，使腹腔内液体沉聚于该侧。穿刺手法要求稳而慢，手感分明地穿过腹壁各层。猛力一下穿入，易损伤肠管。获落空感后回抽。回抽无内容物时，可将穿刺针退至腹壁，改变方向、深度，或变换体位后再次穿刺。仍为阴性时，可更换穿刺点，或易侧穿刺。一般以双侧三处穿刺为限。

穿刺所获内容物不能凭肉眼做出判断时，应做细胞计数及分类、细胞学及细菌学检查和淀粉酶测定,胆色素定性或尿素定性试验等检查。

(3) CT 检查。CT 对软组织和实质性器官具有较高的分辨力,检测腹腔脏器特别是实质性脏器损伤的准确率很高。CT 检查基本上无损伤,可作动态观察。但 CT 检查应该在 B 超检查之后。

CT 能清晰地显示肝、脾、肾的形态及大小。这类实质性脏器的挫裂、实质内或包膜下血肿的 CT 图像,均较 B 超的观察更为清晰和典型,表现为脏器影像增大、密度不均、形态失常,甚至呈分叶状、包膜中断、实质内或包膜下有密度明显减低的区域等。扫描前静脉滴注 60% 泛影葡胺 1~2 mg/kg 进行增强和(或)口服胃肠道造影剂加强对比,可使影像更为清晰。对于胰腺有腹膜后间隙的损伤,CT 能弥补 B 超的不足。胰腺周围的脂肪层便于 CT 获得清晰的胰腺扫描图像。口服低浓度造影剂,更使胰腺与显影的胃窦十二指肠形成鲜明对比。胰腺损伤的 CT 影像为胰腺弥散性或局限性肿大、密度减低或不均、形态失常。另外,CT 能清楚地显示腹膜后间隙、腹主动脉和下腔静脉的形态及位置的改变,有助于腹膜后血肿的诊断。

作为影像学检查,CT 亦有其局限性。对空腔脏器损伤和横膈裂伤,CT 检查的阳性率低。Dai 综合 1 331 例腹部创伤的 CT 检查资料,总的并发症为 34%(46/1 331),包括假阴性 25 例,假阳性 3 例。18 例因 CT 而延误手术,其中 2 例导致本可防止的死亡。此外,CT 检查本身需 30 min,搬移患者总的时间有延误的可能。

(4)诊断性腹腔灌洗(DPL)。此项技术国外应用较广,尤其是物理学检查不能确定诊断,腹腔穿刺结果又为阴性时应用极有价值。DPL 对腹内出血的诊断准确率可达 95%以上,积血 30~50 mL 即可获阳性结果。假阳性及假阴性率均低于 2%。DPL 必须在必要的 B 超、CT 等影像学检查之后进行,以免残留灌洗液混淆腹腔积血。

适应证。①症状和体征不明显,但临床仍疑有内脏损伤,或经短期观察症状和体征仍持续存在者。②严重的骨盆、脊柱损伤可能合并有腹部脏器损伤者。③因颅脑损伤或酒精及药物中毒等所致神志不清、昏迷的腹部创伤者。腹部手术史尤其是多次手术者,忌做腹腔灌洗。一是穿刺易误伤粘连于腹壁的肠管,二是粘连间隔影响灌洗液的扩散与回流。妊娠和极度肥胖者应忌用。已有剖腹指征(如明显腹膜炎和内出血循环不稳定者)时应列为禁忌。

方法:排空膀胱。仰卧位。无菌条件下于脐周戳孔,插入套管针。导管置入后即行抽吸。若有不凝血 10 mL 以上,或有胆汁样液、含食物残渣的胃肠内容物抽出时,无灌洗之必要,可立即改行剖腹探查。否则经导管以输液的方法向腹腔快速(5~6 min)注入等渗晶体液 1 000 mL(10~20 mL/kg),协助患者转动体位或按摩腹部,使灌洗液到达腹腔各处。然后将灌洗液空瓶置于低位,借虹吸作用使腹腔内液体回流,一般应能回收 500 mL 左右。取三管标本,每管 10 mL 左右,分别做红细胞与白细胞计数、淀粉酶测定、沉渣涂片镜检和细菌学检查。必要时尚可做血球压积,氨、尿素及其他有关酶类的测定。一次灌洗阴性时,视需要可将导管留置腹腔,短时观察后重复灌洗。

结果判定。回流液阳性指标如下。①肉眼观察为血性(25 mL 全血可染红 1 000 mL 灌洗液)。②混浊,含消化液或食物残渣。③红细胞计数大于 0.1×10^{12}/L 或血球压积大于 1%。④白细胞计数大于 0.5×10^{9}/L。但此项需注意排除盆腔妇科感染性疾病。此外,距受伤时间不足4 h 之闭合伤可有假阴性。⑤胰淀粉酶测定大于 100 苏氏单位/dL 为小肠损伤指标。⑥镜检发现食物残渣或大量细菌。⑦第二次灌洗某项指标较第一次明显升高。凡具以上一项阳性获得即有临床诊断价值。

必须指出，单凭腹腔灌洗的阳性结果做出剖腹探查的决定，势必带来过高的阴性剖腹探查率。其原因一是灌洗技术上的错误，即置管过程中腹壁损伤所致的少量出血漏入腹腔，特别是床边施行的闭合式置管法为多；二是腹膜后血肿血液成分经破裂或完整的后腹膜渗入腹腔；三是腹内脏器或组织不需手术处理的轻微损伤；四是某些不宜手术治疗的腹腔感染性疾病，特别是妇科盆腔炎性疾病影响灌洗液的白细胞计数。另外，十二指肠第2、第3部创伤、横膈裂伤时DPL可为假阴性结果，因腹内脏器及后腹膜可掩盖裂孔。

(5)腹腔镜检查。近年来腹腔镜技术发展迅速。现代腹腔镜应用光导纤维，光源强、镜身细、视角大、视野清晰，且配有摄像、摄影、电凝、吸引、活检等装置。特别是以腹腔镜胆囊切除术为代表的腹腔镜手术的广泛开展，使腹腔镜成为腹部外科一项极有价值和前途的诊疗新技术。应用于腹部创伤的诊断及治疗亦属必然。

就目前资料而言，腹部损伤的腹腔镜检查适应证尚限于经X线、B超、CT、腹腔穿刺或腹腔灌洗等检查仍难以确定有无内脏损伤的病例。腹腔穿刺的假阴性率较高，而腹腔灌洗的敏感性虽高达95%，但有不少患者因此而接受并不必要的剖腹术。因此，只要伤员的血流动力学状况稳定，能耐受全身检查的适应证，有助于提高诊断准确率及降低阴性剖腹率。

腹腔镜能直接窥见腹内各个脏器，尤其是对膈的观察，甚至比剖腹探查还更清晰、全面。可看到肝脾表面的70%～80%，能观察到胃前壁及大、小弯，肠管及网膜的大部分。借助一些解剖操作，可进入小网膜囊，窥见胃的后壁及胰腺的大部分。切开结肠旁沟后腹膜可查看到升、降结肠的后壁。一般来说，腹腔积血50 mL即可直接看到。当发现腹腔内有中等量以上出血时，不必寻找出血部位，立即中转剖腹手术。少量或残迹出血，可进一步观察脏器损伤的部位与程度。空腔脏器伤以看到溢入腹腔的脏器内容(如胃肠液、胆汁等)为主要依据，有时可直接看到破裂处。在排除多发性损伤之前，不要贸然经腹腔镜修补。腹膜后损伤易于发现的是腹膜后血肿，可见后腹膜隆起，或呈暗红色或呈橙黄色；有时且可见其内液体随体位改变而移动。在排除腹膜后大血管、肾、十二指肠及胰腺的损伤之后，才能对此类血肿做非手术治疗观察。

可以预言，随着腹腔镜技术的发展，腹腔镜外科将在腹部损伤的诊治中发挥越来越大的作用，有望成为伤后早期诊断及替代无脏器损伤或脏器损伤程度较轻，可经腹腔镜处理的钝性腹部创伤的剖腹探查的重要手段。

(6)其他。放射性核素扫描对实质性器官损伤的诊断作用已基本被B超、CT所取代，但有必要获取受损器官的功能状况时，肝、肾核素扫描的价值还是独特的。ECT(enission computed tomography)对胃肠道出血的定位较选择性动脉造影灵敏度更高而且简便，每分钟出血量0.1～1 mL即能测出。断续出血时，选用能较长时间滞留于血循环的^{99m}Tc红细胞标记法，可持续观察24 h以上。

选择性腹腔内脏动脉造影对实质性脏器损伤的确诊率很高，但这种侵入性检查技术及条件要求均高。对腹部外伤后上消化道出血、鉴别胆管出血和消化管本身出血、区分真假性动脉瘤以及后腹膜血肿应积极考虑。因其同时可进行栓塞(如肝内外伤性动脉瘤、腹膜后血管断裂出血等)治疗。

(四)其他系统复合伤诊断要点

因车祸、塌方、坠落等意外事故致伤者多系统复合伤的比率高达50%。这类伤员的伤情较单纯腹部创伤更加复杂而严重，临床表现也更为特殊，稍有疏忽，即易致后果严重的误诊或漏诊。

1.合并颅脑损伤

颅脑损伤患者所合并的腹内脏器损伤最易漏诊。颅脑损伤的临床表现突出,易被医患双方注意到。加之颅脑损伤患者常有不同程度的意识障碍,不能准确表达受伤史及伤后症状,腹部体征也可因脑损伤表现的掩盖而不明显。因此,腹部检查必须列为颅脑损伤体检的重点范围。对能以颅脑损伤完全解释的低血压及休克,应警惕腹腔内出血。及时的诊断性腹腔穿刺及进一步的诊断性腹腔灌洗极具鉴别诊断价值。

2.合并脊髓损伤

脊髓损伤尤其是并有截瘫甚或高位截瘫者合并腹内脏器损伤时,腹部的疼痛、压痛、腹肌紧张等腹膜刺激征极不明显,甚至完全没有,但腹内出血所致休克的全身症状及体征,则因伤者意识清楚常不易被掩盖。因而这类伤员易于漏诊的是腹内空腔脏器损伤。凡此类伤员治疗观察过程中所出现的腹胀、肠鸣音减弱或消失等体征,应高度重视,在排除腹膜炎之后才能按神经源性肠麻痹处理。

3.胸腹联合伤

胸腹腔脏器复合伤称胸腹联合伤。但也有学者认为应同时有膈的穿通伤才能谓之胸腹联合伤。胸部损伤常伴有气胸、血气胸,有明显的胸痛、咳嗽、咯血、呼吸困难等症状,易于引起重视。但有以下情况时应考虑有腹内脏器损伤。①下胸部肋骨骨折,出现上腹部疼痛及肌紧张。②胸腔穿刺血标本中疑混有胃肠道内容物。③胸腔内反复间断性大量出血,应考虑排除经膈肌裂口疝入胸腔的肝、脾破裂出血。④胸部听诊闻及肠鸣音或X线检查示腹内脏器疝入胸腔。胸腹联合伤是重型损伤,临床应特别注意因胸部损伤的突出症状和体征而忽略了腹部损伤。反之,偶尔也有因明显的腹内脏器损伤而忽视及延误了症状、体征较隐匿的胸内损伤的情况。

4.合并脊柱、骨盆骨折

脊柱、骨盆骨折与腹腔脏器损伤的关联在于因骨折所致的腹膜后血肿的三种临床病象可使腹内损伤的诊断更为复杂。一是巨大的腹膜后血肿可导致休克。二是腹膜后血肿可渗入,甚至破裂入腹腔致具血腹征象。这两种情况有时难以与实质性脏器破裂出血相鉴别,后者常是不必要的单纯剖腹探查的原因。三是腹膜后血肿可引起肠麻痹,有时易与腹膜炎之肠麻搏相混淆。

5.合并泌尿系损伤

泌尿系损伤的突出临床表现为血尿和尿外渗。全面的病史采集及体检应当不致遗漏。肾损伤轻者仅为肾实质挫伤或小而浅的肾皮质裂伤,重者则有肾实质深部裂伤、肾包膜破裂,甚至肾碎裂及肾蒂撕裂、撕脱。严重肾损伤常因大量出血而致休克。肾周血肿及外渗的尿液常可渗入或破入腹腔。临床屡屡有因血腹探腹而仅需做肾切除的病例。输尿管除开放性创伤偶可被伤及外,无骨盆骨折的闭合性腹部损伤罕见合并输尿管损伤。下腹部及骨盆部创伤有伤及膀胱的可能,伤后出现的排尿障碍高度提示膀胱破裂。膀胱的腹膜外破裂所致的尿外渗严重者可延及会阴、臀部、股部及前腹壁等处。膀胱腹腔内破裂的早期,腹膜炎的症状及体征往往不明显,但尿内高浓度的尿素经腹膜吸入血易造成肾功能不良的假象。临床可借助血尿素氮测定提供腹腔内尿外渗的线索。另外,在处理会阴部及直肠肛管损伤时还应注意是否同时伴有尿道损伤。

三、处理

外科名家 Williams 和 Zollinger 曾一针见血地指出，腹部创伤死亡病例近半数主要是因诊断或治疗的延误所致。这也就意味着，改善腹部损伤的预后关键在于脏器损伤的及时而正确的处理。

（一）紧急处理

面对腹部创伤伤员，首先要警觉的是，腹部损伤往往只是全身多发性损伤的一部分，尤其是来自交通事故及工伤意外的伤员，更必须注意从速对伤员的心、肺、脑功能状况做出初步判断。最紧急处理措施包括：①畅通呼吸道，必要时进行人工辅助呼吸；②开放性气胸及张力性气胸的紧急处理；③有效地控制明显的外出血。

紧接着则是根据简略询问的受伤史及临床症状和重点体检所获的体征，大致判断损伤的部位及程度。分别轻重缓急，做出相应处置。

（1）救治休克。①建立通畅的静脉输液通道，必要时经深静脉插管；②首先快速输入平衡盐溶液 1 000～2 000 mL；③积极准备输血。

（2）气胸、血气胸的进一步处理（胸腔闭式引流等）。

（3）骨折的初步固定。

（4）严重休克不能用合并的颅脑损伤、骨盆四肢骨折、胸内损伤等原因解释，考虑腹内出血系腹内实质性脏器或大血管损伤所致并仍在进行性出血者，应紧急剖腹探查。

（5）进展迅速、有脑干受压或呼吸抑制的硬脑膜外血肿等颅脑损伤亦应优先处理。

第三阶段是对已基本排除复合伤或其他系统复合伤对生命无直接威胁，血流动力学状况较稳定或对抗休克反应较好者，进一步作病史调查及全面体格检查，加上必要的一线辅助检查。以确定有否腹内脏器损伤以及是哪类、哪个脏器损伤，并决定确切性的治疗方法。在此期间应继续进行抗休克治疗，积极补充血容量，监测动脉血压、脉压、中心静脉压、脉率、每小时尿量等血流动力学指标，以及观察意识表情、皮肤温度、皮肤颜色、甲皱微循环等与休克有关的现象。力争血压回升，稳定在 12 kPa（90 mmHg），中心静脉压控制在 0.78～1.18 kPa（8～12 cmH_2O）①。此外，应积极做好急症剖腹术的准备。留置胃管做胃肠减压。留置导尿管监测尿量。诊断基本明确时，可视情况适量给予镇静、镇痛剂。由于正确地选择并尽早地进行确定性治疗对腹部创伤的预后关系极大，因此把握腹部创伤早期急症剖腹探查的指征，从速做出是否需剖腹术的决定就意味着本阶段的结束。

应尽快明确是否具备剖腹探查的指征。

（1）腹腔穿刺或 B 超等检查证实的腹腔内出血。

（2）腹腔有游离气体征象。

（3）腹部检查有明显的腹膜炎体征。

（4）胃肠道有明显的出血。

（5）开放性损伤创口内有胃肠内容或较多血液外溢。

（6）高速投射物所致的腹壁穿透伤。

（7）持续低血压或一度上升又复下降，难以用腹部损伤以外原因解释者。

---

① 临床上仍习惯用 cmH_2O 作为某些压力单位，1 kPa＝10.20cmH_2O。全书同。

(二)早期观察

无上述尽快剖腹探查指征的腹部损伤病员,应留院观察 48 h。观察的重点是血流动力学参数,腹部症状及体征的变化,结合临床情况做进一步的辅助检查。

(1)每 1～2 h 测量 1 次脉率、血压和呼吸;必要时每 15～30 min 测量 1 次。

(2)每 2 h 检查 1 次腹部体征;必要时每 30～60 min 检查 1 次。注意腹膜刺激征程度和范围的改变。

(3)每小时测定 1 次红细胞计数、血红蛋白和红细胞压积,以及白细胞计数。

(4)必要时重复腹部 X 线、B 超检查。

(5)重复 2～3 次腹腔诊断性穿刺,必要时做腹腔灌洗。

(6)结合临床征象选择 CT、ECT、特殊 X 线检查及腹腔镜检查等。

观察期间的处理如下。

(1)继续防治休克,补充血容量,纠正水、电解质及酸碱失衡。

(2)禁食,必要时做胃肠减压。

(3)静脉滴注广谱抗生素。

(4)不随便搬动伤者,以免加重伤情。

(5)注意患者体位和保温。

(6)必要时可给适量镇静剂,合并有骨折者可给止痛剂,但腹部钝性损伤诊断不明确时慎用。

观察期间有下列情况时,应中止观察,及时剖腹探查。

(1)腹痛和腹膜刺激征进行性加重,范围扩大。

(2)肠鸣音渐渐减少、消失或出现明显腹胀。

(3)全身情况有恶化趋势,血流动力学指标由稳定转为不稳定甚至进行性恶化。

(4)体温上升且与白细胞计数上升及腹部体征加重一致。

(5)红细胞计数、血红蛋白量及红细胞比容进行性下降。

(6)腹腔穿刺、腹腔灌洗有阳性结果,或其他特殊检查有肯定性诊断意见。

(7)观察 48 h 后,仍不能排除腹内脏器损伤。

无上述剖腹探查指征者,视病情需要适当延长观察期 2～3 d。一般经 48 h 密切观察,多能明确有否腹内脏器损伤。但对实质性脏器,特别是脾肝的包膜下、实质内有血肿征象者,应密切随诊观察,必要时应作 B 超或 CT 的连续监测,慎防延迟性真性破裂的发生。

(三)剖腹探查术

1.麻醉选择

原则上应选用气管内全身麻醉,便于术中呼吸管理及腹腔全面探查。中、下腹部的锐器刺伤,血压稳定者或可选用硬膜外阻滞或椎管内麻醉。

2.切口选择

切口应尽可能接近损伤的脏器,且易于延长或改变方向。切口应足够大,要能显露腹部各脏器。一般采用经腹直肌切口或正中切口最为简便、快捷。根据需要,可上、下延伸或向两侧横行扩大。要尽可能避开开放性伤口做切口。胸腹联合伤宜于胸腹部分别做切口探查。

3.腹腔探查

腹部创伤的探查应按照一定顺序有步骤地进行全面探查。切开腹膜时,应注意有无气体溢出及异常气味。进入腹腔后，应先从腹腔积液的性状，初步判断主要是哪一类脏器损伤。若腹内有大量积血，应尽快吸出积血、清除凝血块。血凝块集中之处，往往就是出血部位。若发现仍有活动性大出血时，应迅即控制。脾门撕裂时可用右手捏住脾蒂。肝破裂出血则用左手食指及中指伸入小网膜孔，拇指在前捏住肝十二指肠韧带。若出血凶猛，一时无法判明出血脏器，紧急时可在膈肌主动脉裂孔处压迫腹主动脉，暂时控制出血。控制住活动性出血之后，吸净手术野积血，查明脏器受损的程度，再作相应的处理。若腹内明显可见胃肠内容物积聚，则应在清除的同时据其性状判断消化道破裂部位，从而决定探查顺序，有食物残渣，则先探查上消化道；有粪样物，则先探查下消化道；有胆汁样液体，则先查看肝外胆管及十二指肠。纤维蛋白素沉积最多或大网膜包囊处往往是穿孔位置所在。发现破裂，应予以初步控制泄漏后再继续探查，以免扩大腹脏污染。

上述两种情况之外，则应系统探查。原则是既不能遗漏，又不乱翻乱找。一般先从左上腹开始，依次查看膈肌左半、肝左外叶、胃底贲门、脾、结肠脾曲、左肾，继而转向右上腹，顺序扪摸膈肌右半及肝右后叶膈面，查看右肾、结肠肝曲、胆囊、肝门，循肝十二指肠韧带转至十二指肠球部及胃窦胃体前壁。再切开胃结肠韧带，探查胃后壁、胰腺体尾段及横结肠。如有必要，可沿十二指肠外侧切开后腹膜，探查十二指肠降段及胰头部；接着从十二指肠空肠屈曲氏韧带开始，探查小肠及其系膜，并依次察看升结肠、降结肠、乙状结肠及其系膜；必要时可游离升、降结肠外侧腹膜，将升降结肠翻起，探查其后壁及其后的输尿管、血管等；最后探查直肠上段及盆腔脏器、盆壁血管。

不论探查从何处开始，最终必须完成整个腹腔的系统检查。只有全面、系统而又不失重点地细致探查，才能避免遗漏多脏器伤及单脏器多发伤。

损伤脏器处理完毕后，应将腹腔内积血积液，以及组织碎块、异物等清除干净。腹腔污染严重者要用大量等渗温盐水冲洗。冲洗的顺序为中腹部、右上腹、左上腹，最后冲洗盆腔。污染源处要反复冲洗，并可用0.5%有机活力碘溶液局部擦拭后再洗净。视损伤脏器的种类及程度，选择引流方式及引流物。切口污染者亦宜用0.5%有机活力碘溶液冲洗后分层缝合。

（四）脏器损伤的特点及处理原则

1.脾破裂

脾破裂约占各种腹部损伤的半数。临床所见的脾破裂85%为真性破裂。中央型破裂、包膜下破裂则因有延迟性破裂的极大可能而受到临床重视。随着对脾脏免疫功能认识的深入，外伤脾应予切除的传统观念遇到越来越多的挑战，20世纪90年代更是已进入选择性有效保脾新阶段。脾损伤的非手术治疗及各式保脾或保留脾功能手术均有不少成功的报道。但就目前的资料而言，非手术疗法应满足以下条件：闭合性单纯脾裂伤；血流动力学指标监测平稳；能用CT作动态观察；具随时中转手术的条件。实际上从脾损伤的程度上来说，非手术疗法仅适应于脾包膜破裂及脾实质的表浅裂伤。保脾手术的适应证可适当放宽，但保留的残脾或脾组织要具有脾的功能性组织结构，有良好血供，且保留体积至少为原脾1/3。

术式的选择，首选修补、黏合、网罩包裹，次选部分切除，最后是脾组织片网膜袋内植入。不论何种保脾手术，术中确认无活动性出血，术后密切观察都是不容疏忽的。

2.肝破裂

肝破裂约占腹部创伤的15%。其病理类型及临床表现均类似于脾破裂，但因胆管系统的损伤，故腹痛及腹膜刺激征更为明显，出血且有经胆管进入十二指肠而出现呕血及黑便的可能。处理肝破裂的基本原则是彻底清创，确切止血及充分引流。已失活或行将失活的肝组织应全部切除。凡已结扎支干血管的，其供血的远侧肝段或肝叶应予切除。有时还需切断肝裂伤间的桥式连接，才能取尽伤口深处的凝血块，发现隐蔽的活动性出血点，清创后应将创面的出血点及断裂胆管逐一结扎。视裂伤的程度，有可能缝合的裂伤尽量予以缝合，但切忌留有无效腔；必要时可在裂口内填入大网膜、明胶海绵或氧化纤维等后缝合。不论创面缝合与否，均需置双腔引流管做持续负压吸引。现已基本废弃置"T"型管引流胆总管来防治肝破裂的胆瘘。肝损伤的典型性肝切除仅适应于某些特定的情况，多数情况需要的还是所谓的清创性切除。对手术中汹涌的大出血，限于设备及技术条件不能施以确切性手术者，有计划的纱布填塞尚不失为挽救生命、争取时间的应急手段。肝外伤非手术治疗亦是一新问题，目前应限于在有监护系统、CT追踪及中转具有肝外科手术条件的医疗单位，对肝包膜或实质的表浅裂伤且血循环稳定的伤员试用。

3.胰腺损伤

虽然胰腺受损概率较小，但由于胰腺位置深而隐蔽，毗邻脏器结构功能复杂，故临床上胰腺损伤往往有四多现象：合并伤多，漏误诊多，处理方式方法多，并发症多。

除开放性损伤外，胰腺损伤常因上腹部强力挤压所致，因而多合并十二指肠、肝脾甚至腹膜后大血管损伤。更为不幸的是，往往因合并伤的存在而忽视遗漏胰腺损伤。因此，凡上腹部创伤，均应想到胰腺损伤的可能。探查时发现胰腺附近有血肿者，应切开检查，即使是小血肿亦不应忽视。有时胰颈完全断裂而局部血肿范围并不大。处理胰腺损伤的手术方法随胰腺损伤的部位及程度而异，原则是止血、清创、控制胰腺外分泌及建立有效引流。包膜完整的胰腺挫伤只需局部引流。未累及主胰管的裂伤可予缝合修补。胰颈、体、尾部的严重挫裂或横断则有多种处理方法，应按损伤程度及合并伤情况选择近端缝合、远端段切除，最为简便。近端缝闭，远端与空肠套接；近、远端均用空肠襻转流；主胰管直接吻合术等均较复杂、费时，宜慎用。胰头严重挫裂，则应行胰腺空肠Y型吻合，以保留远侧段的内、外分泌功能。胰头及十二指肠的损伤甚至需做胰头十二指肠切除术。胰腺损伤的主要并发症为胰腺脓肿、胰液漏、胰瘘和假性囊肿。充分有效的引流是预防及减少并发症的关键措施。损伤严重者，往往需多种多支引流管的多部位引流。

4.十二指肠

十二指肠损伤虽少见，但属腹内脏器严重伤。十二指肠的腹腔内破裂有明显的腹膜炎症状和体征，易于做出剖腹探查的决断；而腹膜外十二指肠破裂则往往因早期无明显体征而导致漏诊。诊断的关键在于凡上腹部创伤均应警觉十二指肠损伤的可能，进而注意搜寻腹膜后积血、积液、积气的症状、体征和X线表现。

右上腹或右腰腹部持续性疼痛且进行性加重，疼痛可向右肩及右侧睾丸放射；右上腹或右腰腹部有固定压痛；腹部体征严重程度与全身情况迅速恶化不相符；腹部平片可见右肾及腰大肌轮廓不清，甚至可见腹膜后花斑样影的典型积气征象等。剖腹探查时若十二指肠附近腹膜后有血肿、组织黄染或有捻发音，应用Kocher切口探查十二指肠降部或经横结肠系膜根处，切开探查十二指肠横部。

处理十二指肠损伤的手术方式很多，总的原则是修复缺损、转流十二指肠内容物及充分有效的引流。单纯十二指肠破裂应尽量予以修补。单纯缝合有顾虑时，可加带蒂胃浆肌片、肠浆肌片或选用空肠襻浆膜层予以覆盖加固。各式修补方法均应注意安置充分有效的十二指肠腔减压管及腹腔引流管。十二指肠三、四段严重损伤合并有胰腺损伤者，则可能需要利用空肠襻做与十二指肠的端端或端侧吻合以转流十二指肠内容。十二指肠一、二段严重损伤合并胰腺损伤者，可考虑十二指肠憩室化手术。只有胰头及十二指肠降段严重碎裂者，才应考虑胰头十二指肠切除术。因十二指肠损伤经修补术后发生十二指肠瘘的概率较高，除修补外，常需同时行胃造瘘及空肠造瘘以解决充分引流及术后肠内营养，甚至需要行胆总管切开，T 管引流。

5. 胃上腹或左下胸部的穿透伤

常伤及胃，而钝性伤时很少累及胃。胃破裂时气腹及腹膜炎征象均明显，但单纯后壁破裂时症状、体征可不典型。探查时，胃后壁、胃底、大小网膜附着处均应仔细检查；必要时尚需切断肝左三角韧带探查贲门周围。胃的破裂多可直接或略加修剪后缝合，很少需要部分或大部分切除术。

6. 小肠及其系膜

不论是腹部穿透伤还是闭合伤，均易伤及小肠及其系膜，且小肠的损伤常是多处损伤。因此腹部创伤探查必须检查全部小肠及其系膜，绝不能满足于一处或两处损伤的发现。并须特别注意系膜缘的细小破裂。小肠损伤多能缝合修补，肠切除仅用于严重挫裂伤、集中于短段肠管的多处破裂及系膜损伤所致的肠管血运障碍者。

7. 结肠

结肠损伤多为开放性创伤所至。因结肠内容物多，近固态，破裂后不易发生弥散性腹膜炎，但因含菌量多，致使局部多并发严重感染。结肠的腹膜后破裂易于漏诊而招致腹膜后严重感染。结肠的探查要点，一是要注意肝曲和脾曲；二是升降结肠的前壁有损伤或侧腹膜后有血肿时应予切开，并游离结肠检查其后壁。横结肠的彻底检查需切开胃结肠韧带，探查其被大网膜所掩盖部分。结肠损伤的处理原则，视损伤部位而有所不同，右半结肠的损伤在全身情况好、腹腔污染轻的条件下，可一期修补或一期切除吻合。

右半结肠损伤，则应从严掌握一期手术指征，须满足“上空、下通、口正”六字要求。上空是指近端结肠空虚，或能在手术中予以清除干净；下通系指远端结肠畅通无阻；口正则要求修补处或吻合口无血运障碍、无张力，缝合技术精细。一期修复手术均应放置安全引流。必须指出，对伤后时间长、损伤范围大、腹腔污染重、肠道秽物多、全身情况差者，应采用安全性大的分期手术方案。视损伤的部位及程度，分别做损伤修补或切除吻合加近端完全性粪便转流造口，或切除损伤段后近、远端双造口等。

8. 直肠

直肠损伤绝大多数为锐性损伤。直肠指诊有时可直接扪到破裂口。腹膜返折之上的直肠损伤的临床特点及处理原则同结肠损伤。腹膜返折之下的直肠损伤常以出血及感染为突出的临床表现。

损伤的修复视部位的高低，可分别经腹切开腹膜返折或经尾骨旁进入直肠后间隙进行修复。乙状结肠转流造口及直肠旁充分引流是创伤愈复的必要条件。

9. 腹膜后血肿

剖腹探查时发现的腹膜后血肿是否切开探查，往往是术中较难决断的问题，总的原则是，因较大血管损伤或内脏损伤所致者应探查，而因骨盆骨折、脊柱损伤、后腹壁组织损伤所致者不应贸然切开。前者探查的具体指征：①搏动性血肿；②血肿进行性扩大；③血肿位于十二指肠、肾脏、升降结肠旁、小网膜囊后壁及胰腺周围等处，疑有这些脏器损伤；④腹膜后血肿已有破裂口，且出血不止。对不宜切开探查的血肿若仍有继续出血，应做选择性动脉造影确定出血血管后予以栓塞。盆壁血肿有继续增大趋势时，可考虑双侧髂内动脉结扎。

第八节 重型急性颅脑损伤

一、概述

头部受伤后，按格拉斯哥昏迷分级计分在3～8分，伤后昏迷超过6 h或在伤后24 h内再次昏迷6 h以上，排除因醉酒、服大量镇静剂或癫痫发作后所致昏迷，称重型急性颅脑损伤。包括严重脑挫裂伤、脑干损伤、下丘脑损伤及颅内血肿。本节主要叙述重症原发性脑损伤。这类伤员有明显的阳性神经体征和显著的生命体征改变，病情危重，变化快，预后差，轻则留下后遗症，重则危及生命，病死率达30%～50%，甚至70%～80%，需要及时处理或实施急救手术，以挽救患者生命，减轻脑损伤后遗症，恢复神经功能。

急性重症颅脑损伤患者，格拉斯哥昏迷计分在7分以上者，90%预后良好；在7分以下者，90%预后不良；脑干及下丘脑损伤，预后较差；并发多器官功能衰竭者，预后更差。

（一）发病机制

作用于头部的暴力，由于其加速、减速和挤压等作用方式不同，作用在头部的部位不同，导致脑、脑血管或颅神经等颅内结构损伤的部位、性质和程度也不同。了解颅脑损伤的发生机制，对准确地判断伤情和正确实施急救手术均很重要。

1. 直接暴力造成的颅脑损伤

（1）直接暴力致伤方式及损伤特点。

1）加速性损伤：头部静止时，被飞来的物体突然击中，头部由静止状态转变为快速向前运动所造成的脑损伤，称加速性脑损伤。在这种受力的方式下，脑损伤主要发生在暴力打击点下面，这种脑损伤叫做冲击点伤。由于头部处于静止状态，损伤发生时脑的运动范围较小，故冲击点发生的脑损伤多较严重，而对冲击部位脑损伤较少或较轻，这是加速性脑损伤的特点。

2）减速性损伤：头部运动中突然触撞物体而停止造成的脑损伤，见于跌倒或坠落，称减速性损伤。由于头部在运动中突然停止，因惯性作用脑冲撞颅骨内板，所以减速性损伤的特点是冲击点伤和对冲伤均较严重，甚至对冲伤更为严重。

3）挤压性损伤：见于头部被门枢挤压、产钳夹伤及车轮轧过等，两个相对方向的暴力同时作用于头部而致伤。暴力从两个相对的方向向颅脑中心集中时，除两着力部位外，脑的中线结构损伤亦较严重，脑干受到两侧暴力作用的挤压向下移位，中脑嵌于小脑幕裂孔和延髓嵌于枕骨大孔而致伤。此外，当两颞部受挤压时，暴力可以从两颞向颅底中部集中，造成颅底多发性骨折，可以产生多条颅神经、交感神经和颅内动脉等结构损伤，引起多发性颅神经Ⅰ、Ⅴ、Ⅶ、Ⅷ损伤、Horner综合征和偏瘫、四肢瘫。

4）旋转性损伤：暴力作用的方向不通过头部的中心，常使头部产生前屈、后伸、向左或向右倾斜的旋转运动，除包括脑表面与颅骨内面因运动启动的先后不同产生摩擦致伤外，脑组织深层与浅层之间运动速度快慢不同，大脑半球的上部与下部、前部与后部、左侧与右侧的运动方向不同，致使脑内结构产生扭曲和剪力性裂伤。

(2)直接暴力的致伤机制。主要的致伤机制有以下几方面。

1)颅骨变形(包括有骨折或无骨折)冲击下方的脑组织，或骨折片陷入造成局部脑裂伤。

2)脑直线运动所产生的对冲性脑损伤。

3)脑旋转运动所产生的对冲性脑损伤和脑内部结构之间的扭曲和剪切力性损伤。这三类损伤往往不是独立存在，常常是两种或三种同时发生在同一患者。

(3)不同的着力部位与脑损伤的关系。

1)枕部着力：在颅脑损伤中，枕部着力伤最常见，而且由于患者向后倾倒时缺乏自身的保护性动作，脑损伤常较有保护动作的前额部着力或头侧方着力更为严重，病死率也较高。枕部着力伤的特点是对冲伤多见，且常较冲击伤重。对冲伤多发生在对侧与颅前窝或颅中窝底凹凸不平的骨嵴相摩擦的额叶和颞叶底面。当着力部位靠近枕部中线时容易发生两侧对冲性损伤，钻颅探查应在两侧进行。

2)前额部着力：前额部着力，脑部伤多发生在冲击点部位，很少见于对冲侧，因枕叶底面在光滑、柔软的小脑幕上滑动不易产生脑损伤。

3)头侧方着力：头侧方着力时，冲击点伤多见对侧额叶、颞叶底面及颞极与骨嵴摩擦可发生脑挫裂伤。

4)顶部正中着力：冲击点脑损伤发生在两侧顶叶近中线部位，对冲部位是枕骨大孔及其颈椎连接处，可产生原发性脑干或上段颈髓损伤。

5)面部着力：着力部位愈近颅腔，颅内结构损伤愈重。眶上缘以上部着力常造成严重脑损伤。上颌的中面部着力损伤多较轻，下颌水平面部着力脑损伤更轻。不管头部着力部位和方式如何，脑表面损伤的分布是以额叶底面、颞叶底面和外侧面为最多，其次见于额叶和顶叶的上面以及大脑下面，其他部位均少见。

2.间接暴力造成的颅脑损伤

暴力作用于头部以外的其他部位，再传递到颅底和其邻近神经结构面所造成的脑损伤。属于间接暴力致伤，常见的有以下情况。

(1)颅骨和脊柱连接处的损伤。高处坠落患者的两足或臀部着地，暴力通过脊柱传递到枕骨基底部，造成枕骨大孔和邻近颅底部线形或环形骨折，导致延髓小脑和颈髓上段的损伤。

(2)挥鞭样损伤。行车中突然停车或行跑时突然被一快速运行的物体从后方冲撞人体，患者头部首先是过度伸展，继而又向前过度屈曲，头颈部类似挥鞭样运动，造成脑干和颈髓交界处的损伤。这两类损伤可发生呼吸和循环衰竭，患者迅速死亡，致死率也较高。

3.开放性颅脑损伤

(1)火器伤、枪弹伤。以贯通伤多见，脑损伤不仅限于伤道局部，还产生膨胀性空腔，对周围脑组织产生压力波，可作用到脑干造成生命中枢的迅速衰竭，伤者多立即死亡；而弹片伤多为开放伤，巨大的弹片可造成弥散性脑损伤。小弹片的不规则平面，虽可造成伤道脑组织的挫灭伤，失活的脑组织较多，但对周围脑组织产生的压力波较少，弹片多停留在脑组织内，脑损伤较枪弹伤为轻，伤后生存率较高。

(2)非火器开放性颅脑损伤。损伤主要限于脑伤道的局部。损伤机制类似于加速性损伤。损伤的严重性主要取决于损伤部位脑和脑血管等结构的重要性。

(二)病理生理

重型颅脑损伤形成的病理,可分为原发性和继发性两种,前者形成于受伤的当时,引起的病变为脑挫裂伤,脑挫裂伤常发生在脑皮质表面,也可发生在脑的深部,可见点片状出血,呈紫红色。在显微镜下,新鲜伤灶中央为血块,四周是碎烂的皮层组织,其中有星芒状出血,在其周边区域可见有脑组织各种成分坏死。如脑皮质和软脑膜仍保持完整,即为脑挫伤,如脑实质破损、断裂,软脑膜亦撕裂,即为脑裂伤。由于脑挫伤和脑裂伤常同时出现,不易区别,所以临床上合称为脑挫裂伤。脑挫裂伤的继发性改变,早期为脑水肿、出血和血肿形成。脑挫裂伤灶常伴有邻近局限性脑水肿的弥散性脑肿胀。

由于血一脑屏障在脑损伤的早期即出现损害,在结构和功能方面发生改变,血管通透性增加,细胞外液增多,导致脑水肿及缺血和缺氧等一系列继发性病理生理改变。脑损伤后脑水肿包括细胞毒性脑水肿和血管源性脑水肿,前者神经无胞体肿大,主要发生在灰质,伤后多立即出现;血管源性脑水肿主要发生在白质,伤后 3～7 d 发展到高峰,涉及的范围最初只限于伤灶,而后向四周扩展,严重者迅速遍及全脑。由于脑水肿使脑体积增大,导致颅内压增高,可造成脑疝。

脑水肿较轻者水肿逐渐消退。此外,脑挫裂伤常伴发弥散性脑肿胀,小儿和青年重型颅脑损伤中多见,一般多在伤后 24 h 内发生两侧大脑半球广泛肿胀,脑血管扩展充血,脑血流量增加,脑体积增大,脑室和脑池缩小;成年人发生率较低,多为一侧大脑半球肿胀,脑中线移位,脑室系统受压缩小,其发病机制尚未明确。脑肿胀轻者,经治疗后恢复良好;严重者迅速产生脑疝而死亡,一部分病员恢复缓慢,且遗有脑功能障碍。

脑挫裂伤被损坏的脑组织最终由小胶质细胞清除,并由星形胶质细胞增生所修复。伤灶小的留下单纯的瘢痕;巨大者则成为含有脑脊液的囊肿,可与脑膜或直接与头皮粘连,成为癫痫的原因之一。若蛛网膜与软脑膜粘连,则可因脑脊液吸收障碍,形成外伤性脑积水。

二、诊断

根据受伤史及临床表现可做出重型原发性脑损伤初步诊断。CT 扫描能迅速、直接和全面地反映脑损伤的情况与发展规律,明确诊断。MRI 扫描无骨伤迹,对散在小量出血及对颅底和脑干等部位的显示比 CT 清楚,但不如 CT 迅速,对急性期尤其有烦躁不安者多不采用。腰椎穿刺及脑血管造影对明确诊断可提供帮助。颅骨 X 线片可了解有无颅骨骨折和骨折碎片、凹陷骨折等。

(一)分类

1. 普重型

格拉斯哥昏迷分级计分在 6～8 分:呼吸增快或减慢,但节律正常;循环明显紊乱;瞳孔不等大,光反射正常或减弱。

2. 特重型

格拉斯哥昏迷分级计分在 4～5 分:呼吸呈周期性改变;循环显著紊乱;瞳孔不等大,光反射减弱或消失。

3. 濒死型

格拉斯哥昏迷分级计分在 3 分:呼吸不规则或停止;循环严重紊乱;瞳孔散大、固定,光反射消失。

（二）临床表现

1.原发性重型脑损伤

此类患者头部受伤后立即出现昏迷，且持续6 h以上；神经系统阳性体征亦伤后即刻出现；血压、脉搏、呼吸和体温有明显变化，常合并颅骨骨折和蛛网膜下隙出血。而重型开放性脑损伤，可见伤口、脑组织碎屑外溢或脑脊液外漏。

（1）意识障碍。伤后昏迷时间持续6 h以上，长者数周、数月，有的持续昏迷或植物生存；亦有患者原发昏迷清醒后，因脑水肿或弥散性脑肿胀而再次昏迷，出现中间清醒或好转期，易误诊为合并颅内血肿。脑损伤越重，昏迷程度越深。

（2）生命体征改变。生命体征有明显改变，体温多在38 ℃左右，呼吸加快或减慢，严重时呼吸不规则；脉搏加快或缓慢，血压偏高或不稳定。

（3）神经系统体征。可有颅神经损害体征，运动、感觉障碍，深浅反射改变和出现病理反射，自主神经功能紊乱及脑膜刺激症状。局灶体征有偏瘫、失语、偏侧感觉障碍、同侧偏盲和局灶性癫痫等。昏迷程度深者，无自动动作，肌张力减轻，深浅反射消失，亦不能引出病理反射，眼球固定不动，吞咽、咳嗽及角膜反射均消失，瞳孔不等大或散大，光反应消失。

（4）一般症状。患者清醒后可有头痛、头昏、恶心、呕吐、记忆力减退或定向力障碍，严重时智力迟钝。

2.原发脑干损伤

暴力直接作用于头部造成的原发性脑干损伤占颅脑损伤的2%～5%，在重型颅脑损伤中占10%～20%。由于脑干内有颅神经核、躯体感觉和运动传导束，以及网状结构、呼吸和循环等生命中枢，即使是轻微、小部分的损伤，也可发生严重的临床表现，故其致残率和病死率均很高。

（1）意识障碍。伤后常立即昏迷，持续时间较长，很少有中间清醒期，昏迷程度较深，恢复较缓慢，意识恢复后常有智力迟钝和精神症状。如网状结构受损严重时，患者可长期呈植物生存状态，没有明显的意识活动，仅存在一些咳嗽、吞咽、瞬目等原始动作。

（2）瞳孔和眼球运动的改变。脑干的动眼、滑车和外展神经核损伤，可出现瞳孔改变及眼球运动异常。中脑损伤时，初期双侧瞳孔不等大，伤侧瞳孔散大，光反射消失，眼球外斜；两侧损伤时双瞳散大，眼球固定。桥脑损伤时，可出现一侧或两侧瞳孔极度缩小，光反射消失，双眼同向凝视。

（3）去大脑强直。它是中脑损伤的表现。伸肌中枢失去控制，患者的典型表现是四肢伸直，肌张力增高，颈项后仰，躯体呈角弓反张状态。

（4）生命体征变化。脑干损伤时常有明显的呼吸、循环机能紊乱。延髓呼吸中枢损伤时，可导致呼吸突然骤停；损伤高位的呼吸调节中枢则出现呼吸节律紊乱；脑桥下段呼吸中枢损伤时则出现喘息样呼吸。在呼吸机能紊乱的同时，患者出现脉搏速弱或慢而弱，血压低，这种征象称为脑性休克或延髓休克。

（5）锥体束征脑干损伤。多出现锥体束征，但两侧可不对称。脑干一侧损伤的典型表现是交叉性瘫痪。中脑一侧损伤时出现同侧动眼神经瘫和对侧上下肢瘫；脑桥一侧损伤时出现同侧外展和面神经瘫、对侧上下肢瘫痪。

（6）合并伤。脑干损伤多合并丘脑下部损伤，而单纯丘脑下部损伤少见。丘脑下部损伤可引起意识障碍，体温调节障碍（体温过高或过低）、尿崩症、糖尿病、内分泌机能紊乱及自主神经功能紊乱。

(三)鉴别诊断

1.脑出血

脑出血常突然发病,可有跌倒病史而误诊为颅脑损伤。脑出血患者有脑血管病史,伤较轻而脑症状重,两方面不相一致。

2.脑瘤

发病一般呈慢性经过,但并发梗阻性脑积水或出血时,颅内压急剧增高,症状可突然加重,出现脑疝而昏迷。这类患者跌倒或头部受伤时也易误诊为脑损伤。脑瘤患者伤前有颅内压增高的症状或神经系统体征,要分清前因后果。

3.损伤性休克

脑损伤常有合并伤,出现休克时要鉴别是由哪一种伤所引起。重型闭合性脑损伤很少引起休克,但有严重合并伤时经常并发损伤性休克,不要误诊为“脑性休克”。

4.原因不明的昏迷

对原因不明的昏迷患者,应仔细追问有无头部外伤史及检查头部有无头皮损伤和头皮血肿,颅骨 X 线片检查有无骨折,B 超了解脑中线有无移位及 CT 脑扫描明确脑部情况。

5.颅内血肿

颅内血肿患者多有中间清醒期,而脑挫裂伤常发生持续性昏迷;颅内血肿者阳性神经体征在伤后逐渐出现,而脑挫裂伤患者伤后即刻出现这些症状。对脑挫裂伤继发颅内血肿者,CT 脑扫描能清楚显示。

三、治疗

(一)急救和复苏

颅脑损伤的急救是否正确和及时,是抢救颅脑损伤患者能否取得效果的关键。急救人员先对受伤时间、受伤原因及过程作重点了解,随即对头部及全身情况认真检查,掌握患者的意识、瞳孔、血压、呼吸、脉搏情况及有无严重合并伤。但检查是为了急救,不可因检查过久耽误急救处理;也不可粗心大意漏诊重要损伤,凡是危及生命的征象必先注意,可以边检查边处理。

1.创伤性休克

如诊断肯定,当按抗休克原则处理,但对重症颅脑损伤者大量补液必须严格掌握,除监测血压、脉率、尿量外,有条件时还需测定动脉血乳酸含量,进行血气分析和测量中心静脉压,测量红细胞比容并使之维持在 30%～35%。血红蛋白不低于 100 g/L,有利于微循环灌注和组织氧供,如休克好转,应控制输液;如休克恶化,则加强抗休克处理。

2.呼吸道阻塞和心肺复苏

呼吸道阻塞是脑损伤患者死亡的原因之一。重症颅脑损伤患者由于将血块、呕吐物和分泌物误吸入气管,引起呼吸道梗阻而出现窒息。急救时先将患者头部偏向一侧,清理口、鼻腔分泌物;由舌后坠引起的呼吸不畅,应立即用舌钳将舌置于口腔外;对气管内阻塞物,应立即气管插管予以清理,并考虑尽早做气管切开。对并发病引起的呼吸困难,如颈椎骨折压迫颈髓、多根肋骨骨折、血气胸等,必须深入检查,准确诊断,及时与有关科室会诊,进行紧急手术处理,才能恢复正常呼吸。如出现呼吸停止、心搏停止,应紧急进行心肺复苏,以保障脑的血、氧供应。

3. 脑复苏呼吸和循环的维持

脑复苏呼吸和循环的维持是脑恢复功能的条件，而脑复苏是复苏的最终目的。为了减轻神经功能障碍而采取的急救措施简写为 ABCDEFG。A—畅通气道；B—建立呼吸；C—建立有效的循环；D—初步诊断；E—手术减压；F—控制输液量，降低颅内压(脱水疗法)；G—颅内压监护及其他监护。ABC 是脑复苏的基础，必须迅速进行。心搏停止后立即开始心脏按压者，脑血流量只能达到正常的 20%；在 3 min 后开始按压，只能达到正常的 10%，脑复苏几乎是徒劳无功的；而 5 min 后才按压者，脑血流量几乎为零。对严重缺血、缺氧所致弥散性脑损伤昏迷患者，急救处理措施包括以下方面。①稳定颅外环境：控制平均动脉压为 12 kPa (90 mmHg)；呼吸管制以保持 $PaCO_2$ 3.32～4.65 kPa(25～35 mmHg)、PaO_2 13.3 kPa (100 mmHg)；纠正电解质、酸碱平衡紊乱；保持正常体温及处理高温；给予肾上腺皮质激素(地塞米松 1 mg/kg)。②稳定颅内环境：控制颅内压<2 kPa，措施包括脱水疗法、脑室外引流、低温疗法(30 ℃～32 ℃，短时维持)及巴比妥类药物疗法。巴比妥类药物疗法对急性脑功能衰竭者可降低脑代谢及颅内压、降低体温、镇静止痉、清除氧游离基。在颅内压达到不可控制的5.3 kPa时，可应用硫喷妥钠，开始时剂量为 3～5 mg/kg，颅内压下降后用维持量 2.5～3.5 mg/kg，临床上使用必须慎重，必须保证稳定而充足的氧供应。

(二)一般治疗

1. 一般处理

重症颅脑损伤患者除休克者外均取头高位，头部抬高 15°～30°，保持呼吸道通畅；昏迷患者禁食 2～3 h 后鼻饲喂食；密切观察病情变化和及时检查，有条件时应在重症监护病房(ICU)，观察和护理；入院后 24 h 内，按需要每 15 min、30 min 或 1 h 测体温、呼吸、脉搏、血压 1 次，并检查意识、瞳孔变化，注意有无新出现的症状、体征，做好记录；以后根据病情选择进行。对高热患者应采用物理降温、冬眠低温疗法控制，癫痫发作时及时止痉。贫血者予以输血。注意防治感染和预防应激性溃疡。

2. 维持水、电解质及酸碱平衡

重症颅脑损伤患者每 24 h 的输液量为 1 500～2 000 mL，早期可保持轻度脱水状态(体重减轻 2%)，应保持 24 h 尿量在 600 mL 以上。早期输入 10%葡萄糖液，并按每 10 g 糖加入 1U 胰岛素，以便组织充分利用葡萄糖，2～3 d 后根据血电解质浓度予以适当补充，纠正失衡；进食或鼻饲后可适当减少输液量，输液速度也应控制，以每分钟 4 mL 为准。据报道，若每分钟以 6 mL 速度输入 5%葡萄糖液 1 200 mL，足可引起颅内压增高。对丘脑下部损伤引起的尿崩症，可用垂体后叶素对抗。

3. 脱水疗法

急性重症烦脑损伤的抢救及非手术疗法中，脱水疗法极其重要，可减少脑组织中的水分，降低颅内压，改善脑的血、氧供应，防止和阻断恶性循环的形成和发展。

(1)适应证。

1)重型颅脑损伤，经临床及 CT 检查排除了颅内血肿，但存在严重的脑水肿而出现颅内压增高者，特别是出现脑疝前或脑疝征象者，需做紧急脱水治疗以缓解颅内压力。

2)严重颅脑损伤合并颅内血肿已出现严重颅内压增高或出现脑疝征象，在积极准备手术的同时应用强力脱水治疗以争取抢救时机。

3)对需行开颅术的颅脑损伤患者估计术中将出现明显颅内压增高者，为了防止手术中脑膨出，最好在手术前即应用脱水药物，以利手术操作。

4)手术后预计可能出现脑水肿及颅内压增高者，术后继续脱水治疗。

(2)常用脱水药物的特点及使用方法。

1)20%甘露醇：是高渗性脱水药，效果强，不良反应少，是脱水疗法的首选药物。静脉快速输入(10～15 min滴完效果较好)后即起作用，持续5～8 h。甘露醇用药剂量1～3 g/kg，每4～6 h 1次，与其他脱水药物交替使用或同时使用可加强其效果。对出现脑疝者，可立即快速滴入20%甘露醇250 mL加入呋塞米40 mg、地塞米松10 mg。对严重脑水肿患者，可应用20%甘露醇125 mL加入呋塞米20 mg、地塞米松5 mg，每4～6 h 1次。对休克患者或肾功能不良者，不宜使用此药。

2)25%山梨醇溶液：其作用机制及渗透压与甘露醇相似，剂量和用法也和甘露醇相同，但降压效果差且不持久(维持3～4 h)，故急救时常不作为首选药物；一般与其他脱水药物交替或合并使用。

3)50%葡萄糖溶液：也是一种高渗性脱水药物，但在体内可迅速氧化而失去其降压效果，故降压效果较差且不持久。由于葡萄糖可以进入细胞内，有"反跳现象"，但葡萄糖在氧化后可产生能量，可促进脑细胞的代谢和功能恢复。用量为60～100 mL，每4～6 h 1次静脉推注；一般与其他脱水药物交替或合并使用。

4)50%甘油溶液：渗透性脱水药，作用缓慢，不能作为急救之用。常用50%甘油溶液250 mL快速静脉滴注，每4～6 h进行1次。

5)25%浓缩人血清蛋白：可提高血浆的胶体渗透压，但其降压效果较差，故不作为主要的脱水药物；可与甘露醇联合应用，每次静脉推注20 mL，每天2次，或50 mL静脉推注，每天1次。

6)呋塞米：为目前较普遍使用的利尿性脱水药，对高血压及急性肾衰竭患者尤其适用，对休克及低钾者慎用，成人剂量为每次20～40 mg，每天1～2次，但要注意纠正水及电解质失衡。

(3)脱水疗法的注意事项。

1)有严重休克、肾功能不全或心功能不全者不宜行脱水疗法。

2)颅脑损伤而不能排除颅内出血者不宜行脱水疗法。

3)已有严重脱水或水、电解质紊乱者不宜行脱水疗法。

4)为了提高脱水疗效，应考虑几种脱水药物联合应用，最好不单独应用一种药物。

5)脱水期间注意补充水分及纠正电解质平衡紊乱。

6)强力脱水后有因脑组织缩小而引起桥静脉断裂的可能性，应警惕颅内出血。

4.激素治疗

重症颅脑损伤应用激素的目的，一是应用糖皮质激素以防治脑水肿，二是利用性激素以促进蛋白质合成。

(1)肾上腺糖皮质激素。可改善伤后受损的血一脑屏障通透功能，增加损伤区的血流量，稳定细胞膜的离子通道。激素的应用在伤后愈早愈好，因伤后6 h神经细胞和轴索即可发生明显的缺血、水肿和变性，12 h后药物即难以逆转变性。以大剂量的疗效较理想。至于糖皮质激素应用后发生的免疫抑制、消化道溃疡及出血、糖和氮的代谢紊乱等，与剂量大小关系较小，主要是使用时间较长，一般超过7 d后才易发生。使用激素时应注意避免因脑水肿症状减轻而掩盖颅内血肿的诊断；由于可能影响蛋白质合成，所以要注意切口愈合情况；可抑制免疫反应，应加用抗菌药物，避免和防止消化道出血而应用抗酸药物或 H_2 受体拮抗剂。

(2)性激素。可促进蛋白质的合成，纠正负氮平衡，可用以对抗糖皮质激素的蛋白质分解作用。睾酮是强有力的促蛋白合成药物，常用丙酸睾酮 25～50 mg，肌内注射，每周 2～3 次；或用苯丙酸诺龙 25～50 mg，肌内注射，每周 1～2 次。同时给予高蛋白饮食，以利蛋白合成。女性患者应与雌激素联合使用，每 25 mg 睾酮加用己烯雌酚 1 mg。长期使用睾酮的男性患者也应每 25 mg 睾酮加用 0.5 mg 己烯雌酚，以抵消肾上腺皮质功能可能受抑的现象。

5.冬眠低温治疗

人工冬眠与低温合用称为冬眠低温疗法。可降低脑和全身的基础代谢率及降低机体的兴奋性，使机体对内外环境刺激的反应明显下降，从而保护了机体由颅脑损伤所引起的一系列损害。

(1)给药方法。采用肌内注射、静脉滴注均可，首次剂量用合剂的半量，以后每 4～6 h 用 1/2 量或 1/4 量维持。总之，应根据病情调整用量，以保证患者安静、无寒战和血压不低于 9.3 kPa(70 mmHg)为度。降温：一般在用药后半小时开始降温，降温方法可采用冰帽、冰袋、冷风或低温室等方法，温度每下降 1 ℃，耗氧量与血流量均降低 6%～7%，故降温深度应根据病情而定，最适合的温度为肛温 32 ℃～34 ℃。30 ℃以下易发生心室颤动或其他脏器并发症，35 ℃以上则不能达到降温效果。复温：人工冬眠一般持续 3～5 d，复温时应缓慢进行，先停止物理降温，继之停止用药，让患者自动复温；如复温困难，可加棉被、热水袋或电热毯，亦可使用少量的阿托品、肾上腺素和激素。

(2)适应证。①原发性脑干、丘脑下部损伤，尤其是去脑强直伴有高温等严重表现者；②广泛性脑挫裂伤，并已排除了颅内血肿者；③中枢性高热伴躁动不安者；④预防术后脑水肿的发生和发展；⑤伤后有明显精神症状或谵妄、躁动者；⑥伤后顽固性呕吐(并非为颅内血肿所引起)；⑦伤后因蛛网膜下隙出血所致剧烈头痛、烦躁不安和明显的脑膜刺激症状者。

(3)注意事项。①凡合并有原因不明的休克、疑有颅内血肿正在观察中、伤员已进入全身衰竭、心血管功能有明显障碍的老年人不得使用。②根据病情和体质情况调整药量，对幼儿和呼吸机能不良者则禁用哌替啶。③根据病情可加用其他镇静剂交替使用，以增强效果。但不宜使用兴奋剂，以免产生拮抗降低效能；禁用洋地黄类强心剂，以免发生房室传导阻滞。④应补充应用激素类药物，因低温下机体内激素类的分泌受到抑制。⑤对深昏迷患者可只降温而不用冬眠药物，特别避免应用氯丙嗪，因其抑制三磷酸腺苷酶系的作用，不利于脑水肿的恢复。⑥冬眠过程中应加强护理，患者宜平卧，避免剧烈的体位变动，以防体位性休克；注意保持呼吸道通畅(可做气管切开)及防止肺炎、压疮和冻疮的发生。

6.高压氧治疗

临床上常发现重型颅脑损伤深昏迷的患者在高压氧治疗后出现清醒早且后遗症少的现象。高压氧治疗可增加血氧含量、血氧弥散及有效弥散距离，提高脑组织氧分压和增加脑氧利用，减轻脑水肿，降低颅内压；高压氧还可增加椎动脉的血流量，使网状激活系统和脑干处氧分压相对增加，具有促进昏迷觉醒和改善生命机能活动的作用。

适应证：原则上凡颅脑外伤无活动性颅内出血或血肿形成者，均可尽早实施高压氧治疗。重型颅脑损伤进行脑复苏者，早期高压氧治疗可挽救生命；对病情稳定者，高压氧治疗可阻断脑缺氧一脑水肿的恶性循环，避免脑组织遭受第二次打击而危及生命；对复苏后期者，高压氧治疗有可能逆转部分细胞缺氧性损害,并可减轻或消除后遗症。

注意事项。①严格掌握入舱治疗指征,对重型颅脑损伤且昏迷者,入舱前必须全面体检,排除气胸、休克、颅内血肿等,并应保证呼吸道通畅,以免发生意外。②严格掌握治疗压力一吸氧时限,以免发生氧中毒。③强调综合治疗,以期达到协同作用。

7. 抗菌药物的应用

开放性脑挫裂伤患者应根据对血一脑屏障的通透性来选择抗生素;重型脑外伤昏迷患者应注意防治肺部及泌尿系等发生感染;一旦出现感染,则应根据细菌培养、药物敏感试验的结果及对血一脑屏障的通透性来选择药物。

8. 颅脑损伤的营养支持

重症颅脑损伤患者在应激状态下机体代谢发生一系列改变,呈负氮平衡状态,对糖的利用障碍和对能量的需要增加,电解质失衡,造成患者营养不良,将影响伤口愈合,对感染的抵抗力下降等。正确的营养支持能减轻机体的负氮平衡,增加免疫机能,减少并发症的发生。营养支持治疗方式有两种:全胃肠外营养(TPN)与全胃肠内营养(TEN)。前者适应于颅脑损伤急性期,后者适应于康复期。全胃肠外营养采用静脉导管输注高浓度、高渗透压的营养液;而在胃肠道结构与功能完整的条件下,可选用经胃肠道灌注要素饮食。要素饮食化学成分明确,营养成分全面,由最简单的营养物质单体成分组成,包括单糖、脂肪、蛋白质、无机盐类、多种维生素、微量元素,不需经胃肠道消化或稍经消化即能被机体吸收,是一种理想的营养途径。

9. 促进神经细胞恢复药物的应用

促进神经细胞恢复的药物系指能选择性地兴奋中枢神经系统,提高其机能活动和促进大脑功能恢复作用的药物,临床上可酌情使用。常用的有吡硫醇、吡拉西坦、脑活素、三磷酸腺苷、辅酶 A、γ 氨酪酸、胞磷胆碱、乙胺硫脲等。一种比较多用的能量合剂是:细胞色素 C 5～20 mg,辅酶 A 50 U,三磷酸腺苷 20～40 mg,胰岛素 6～10 U,维生素 B_6 50～100 mg,维生素 C 1～2 g和氯化钾 1 g,加入 10% 葡萄糖溶液 500 mL 中,静脉滴注,每日 1～2 次,10～15 d为 1 个疗程。

10. 颅脑损伤的康复治疗

由于急性重症颅脑损伤的并发症、后遗症较多,康复治疗十分重要,贯穿于治疗的全过程。早期进行预防性康复治疗,以促进创伤的修复和愈合,出血和渗出物的吸收,防止感染、瘢痕形成和压疮的发生;尔后针对并发症进行康复治疗;后期是康复治疗的中心阶段,主要是对瘢痕形成、昏迷、瘫痪、自主神经功能障碍、脑神经损伤、失语、脑循环障碍、智能和心理障碍、外伤性癫痫等后遗症的治疗。康复治疗的方法和内容很多,如物理疗法、体育疗法、工娱疗法、针刺、气功、矫形和矫形支具等,应根据病情有计划有目的地进行。

11. 重症颅脑损伤并发多器官功能衰竭的治疗

重症颅脑损伤患者常并发内脏器官受损而出现多器官功能衰竭,受损伤器官越多病死率越高,所以早期预防和处理多器官功能衰竭对颅脑损伤患者抢救成功具有重要意义。

(1)肺部感染。重症颅脑损伤昏迷患者,咳嗽和吞咽功能减弱,呼吸道分泌物不能主动排出,以及呕吐物误吸,导致肺部感染,引起高热和呼吸困难,加重脑缺氧。治疗。①保持呼吸道通畅:尽早行气管切开,吸痰。②促进排痰:翻身拍背;α-糜蛋白酶雾化吸入稀释痰液;气管内给予抗生素吸入。③根据痰培养选择抗生素,控制感染。④处理高热:冰帽及将冰块置于颈动脉、腋动脉及股动脉处,可取得良好效果。

(2)胃肠道出血。发生率占重型颅脑损伤的4%～6%，以脑干、下丘脑损伤者多见，可在伤后数小时发生，但多在伤后1～2周发生。所以对重型颅脑损伤患者普遍早期使用 H_2 受体阻抗剂进行预防。治疗。①立即停用肾上腺皮质激素。②静脉滴注西咪替丁或雷尼替丁，肌内注射或胃管内注入奥美拉唑，抑制胃酸。③灌注疗法：云南白药、氢氧化铝凝胶及去甲肾上腺素冷盐水交替自胃管内注入，每2～4 h进行1次。④血色素低时可输血。其他类型多器官功能衰竭，进行相应处理。

(三)手术治疗

一般脑挫裂伤均采取非手术治疗，但若脑挫裂伤较局限而脑组织碎裂严重，局部脑水肿、脑坏死、脑液化；或合并脑疝征象，可考虑开颅，清除糜烂脑组织，并做去骨瓣减压术。对大片颅骨凹陷压迫脑组织及并发颅内血肿者应手术治疗。开放性脑挫裂伤应力争尽早手术清创。

第九节　急性肾损伤

由于急性肾损伤(AKI)常继发于全身低灌注、全身感染等全身或其他器官疾病，因此，其治疗的第一步是积极处理原发病，祛除病因，控制感染，优化全身血流动力学，停止使用导致肾损害的药物，防止急性肾损伤进一步加重。

研究表明，急性肾损伤的分期及分级标准与患者的预后密切相关，即肾损伤的程度越重，患者的病死率越高。因此，AKI的防治不仅仅是防止AKI的出现，还在于如何阻止AKI由轻向重进展。对于AKIⅠ期和Ⅱ期，我们要做的是采取有效措施，阻止其向Ⅲ期发展；对于AKI Ⅲ期，需慎重决定是否进行肾脏替代，肾脏替代的方式和剂量，以防止AKI向尿毒症发展，减少患者对透析的依赖和改善预后。

一、急性肾损伤的预防

目前临床上对急性肾衰竭除行肾脏替代治疗(RRT)外，尚缺乏行之有效的能够减少急性肾衰竭病程的治疗方法，因此对AKI早期预防非常重要。针对AKI的不同病因，采取不同的预防方法。

(一)缺血性AKI的预防

缺血性AKI是由各种原因导致全身血容量不足，肾脏低灌注引起的，也是医源性AKI常见的原因。因此采取措施补充血容量，迅速改善肾脏的血供是必须首先考虑到和做到的。

但在临床上我们又很难做到对血容量的正确评估，肾血流量更无法监测。这就要求每位临床医师对患者的病情做到充分细致的观察，通过血压、中心静脉压、容量指标等血流动力学指标及血乳酸、pH值、中心静脉血氧饱和度等参数的变化，对患者的血容量及全身灌注做出正确的评估，及时补充血容量，改善肾脏灌注，防止缺血性AKI的发生。

一些动物实验表明，预防性给予多聚ADP核糖聚合酶(PARP)抑制剂可以减轻缺血性AKI的程度，其机制可能是减少了ATP的过度消耗，改善了肾脏细胞的能量代谢；此外，PARP也可通过改善全身的血流动力学而改善肾脏的灌注。

(二)药物性 AKI 的预防

1. 评估危险因素

药物对某些患者更易于引起肾损伤,如老年人、肾功能不全、血容量不足者。另外,某些药物本身就具有肾毒性。对于上述患者用药前应评估危险因素。

(1)患者相关危险因素。所有致肾损伤药物共有的患者相关危险因素包括:年龄>60 岁、潜在的肾功能不全如[GRF<60 mL/(min·1.73m^2)]、血容量不足、多种肾毒性药物联用、糖尿病、心力衰竭和全身感染。

(2)药物相关危险因素。一些药物本身就有肾毒性,另一些则是剂量依赖性或与治疗时间延长相关。多种肾毒性药物联用可导致协同作用,增加肾损伤危险。在住院患者中,造影剂肾病是造成急性肾衰竭的第三个主要原因。

2. 预防措施

一般预防措施包括:尽可能使用等效但没有肾毒性的药物,校正肾毒性的危险因素,开始治疗前评估基础肾功能,根据肾功能调整用药剂量,避免肾毒性药物联用。对于使用造影剂的患者,通过水化、碱化尿液及预防性应用 N-乙酰半胱氨酸等措施,可明显减少造影剂引起的急性肾损伤。血液净化可有效清除造影剂,可用于预防已发生急性肾损伤的患者造影后肾损伤的加重。

任何时候,尽可能在使用肾毒性制剂前对患者的容量状态进行评估和纠正。当使用诸如 ACE 抑制剂、ARB 和 NSAID 等可以导致显著容量不足患者的肾脏血流动力学改变的药物时尤其如此。

建立医师和药剂师之间的良好协作系统,可能会降低高危患者使用肾毒性药物的危险。

3. 早期干预

大多数药物所致肾损害是可逆性的,药物性肾功能不全的最初征象是血肌酐水平升高。尽管目前还没有针对血肌酐改变标准的指南,但在基线水平上升高 50%、基线血肌酐<176.8 μmol/L时升高>44.2 μmol/L、基线血肌酐>176.8 μmol/L 时升高>88.4 μmol/L,被作为急性肾损害的生化标准。

一旦出现肾功能异常的症状,就应该检查患者的用药情况以确认致肾损伤的药物。如果是多种药物联合使用且患者临床情况稳定,应该从停止患者最新使用的药物开始,然后通过维持血压、充分水化和暂时停用其他可能有肾毒性的药物,以避免进一步的肾损伤。

(三)全身感染所致 AKI 的预防

全身严重感染所致的急性肾损伤发生机制复杂,主要涉及血流动力学变化及内毒素诱发的复杂的炎症和免疫损伤有关。从预防措施上也应从这两个方面着手。

从血流动力学上来讲,严重感染可引起全身有效血容量不足等与缺血性 AKI 类似的情况,因此正确评价患者的容量情况,及时改善全身的低灌注,有助于减少和减轻严重感染所致的 AKI。Rivers 等学者所倡导的早期目标指导治疗(EGDT)即是在严重感染和感染性休克发生的 6 h 内积极复苏,使中心静脉压(CVP)、平均动脉压(MAP)、中心静脉血氧饱和度($ScvO_2$)及红细胞比容(HCT)分别达到所规定的目标,结果使严重感染的病死率下降达 10 个百分点以上,从而可通过改善全身灌注达到减少和减轻严重感染所致 AKI。

一些学者发现在高动力状态下,严重感染和感染性休克的肾血流量并不下降,甚至升高,但仍能发生急性肾损伤。我们在临床和动物实验中进一步发现,对于高动力感染性休克,虽然流量灌注并没有降低，但存在压力灌注明显降低，提高感染性休克患者的平均动脉压至80～90 mmHg，可减少 AKI 的发生。

在阻断炎症反应方面，20 世纪 90 年代曾涌现很多针对控制炎症反应的炎性细胞因子单克隆抗体的研究，结果大多数的临床研究以失败告终。提示单纯阻断一两个炎症介质并不能控制复杂的炎症反应网络，难以改善严重感染的病死率。

(四)围术期肾脏功能的维护

重大手术也是急性肾损伤的高危因素之一，因此在围术期应特别注意对肾脏功能的保护，尤其是对那些患有糖尿病、高血压、充血性心力衰竭及肝肾功能不全的患者。

大手术导致 AKI 的原因在于：术中失血引起的有效灌注减少及应激导致的肾小球入球小动脉收缩；术后并发全身感染、休克、心力衰竭等并发症或应用肾毒性药物，构成对肾脏的二次打击。因此围术期的肾脏功能维持也应从维护患者术中及术后的血流动力学稳定和减少术后并发症、尽量避免使用肾毒性药物等方面着手。

对于既往有高血压及肾动脉狭窄等病史的患者，应注意使其术中及术后的血压维持在较高水平，以避免潜在低灌注的发生。有几项前瞻性随机对照研究认为，超正常目标的氧输送虽不能改善已发生脏器功能不全重症患者的病死率，但可降低大手术患者的病死率和减少其急性肾衰的发生。

二、急性肾损伤的非替代治疗

(一)液体管理

液体管理是 AKI 治疗中最基本的一个环节，无论是在少尿期还是多尿期，无论是防止 AKI 的加重还是促进 AKI 的恢复，都离不开恰当的液体管理。

对于轻度缺血性急性肾损伤的患者，我们治疗的目的是尽最大可能使之恢复，防止 AKI 进一步发展为肾衰竭或尿毒症。在液体管理方面，应保证足够的心脏前负荷，防止肾脏出现新的低灌注。Rivers 的早期目标指导治疗提示我们早期积极进行液体复苏，纠正低血容量状态，优化全身和肾脏血流动力学，可以改善肾脏灌注，减少因严重感染及低灌注引起的 AKI。

至于早期液体复苏中液体种类对急性肾损伤产生的影响，目前尚无确切的证据说明胶体溶液和晶体溶液孰优孰劣，但是就恢复有效循环血量的速度和效率而言，胶体溶液明显优于晶体溶液。一项多中心随机对照实验比较了 6% HES(羟乙基淀粉)与 3%明胶对严重感染的复苏效果进行对比，发现使用 6% HES 的急性肾损伤、少尿的发生率及血清肌酐峰浓度均高于明胶组。另一个随机对照实验 VISEP(efficacy of voltlme substitution and insulin therapy insevere sepsis)也对严重感染的危重患者的晶体与胶体的复苏进行了比较，它们使用的晶体与胶体分别是乳酸林格液和 10% HES，结果提示使用羟乙基淀粉会使急性肾衰的发病率及肾脏替代的需求显著增加。羟乙基淀粉的肾脏毒性随剂量累积而增加。当然也有认为羟乙基淀粉对肾功能没有影响，不会增加肾脏替代风险的报道。总而言之，HES 增加 AKI 目前尚无定论；临床应用 HES 复苏时，应注意用量、浓度和取代级等，以避免对肾脏的损伤。

在肾损伤的不同时期，液体管理的策略是不同的。对于轻度 AKI，主要是补足容量，改善低灌注和防止新低灌注的发生。在肾衰的少尿期，应保持液体平衡，在纠正了原有的体液缺失后，坚持“量出为入”的原则。每日输液量为前一日的尿量加上显性失水量和非显性失水量约 400 mL(皮肤、呼吸道蒸发水分 700 mL 减去内生水 300 mL)。在肾衰的多尿期，尿量明显增多后要特别注意水及电解质的监测，尿量过多可适当补给葡萄糖、林格液，用量为尿量的1/3～2/3。

（二）维持内环境稳定

轻度高钾血症（<6 mmol/L）只需密切观察及严格限制含钾量高的食物和药物的应用。如血钾>6.5 mmol/L，心电图出现QRS波增宽等不良征兆时应及时处理。措施有静脉注射10%葡萄糖酸钙10～20 mL，2～5 min内注完；静脉注射5%碳酸氢钠100 mL，5 min注完，有心功能不全者慎用；50%葡萄糖40 mL静脉注射，并皮下注射胰岛素10 U；或及早行透析治疗。多尿期应注意钾的丢失，防止低钾血症的出现。

血钠的监测为补液量提供依据。不明原因的血钠骤降提示入液量过多，尤其是输入水分过多，导致稀释性低钠血症。血钠急骤增高表明处于缺水状态，引起浓缩性高钠血症，则不必过分严格限制低张液体的摄入。轻度的水过多，仅需严格限制水的摄入，并口服25%山梨醇30 mL通便导泻。明显的水过多，上述措施无效，应即行肾脏替代治疗。

（三）营养支持治疗

急性肾损伤往往继发于创伤、大手术、感染、心力衰竭等其他严重疾病，因此，患者常处于一种应激的高代谢状态，其能量代谢比正常静息能量代谢高20%～30%。糖代谢紊乱表现为胰岛素抵抗和血糖增高，急性肾损伤患者糖的氧化利用能力明显降低，骨骼肌和脂肪组织无法利用糖，需分解氨基酸合成糖，蛋白质分解代谢明显增强而合成下降。相对而言，脂肪代谢受影响较少，因此可作为AKI患者的主要能量来源。因此，对于急性肾损伤的患者，要提供糖和脂肪双能源非蛋白热量，脂肪的热量补充可达非蛋白补充量的40%～50%。

为减少氮质的产生，通常要严格限制食物蛋白质的摄入<0.6 g/(kg·d)，选用高生物学价值的优质动物蛋白，如鸡蛋、鱼、牛奶和精肉等，以补充必需氨基酸为主，这对于采用非透析治疗的少尿期急性肾衰竭者尤为重要。但当尿素氮生成率（UNA）>178.5mmol/d(5.0 g/d)时，可认为患者处于高分解代谢状态，蛋白质的摄入量应达到1.0 g/(kg·d)，甚至更高，通常此种患者需要进行血液透析或血液滤过治疗方能缓解病情。

急性肾损伤时，机体对钾镁磷等排泄障碍，而肾脏替代治疗又可导致机体许多营养成分、微量元素和维生素的丢失，因此应注意电解质的监测及微量元素和维生素的补充，尤其是钙和维生素D的补充。

（四）AKI的药物治疗

1.利尿剂

重症患者由于液体复苏和水、溶质的排泄障碍，常发生体内容量过多。越来越多的证据表明，液体负荷过多会影响重症患者的预后。重症患者如果发生急性肾损伤和少尿，治疗选择很有限：主要包括优化全身血流动力学、液体治疗、补充液体或开始肾脏替代治疗。襻利尿剂（特别是呋塞米）是目前合并急性肾损伤的重症患者临床上最常用的药物之一。一项研究表明，70%的ICU急性肾损伤患者接受利尿剂治疗，其中98%使用呋塞米。

临床上应用呋塞米的主要目的是改善少尿患者的液体管理，保证营养支持的给予和电解质的平衡。但呋塞米对肾脏本身有何影响，尚不完全清楚。虽然从理论上讲襻利尿剂可以改善肾脏血流，降低髓襻升支粗段的代谢率，避免上皮细胞损伤加重，但其益处并没有得到多数临床研究的支持。研究表明，预防性使用呋塞米并不能降低心脏外科术后患者发生急性肾损伤，还会使利尿剂所导致的肾损伤风险增加；对已经发生急性肾损伤的患者，呋塞米对其生存率及肾脏的恢复并无改善作用，甚至可能有危害。另外的一些研究则提示利尿治疗可以缩短急性肾损伤的时间，改善肾脏的恢复和延迟或减少患者对肾脏替代的需求。因此，尚需要大样本、设计合理的前瞻性实验进一步明确襻利尿剂在急性肾损伤中的作用。

临床上使用利尿剂之前首先要对机体的容量情况进行正确评估，如果存在血容量不足，则不宜使用利尿剂，否则可能会加重肾脏灌注不足，从而加重急性肾脏损伤。使用过程中必须避免低血压的发生，因为已经损伤的肾脏对灌注压的降低等进一步损害非常敏感。呋塞米可静脉注射或静脉泵入，剂量从小到大。大剂量使用呋塞米可导致耳鸣、耳聋等不良反应，因此要注意总量不宜过大。如果患者对大剂量的利尿剂敏感性变差，即发生耐药，尤其是当利尿剂容积与尿量的比值大于 1 时，应停止使用利尿剂，考虑开始肾脏替代治疗，以避免耳毒性的发生。

2. 血管活性药物对肾脏的影响

各种原因的休克是导致肾脏低灌注、引起肾损伤的主要原因之一。治疗休克的常用药物主要包括多巴胺、去甲肾上腺素等血管活性药物。

小剂量的多巴胺或者说肾脏剂量多巴胺（2～5 μg/(kg・min)）曾在临床上被广泛用于急性肾衰的防治。因为一些动物及小规模临床研究认为这个剂量的多巴胺具有兴奋肾内 D_1、D_2 和 D_4 受体，选择性扩张肾血管而增加肾血流和利钠利尿的作用，因此可能用来预防和治疗AKI。相反的研究认为，虽然小剂量多巴胺能够增加患者的尿量，但主要与其抑制近曲小管 Na^+-K^+-ATP 酶的活性，减少钠的重吸收有关，并不会增加肌酐清除率；反而因抑制了对肾脏起保护作用的管一球反馈及增加外层髓质的氧动力学，可能引起肾损伤加重。2000 年，一项大型临床随机对照实验 ANZCS 将小剂量多巴胺与安慰剂在 324 名重症患者中进行比较，发现直接结果（肌酐峰值、肾脏替代治疗、尿量及恢复正常肾功能所需时间）与间接结果（ICU 及住院病死率、住 ICU 天数及住院天数、心律失常）均无差异。之后的几个循证医学分析也都得出小剂量多巴胺不能预防 AKI 的发生，不能减少透析和病死率。最近的一项研究指出，小剂量多巴胺会使急性肾衰竭的患者肾脏灌注恶化。因此感染性休克指南指出，在治疗严重感染过程中，小剂量多巴胺不应该用于肾脏保护。故小剂量多巴胺并无肾脏保护作用，临床上不应常规应用。

但作为血管活性药物的一种，中大剂量的多巴胺也常作为临床上心源性休克和感染性休克的一线用药之一，中剂量的多巴胺也可明显升高心输出量、MAP、尿量及肌苷清除率。近年来的几项研究提示，非诺多泮——一个选择性的 D_1 受体激动剂，能增加肾血流量和肌酐清除率，可能减少 AKI 的发生，降低透析和病死率，但尚需进一步研究明确。

多巴酚丁胺对 β 受体有较强的选择性，表现为心肌的正性肌力作用，能通过增加休克患者的心输出量而改善器官组织灌注，其中肾脏的灌注也可部分改善。临床研究显示，对于肾脏功能轻度受损的危重患者，多巴酚丁胺并不增加患者尿量，但明显增加肌酐清除率，提示多巴酚丁胺能改善肾脏灌注。既往的研究证明，正性肌力药物结合液体复苏，将氧输送提高到超常水平(supemoraml)，并不能改善全身性感染及 MODS 患者的预后，提示用多巴酚丁胺提高心输出量并不一定能够改善这一组急性肾衰竭患者的预后。

去甲肾上腺素有着很强的 α 肾上腺素能兴奋作用，是一种非常有效的血管收缩药物，在严重感染性休克的治疗中使用非常普遍。有些研究确实证明了去甲肾上腺素会减少肾血流量和尿量，但它们的研究对象往往是正常或低血容量性休克的机体，而非血管扩张性休克。很多关于去甲肾上腺素对严重感染时肾脏血流动力学的实验性研究提示：在严重感染时应用去甲肾上腺素不仅能够提高血压，增加尿量，改善肾小球滤过率，肾血流量常不会减少，甚至往往可见提高；也有很多临床研究提示应用去甲肾上腺素治疗感染性休克不会加重肾脏损伤，有助于改善感染性休克患者的预后。去甲肾上腺素能够提高肾血流，除了是对肾脏灌注压力的提高外，还有其他机制。Anderson WP 等给清醒狗输注 0.2～0.4 μg/(kg・min)的去甲肾上腺素，发现肾血流(RBF)明显增加，肾血管阻力(RVR)明显下降。研究者认为，去甲肾上腺素的这种“肾血管扩张作用”与它升高全身血压后压力感受器发生反应，减轻了肾脏的交感神经张力有关。Bellomor 认为严重感染时肾脏的脉管系统的张力和反应性发生改变，使得与正常机体对去甲肾上腺素的反应也发生改变，在内毒素血症下，去甲肾上腺素可使肾血管的阻力降低，并能降低血管的关键闭合压力，从而增加肾血流量。

但去甲肾上腺素对 RBF 的影响除了受到是否存在全身感染影响外，还与药物剂量有关。有研究用去甲肾上腺素将平均动脉压从 65 mmHg 升至 85 mmHg，发现肌酐清除率和尿量并没有明显增加，而肾血管阻力指数在平均动脉压 75 mmHg 时最低。说明血压目标的合理设定对严重感染所致 AKI 的预防和治疗非常重要。

精氨酸加压素(Arginine vasopressin, AVP)常用于尿崩症及消化道静脉曲张出血的治疗。近年的研究显示在感染性休克时可能存在 AVP 的相对不足，引起血管张力降低；所以小剂量补充 AVP 可能对感染性休克有效。一些临床研究发现，0.02～0.04 IU/min 的小剂量 AVP 确实可以改善血压，并认为在这样的小剂量，AVP 对局部血流的影响会很有限。最近的一项对照实验研究将 0.02 IU/min 的 AVP 用于感染性休克羊的复苏，发现 AVP 可降低心率和心输出量，可引起肠系膜血管收缩导致肠系膜血流下降；对肾血流量影响不大，但可增加尿量和肌酐清除率。在低剂量，AVP 对 V_2 受体的作用有限，而其对肾血管的收缩作用改变了肾内的血流动力学，引起肾小球滤过率增加，超过了它的抗利尿作用，从而引起尿量增多。最近的一项大规模临床多中心随机双盲试验显示，AVP 与应用去甲肾上腺素治疗感染性休克相比，28 d 病死率及相关并发症方面均无明显差别。可见 AVP 治疗感染性休克及对肾脏的保护并不比儿茶酚胺类血管升压药更有优势。

最近的两项多中心临床研究提示，特利加压素(甘氨酸加压素)对治疗肝肾综合征相关的 AKI 有较好的效果。但在这种情况下，它是否比去甲肾上腺素效果更好，还缺乏相关研究。

3.血管紧张素转换酶抑制剂(ACEI)或血管紧张素受体拮抗剂(ARB)

虽然血管紧张素转换酶抑制剂(ACEI)可导致肾小球滤过压下降而致肾小球滤过率下降，引起正常血压下的肾损伤，但主要见于双侧肾动脉狭窄或老年伴肾动脉硬化患者，特别是使用强力利尿措施后，及时停用上述药物，肾功能可以恢复。最近，较多的研究认为 ACEI 类药物具有肾脏保护作用，特别是对于已经存在慢性肾功能不全的患者。对于伴蛋白尿和慢性肾脏病(CKD)的非糖尿病患者，ACEI 和 ARB 大剂量治疗更能保护肾脏，减少尿毒症的发生；ACEI 和 ARB 保护肾脏的作用相仿。慢性肾损害患者体内的 RAS 活性明显增高，RAS 阻断剂主要通过降低蛋白尿和延缓肾病进展从而起到保护肾脏的作用。

4.其他有潜在治疗价值的药物

传统情况下，临床医师常使用襻利尿剂对患者的水钠代谢进行调节，它能够同时利水和利钠。最近，开发出两类新药可选择性调节肾脏的水或钠的排泌，一类是利水药，它作用于集合管的加压素 2 受体(V_2R)，只对水的排泌产生影响；另一类是利钠药，如心房利钠肽，它可提高肾小球滤过率，阻止钠的重吸收，从而产生利钠作用，而对水的排泌无影响。

一些随机对照研究表明，预防性使用心房利钠肽可以减少肾脏替代，但对病死率无明显影响。对于已经发生急性肾损伤的患者，心房利钠肽则可使病死率有增加的趋势；亚组分析提示大手术后的急性肾损伤患者使用心房利钠肽治疗，可使肾脏替代的需求降低。这些研究的质量并不是很高，因此，尚需要进一步的高质量研究来明确心房利钠肽在急性肾损伤中的作用。

研究表明，N-乙酰半胱氨酸对于造影剂所致的急性肾损伤有较好的防治作用。虽然低渗造影剂的应用和造影后水化可以明显减少急性肾损伤的发生，但并不能完全防止肾损伤的发生。因此，还应该在造影前后使用 N-乙酰半胱氨酸防治急性肾损伤，尤其是对那些已经存在肾功能不全的患者进行造影检查。但 N-乙酰半胱氨酸对大手术后所致的急性肾损伤并无防治作用。

近期研究显示，来自有 Y 染色体的雄性小鼠的间充质干细胞能够浸润和保护受到缺血或肾毒性损伤的雌性小鼠肾脏，表明浸润的骨髓来源干细胞参与急性肾小管坏死(ATN)的恢复。肾小管修复时出现的分化不佳的上皮细胞被认为是一群天然的肾脏干细胞。许多实验数据证实，间充质干细胞在实验性 ATN 中对肾功能有益，干细胞治疗可能加速肾脏的恢复。

三、急性肾损伤的肾脏替代治疗

肾脏替代治疗属于血液净化的范畴，即利用净化装置通过体外循环方式清除体内代谢产物、异常血浆成分以及蓄积在体内的药物或毒物，以纠正机体内环境紊乱的一组治疗技术。血液净化包括血液透析、血液滤过、血液灌流、血浆置换和免疫吸附等。其中血液透析、血液滤过及血液透析滤过为常用的肾脏替代技术。腹膜透析虽然没有经过体外循环，但从广义上讲，也应属于肾脏替代治疗的范畴。

血液净化治疗重症感染和 MODS 的病理生理机制尚不完全清楚。20 世纪 90 年代早期，该领域的专家认为，通过滤器的吸附和对流等机制，血液净化能够清除血液中部分炎症介质和毒素，从而对全身炎症反应进行调节，从理论上可以减少病死率。但实际上全身的细胞因子和炎症因子的药代动力学非常复杂，尚知之不多。目前有以下三种理论。

第一种理论是 Ronco 和 Bellomo 提出的峰浓度假说，在全身严重感染的炎症反应阶段，应积极去除血中的细胞因子和炎症介质，通过降低血液中自由细胞因子的峰浓度，远隔器官的损害可被大大降低，从而减少病死率。按照这种理论，应该优先采取能迅速有效去除大量细胞因子和炎症介质的技术，如高容量或超高容量血液滤过、高通量血液滤过、血液吸附或联合血液滤过和吸附的其他技术。但实际上，间质和组织水平的细胞因子和炎症介质是最重要的，这时它们如何变化是不清楚的。

第二种理论是 Honore 提出的免疫调节阈值假说，这种理论认为全身是一个动态系统，当血液中的促炎因子被清除，组织和间质里的促炎因子水平也会下降，因此通过血液净化技术清除足够的促炎因子，一些炎症反应通路便会停止。炎症瀑布反应停止的这一点称为阈点，在这一水平上，炎症瀑布反应消失，组织器官不再受到进一步损害。很明显，在应用高容量血液滤过时，我们很难知道什么时候到达阈点水平。一些高容量血液滤过的研究提示患者的血流动力学和存活率可以在血液中的炎症介质没有发生明显下降的情况下得到改善。这种效应可以解释为炎症介质水平应该在组织水平下降，而血中的炎症介质水平并不一定下降。但是，高容量血液滤过增加炎症介质和细胞因子在组织间隙和血液间流动的确切机制尚不清楚。

第三种理论是 2005 年 Alexander 提出的介质传递假说。这一理论认为，应用高容量血液滤过尤其是高流量的置换液进入体内(3～5 L/h)能够使淋巴流量增加20～40倍,炎症介质和细胞因子的淋巴转动可能增加得更多。这一假说有着非常重要的意义,已有几个研究对它进行证明。这也可以解释为什么最近的一些采用高通量血液滤过的动物研究无法改善严重感染的血流动力学和存活率。

第十节　高血压性脑出血

改革开放以来,随着以经济建设为中心的实施,人们的经济收入逐年提高,物质文化生活水平得到迅速改善;医疗卫生事业的发展、医疗技术的提高、医疗设备的更新和社会保障体系的逐步建立,使人口老龄化的趋势越来越明显,至今全国60岁以上的老人已有2.4亿。进入老龄化社会后,高血压性脑出血的发生变得更常见和多发。

1966年世界卫生组织(WHO)报告世界范围内,有57个国家和地区把急性脑血管病列为三大死因之一,占11.3%,次于心肌梗死和恶性肿瘤;1979年又报告,在少数国家如日本,高血压性脑出血已成为主要死因。

1979年全国卫生统计年报资料,据北京、上海等14个城市统计,脑血管病的发病率每年187/10万,其中脑出血为每年约为78/10万,占我国全部死因的24.1%,超过恶性肿瘤和心脏病,居三大死因之首。

20世纪70年代调查我国六城市脑卒中发病率每年约为219/10万,21省市农村发病率每年约为185/10万。20世纪80年代发病率每年约为217/10万。六城市发病率平均每年约为719/10万,其中哈尔滨、北京每年(1249～1285) /10万,上海每年615/10万,发病率呈北高南低之势。我国和日本一样,发病率未见明显下降。1985年北京市70万城市人口调查,证实本病为三高(高发病率、高病残率、高病死率)疾病,远远高于西方国家,严重危害和威胁着国人的生命和健康。

大宗资料表明,51～70岁为高血压性脑出血(HICH)的发病高峰期。40岁以下也有发生,这与家族遗传性及肾性高血压关系更密切,近年有年轻化趋势。HICH的发病性别,男性略高于女性,有报告达2.5∶1,发病部位以优势半球稍多。一年四季均可发病,但冬季明显高于夏季,尤其当气温骤降或更寒冷时容易发生,我国北高南低的发病率,可能与此有关。

一天之中均可发病,但活动时(从早6点至晚9点)的发病机会大增,尤其是精神的突然刺激、情绪激动和体力疲劳,会导致血压的突然升高而发病,我们常遇到因“搓麻将”为明显诱因的病例。

约1/5的患者有明显的高血压家族史。提示相同的饮食、生活习惯在遗传基础上会罹患同类疾病。一些高盐、高脂、高糖饮食和不良的生活习惯如吸烟、饮酒等是诱发本病的重要原因。

一、病理和病理生理

高血压性脑出血(HICH)曾称脑溢血,是由高血压病引发脑部出血的一种自发性脑出血

(spontanous intracerebral hemorrhage),它有别于外伤引起者,与其他脑血管病、血液病、脑肿瘤卒中、代谢性疾病等自发性脑出血也不同。

HICH 的主要病理基础,是高血压和动脉硬化。多数学者认为,由于动脉硬化,动脉的内膜增厚、形成粥样斑块,使管腔相对狭窄,初期尚有代偿空间。在细动脉如终末支、穿通支等,中层弹力层的纤维化、玻璃样变及断裂,使管壁脆性增加。而脑动脉系统的外膜先天不发达,缺外弹力层,中层肌细胞少,管壁较薄。再如基底节区的豆纹动脉等直接发自中动脉系统且呈直角,一直处于高压力冲击状态。当在血压剧烈波动时,一部分病损血管的缺陷就无法实现血管良好的自动调节,被高压的血流冲破即出血,或在最薄弱处形成微小动脉瘤,长期多次的作用最终仍导致出血。

较为公认的是,颅内血肿常在发病后 30 min 内形成,6 h 后由于血肿的占位效应及血液的分解产物对周围脑组织的压迫、损害,使血肿周围的正常脑组织由近及远地发生变性、坏死、血管周围出血和水肿等一系列病理生理变化,使血肿继续扩大,颅内压进一步增高。如果首次出血量较大,患者的烦躁、呕吐等动作会增加颅内出血量。

HICH 的发生有几个相关危险因素,如高血压、糖尿病、高血脂、心脏病等,其中尤以高血压的相关性最密切,危险性最大,是独立相关危险因素。据研究,有高血压的相对危险性较正常血压者高 12～24 倍,不论是收缩压升高还是舒张压升高,都与疾病的发生危险性呈正相关关系。据上海宝山区农村居民血压 9 年随访发现:收缩压在 19.95 kPa(150 mmHg)以上者是 19.95 kPa 以下者发生率的 28.8 倍;舒张压在 11.97 kPa(90 mmHg)以上者是 11.97 kPa 以下者的 1.9 倍;临界高血压者的危险性是正常血压者的 8.7 倍;确诊为高血压者的危险性是正常者的 31.9 倍。可以看出对高血压者采用干预手段的必要性和重要性。干预手段包括药物干预在内,控制高血压和软化血管,对延迟和降低 HICH 的发生和再次发作是有益的。

二、诊断和鉴别诊断

典型的 HICH 诊断并不困难。例如:年龄在 50 岁以上,既往有高血压病史,平时不系统服药,或虽服药血压仍控制不满意;多发生在冷天、活动时(从早 6 点到晚 9 点居多);尤其有明显的精神刺激、情绪激动或体力疲劳;突然起病,有一过性的意识障碍;一侧肢体有活动障碍及感觉障碍,HICH 当首先考虑。

HICH 按其发生部位:出血速度不同可有不同临床表现。

(一)基底节出血

基底节是最常见的出血部位,包括内囊和外囊两个部位。单纯外囊(壳核)出血的临床症状较轻,一般出血量不大,稳定后恢复也较快。例如:累及内囊就出现对侧的面神经中枢性瘫痪;伸舌偏向患侧;病灶对侧上下肢肌张力降低或消失、随意运动减弱或消失和各种感觉的迟钝或消失;腱反射降低,腹壁反射及提睾反射的减弱或消失;凝视中枢受刺激,可表现双眼球向对侧凝视,一旦破坏则向同侧凝视。

当血肿累及内囊后肢的视辐射时,则出现同向性偏盲,形成典型的"三偏"症状,如出血位于优势半球则有失语。因绝大多数患者处于昏迷或不合作状态,这些表现难于一一检出。出血量大时除昏迷外,常有一侧或双侧瞳孔散大,对侧或双侧病理征阳性,甚至去脑强直、叹息样呼吸等脑疝表现。眼底动脉硬化,呈僵直的铜丝样与静脉交叉压迹明显,有时见到视网膜出血。

(二)皮质下出血

可发生在大脑半球的任何一叶。少量出血时,患者表现为头痛、呕吐或烦躁不安,常疑"脑瘤"而来诊。在不同的脑叶可有相应脑叶的神经缺失表现,癫痫的发生率相对较高。

(三)丘脑出血

丘脑的少量出血即易昏迷,常累及丘脑底部及影响中脑结构而出现眼部症状,累及内囊而引起偏瘫、偏感觉障碍。本处出血易穿破脑室,严重时可造成脑室系统铸型,引起急性梗阻性脑积水。

(四)脑干出血

脑干以桥脑出血多见。少量出血即昏迷、高热、眼球固定、针尖样瞳孔,少数局限者可出现交叉性瘫痪(病侧颅神经损害和对侧上下肢软瘫),双眼球向病侧凝视等脑桥损害。

(五)小脑出血

可发生在一侧半球或蚓部。少数患者起病急,突然头痛、眩晕后四肢呈迟缓性瘫痪,常因出血破入第Ⅳ脑室而使病情急转直下。多数患者起病时有枕项部剧痛,眩晕,频繁呕吐,眼震和病肢的共济失调,而后意识障碍。另一部分呈亚急性起病者,临床表现为颅后凹占位表现。

(六)脑室出血

单纯的脑室出血少见,大多由基底节、丘脑出血破入相近脑室,以致充满同侧或双侧侧脑室,甚至整个脑室系统和蛛网膜下隙,呈脑室铸型。当小脑或桥脑出血时,可破入Ⅳ脑室,经中脑导水管反流至第Ⅲ脑室及侧脑室。患者常有较剧的头痛、呕吐等颅内高压症状,可缺少神经系统定位体征。危重者甚至昏迷,四肢呈软瘫,一切反射消失或出现去脑强直。

(七)辅助检查

1.电子计算机断层摄影扫描(computed tomography, CT)

CT是诊断HICH最安全可靠、准确和快速简单的手段,尤其是目前的多排螺旋CT,可谓"金标准":可确定血肿的部位、类型、血肿量、形态,中线结构与脑室关系等情况,使诊断趋简单化,又为治疗选择方法,同时为治疗效果和转归提供有意义的参考价值。在CT图像上可见到不规则的高密度病灶,CT值28~45 Hu,边缘清晰即为血肿,其周围可绕一层相对色淡的水肿区。如果破入侧脑室,多沉淀在后角,形成色上淡下浓的影像。

2.核磁共振成像(magnetic resonance imaging, MRI)

虽可与CT一样做到准确诊断,但由于成像时间长,费用高,MRI室缺少抢救条件,对急性期的危重患者不甚适宜。当进入恢复期后可从脑水肿及脑功能方面提供宝贵的信息。

3.电子计算机数字减影脑血管成像(digital subtraction angiography, DSA)

目前已舍弃脑血管造影来确定血肿,只为排除脑动脉瘤、脑血管畸形、脑瘤卒中等病时,仍有DSA检查的必要。

4.腰椎穿刺

虽然腰穿方法简单易行,见均匀血性脑脊液表示蛛网膜下隙出血即确立,但在高颅内压情况下易诱发脑疝而加重病情,术前一般不主张施行。

(八)鉴别诊断

1.颅内动脉瘤

一般年龄稍轻,平时无高血压,发病突然,往往有剧烈的头痛,意识渐昏迷,这是由动脉瘤破裂出血引起的，也可以伴有动脉瘤压迫或刺激周围组织引起的另类症状。出血部位常与动脉瘤部位有关。动脉瘤好发于 willis(颅底)动脉环，蛛血常明显积聚在相应脑池。当血肿形成时，额及颞部的血肿常与大脑前动脉和中动脉的动脉瘤有关。CT 上动脉瘤被血肿掩盖不易显影。DSA 可以明确动脉瘤的诊断。

2.脑血管畸形

发病年龄更轻，30 岁以前居多。颅内任何部位均可发生，但大脑半球常见。出血、癫痫和头痛为动静脉畸形(AVM)的主要症状，尤其伴有脑内血肿时尚需鉴别。因为畸形血管愈小(即隐匿型)愈容易发生出血，往往在血肿腔内可检得“异常纤维”组织或畸形血管。对发生在小脑的血肿除年龄外常在术前难与 HICH 鉴别。有时 CT 图像的血肿内夹杂蚯蚓状的低密度影。DSA 对诊断 AVM 是有帮助的，但无 AVM 的显影不能完全排除。

3.缺血性脑血管病

脑血栓形成的前驱症状较多，且时间较长，常在休息安静时发病。昏迷较为少见且浅，血压明显增高者少。无脑膜刺激征。CT 可在 24 h 后发现低密度灶，而与 HICH 相鉴别。

脑血管被血中的固体、液体和气体作为栓子阻塞引起脑栓塞，起病急，年龄轻，昏迷少，可发现栓子来源，如房颤、风心、心梗等。长骨骨折者有明显外伤有时尿中查得脂肪颗粒。CT 是鉴别本病的方法。

4.蛛网膜下隙出血

蛛网膜下隙出血是一组脑血管病发生的出血，除上面提到的动脉瘤、AVM 常见原因外，还有动脉硬化症、烟雾病等；也包括颅内静脉系统炎症、栓塞、肿瘤、血液病引起的出血。有时需借助 CT、DSA、MRI 等一些检查来明确病因。

三、非手术治疗

HICH 不需要或不具备外科手术时，非手术治疗就是挽救患者生命和降低病残程度的唯一方法。若全部Ⅰ级和大部分Ⅱ级患者，可以通过非手术治疗而康复。

(一)治疗原则

(1)全面的生命体征检测和维持生命功能。

(2)严密监测颅内压、血压、脑电、脑灌注压和神经影像学改变。

(3)及时合理使用药物，控制高颅内压、高血压及脑水肿和脑缺血的发生。

(4)完善的护理措施和预防并发症。

(5)积极有效的康复治疗和二级预防措施。

(二)非手术治疗的基本要点

(1)急诊处理时，通过初步的病史采集和简要的体检，对患者的格拉斯哥评分(GCS)和 HICH 的分级做出评价。

(2)第一时间保持呼吸道通畅并供氧，保持头高偏位，吸除口鼻腔内的分泌物和呕吐物，必要时气管内插管或气管切开。

(3)气管内插管或气管切开，除决定于呼吸频率和深度外，$PaO_2<8.0$ kPa(60 mmHg)或 $PaCO_2>7.3$ kPa(55 mmHg)可作为参考指标。为避免在实施过程中发生反射性心律失常，先予小剂量阿托品实有必要。同时置鼻胃管以防误吸；如为持续性昏迷或肺部已有并发症时，以气管切开为佳。

(4)全面的生命体征监测,包括意识、瞳孔、体温、心率、呼吸、血压、氧饱和度等各项生理指标。其稳定程度反映了 HICH 的动态变化及对脑功能的影响,及时了解生命体征的变化,有助于了解病情的发展和演变,为采取相应措施争取时间,也是治疗措施有效程度的重要指标。

以血压为例,血压的过高、过低对病情均不利,而最佳水平依据既往血压水平、年龄、出血时间和颅内压力等而定。一般来说 24 h 之内采用:①间隔 5 min 测 2 次血压,如收缩压(SBP)均＞30.4 kPa(230 mmHg)、舒张压(DBP)均 ＞18.7 kPa(140 mmHg)可考虑用硝普钠(0.5～1.0) μg/(kg·min)治疗。②间隔 20 min 测血压,如 SBP 在 24.0～30.7 kPa(180～230 mmHg)或 DBP 在 14.0～18.7 kPa(105～140 mmHg)或平均动脉压(MAP)＞17.3 kPa(130 mmHg)可静输拉贝洛尔、艾司洛尔或依那普利等药物。③SBP＜ 24.0 kPa,DBP＜14.0 kPa 暂不予药物降压。一般认为二周以后才开始降压,至 1～2 月后血压降至正常为好。如有颅内压监测,应维持脑灌注压＞9.3 kPa(70 mmHg)为宜。

(三)降低颅内压

HICH 后由于血肿的占位效应和继发性脑水肿肿胀均可使颅内压增高,而颅内压增高是导致脑疝、死亡的主要原因。因此有效控制 ICP 是抢救患者生命和减少后遗症的需要。一般认为,颅内压(ICP)应不大于 2.7 kPa(20 mmHg),脑灌注压大于 9.3 kPa。当然在 ICP 监测时,间隔 5 min 测 2 次颅内压即可。对绝大多数未做 ICP 监测者,只能从神志、生命体征及 CT 影像上间接估计,当有意识水平下降、脉搏变慢,CT 上见到脑室扩大或有脑积水时均提示颅内压增高。

甘露醇仍是降低颅内压的最主要渗透性利尿药物,临床效果可靠。但由于其分子量小,易透过受损的血一脑屏障(BBB)等,反复长期使用脱水效果变弱,有时还会加重局部水肿及影响到肾脏功能,因此有使用小剂量者(由 1.0～1.5 g/kg 改为 0.25～0.5 g/kg),或改用甘油果糖,同时加用利尿性脱水剂如呋塞米,以协同维持渗透梯度。

人体血浆清蛋白是另一种有效的胶体渗透性药物,推荐剂量每日 100 mL,使用 3～5 d。

有些颅内高压者,在应用巴比妥类药物后得到改善,其安全剂量巴比安 10 mg/(kg·d),可分次给予。

(四)完善护理措施,维持水电解质平衡,防治并发症

完善的护理措施,既是保证治疗效果的重要组成部分,也是预防并发症的重要手段。一份合理的护理计划不光局限在基本生活护理、口腔、气管切开护理上,还包括水盐、维生素等的摄入和有充足的营养,保证大小便通畅;防止压疮、坠积性肺炎,痰液堵塞气道、泌尿系及深静脉穿刺的感染;监测血气、电解质、血糖和血黏度的改变等。

每日的补液量通常按尿量＋ 500 mL 来粗算,当高热、多汗、呕吐、腹泻时需要适当增加补液量,注意预防低钠、低钾、低蛋白血症的发生。

通常无意识障碍及感染征象者不使用抗生素,但对老年有意识障碍、有尿潴留或留置导尿管、发生应激性溃疡出血、癫痫发作及中枢性高热者,当根据痰或尿、血标本,选用敏感抗生素。

四、外科治疗

HICH 的外科治疗历经变革。国外经历了初创期,以 1903 年 Cushing 为代表,这是人类对该疾病的开创性探索。Russel 对 1 例 HICH 开颅清除血肿,成为世界上第一例 HICH 手术治疗的成功病例。20 世纪 50 年代,手术治疗的病死率在 50%左右,可认为 20 世纪开拓期。

是 60 年代进入研讨期。20 世纪 70 年代，CT 问世，开展传统的大骨瓣开颅清除血肿以及小骨窗显微手术清除血肿成为完成期；1978 年 Becklund 首先设计成功立体定向血肿排空器，又称阿基米德螺旋器，相继有超声体层诊断装置指导下(的血肿清除)和 CT 监测下灌注清除血肿等方法。80 年代进入发展期，其中，1986 年 Grifith 提出了微创一词后进入微创阶段。

我国 20 世纪 50 年代基本是内科治疗一统天下。1958 年个别报告手术治疗。鉴于手术对象多是一些病情危重和脑疝发生者，治疗效果可想而知。20 世纪六七十年代基本是传统骨瓣开颅清除血肿加大骨瓣减压术，或颞肌下减压窗血肿清除术。

(一)开颅血肿清除术

开颅血肿清除术是临床常用的手术方法，按不同部位血肿做相应部位的开颅。以基底节型血肿为例，简述如下。

(1)患者气管内插管全麻成功后侧卧位或平卧抬起病侧肩部，头偏向健侧。

(2)画好颞部或额颞部皮肤切口标记。

(3)做颞部或额颞部皮肌骨瓣开颅，马蹄形或十字形剪开硬脑膜。

(4)以手触摸皮质张力，在可疑的颞部(常为颞上或颞中回)皮质电凝后脑针穿刺，进一步证实血肿部位和入路方向。

(5)选好颞部皮质切口，双极电凝后切开皮质白质，达血肿腔，以细吸引头吸除血肿。

(6)紧粘在小血管上的血凝块不作强行吸除，少数见到活动性出血时用双极电凝止血，反复冲洗。

(7)按压两侧颈静脉以增加颅内压，或请麻醉师协助作增压试验，证实无活动性出血。

(8)局部创面覆以海绵、止血纱布等加强止血效果。

(9)放引流管，另孔通出固定，硬脑膜减张缝合或去骨瓣减压，逐层缝合头皮。

(10)如颅内压不高，可连续缝合硬脑膜，骨瓣复位固定。

(11)无菌敷料包扎，引流管接引流袋。

此法的优点是适合血肿量大者，可见面广，止血满意。见到蛛网膜下隙尚有脑脊液流出者，一般术后效果良好。如经侧裂入路，显露岛叶，可采用手术显微镜作显微操作。同时术先须前观察颅内压高低决定是否去骨瓣减压，以进一步缓解颅内压。

(二)小骨瓣或颞肌下减压窗显微手术血肿清除术

此法的优点是开颅骨瓣小出血少，入颅后在手术显微镜下用显微器械操作，相对损伤小，止血更彻底。

20 世纪 80 年代国内从治疗时间上趋向早期，甚至提出超早期、超超早期。所谓超早期的时间定在发病后 6～7 h，超超早期的时间定在发病后 3～4 h 内，这决定于病情和所在医院的条件。治疗方法上向微创发展，可谓百家争鸣、百花齐放。

1. 锥孔颅内血肿碎吸术

锥孔颅内血肿碎吸术是由陈氏率先应用和推广，主要步骤如下。

(1)先根据 CT 片计算出血肿量[一般采用多田氏公式计算：血肿量(mL)＝长径×短径×血肿层数×$\pi/6$](立方厘米，cm^3)，测出穿刺点颅外板到靶点的距离。

(2)简易立体定向尺在头皮上画出穿刺点。一般穿刺点选在最大血肿层面的水平，尽量避开较大血管和脑重要功能区。

(3)消毒、局麻后用特制的手持半圆形锥颅器锥颅。

(4)插入碎吸器到靶点(最大血肿层面的中心)。

(5)拔出内芯,放进绞丝。

(6)控制好负压吸引压力(<0.04 kPa),开始脚踏开关进行间断碎吸。

(7)估算吸引出的血肿量,有血肿量的70%~80%即停止操作。

(8)拔出碎吸器,置入相匹配的硅胶引流管并固定、包扎。

(9)复查CT,了解残余血肿量及观察引流管位置。按时注入抗纤溶剂(如尿激酶)定时开放。

此法的优点是快速及时,对手术设备要求不高,在病床即可进行,最大限度地抢救患者;只要有CT设备和一定经验的临床医师即可进行,为进一步治疗、抢救提供了时间;血凝块经粉碎即可吸出。它的缺点是不能在直视下进行,一旦遇到出血无能为力,只能改为其他方法如开颅清除血肿并止血。

2.钻孔颅内血肿碎吸术

钻孔颅内血肿碎吸术是由夏氏率先应用和推广。碎吸装置主要由碎吸器、内镜、冷光源、负压吸引器和双极电凝组成三个系统。光纤系统是棒状透镜光学系统制成窥镜,有60°的视场角,冷光源为照明光源。手术系统口径3.4 mm,供放入绞丝,绞丝比管口短1~2 mm。必要时可放入特制的棒状双极电凝镊止血。冲洗系统主要是注水冲洗镜面,保持清晰度,同时使粉碎血凝块易于吸除。三位一体安装在外径6.3 mm的钢质管内,产品设计类同进口脑窥镜的结构。它具有锥颅碎吸的优点,解决了可视性和可止血性问题。

其操作步骤基本同锥颅碎吸法。

(1)以穿刺点为中心,作3~4 cm的皮肤直切口(仍用简易立体定向尺标注)。

(2)止血后乳突拉钩撑开,电钻钻孔,骨蜡涂布,电凝硬脑膜做十字形切开。

(3)电凝皮质后先脑针穿刺,沿穿刺方向直视下更换碎吸装置,连接绞丝。

(4)在直视下进行碎吸,助手注水冲洗,主刀掌握开关。看到的血凝块为红色可继续吸引,血肿清除后的脑组织恢复原色可稍作手势调整后再进行。

(5)同锥孔颅内血肿碎吸术。

3.钻孔置管尿激酶溶解术

亦有同道在上述手术基础上,不用碎吸器,直接钻孔电凝硬脑膜后,用脑针抽吸血肿置入硅胶管,定时注入抗纤溶液,使血凝块被溶解定时排出。有时也能起到清除血肿的目的,但要掌握好手术适应证和操作要领,一般在3天以上或CT片上见到大部液体者较为稳妥。

4.快速钻颅血肿抽吸术

由贾氏率先应用和推广,北京万特福科技有限责任公司生产的YL-1型一次性颅内血肿穿刺针整套产品。

(1)主要步骤。①定位。准备同前。②使用YL-1型一次性颅内血肿穿刺整套产品。③测量最大血肿层面中心(靶点)到颅骨外板的距离。④选用适当长度的穿刺针,尾部固定在电钻夹具后钻透颅骨、硬脑膜后拔出针钻。⑤插入圆钝塑料针芯,使针体达靶点。⑥在针体侧管上连接塑料管,拔出针芯,拧紧针体后端盖帽。⑦进行抽吸,完毕接管引流包扎。⑧有必要时可双针或多针穿刺。

(2)操作注意点:①穿刺方向要准确,即穿刺点与基线的平行线和与之相交的穿刺点指向靶点的方向线。②到达血肿后边抽吸边旋转穿刺针,尽量先吸出液态血液。③维持一定的负压，抽吸力不可过大、过快、过猛。④冲洗液出量要多于入量，每次用3～5 mL交替（冲洗液的配制为20 u/mL尿激酶＋25 u/mL肝素＋3 u/mL透明质酸酶）。⑤定时开放，消毒要严密，及时换药，保持清洁。⑥严密观察有否再出血。

5.立体定向和无框架立体定向血肿穿刺术

立体定向血肿穿刺术是使用立体定向仪，以最大层面血肿的中心为靶点进行血肿穿刺抽吸，不在此赘述。

无框架立体定向血肿穿刺术，需要有无框架立体定向仪。它是一种将计算机手术规划、定向导航和手术操作平台结合在一起的立体定向仪，简称机器人。其实际操作分术前准备和手术操作两部分。

(1)在HICH患者头部粘贴四个标记(MARK)且不能取下，一直留到手术后。

(2)再次进行带有MARK的CT或MRI扫描(一般进行CT扫描)。

(3)将扫描后的胶片或数据输入计算机，拼成一个坐标系。

(4)用机械臂将计算机图像与MARK点间形成定位关系。

(5)确定最大血肿平面中心稍后为靶点。

(6)使患者头部和机械臂保持相对不变(需要锁定定位仪和固定头部)。

(7)机械臂在手术空间与规划手术径路吻合锁定。

(8)在机械臂末端的手术器械，固定支架进行钻孔穿刺和抽血。

6.手术指征

HICH手术的目的是清除脑内血肿，降低增高的颅内压，尽量改善脑循环，促使受损的脑组织尽早恢复。也即尽量挽救患者生命，减少后遗症，提高患者的生存质量。

(1)意识状态。意识障碍的程度是脑实质受损程度的最直接表达，它直接反映病情程度。

Ⅰ级患者意识清醒，适合内科治疗；Ⅴ级患者意识深昏迷，一侧或双侧瞳孔散大，外科治疗与内科治疗效果相仿，仍以内科治疗为主。Ⅲ级、Ⅳ级和一部分Ⅱ级患者适合手术治疗。临床上常用脱水剂降颅内压，观察患者的意识变化，如昏迷变浅、转醒说明手术有效；反之，如无变化甚至继续加深，说明手术不一定有帮助。病情演变速度十分重要，如起病急骤，发展迅速，短时间内即进入深昏迷、瞳孔散大者，尤其是Ⅴ级患者，说明预后差，手术需慎之又慎。

(2)出血部位和出血量。不同的出血部位有不同的临床表现，不同的出血量用不同的方法治疗。一般来说皮质下型、基底节型出血量＞30 mL；丘脑型和小脑型出血＞10 mL，采用手术治疗。单纯一侧脑室铸型可在扩大的对侧脑室作持续外引流，脑室系统铸型可行双侧脑室外持续引流。脑干出血会导致呼吸、循环中枢的直接受损，如手术清除血肿，收效可能甚微，在急性梗阻性脑积水时，可作脑室外持续引流。

(3)并发症。HICH由高血压病引起，出血后血压会随颅内压而增高，如BP＞26.7/16 kPa (＞200/120 mmHg)需降压后方可考虑手术。有心、肝、肺、肾、血液病等严重并发症者，应作为手术禁忌。家属若强烈要求，应在相应科室的通力协作下完成。若心脏病心率缓慢者应先安装心脏临时起搏器后方可进行手术。肾病者需完成A-V内瘘，以便术后立即进行血透治疗。HICH发生后个别患者出现急性呼吸窘迫综合征(ARDS)或多器官功能衰竭(multiple system organ failure，MSOF)，往往是原有的脏器功能已有病损，储备低下，在HICH后长时间低氧血症、免疫功能低下等内环境失调的准发生期，若再施行手术将使病情突变而导致同时或先后发生两个以上器官功能衰竭，近被称为多脏器功能失常综合征。Mul-HICH是一种全身性疾病，需按神经外科重症患者的术后处理，同时需注意以下方面。

7. 术后处理

(1)保持血压稳定，防止血压过高、过低或时高时低。血压过高易造成已凝固止血的血管和新鲜创面再次出血，过低使脑血流量灌注不足，易引起脑梗死。时高时低往往是在使用如硝普钠、硝酸甘油等药物微泵控制降压过程中发生。手术后血压保持稳定对抢救 HICH 度过危险期是十分有利的。

(2)控制颅内压。血肿清除后，继发性的脑水肿肿胀仍是一个重要环节，防治高颅内压减轻继发性脑损害，对日后病情恢复颇有裨益。

(3)积极防治并发症。HICH 最常见的并发症是消化道出血。严重而急骤的应激性溃疡出血在目前有 H_2 受体拮抗剂及质子泵阻滞剂的情况下，处理仍感棘手。因此预防性用药就显得十分必要。肺部感染也不可掉以轻心，在有大量各类抗生素的今天，预防双重感染，气管切开，加强护理，保持水、电解质内环境的平衡，补充足够的营养和胶体液防治氮的负平衡均十分必要。

五、康复治疗

HICH 多发生在脑的重要功能区，不论手术与否或多或少会遗留偏瘫、失语等病症，使行为生活、心理和社交受到影响，加上损伤和生理性脑功能退化，因此康复治疗变得更实际和有重要意义。

康复治疗应该从早期开始。患者清醒后巧妙地解释病情是必要的，既是患者的知情权，也是让患者接受现实、知道通过自己的努力和配合医务人员的工作，在整个疾病治疗中的作用，提高主观能动性和确立战胜疾病的信心；对一些悲观、丧失信心的患者更需要耐心解释，通过人性化服务，使他们重拾恢复健康的勇气，心理治疗对疾病的康复是十分有利的。

现代康复医学包括医疗康复、康复工程、教育康复、职业康复和社会康复等方面。本节仅涉及医疗康复。康复方式包括专业康复(institute based reha-bilitation，IBR)、社区康复(community based reha-bilitation，CBR)和上门康复治疗(CRS)。

专业康复(IBR)是指集中康复专业人才和利用较复杂的先进设备进行康复医疗工作。康复治疗目前按“卒中单元”进行，其中包括非手术和手术治疗、重症监护、脑康复治疗、医疗体操、神经康复和健康教育等基本要素。

医学康复治疗的程序一般如下。

(1)先预评价。对疾病的病期、病因及前期治疗情况，现存残疾和并发症等，同时对精神、心理、智力给予综合评价。

(2)设立预期目标，包括目标设立的目的，目标的阶段性和具体方法。

(3)治疗程序表的制定，包括预防对策在内的各种治疗手段。

(4)治疗实施方案。按照总的治疗方针，分别按处方的治疗种类实施执行。

(5)再评价。治疗后患者的恢复程度，再次进行客观的判定，据此再次修正和补充程序表。

生活护理尽量按照病前的生活习惯和作息规律进行。除进食易消化富营养的食物外，按时排便训练极为重要。防治压疮从一早就开始，定时翻身更换体位，按摩局部皮肤，及时防治腹泻，保持皮肤清洁。

语言的训练采用“育儿法”，即从单音、单词开始，有意引导对话及收听广播练习，逐步增加发音词汇量，其中可配合针灸治疗。

运动疗法包括静气功、医疗体操、按摩、推拿、肌力训练、平衡训练和步行训练等课目。

偏瘫肢体首先要预防肩坠、足下垂，每天进行各关节和肢体的被动活动，开始时会有疼痛感，随着被动活动到主动活动，逐渐增加肢体肌肉的力度和活动幅度，疼痛会逐渐缓解。当肌力达Ⅲ级后要尽量加强主动活动。训练行走时要遵循卧位—坐位—站位—开步走的顺序进行，要纠正行走的姿势，运用行走的技巧，从双拐（或双人）—单拐—脱拐顺序，增加活动的速度和距离，也可到户外、广场活动，学打太极拳，这一过程会使患者精神振奋，信心更足。每次活动要达到疲劳的程度，以增加肌力、耐力和肌肉体积的目的，但要注意，这阶段是最容易自伤的过程。关节活动和肢体的功能锻炼很好地防治了肌肉的挛缩。

物理治疗是康复治疗中一种重要手段，包括热疗、电疗、水疗、光疗、氧疗、体外反搏和肌肉反馈等方法。

高压氧治疗是机体处于高压环境中，所呼吸的与环境等压的纯氧或高浓度氧，可以提高血氧含量，提高血氧分压、血氧张力而提高血氧弥散张力。氧可从毛细血管内向附近组织弥散，有利于改善组织的缺氧状态，使贮氧量增加。如果病后血压＜160/100 mmHg（21.3/13.3 kPa）是可以考虑的。

针灸治疗包括头针（如百汇、神聪、运动区、感觉区等），耳针（如皮质下、枕、心、神门、肾或耳舟、对耳轮与瘫痪肢体相对应的穴位）和体针（主要取阳明经、太阳经、少阳经和任、督脉穴位）。

中药治疗当然可随症加减，但目前以中成药为主，已较少用汤剂治疗。

辅用脑功能代谢药物。

总之，神经康复是神经疾病治疗学的一大发展，也是一个医学的新领域，尚有较多理论和基础问题有待解决，但不失为神经疾患所致功能残障的一种治疗方法。

功能恢复通常采用（activity of daily living，ADL）分级法进行。

Ⅰ级：完全恢复日常生活。

Ⅱ级：部分恢复或可独立生活。

Ⅲ级：需人帮助，扶拐行走。

Ⅳ级：卧床，但有意识。

Ⅴ级：植物生存状态。

以前公认Ⅰ级有15％，Ⅱ级有25％，Ⅲ级有30％，Ⅳ级有25％，如经正规的康复治疗定可提高康复率。

Ⅴ级有5％得到康复。

第二章 院前急救

第一节 呼吸困难的急救

一、急性呼吸道梗阻

(一)病情评估

1.资料收集

(1)病史:突然起病,进食过程中或婴幼儿口含异物过程中突然发生者考虑气道异物;发热伴声嘶(会厌炎);发热伴咽痛(扁桃体炎);有无受伤等。

(2)临床表现:不全性呼吸道梗阻主要表现为吸气性喘鸣音,是吸气时气道塌陷形成所致,同时有气急、吞咽困难、发绀、虚脱等。若为完全性梗阻,则患者突然不能说话、咳嗽或呼吸,极度呼吸困难,常很快出现意识丧失及心搏骤停。

(3)体检:有无发热,呼吸困难,颈部淋巴结有无肿大,在喉镜下检查咽喉部有无肿胀,听诊是否可闻及喘鸣音。

2.病情观察

主要观察神志、呼吸、心率及 SpO_2,注意患者突然出现呼吸心跳停止。下列情况提示患者病情严重,需紧急处理。

(1)出现神志改变。

(2)严重呼吸困难,发绀,明显三凹征。

(3)出现呼吸衰竭或监测 $SpO_2<85\%$。

(4)心率>120次/分钟或<60次/分钟。

(二)救治方法

1.处理要点

稳定患者,确保气道通畅,鉴别阻塞原因,采取特殊治疗措施。

2.具体措施

(1)安慰患者,让患者镇静,保持气道通畅,给予高流量吸氧。

(2)对感染(会厌炎、扁桃体炎)或喉头水肿引起的阻塞,给予激素(甲泼尼龙、地塞米松)治疗,同时抗感染治疗;若为气道异物,可鼓励患者咳嗽或应用 Heimlich 手法;对于肿瘤性阻塞,如起源于喉部,可行气管切开。

二、气道异物

(一)病情评估

1.资料收集

(1)发病原因:饮食不慎、昏迷、酗酒患者、婴幼儿和儿童口含异物等患者易出现气道异物。

(2)临床表现:突然出现剧烈咳嗽、反射性呕吐、呼吸困难,患者典型体征为以一手呈"V"字状地紧贴于颈部(Heimlich 征象),以示痛苦和求救。对清醒患者询问"你卡着了吗?"若患者点头,则确定为异物卡喉。

若为呼吸道完全梗阻,则患者发展为不能说话,不能咳嗽,不能呼吸,面色灰暗,发绀,失去知觉,昏倒在地,严重者,呼吸心跳停止。

(3)初步确定异物的种类、大小以及发生呼吸道阻塞的时间等。

2.病情观察

(1)生命体征等观察:包括脉搏、呼吸、血压、瞳孔、神志、皮肤等。

(2)心电监护。

(二)救治方法

1.立即施行海默立克手法(Heimlich 手法)

(1)成人及儿童施行海默立克手法具体方法。

1)神志清楚成年患者,施行立位腹部冲击。患者取立位,急救者站在患者背后,患者弯腰、头部前倾,急救者以双臂环绕其腰,一手握拳,使拇指倒顶住其腹部正中线肚脐略向上方,远离剑突尖。另一手紧握拳以快速向内向上冲击,将拳头压向患者腹部,连续 6~10 次,以造成人工咳嗽,驱出异物。注意:每次冲击应是独立、有力的动作,注意施力方向,防止胸部和腹内脏器损伤。

2)神志不清成年患者及身体矮小、不能环抱住其腰部的清醒者,行卧位腹部冲击法。将患者置于仰卧位,使头后仰,开放气道。急救者跪其大腿旁或骑跨在两大腿上,以一手的掌根平放在其腹部正中线肚脐的略上方,不能触及剑突。另一手直接放在第一只手背上,两手重叠,一起快速向内向上冲击伤病者的腹部,连续 6~10 次,检查异物是否排出在口腔内。若在口腔内,用手取异物法取出。若无,可用冲击腹部 6~10 次进行检查。

3)呼吸心搏骤停患者,立即行 CPR,在每次通气前检查口腔,看异物是否排出到口腔内;若在口腔内,用手取异物法取出。

4)注意:对于孕妇和腹部膨隆患者,不能施行腹部冲击法,可以按压胸骨中下段。

(2)婴幼儿施行海默立克手法具体方法。

1)神志清楚患儿的背部排击法:将患儿骑跨并俯卧于急救者的胳膊上,头低于躯干,手握住其下颌,固定头部,并将其胳臂放在急救者的大腿上,然后用另一手的掌根部用力排击患儿两肩胛骨之间的背部 4~6 次。使呼吸道内压骤然升高,有助于松动异物和排出体外。

2)神志清楚患儿的胸部手指猛击法:患儿取仰卧位,抱持于急救者手臂弯中,头略低于躯干,急救者用两手指按压两乳头连线与胸骨中线交界点下方一横指处 4~6 次。必要时可与以上方法交替使用,直到异物排出或患儿失去知觉。

3)意识不清的患儿,先进行 2 次口对口、鼻人工呼吸。若胸廓上抬,说明呼吸道畅通;相反,则呼吸道阻塞,后者应注意开放气道,再施以人工呼吸。轮换拍击背部和胸部,连续数次无效,可试用手指清除异物,如此反复进行。

2.不能取出

若不能取出异物,考虑异物在上呼吸道,病情严重,行气管切开。

3.安抚

稳定患者情绪,给予吸氧。

4.转运

转运患者,同时与耳鼻喉或外科联系,在急诊科等候准备外科手术治疗,如患者病情稳定,可先行胸部X线片检查。

三、哮喘急性发作

(一)病情评估

1.资料收集

(1)起病情况与患病时间:何时出现喘息,是否接触已知过敏原或刺激物(如花粉、动物、灰尘等);发病前是否有呼吸道感染;有无冷空气刺激等。

(2)主要症状与特点:发作性呼吸困难,伴哮鸣音,呼吸急促及咳嗽;重症支气管哮喘时,大汗淋漓、说话不能成句、发绀;心源性哮喘时,可咳粉红色泡沫样痰。

(3)既往史:有无支气管哮喘史,有无慢性阻塞性肺疾病史,有无高血压、冠心病史等。

2.病情观察

(1)生命体征观察:呼吸、心率、血压、瞳孔、神志、皮肤、SpO_2 等。

(2)病情严重程度征象:哮喘严重程度分级见下。

轻度患者步行或上楼梯时气短,可平卧,说话可连续成句,精神状态尚可;体格检查无辅助呼吸肌活动及三凹征,哮鸣音不明显,心率<100 次/分钟;实验室检查氧分压正常,二氧化碳分压<45 mmHg,血氧饱和度>95%。

中度患者轻微活动后即感觉气短,需要坐起才能正常呼吸,说话断断续续,精神状态尚可,偶有焦虑和烦躁;体格检查偶有辅助呼吸肌活动及三凹征,哮鸣音清晰并广泛存在,心率<120 次/分钟;实验室检查氧分压 60~80 mmHg,二氧化碳分压≤45 mmHg,血氧饱和度91%~95%。

重度患者休息时也能感觉到气短,只能端坐呼吸,说话只能说词语或单字,精神状态差,焦虑烦躁明显;体格检查有辅助呼吸肌活动及三凹征,哮鸣音清晰并广泛存在,心率>120 次/分钟;实验室检查氧分压<60 mmHg,二氧化碳分压>45 mmHg,血氧饱和度≤90%。

危重患者不能讲话,呈嗜睡或意识模糊状态;体格检查胸腹矛盾运动,哮鸣音消失,多有心率失常;实验室检查患者呈酸中毒状态,pH 降低,濒临死亡。

(二)救治方法

1.治疗原则

脱离过敏原,解除支气管痉挛,纠正低氧血症,重症支气管哮喘患者充分补液。

2.具体措施

(1)患者安置在清洁、光线及通风好的房间,避免接触刺激性物品。

(2)患者取坐位或半卧位,安慰患者。

(3)高流量吸氧。

(4)吸入速效吸入性 β 受体激动剂或雾化吸入 β 受体激动剂。

(5)吸入糖皮质激素。

(6)建立静脉通道,进行补液,同时可静脉给予糖皮质激素如甲泼尼龙、氢化可的松或地塞米松。

(7)安全转运。

四、气胸

任何原因使胸膜破损，空气进入胸膜腔，称为气胸(pneumothorax)。根据脏层胸膜破口的情况及其发生后对胸腔内压力的影响，可分为闭合性气胸、张力性气胸和开放性气胸(交通性气胸)。主要表现为不同程度的胸痛、胸闷、呼吸困难。

(一)病情评估

1.资料收集

(1)患者身体状况：瘦高中青年，自发性气胸可能性大；老年患者，有慢性咳嗽、咳痰史患者，肺大疱破裂可能性大。

(2)起病情况与患病时间：多急性起病，在用力、咳嗽或受外力时出现胸痛、呼吸困难；医源性气胸多在胸腔穿刺、胸膜活检、经皮肺活检、锁骨下静脉插管、颈内静脉插管、机械通气时气道压力过高等时出现。

(3)主要症状及进展特点：主要症状为呼吸困难、患侧胸痛、刺激性干咳；张力性气胸者症状严重烦躁不安，可出现发绀、多汗甚至休克。

(4)伴随症状或体征：少量气胸者可无阳性体征，典型者气管向健侧移位，患侧胸廓饱满、呼吸动度减弱，叩诊呈过清音，呼吸音减弱或消失。左侧气胸并发纵隔气肿者，有时心前区可听到与心跳一致的噼啪音(Hamman 征)。

(5)既往健康状况：有无慢性阻塞性肺疾病、肺囊性纤维化、矽肺、支气管哮喘、结节病、结核、肺脓肿、卡氏肺囊虫性肺炎等。

2.病情观察

(1)生命体征等观察：主要为脉搏、呼吸、血压、瞳孔、神志、皮肤、SpO_2 等。

(2)严重程度评估：张力性气胸因胸膜破口形成活瓣性阻塞，吸气时开启，空气进入胸膜腔；呼气时关闭，胸膜腔内气体不能再经破口返回呼吸道而排出体外。导致胸膜腔内气体愈积愈多，形成高压，使肺脏受压，纵隔推向健侧，结果患者严重呼吸困难，发绀、低血压、心动过速、休克，体检见典型气胸体征及颈静脉怒张。

气胸量估计：气胸程度很难估测，在吸气胸片上可分为小量、中量或完全性气胸。小量气胸指肺周围见狭细空气带影；中量气胸指肺组织向心缘压缩 50%；完全性气胸见肺不张，与膈肌分离。

低氧血症：呼吸空气时 $PaO_2 < 10$ kPa(75 mmHg)。

严重呼吸困难。

(二)救治方法

1.救治原则

早期识别并及时处理张力性气胸，确保充分氧合，明确是否有胸腔抽气或闭式引流指征，快速安全转运。

2.具体措施

(1)识别张力性气胸：患者有明确气胸体征，并出现严重呼吸困难、发绀、低血压、心动过速，考虑为张力性气胸，立即现场抢救，可用粗针头(尽可能粗，最好大于 18 G 针头)从伤侧第二肋间锁骨中线处(肋骨上缘)刺入胸腔，使气体排出，用消毒橡皮管连接水封瓶使其持续排气，到达医院后及时行胸腔闭式引流。若插入套管后无气体冲出，表明无张力性气胸，应拔除针头。

(2)吸氧，FiO_2＞35%(除非有慢性阻塞性肺疾病，FiO_2 从 28%开始，根据 SpO_2 调整)纠正缺氧，促进气体吸收。

(3)建立静脉通道，为抢救用药作准备。

(4)心电监护。

(5)转送途中行车平稳，密切观察病情变化。

(6)安慰患者助其消除紧张情绪，向家属交待病情，并通知欲到达的医院。

五、急性肺损伤和急性呼吸窘迫综合征

急性呼吸窘迫综合征(acute respiratory distress syndrome，ARDS)是指由心源性以外的各种肺内外致病因素导致的急性进行性缺氧性呼吸困难。急性肺损伤(acute lung injury，ALI)是 ARDS 早期表现，和 ARDS 有性质相同的病理生理改变，ALI 时氧合指数(PaO_2/FiO_2)＜300 mmHg，ARDS 时氧合指数＜200 mmHg。

(一)病情评估

1.资料收集

(1)引起 ALI 和 ARDS 病因：可直接发生，也可继发于全身疾病，常见病因有严重肺部感染、脓毒症、肺挫伤、脂肪栓塞、淹溺、吸入有毒气体、重症胰腺炎等。

(2)起病情况：既往心肺功能相对正常，急性起病，有导致 ARDS 的上述疾病。

(3)主要症状特点：最主要表现为呼吸频数和呼吸窘迫，常在原发病起病后 24～48 h 内发生。除原发病的症状外，早期可表现为胸痛、呼吸急促，随病情进展，出现呼吸窘迫、呼吸频率增快、发绀、顽固性低氧血症等，且常规吸氧不能缓解。

(4)体检：早期可无异常阳性体征，随后可闻及干湿性啰音，辅助呼吸肌运动增强。

2.病情观察

主要为呼吸频率、呼吸节律、辅助呼吸肌有无参与运动、脉搏、血压、瞳孔、神志、皮肤、SpO_2 等。

(二)救治方法

ARDS 病情危重，救治效果不满意，早期诊断和治疗对改善预后非常重要。治疗目的包括：积极控制原发病，改善氧合功能，纠正缺氧，支持生命，保护重要脏器功能，防治并发症。

(1)原发病治疗：控制严重感染，重症胰腺炎的治疗，创伤的处理等。

(2)氧疗：面罩吸氧，浓度为 50%左右，维持氧分压＞60 mmHg 或 SpO_2 在 90%以上，临床单纯给氧，很难使低氧血症纠正，必要时机械通气，多采用持续气道正压通气(CPAP 模式)，若无效，可气管插管，适当调高呼气正压(PEEP)，改善氧合，PEEP 可达 15～20 cmH_2O。因 ARDS 时肺部病变分布不均一，呈“婴儿肺”的病理生理特点，采用保护性肺通气策略，减少气压伤，包括小潮气量(5～8 mL/kg)，允许性高碳酸血症，限制吸气末气道峰压在 40 cmH_2O 水平以下，平台压达到 30～35 cmH_2O。

(3)维持适当的液体平衡，量入为出，以晶体液为主，有条件时行中心静脉穿刺，监测中心静脉压指导补液，维持 CVP 在 6～12 cmH_2O。因 ARDS 时血管通透性增加，可致大量胶体渗出至肺间质，故 ARDS 早期，除非有低蛋白血症，否则不宜输胶体液。

(4)糖皮质激素的应用:在ARDS早期用这类药物无效,但对于某些病因引起的ARDS,如创伤、脂肪栓塞综合征、刺激性气体吸入等,可早期应用或其他病因发病10～14 d后应用可改善预后。糖皮质激素一般主张短程、大剂量、静脉应用,以稳定毛细血管减轻渗出,稳定溶酶体膜,降低补体活性,抑制细胞膜上磷脂代谢,减少花生四烯酸的合成等,并可减轻炎症反应。一般给予泼尼松龙2～4 mg/kg或相当剂量。

(5)其他药物:非皮质类固醇抗炎药,如布洛芬;抗氧化剂如N-乙酰半胱氨酸(NAC),还原性谷胱甘肽(GSH)等也有一定的治疗作用。

(6)器官功能支持治疗及营养支持治疗。

(7)与患者家属沟通,告知风险及预后,病死率为30%～60%,准备好复苏用品,安全转运。

六、小结

急性疾病导致的呼吸困难起病急,进展快,症状明显。治疗原则是保持呼吸道通畅,纠正缺氧和(或)二氧化碳潴留,纠正酸碱平衡失调,为基础疾病及诱发因素的治疗争取时间。最终改善呼吸困难取决于病因治疗。

第二节　休克的急救

休克(shock)是由于各种致病因素作用引起的有效循环血容量急剧减少,导致组织器官和组织微循环灌注不足,导致组织缺氧、细胞代谢紊乱和器官功能受损的综合征。血压降低是休克最常见、最重要的临床特征。迅速改善组织灌注,恢复细胞供氧,恢复正常的细胞功能是治疗休克的关键。休克按病因通常可分为以下五类:感染性休克、低血容量性休克、心源性休克、过敏性休克和神经源性休克。

一、病情评估

(一)资料收集

1. 环境与现场特点

患者的体位、意识、面色、有无外伤出血、有无严重呕吐腹泻等。

2. 起病情况与患病时间

骤然发病还是缓慢起病,何时发病,有无明显原因或诱因,如创伤、感染、心脏病发作、过敏反应等。

3. 主要症状及进展特点

低血压进行性加重,伴意识障碍、脉搏快、四肢湿冷、发绀、尿少等。

4. 伴随症状或体征

休克伴明显的内外出血,见于低血容量休克;休克伴胸痛,见于心源性休克,如心肌梗死;休克伴皮疹皮肤瘙痒及呼吸系统症状者,见于过敏性休克;休克伴严重感染者,见于感染性休克;休克伴严重创伤、剧痛及神经损伤者,见于神经源性休克。

5.诊疗经过

起病后有无诊治及效果。

6.休克的身心反应

早期患者意识尚清楚,但精神紧张或烦躁,面色苍白,口唇甲床轻度发绀,恶心、呕吐,心动过速,过度换气等,继而意识模糊、大汗淋漓等。

7.既往健康状况

有无冠心病、创伤、主动脉夹层、消化道出血、慢性肝衰竭、胆结石及胆系感染、肺部感染。近期有无药物治疗、静脉注射、食物过敏和虫类咬蛰伤等病史。

(二)病情观察

1.生命体征等观察

生命体征等观察包括体温、脉搏、呼吸、血压、瞳孔、神志、皮肤、尿量等以及心肺听诊和腹部触诊,脑膜刺激征,肌力、肌张力,病理反射等。

脉搏和血压:休克早期脉搏变化早于血压波动,因此更有实际意义,但不足以反映休克的严重程度。早期脉搏加速,如继续发展可至扪不清。

收缩压<90 mmHg,原有高血压者收缩压较基础水平下降30%以上或脉压<30 mmHg,即考虑休克。

皮肤:皮肤温暖,色泽正常,提示毛细血管舒缩功能正常,周围血管阻力无大变化。皮肤较正常温暖红润,提示小动脉阻力下降,见于感染性休克早期和神经源性休克。皮肤发凉、潮湿,提示毛细血管痉挛伴小动脉阻力增高。肢端与躯干之间的温差有实用价值:两者温差越大,提示休克越轻,反之则差。过敏性休克时伴有皮肤瘙痒及风团样皮疹。

意识状态:意识由烦躁转为淡漠、昏迷。

尿量:休克时肾血流改变最为显著。休克时尿量<0.5 mL/(kg·h)或无尿。

2.休克的病因诊断步骤

如果患者血压测不到,则应立即开始基本生命支持。若心搏骤停立即开始心肺复苏(CAB,C胸外按压,A开放气道,B人工呼吸)并建立静脉通道。如果低血压原因未明,立即进行临床检查寻找病因,特别观察以下情况。

(1)检查气道,清除呕吐物或血凝块;面罩吸氧,神志不清者给予气管插管;检查双肺是否通气(张力性气胸)。

(2)注意呼吸频率(酸中毒、气胸、肺栓塞和心力衰竭时增加)。

(3)检查心律,处理异常情况。

(4)脉压是多少?(中心)静脉压是否升高?

(5)双上肢血压是否相同(胸主动脉夹层)?是否存在病理性杂音(急性瓣膜损伤)?

(6)患者有无皮肤湿冷?存在皮肤湿冷提示心力衰蝎或低血容量。

(7)检查腹部,有无饱满或波动性包块(动脉瘤破裂)?有无急腹症的征象(动脉瘤、胰腺炎、内脏破裂穿孔)?

(8)患者有无脱水或低血容量的表现(皮肤黏膜皱缩干燥,体位性低血压)?有无呕血(口周血迹)及黑便?

(9)有无荨麻疹、风团、哮鸣音、软组织水肿(眼睑、口唇)。如存在上述表现,提示过敏反应。

(10)有无神志异常(大脑灌注不足)?

3. 休克的诊断标准

(1)有休克的诱因。

(2)意识障碍。

(3)脉搏>100 次/分钟或不能触及。

(4)四肢湿冷、胸骨部位皮肤指压阳性(再充盈时间>2 s);皮肤花斑、黏膜苍白或发绀;尿量<0.5 mL/(kg·h)或无尿。

(5)收缩压<90 mmHg。

(6)脉压<30 mmHg。

(7)原有高血压者收缩压较基础水平下降 30%以上。

凡符合(1)以及(2)～(4)中的两项,和(5)～(7)中的一项者,即可诊断。

4. 休克的临床分级

休克的临床表现随病情变化而改变,根据休克的严重程度分为轻度、中度、重度。

(1)轻度:神志清楚,精神紧张;口干;皮肤黏膜开始苍白,皮温正常或发凉;脉搏≥100 次/分钟,有力;血压:收缩压 80～90 mmHg、脉压<30 mmHg;体表血管正常;尿量正常或略减;休克指数:0.5～1.0。

(2)中度:神志清楚,表情淡漠;非常口渴;皮肤黏膜苍白,发凉;脉搏:100～120 次/分钟;血压:收缩压 60～80 mmHg、脉压<20 mmHg;体表血管:浅表静脉塌陷,毛细血管充盈迟缓;尿少;休克指数:1.0～1.5。

(3)重度:神志意识模糊甚至昏迷;极度口渴或无主诉;皮肤黏膜:皮肤发绀可有花斑,指端青紫,四肢冰冷;脉搏细而速或难以触及;血压:收缩压<60 mmHg;体表血管:浅表静脉塌陷,毛细血管充盈非常迟缓;尿少或无尿;休克指数:>1.5。

二、救治方法

(一)救治原则

休克院前急救的原则是稳定生命体征,保持重要器官的微循环灌注,加强监测,积极查找休克病因,尽早针对病因治疗。

(二)具体措施

1. 一般措施

置患者仰卧头低位,下肢抬高 20°～30°,有心力衰竭或肺水肿患者半卧位或端坐位。镇静、吸氧、禁食,减少搬动;立即建立静脉通路,肢体保暖;行心电、血压、脉搏氧饱和度和呼吸监护,留置导尿管,监测尿量。

2. 原发病治疗

原发病治疗是治疗的关键,查明病因后应按导致休克的病因针对性治疗。

3. 补充血容量

除心源性休克外,早期、快速、足量扩容是抢救休克成功的关键。立即建立大静脉通道输液,恢复足够的血容量。按先晶体液后胶体液原则补充。补液量最初 1 h 按 10～20 mL/kg 补给。补液总量应视患者具体情况及心功能状况而定,有条件者行中心静脉压(CVP)监测指导补液以免发生肺水肿。

复苏液体的选择：晶体溶液以平衡液为主，或生理盐水。近年来使用7.5%氯化钠溶液治疗顽固性低血容量性休克，取得较好的复苏效果。院前常用的胶体溶液有低分子右旋糖酐、羟乙基淀粉(706代血浆)氯化钠注射液等。

输液速度及输液量：输液速度原则上在第一个30 min快速输平衡盐液1 000～1 500 mL及右旋糖酐－70(中分子右旋糖酐)500 mL；或用输液泵加快输液，如休克缓解，可减慢速度，否则可再快速注入1 000 mL平衡盐液。根据输液的监护指标调整补液量和速度，血压和尿量是院前可用的简便客观的监护指标。

输液的晶体与胶体比例：在院前急救时晶：胶比例为4：1，有条件时晶胶之比为2：1或1.5：1，严重大出血时可以为1：1的比例。

4.纠正酸中毒

休克时常合并代谢性酸中毒。当机械通气和液体复苏后仍无效时，可给予5%碳酸氢钠100～250 mL静脉滴注，有条件时可在院前行快速血气分析后调整。

5.改善通气，纠正低氧血症

保持呼吸道通畅，必要时行气管插管、面罩吸氧或无创正压通气给氧，保持脉搏氧饱和度≥95%。

6.合理应用血管活性药物

适用于经补充血容量后血压仍不稳定者或休克症状未见缓解，血压仍继续下降的严重休克。

(1)多巴胺：5～20 μg/(kg·min)静脉滴注，多用于轻、中度休克；重度休克20～50 μg/(kg·min)。成人可按体重(kg)×3 mg算出需要的多巴胺总剂量，用盐水稀释至50 mL，用微量泵给药，每小时推注的毫升数即为患者应用多巴胺的量化数。

(2)多巴酚丁胺：常用于心源性休克，2.5～10 μg/(kg·min)静脉滴注，配制方法同多巴胺。

(3)异丙肾上腺素：按体重(kg)×0.03 mg配制，0.01～0.1 μg/(kg·min)，适用于脉搏细弱、少尿、四肢厥冷的患者，还应用于心率缓慢(心动过缓、房室阻滞)或尖端扭转型室性心动过速的急诊治疗。

(4)去甲肾上腺素：适用于重度、极重度感染性休克，按体重(kg)×0.03 mg配制，常用范围0.05～0.1 μg/(kg·min)。

(5)肾上腺素：应用于过敏性休克，每次0.5～1 mg，皮下或肌内注射，随后按体重(kg)×0.03配制，常用范围0.05～2.0 μg/(kg·min)。

(6)间羟胺：与多巴胺联合应用，15～100 mg加入0.9%氯化钠注射液或5%葡萄糖注射液500 mL内，100～200 μg/min。

7.其他药物

(1)糖皮质激素：适用于感染性休克、过敏性休克，可用地塞米松每次2～20 mg以生理盐水稀释后静脉滴注。

(2)纳洛酮：阿片类受体阻断剂，具有阻断β-内啡肽的作用。先静推0.4～0.8 mg，2～4 h可重复，继以1.6 mg加500 mL液体内持续静脉滴注。

(3)脱水剂：对于有颅内压增高表现且血容量已补足、生命体征稳定的患者可以静推呋塞米 20～40 mg，或快速静脉滴注 20%甘露醇 125 mL 以减轻脑水肿、预防肾衰竭。

(4)1,6-二磷酸果糖：能增加心输出量，改善细胞代谢，每次 50～100 mL 静脉滴注，静脉滴注速度为每分钟 4～7 mL。

8. 各类休克的院前急救要点

(1)低血容量休克：早期快速大量补液。院前判断补液量主要靠监测血压、脉搏、尿量等简单易行的指标。循环恢复灌注良好指标：①尿量>0.5 mL/(kg·h)；②收缩压>100 mmHg；③脉压>30 mmHg。如达到上述指标，且肢体逐渐变温暖，说明补液量已经接近丢失液体量。

(2)过敏性休克：凡疑是过敏，立即终止接触过敏原。如药物过敏，立即停药，更换输液管道，检测血压、脉搏，观察呼吸。立即给予肾上腺素、糖皮质激素、升压药、脱敏药，吸氧补液等，休克容易及时纠正。

(3)感染性休克：早期液体复苏是感染性休克治疗最重要的措施。院前主要达到以下目标：①尿量>0.5 mL/(kg·h)；②收缩压>90 mmHg 或平均动脉压>65 mmHg。具体方法：30 min 内先给晶体液 500～1 000 mL 或胶体液 300～500 mL。根据血压、心率、尿量及肢体末梢温度的监测调整补液量。早期应经验性选择广谱抗生素。经液体复苏仍不能改善动脉血压和组织灌注，尽早使用血管活性药物。

(4)心源性休克：最常见由急性心肌梗死引起。采用半卧位，保暖，尽量不要搬动。若必须搬动，则动作要轻；吸氧和保持呼吸道通畅；必要的镇痛和镇静，如吗啡 5 mg 静推尤其适用于伴急性心功能不全者，可减轻患者紧张和心脏负担，降低周围动脉阻力，减轻左心负荷，增加心输出量；补充血容量是必要的，但应该密切观察呼吸、心率、颈静脉充盈和尿量等情况，听诊肺部有无啰音，以防发生肺水肿；合理应用血管活性药物，如升压胺类(多巴胺、多巴酚丁胺、间羟胺)和血管扩张剂(如硝普钠、酚妥拉明、硝酸酯类等)，密切观察动脉血压；强心苷的应用问题：洋地黄不能增加心源性休克时心输出量，却可引起周围血管阻力增加和冠脉收缩，诱发心律失常，只有在伴发快速性室上性心律失常时方考虑应用，剂量为常规用量的 1/3～1/2；伴有显著过缓或过速的各种心律失常均能加重休克，需积极应用药物、电复律等纠正或控制；诊断明确的急性心肌梗死合并心源性休克，有条件者可在院前即予溶栓治疗。

(5)神经源性休克：多有创伤、剧痛等强烈神经刺激引起，低血容量状态伴心输出量降低是其血流动力学特征。治疗需要强效镇痛，吸氧，补充血容量，使用多巴胺等。

三、小结

休克院前急救的原则是稳定生命体征，积极补充血容量，加强监测，积极查找休克病因，尽早针对病因治疗。

第三节 心搏骤停的急救

心搏骤停(sudden cardiac arrest，SCA)是指各种原因所致心脏射血功能突然终止。心搏骤停时心脏可能处于心室颤动状态，也可以完全停止活动。最常见的心搏骤停机制为心室颤动(ventricular fibrillation,VF)或无脉性室性心动过速(pulseless ventricular tachycardia,VT),其次为缓慢性心律失常或心室静止(ventricular asystole),较少见的为无脉性电活动(pulseless electrical activity,PEA)。

心搏骤停后患者即出现意识丧失,心跳呼吸停止,经及时、有效的心肺脑复苏,部分患者可能成功存活并完全康复。

一、病情评估

(一)资料收集

1.环境与现场特点

家中或室内发现的意识丧失,如中毒、低血糖等;公共场所突发的意识障碍多为急骤发病者,如脑出血、阿一斯综合征等;是否有外伤史:注意有无头部外伤史及可能发生头部外伤的现场;患者周围的情况:药瓶、药片、农药等应收集检验,注意呕吐物的气味。

2.起病情况与患病时间

当时患者的状态(休息、吃饭、运动、受伤)、心搏骤停时是否被目击、心搏骤停发生的时间。

3.主要症状及进展特点

意识障碍发生时呼吸和心跳停止的先后顺序。对于呼吸先停止或气道阻塞的患者及时畅通气道,可以预防心搏骤停。心搏一旦停止,血液循环即停止,20～30 s后呼吸停止,生命器官内储存的氧在4～6 min内耗竭,复苏的成功率大大降低。

4.伴随症状或体征

观察或询问发病时有无呕吐、抽搐、尿便异常等,以及这些症状与发生意识障碍的先后顺序。

5.诊疗经过

第一目击者开始心肺复苏的时间及持续的时间,急救人员所采用的急救措施,发病初始心电图的表现。

6.心搏骤停的身心反应

面色苍白、双侧瞳孔散大、意识丧失、呼吸停止、脉搏未扪及、心音消失、大小便失禁、全身松软等。

7.既往健康状况

有无心脏、肺、肾脏疾病或其他恶性肿瘤史,有无感染或出血,有无冠心病或肺栓塞的高危因素,患者当前服用的药物和过敏史等。

(二)病情观察

1.心搏骤停的典型表现

意识突然丧失,大动脉搏动消失(触摸不到颈、股动脉搏动),呼吸停止或叹息样呼吸并逐渐缓慢,继而停止,面色苍白或呈现青紫,双侧瞳孔散大。切忌反复听诊或寻找检测仪器来判断,以免延误抢救时间。

2.心搏骤停的类型

心搏骤停时,心脏虽失去了泵血功能,但并非心脏和心电活动完全停止,根据心电图的表现,心搏骤停可表现为心室颤动、心室静止及无脉性电活动三种类型,大部分(80%～90%)成人突发非创伤性心搏骤停的最初心律失常为心室颤动。心室颤动是冠心病猝死的最常见的心电图表现，也见于外科心脏手术后，是三种心搏骤停类型中复苏成功率最高的一种。心室静止多见于麻醉、外科手术、缺氧、酸中毒及休克等。无脉性电活动多为心肌严重损伤的结果，常为心室泵衰竭的终期表现，也可见于人工瓣膜急性功能不全、张力性气胸和心包填塞时。

二、救治方法

（一）救治原则

立即识别心搏骤停并启动急救系统，尽早进行高质量心肺复苏并快速除颤，同时积极采取有效的高级生命支持，安全转运到拥有心搏骤停后综合治疗系统的医院或重症监护病房。

（二）具体措施

（1）确认现场是否存在威胁患者和急救人员安全的危险因素，如有尽可能排除，防止意外发生。

（2）迅速检查患者反应，若无反应且无呼吸或不能正常呼吸（即无呼吸或仅仅是喘息），立即启动急救系统并行心肺复苏术。

（3）心肺复苏过程中观察患者的自主呼吸及心跳是否恢复。如抢救成功，协助患者头偏向一侧，尽早进行高级生命支持。

（4）建立静脉通道：常选外周静脉如肘静脉，放置大号留置针（如 18～20 G），既方便补液给药，又利于转运且不妨碍心肺复苏操作。液体首选平衡液，既可扩充血容量又可纠正酸中毒。

（5）心电监护及血氧饱和度监测：以明确引起心搏骤停的病因和心律失常的类型，及时采取针对性的救治措施。

（6）建立人工气道以控制呼吸：可保证充分供氧和纠正低氧血症，其中气管插管是控制气道最有效的方法，可直接与呼吸机连接后加压给氧，满足患者对氧的需求。

（7）药物治疗：可酌情选用以下药物。

肾上腺素：适用于任何类型的心搏骤停患者的复苏。首次剂量 1 mg 静脉注射，每隔 3～5 min 1 次，可适量递增（1 mg、3 mg、5 mg）。

胺碘酮：对 CPR、电除颤和血管加压素无反应的 VF/VT，可首选胺碘酮，初始剂量为 300 mg，静脉注射，无效可加用 150 mg。

利多卡因：作为无胺碘酮的替代药物。初始剂量为 1～1.5 mg/kg 静脉注射。如 VF/VT 持续，可给予额外剂量 0.5～0.75 mg/kg，每隔 5～10 min 静脉推注一次，最大剂量为 3 mg/kg。

碳酸氢钠：在心肺复苏最初的 15～20 min 内应慎用碳酸氢钠。出现以下情况时，考虑适当应用：心搏骤停时间在 15 min 以上，动脉血 pH<7.2；心搏骤停前存在代谢性酸中毒、高钾血症或三环类抗抑郁药过量。初始剂量为 1 mmol/kg 静脉滴注，以后根据血气分析结果应用。

纳洛酮：吗啡受体拮抗剂，安全性高，不良反应小，可有效拮抗内源性类吗啡样物质介导的各种效应，一般用 0.4～0.8 mg 静脉注射，必要时 15～30 min 重复 1 次，直到达到预期的效果或以 0.4～0.8 mg/h 持续静脉滴注。

（8）电复律：某些心搏骤停患者可采取非同步电除颤或紧急起搏技术进行复苏。

（9）平稳安全转运患者到拥有心搏骤停后综合治疗系统的医院或重症监护病房。途中密切监测病情变化，向家属交待病情，并通知欲到达的医院。

三、小结

心搏骤停患者的院前急救中关键是立即识别心搏骤停并启动急救系统，尽早进行高质量心肺复苏并快速除颤，同时积极采取有效的高级生命支持，安全转运到综合性医院或重症监护病房。

第四节　院前急救的病情评估

院前急救最重要的专业特色是在事件发生的第一时间内到达现场，迅速进行环境及病情的评估，稳定生命体征，及时转运。病情评估是这个过程中的核心环节，是院前急救专业人员的基本功，是其技术水平的直接反映。急危重症的病情评估要求院前急救专业人员在最短的时间内，根据患者的主要症状体征，判定其病情的轻重缓急，并进行有效的稳定生命体征的处理，而不需要立即明确诊断，即“先救命、后治病”，而非传统的“治病救命”专科思维。

院前急救作为急诊专业的亚专业体系，已经不再局限于内、外、妇、儿科传统专业的分类。因此，院前急救的评估主要是对生命体征的评估，而非伤情病情的诊断。

一、概念

现场评估是指患者突患急病或遭到意外伤害时，院前急救人员赶赴现场，进行评估的过程。接到呼救，及时到达急救现场后迅速评估造成事故、伤害及发病的原因，查看是否有继续损伤的危险存在，若有险情存在应尽快排险，确保安全。如在触电现场急救应先切断电源再施救；如地震、火灾现场众多伤员围困在险区，先消除险境再施救；如进入有毒环境现场，应先做好防毒防护措施再施救，以保自身及患者的安全。

二、内容

现场评估的内容很多，必须突出“急”字，首先应根据现场患者伤情的轻重缓急，对意识、瞳孔、气道、生命体征等方面进行评估，然后进行一般情况评估。

（一）意识

意识是大脑高级神经中枢功能活动的综合表现，即对环境的知觉状态。任何原因引起大脑高级神经中枢功能损害时，都可出现意识障碍。意识障碍是指人对周围环境及自身状态的识别和觉察能力出现障碍，多由高级神经中枢功能活动（意识、感觉和运动）受损引起。严重的意识障碍表现为昏迷。

对意识状态的评估，应根据患者的语言反应，了解其思维、反应情感活动、定向力等，必要时观察瞳孔对光反射、角膜反射、对强刺激（如疼痛）反应、肢体活动等来判断其有无意识障碍及其程度。意识清醒程度（AVPU）的判定有以下几点。

意识清醒程度（AVPU）

A(awake)：清醒。

V(verbal response):有言语应答。

P(painful response):疼痛刺激有反应。

U(unresponsive):无反应。

急危重症患者“无反应、无呼吸”应立即进行心肺脑复苏,对意识障碍的患者,严密监护循环、呼吸情况,管理好气道,注意保持头侧位。

(二)瞳孔

瞳孔的变化是许多疾病,尤其是颅内疾病、药物中毒、昏迷等病情变化的一个重要指征。瞳孔观察要注意两侧瞳孔的形状、对称性、边缘、大小及对光反应。

现场救护对瞳孔的观察,应特别注意以下几个方面。瞳孔不等大说明可能存在颅脑损伤,双瞳孔缩小或散大与中毒或意识丧失有直接关系,有时心跳可能已经停止。如:双侧瞳孔缩小常见于有机磷农药、氯丙嗪、吗啡等药物中毒;单侧瞳孔缩小常提示同侧小脑幕裂孔疝早期;双侧瞳孔散大常见于颅内压增高、颅脑损伤、颠茄类药物中毒及濒死状态;一侧瞳孔扩大、固定,常提示同侧颅内病变;瞳孔对光反应消失,常见于危重或深昏迷患者。

(三)气道

急救用语中的气道是指气管以上的呼吸道。保持气道通畅是呼吸的必要条件。急救现场一定要分清呼吸停止的原因,是因梗阻、堵塞、扭曲所致,还是因病情严重致呼吸功能丧失而出现呼吸停止,要进行综合判断。如患者有反应但不能说话、咳嗽,出现呼吸困难,可能存在气道梗阻,必须立即检查原因并予以清除。现场急救对危重患者保持呼吸道通畅的最佳体位是去枕平卧、头偏向一侧。

(四)生命体征

生命体征体温、脉搏、呼吸及血压的总称。生命体征受大脑皮质控制,是机体内在活动的一种客观反映,是衡量机体身心状况的可靠指标。通过对这些体征的检查,可较客观地评估病情,为科学的临床决策服务。

1. 呼吸

对呼吸的评估主要从呼吸的频率、节律、深度、呼吸音及呼吸肌的参与程度来判定患者是否存在呼吸,有无呼吸困难及呼吸衰竭,是否需要建立紧急人工气道保证有效通气。

(1)异常呼吸的判定:在正常安静状态下,成人的呼吸频率为 12～20 次/分钟,呼吸与脉搏之比为 1∶4,新生儿呼吸 30～40 次/分钟,随着年龄的增长逐渐减慢。正常人的潮气量为 400～600 mL,呼气较吸气略长,吸呼比 1∶(1.5～2),胸廓两侧活动度基本对称。

1)呼吸频率异常:正常呼吸频率为 12～20 次/分钟,呼吸频率稳定而节律均匀。呼吸增快,呼吸次数大于 24 次/分钟,常见病因为发热、缺氧、二氧化碳潴留、甲状腺功能亢进等。呼吸过缓,呼吸次数小于 10 次/分钟,常见的病因为颅内压增高、药物抑制呼吸中枢。

2)呼吸深度异常:呼吸浅快,见于肺受到压迫、呼吸中枢或肺实质性病变、呼吸肌麻痹、大量胸腔积液、腹腔积液、肺炎等。呼吸深快,见于剧烈运动时,因机体的需氧量增加而需增加肺内气体交换所致。此外,当情绪激动或过度紧张,也常出现呼吸深快,常伴有过度通气现象,此时动脉血二氧化碳浓度降低,引起呼吸性碱中毒,患者常感口周及肢端麻木,严重者会出现手足抽搐及呼吸暂停。呼吸深慢是一种深大呼吸,又称 Kussmaul 呼吸,是一种深而规则的呼吸,见于糖尿病酮症酸中毒和尿毒症酸中毒。因严重代谢性酸中毒时,细胞外液碳酸氢根缺乏,机体希望通过肺脏排除二氧化碳,进行代偿以调节细胞外液酸碱平衡。

3)呼吸节律异常:正常人在静息状态下,呼吸节律基本是均匀而整齐的,病理状态下,往往会出现呼吸节律的异常。

潮式呼吸又称 Cheyne-Stokes 呼吸,是一种由浅慢逐渐变为深快,又由深快转为浅慢,随之出现 5～30 s 的呼吸暂停,又开始上述周期的呼吸,全周期 30～120 s,多见于中枢神经系统疾病、缺血缺氧性脑病、中毒和临终的患者。产生的机制是呼吸中枢对二氧化碳反应降低,兴奋阈值高于正常,血液中正常的二氧化碳浓度不能刺激化学感受器兴奋呼吸中枢,因而呼吸暂停,待到血液中二氧化碳水平超过正常水平达到刺激阈值,才能通过主动脉弓和颈动脉窦化学感受器兴奋呼吸中枢,使呼吸恢复。周而复始,形成潮式呼吸。

间停呼吸又称 Biots 呼吸,表现为规律的几次呼吸后突然停止一段时间,如此交替出现,常见病因为颅内病变和呼吸中枢衰竭,多在临终前出现,发生机制类似潮式呼吸。

叹息样呼吸表现为一段正常的呼吸节律中插入一次深大呼吸,常伴有叹息声。多为功能性改变,见于神经衰弱、精神紧张或抑郁。

4)呼吸声音的异常:蝉鸣样呼吸指吸气时发出高音调的音响,多由于声带附近的阻塞,空气进入困难,见于喉头水肿、痉挛,喉头异物等。鼾声呼吸呼气时发出粗糙的鼾声,多由于舌后坠、气管支气管内有较多的分泌物,见于深昏迷的患者。

(2)呼吸困难的判定:呼吸困难是指患者主观感到空气不足,呼吸费力,客观表现为运动用力,重者鼻翼扇动,张口耸肩甚至发绀,呼吸辅助肌也参与活动,并伴有呼吸频率、节律深度与呼吸音的异常。常见于呼吸系统疾病、心血管系统疾病、中毒、血液系统疾病及神经精神因素所致。

1)肺源性呼吸困难:是由于呼吸系统疾病引起的通气和换气功能障碍,导致缺氧和二氧化碳潴留。临床上分为三种类型:①吸气型呼吸困难主要表现为吸气费力,吸气时间显著长于呼气,出现三凹征。常见于喉头水肿、气管及喉头异物等上气道阻塞的患者。②呼气型呼吸困难主要表现为呼气费力,呼气时间显著长于吸气。常见于哮喘及慢性阻塞性肺气肿(COPD)的患者。③混合型呼吸困难表现为吸气、呼气均感费力,呼吸频率增快变浅,常见于重症肺部感染、大量胸腔积液、大块肺栓塞及休克等。

2)心源性呼吸困难:是活动时出现或加剧,休息时减轻或缓解。急性左心力衰竭时,常出现夜间阵发性呼吸困难。

3)中毒性呼吸困难:是指各种原因导致代谢性酸中毒时,通过刺激化学感受器兴奋呼吸中枢,或者某些毒物、药物抑制呼吸中枢,出现呼吸节律、频率、深度甚至呼吸音的改变,表现为呼吸困难。

4)神经精神性呼吸困难:见于各种颅内结构的改变,颅内外伤、出血肿瘤致颅内高压,使呼吸变慢变浅及节律异常。某些癔病患者,由于精神心理因素致呼吸困难发作,其特点是呼吸频数,可达 60～100 次/分钟,可伴有碱中毒等过度换气综合征的临床表现。

5)血液病性呼吸困难:重度贫血或大出血休克刺激呼吸中枢,导致呼吸节律和频率的改变。

(3)呼吸衰竭的判定:呼吸衰竭是指各种原因导致肺通气和(或)换气功能严重障碍,以至于在静息状态下也不能维持足够的气体交换,导致低氧血症伴有(或不伴有)高碳酸血症,进而引起一系列病理生理改变和相应临床表现的临床综合征。

临床表现缺乏特异性,可表现为呼吸困难、发绀、精神神经症状、循环衰竭等,明确诊断有赖于动脉血气分析。呼吸衰竭是指在海平面，静息状态，呼吸空气的状态下，动脉血氧分压（PaO_2）<60 mmHg，和（或）二氧化碳分压（$PaCO_2$）>50 mmHg，排除心内解剖分流及原发性心输出量导致的低氧血症。呼吸衰竭分为Ⅰ型和Ⅱ型。

Ⅰ型呼吸衰竭 PaO_2<60 mmHg。

Ⅱ型呼吸衰竭 PaO_2<60 mmHg，$PaCO_2$>50 mmHg。

2. 循环功能的评估

对急危重症患者评估呼吸后应该迅速评估循环功能，发现呼吸停止、大动脉搏动消失，应立即开始心肺复苏；常规检测血压，发现心律异常，立即检查心电图，发现休克、恶性心律失常应立即及时有效地处理，并严密监护。从以下几个方面评价循环功能。

（1）心率：正常心率 60～100 次/分钟，节律规整，听诊，心律整齐、心音清晰有力。

1）频率异常：心率大于 100 次/分钟，称心动过速，见于低血容量、心力衰竭、低氧血症、低钾血症、高热、甲状腺功能亢进、高肾上腺素能状态。小于 60 次/分钟，称心动过缓，见于颅内压增高、房室传导阻滞等。

2）节律异常：常见于各种心律失常，包括期前收缩、心房颤动等。

（2）血压：血压是评价循环功能的重要指标，是危重患者的重要的病情参数。

1）血压异常的判定：成人正常血压为（90～140）/（60～90）mmHg，脉压 30～40 mmHg。成人收缩压 90 mmHg 以下，舒张压 60 mmHg 以下，脉压<30 mmHg，高血压者收缩压下降 20％以上称低血压。

2）休克的判定：血压高低是诊断休克的重要参数，还应考虑其他参数，本文仅将血压列出，供急危重症患者病情评估的参考。

轻度休克：收缩压<80 mmHg，脉压<30 mmHg。

中度休克：收缩压 60～80 mmHg，脉压<20 mmHg。

重度休克：收缩压 40～60 mmHg。

极重度休克：收缩压<40 mmHg。

3）高血压危象：高血压危象是指血压急性升高且舒张压>120 mmHg，合并心、脑、肾、眼底等重要器官血管急性损伤的情况。危象发生时，出现头痛、烦躁、眩晕、恶心、呕吐、心悸、气急及视物模糊以及伴有动脉痉挛（冠状动脉、颈内动脉等）累及的靶器官缺血的症状。

（3）尿量：尿量是反映循环好坏最可靠的指标，正常>30 mL/h；如果<25 mL/h 称为尿少，<5 mL/h 称为尿闭。在排除肾脏实质性损害的前提下，如果尿量较多（>340 mL/h），即使血压偏低也证明血循环较好，不必过分强调升压治疗，如果尿量<20 mL/h，应注意如下可能：低血容量；心功能不全致肾血流量减少；肾血管痉挛由于不恰当使用缩血管药引起；肾功能不全原先存在或继发于休克。

3. 体温

正常人体温受体温调节中枢控制，并通过神经体液因素的参与，是机体产热和散热呈动态平衡过程，保持体温在相对恒定的范围内。

正常人体温一般为 36 ℃～37 ℃，由于各种生理因素，体温可有波动，但 24 h 内波动范围不超过 1 ℃。

（1）异常体温的判定：体温异常表现为发热和体温过低。昏迷的患者应注意体温，当体温大于 41 ℃时，预后不良，病死率高，存活者可能留下永久性脑损伤，低温者极易出现恶性心律失常。因此，对高热和低体温患者均应严密监护生命体征。

1)发热。根据体温的高低可分为：低热 37.3 ℃～38 ℃，中等度热 38.1 ℃～39 ℃，高热 39.1 ℃～41 ℃，超高热 41 ℃以上。发热一般分为三期，即体温上升期、高温持续期和退热期。

体温上升期的患者常常持续畏寒、寒战、皮肤苍白，退热期常常伴有大汗致体液的大量丧失，对于老年人及循环不稳定的患者，可诱发休克，须严密观察。

2)低体温：深部体温<35 ℃，即为低体温，分为原发性低体温和继发性低体温。体温调节中枢没有受损，由于寒冷环境，意外引起体温下降至 35 ℃以下称原发性低体温。由于下丘脑体温调节中枢受损引起的体温下降称继发性低体温。

(2)高温综合征的判定：在高温、高湿或强烈太阳照射的环境中运动或劳作数小时，或老年、体弱、有慢性疾病的患者在高温和通风不良的环境中持续数日，或由于体液的过度丧失，热应急机制失代偿，致中心体温骤升达 41 ℃或以上，体内蛋白酶发生变性，线粒体功能受损，有氧代谢遭到破坏，而出现一系列热损伤性器官功能损害。

患者常出现神志不清、惊厥，体温可高达 41 ℃～42 ℃，心率可达 160～180 次/分钟，严重患者可出现休克、心力衰竭、心律失常、肺水肿、脑水肿、肝肾衰竭、DIC 等。

(3)低温综合征的判定：当体温下降至 32.2 ℃时，机体进入代谢和功能抑制状态，患者出现心动过缓、心肌收缩力下降、血压下降、呼吸减慢、意识模糊、知觉与反应迟钝，瞳孔开始散大，出现恶性心律失常，严重者出现横纹肌溶解，木僵和昏迷，最后呼吸心跳停止。

(五)一般状况观察

在急救现场，经快速评估和病情判断后，如何使不同程度伤情的病员得到尽快救治，做好快速正确的伤情检测与分类工作是极其重要的，并且检伤与分类时抢救工作必须同时进行，以达到提高生存率、降低病死率的目的。当快速完成危重病情评估后，应全面观察患者的一般情况，在进行体检时，尽量不移动患者身体，尤其是对不能确定伤势的创伤患者；注意倾听患者或目击者的主诉及与发病或创伤有关的细节；重点查看与主诉相符的症状、体征及局部表现。

1.头颈部

注意观察患者的口、眼、耳、鼻、面部、头颅部及颈部有无伤口、出血，有无骨折、异物，有无充血、水肿等，检查时应仔细认真，依次序进行，不可忽视或遗漏，因为每一处的疏忽都会影响到病情的及时处理。

(1)口：观察口唇有无发绀、破损；口腔内有无呕吐物、血液、食物或脱落的牙齿，若发现牙齿松脱或安装有义齿者要及时清除；观察有无因腐蚀性液体致口唇烧伤或色泽改变；经口呼吸者，观察呼吸的频率、幅度、有无呼吸阻力或异味。

(2)鼻：观察鼻腔是否通畅，有无呼吸气流，鼻孔有无血液或脑脊液流出，鼻骨是否完整、有无变形。

(3)耳：耳廓是否完整，耳道中有无异物，听力如何，有无液体流出，是血性的还是清亮的。如有血液或脑脊液流出，则提示有颅底骨折。

(4)眼：观察眼球表面及晶状体有无出血或充血，视物是否清楚，眼睑是否完整。

(5)面部：面色是否苍白或潮红，有无汗液流出。

(6)头颅：注意头颅的大小和外形，头皮有无外伤和血肿，颅骨是否完整，有无凹陷。

(7)颈部：观察颈部外形与活动有无改变，有无损伤、出血和血肿，有无颈项强直和颈部压痛。能否触摸到颈动脉搏动，注意有无颈椎损伤，气管是否居中。

2.躯干

(1)脊柱：主要是针对创伤患者，在未确定是否存在脊髓损伤的情况下，切不可盲目搬动患者。检查时，用手伸向患者后背，自上向下触摸，检查有无肿胀或形状异常。对神志不清并确知患者无脊髓损伤或非创伤性急症，应把患者放置在左侧卧位，这种体位能使患者被动放松并保持呼吸道通畅。

(2)胸部：查看锁骨有无异常隆起或变形，在其上稍施加压力，观察有无压痛，以确定有无骨折并定位。查看胸部有无创伤、出血或畸形，吸气时胸廓起伏是否对称。另外，检查者双手轻轻在胸部两侧施加压力，可以检查有无肋骨骨折。

(3)腹部：观察腹部外形有无膨隆、凹陷，有无腹式呼吸运动，有无创伤、出血或畸形；腹部有无压痛、反跳痛或肌紧张。判断可能损伤的脏器及其范围。

(4)骨盆：检查者可将双手分别放在患者髋部两侧，轻轻施加压力，检查有无疼痛或骨折存在。检查外生殖器有无损伤。

3.四肢

(1)上肢：检查上臂、前臂及手有无形态异常、肿胀或压痛。神志清醒者可嘱其配合。还要注意检查肢体的运动、活动度，皮肤的感觉、温度与色泽，检查肢端温度与循环情况。

(2)下肢：检查双下肢有无肿胀、变形，可双下肢对照查看有无差异，但注意不能随意抬起患者双脚，以免加重创伤；检查足背动脉搏动时也不能抬起患者下肢进行检查，以免影响检查效果。

三、注意事项

现场评估主要是对急危重症患者进行病情评估，要求医护人员在最短的时间内，对患者的病情按轻、重、缓、急进行初步检查与判断，要求对疾病的发展变化有一定的预见性。因此，现场评估时要注意以下几方面。

(1)体检时尽量不移动患者，以免加重病情。

(2)适当应用物理检查，重点是对生命体征的观察，用物理方式解决问题。

(3)询问病史时，要听清患者或旁人的主诉，问清与病情有关的细节，看清与主诉有关的症状、体征及局部表现。

(4)配合现场其他工作人员做好现场处理工作。

四、分类

伤员分类是院前急救工作的重要组成部分，正确而合理的分类是提高抢救成功率的关键，利用现有的人力、物力和时间，抢救有存活希望的患者，是提高存活率的有效方法。因此，如何分类，要从以下几方面考虑。

(1)现有的技术力量能否满足所有伤员的救治。

(2)现有的急救物资能否满足所有伤员的供应。

(3)轻重伤的区分是否符合有效存活率的要求。

(4)轻重伤的转运是否符合就地就近的抢救原则。

现场分类的负责人员，必须是经过训练、经验丰富、有组织能力和协调能力的高年资护理技术人员。应当指出，现场分类工作是在特殊困难而紧急的情况下进行，注意按照边抢救边分类的原则。

通过全面体格检查，按病情轻重，一般可将患者分为三种情况。

(1)轻症患者：患者清醒，能够配合检查，对刺激反应灵敏。

(2)中度患者：对刺激有反应，但不灵敏，说明有轻度意识障碍。对刺激反应微弱者，说明已进入浅昏迷状态。

(3)重度患者：对刺激完全无反应，说明意识丧失，随时有生命危险。

第五节　批量伤员的院前急救

批量伤通常是指一种或一种以上致伤因素同时造成4人次以上的伤员，最早对批量伤处置经验来自于批量战伤的救治。在和平年代，批量伤的患者多来自于工伤事故、交通事故、大批量食物中毒和不可抗拒的自然灾害等，院前急救是抢救急危批量伤员的第一线。在抢救批量伤员的过程中由于时间紧急，伤员数量较多，加之场面混乱和其他不可预料的干扰因素，增加了抢救难度，故任务繁重。因此，确保救治工作紧张有序、正确有效是院前急救工作的一项基本任务，批量伤员院前救治的整体模式值得探讨。

一、现场伤情评估与检伤分类

伤员的早期紧急救治对降低病死率起着决定性的作用，但对伤员进行有效的医疗救护，常常受到致伤的原因、患者数、医疗条件和救援人员之间的协调及转运条件等因素的影响。批量伤员受伤现场的医疗救护包括对事故现场的评估、伤员伤情的判定和伤员分类及给予相应的处理。

1. 现场环境评估

(1)对事故现场进行安全评估的方法和目的：推荐使用STOP风险检查流程，使用STOP目的是为了发现和控制对救护人员、旁观者、伤病员影响生命安全的危险因素，检查风险后才可以评估和救治伤者。

救治过程中不断观察是否有新的危险因素，并且注意已经存在的危险因素，动态进行评估，因为病情变化和紧急情况就像流动的液体一样不断变化，暂时安全的地区可能数分钟内会成为不安全的区域。在进行大规模救援和操作时，救护队伍中最好设置安全员对正在发生的事故现场安全因素进行监控和评估，以保护医疗人员和伤病员的安全。

(2)STOP风险检查流程具体内容和步骤。

S(stop)：stop代表停止，是指救护人员在批量伤病员事发现场周围作短暂的停留和勘察，以便快速观察环境并尽可能获得详细的第一手现场资料。

T(think)：think代表思考，是指救护人员要考虑和分析现场发生了什么，是怎么发生的，为什么发生和考虑可能存在的潜在风险和应急对策。

O(observe)：observe代表观察，是指救护人员应观察伤员存在的危险因素、外伤部位、伤员体位、反应等。

P(protect):protect 代表保护和计划,是指救护人员尽可能地注意伤病员和救护人员个人的防护,隔离或减少危险因素对伤病员的二次伤害,制订应急计划。

2.现场检伤方法

(1)行动检查:呼叫和指引能行动的伤者到指定的安全区域,快速到不能行动的伤病员身旁继续检查。

(2)呼吸检查:为所有不能行走的伤者进行呼吸检查,始终保持气道通畅,并注意颈椎的保护,若有气道梗阻,应清理呼吸道,判断有无呼吸。

(3)血液循环检查:触摸桡动脉,不能触及搏动者或者脉搏大于 120 次/分钟者,贴红色标识,检查全身是否有严重出血。

(4)清醒程度检查:询问伤员简单问题或给予简单指令,能正确回答或能按照指令行事者贴绿色标识,回答不确切者,贴黄色标识,不能回答者贴红色标识。

3.现场检伤

分类标准。对于批量伤病员,根据伤情不同,一般标识为红色、黑色、黄色、绿色四类伤病员。红色标识的伤病员病情危急,生命体征不稳定,需要立即处理,否则会有生命危险。黄色标识的伤病员虽然病情较重,但生命体征比较稳定,可延时处理。绿色标识的伤病员为轻症患者。黑色标识的伤病员为已经死亡。

(1)红色标识的伤病员:第一优先救治。常见于非常严重的创伤,如能及时救治可有生存的机会,如气道阻塞、休克、昏迷、颈椎受伤、导致远端脉搏消失的骨折、开放性胸腔创伤、股骨骨折、开放性腹腔创伤、大于 50% Ⅱ°～Ⅲ°皮肤烧伤、骨盆压伤等。

(2)黄色标识的伤病员:第二优先救治。有重大创伤、但可短暂等候而不立刻危及生命或导致肢体残缺,如严重烧伤、严重头部创伤但清醒、椎骨受伤(除颈椎外)、多发骨折、须用止血带止血的血管损伤、开放性骨折等。

(3)绿色标识的伤病员:第三优先救治。该类伤病员可自行行走,也没有严重创伤,其损伤大部分可在现场处置而不需送医院,如不造成休克的软组织创伤、小于 20% Ⅱ°以内的烧伤、不造成远端脉搏消失的肌组织和骨骼、损伤单纯四肢闭合性骨折、轻微出血等。

(4)黑色标识的伤病员:第四优先救治。伤病员已经死亡或无可救治的创伤如:伤病员死亡征象明显、没有生存希望的伤病员、没有呼吸和脉搏等。

二、现场检伤分类实施步骤

大批量伤员分类中最常用的是 START(simple triage and rapid treatment)系统。START 主要是对批量伤员进行分类并安排优先救治次序,这样可以使抢救、治疗和转运井然有序,START 可以优化应急反应系统,有效地分配医护人员,并使装备和药品的供应更加合理。

1.伤员分类级别

批量伤病员分类应包括三个级别:现场分类-1 级、医疗分类(START)-2 级、转运分类-3 级。

(1)现场分类-1 级:①快速系统地对伤病员分类(在伤病员所处的现场进行);②操作人员应当是现场人员或地方应急人员。

(2)医疗分类(START)-2 级:①由批量伤病员事发现场最有医疗经验的人员对伤病员进

行快速系统的分类；②给予最大多数人做最多的救助，并能正确使用彩色编码标识。红色：立即/马上救治——为非常严重的创伤，伤病员需要立即进行抢救生命的医疗干预措施。黄色：延迟救治或医学观察——伤病员不需要立即进行抢救生命的医疗干预措施，所以其治疗可以稍后进行。医学观察是指由于损伤本身的严重性以及环境和资源缺乏等造成的复杂情况导致伤者实际上只能等待。绿色：可行走的轻微受伤的伤病员——伤病员仅需简单处置或不需救治。黑色：死亡——呼吸心跳停止，创伤已与生命无关。

(3)转运分类-3 级：①转运分类是用来安排批量伤病者转运至三级医疗机构的优先次序；②目标是根据创伤的严重程度和资源的可利用度来安排合适的转运(经陆路、空中或水路)；③对医疗人员的要求同 2 级类选。

2. 国际通用的批量伤员 Triage 彩色编码标识

国际通用的批量伤员 Triage 彩色编码标识分为 A 面与 B 面。

三、现场救治原则

发生大批量需救援的伤病员时，救援力量总是相对有限。因此，尽快启动紧急呼叫系统，救治要体现按“伤情分级分类、优先处理”的原则，最大限度地保证救治尽可能多的伤病者。优先保证抢救重伤员，宏观上对伤亡人数、伤情轻重和发展趋势等，做出一个全面、正确的评估，以便及时、准确地向有关部门汇报病情，指导救援，决定是否增援，也有利于推测每个伤员的预后和治愈时间。

另外，应注意伤员分类是个动态过程，伤病员的病情是在不断变化的，所以每间隔数小时需要对伤病者状况重新评估并做出适当调整。若救治现场不安全，则建议使用反向伤病员分类法，以挽救最多的伤病员。

四、批量伤员转运

检伤分类人员接受从受伤现场送来的所有伤员，然后通过简单的询问和检查，大体划分出轻伤员区(步行)和重伤员区(担架)，对于重伤员区的伤员，将进入救治分类和后送分类环节。因为及时、有序、高效地组织大批量伤员的检伤分类与紧急救治和合理转运，对降低伤死率和伤残率具有十分重要的意义。

已得到妥善处理的伤病员需快速转运，若伤病员生命体征基本稳定，需专科处理，应及时与相关科室联系，报告病情伤情人数，使其做好抢救准备工作。

转运途中应严密观察生命体征变化，保证各种管道的通畅，防止呕吐物误吸，有变化随时处理等。

第三章　院前常用急救技术

第一节　徒手心肺复苏术

徒手心肺复苏术是以徒手操作来恢复猝死患者的自主循环、自主呼吸和意识，抢救突然意外死亡的患者，包括人工呼吸法、胸外心脏按压法，两者结合有节奏地交替重复进行。

一、成人徒手心肺复苏术

（一）适应证

各种原因引起的心搏呼吸骤停，年龄在 8 岁以上患者。

（二）相对禁忌证

1. 心跳停止患者

一般指恶性肿瘤晚期、恶病质、不可逆性疾病晚期或高龄衰老等引起的可预见的心脏停搏。该类患者面临的是生物死亡，不属于临床 CPR 的对象。

2. 其他

其他如心脏破裂、胸主动脉瘤破裂等。

（三）操作方法（单人）

1. 确认现场

确认现场是否存在威胁患者和急救人员安全的危险因素。如有，尽可能排除，防止继发意外发生。

2. 迅速检查患者反应

呼叫姓名，轻拍肩部，若无反应且无呼吸或不能正常呼吸（即无呼吸或仅仅是喘息），立即启动急救系统并找到 AED 或除颤仪（或由其他人帮忙取来）。

3. 体位

使患者仰卧在硬板床或坚硬平面上，身体无扭曲。如果是软床，胸下垫胸外按压板。松解衣领、裤带。

4. 检查脉搏

触摸颈动脉有无搏动，判断时间＜10 s。如果 10 s 内没有明确触摸到脉搏，立即开始胸外心脏按压并早期使用 AED 或除颤仪。

按压部位：胸骨中下 1/3 处，即两乳头连线与胸骨交界处。

按压手法：一手掌根部放于按压部位，另一手平行重叠于第一只手手背上，十指交扣离开胸壁，只以掌根部接触按压处；双臂位于患者胸骨正上方，双肘关节伸直，使肩、肘、腕在一条直线上，并与患者身体垂直，利用上身力量垂直下压；手掌根部不离开患者胸部，两次胸外按压之间的胸部要完全回弹。

按压幅度：胸骨下陷至少 5 cm。

按压频率：至少 100 次/分钟，节律要均匀。

5. 开放气道

按压 30 次后，仰头抬颏法开放气道(怀疑有外伤者，推举下颌法)，如有明确的呼吸道分泌物，清理呼吸道。仰头抬颏法开放气道的方法：操作者一手的小鱼际(手掌外侧缘)部位置于患者的前额，另一手食指、中指置于下颏将下颌骨上提，使耳垂与下颌角连线与地面垂直。

6. 人工呼吸 2 次

以下两种方法任选一种即可。

(1)口对口人工呼吸：保持气道通畅，用压额之手的拇指、食指捏紧双侧鼻孔。正常吸一口气，屏气，双唇包绕密封患者口部，平稳地向内吹气，注意不要漏气。吹气有效，胸廓上抬。吹毕，口唇离开，并松开捏鼻的手指，使气体呼出。重复吹气 1 次，观察胸部上抬情况。每次吹气时间为 1 s，吹气量为 400～600 mL。

(2)应用简易呼吸器：将呼吸器连接氧气，氧流量 5～10 L/min，一手以“EC”法固定面罩，另一手挤压呼吸器，观察胸部上抬情况。每次送气 400～600 mL。

7. 判断复苏

胸外心脏按压 30 次，人工呼吸 2 次，交替进行。连续操作 5 个循环后，检查呼吸和脉搏，判断复苏是否有效。如已恢复，行进一步生命支持；如未恢复，继续 CPR。

判断复苏有效指征：呼吸恢复；能触摸大动脉搏动；瞳孔由大变小，光反射存在；面色、口唇由发绀转为红润；有眼球活动或睫毛反射。

(四)注意事项

(1)人工呼吸时送气量不宜过大，避免过度通气。

(2)定位时，掌根部不要偏左或偏右，手指翘起不要压胸肋部，以免造成肋骨骨折，刺伤心脏或导致气胸。

(3)胸外按压时要确保足够的频率及深度，尽可能不中断胸外按压，每次胸外按压后要让胸廓充分地回弹，以保证心脏得到充分的血液回流。

(4)胸外按压时肩、肘、腕在一条直线上，并与患者身体长轴垂直。按压时手掌掌根不能离开患者胸壁。

(五)停止复苏的时机

现场 CPR 应坚持连续进行，现场复苏时，决定终止复苏应慎重。如有以下情况可考虑停止。

(1)自主呼吸及心跳已恢复良好。

(2)有医师到场，确定患者已死亡。

(3)脑死亡。脑死亡是脑的功能完全丧失，大脑、小脑、脑干的神经组织全部处于不可逆状态。脑死亡患者不仅深度昏迷，对各种刺激完全无反应。脑死亡的临床评定标准如下。

1)深昏迷。

2)脑干反射全部消失。

3)无自主呼吸。

二、小儿徒手心肺复苏术

小儿(8 岁以内)心脏停跳，多是由于气道或呼吸的疾病引起，而不是心脏本身的问题。根据年龄阶段分1个月以内为新生儿，1岁以内为婴儿，1～8岁为儿童，操作方法也有所不同，这里仅讲婴儿和儿童徒手心肺复苏术。

（一）操作方法（单人）

1. 确保环境安全

评估现场是否有潜在危险，如有危险，尽可能排除。防止继发意外发生。

2. 判断反应

轻拍儿童双肩并大声呼叫儿童名字或轻轻拍打婴儿足底，判断有无反应，如无反应且无呼吸或不能正常呼吸（即无呼吸或仅仅是喘息），立即启动急救系统并找到AED/除颤仪（或由其他人帮忙取来AED/除颤仪）。

3. 摆放体位

置于平卧位。

4. 判断有无脉搏

儿童触摸颈动脉，婴儿触摸肱动脉或股动脉，触摸时间为5～10 s。如10 s内未触到脉搏或脉率低于60次/分钟，并出现低灌注征象（如肤色差等），应立即进行胸外心脏按压30次。

按压部位：两乳头连线与胸骨交界处。按压手法：一手掌根部放于按压部位，另一手平行重叠于第一只手手背上，十指交扣离开胸壁，只以掌根部接触按压处；双臂位于患者胸骨正上方，双肘关节伸直，使肩、肘、腕在一条直线上，并与患者身体垂直，利用上身力量垂直下压；手掌根部不离开患者胸部，两次胸外按压之间的胸部要完全回弹。对于非常小的儿童或婴儿，可以用一只手进行胸外心脏按压。按压幅度：至少为胸廓前后径1/3，儿童约为5 cm，婴儿约为4 cm。按压频率：至少100次/分钟，节律要均匀。

5. 开放气道

打开呼吸道，清除口腔异物，行人工呼吸2次。婴儿口对口鼻吹气法，吹气时密封婴儿的口鼻。

6. 心肺复苏

胸外心脏按压30次，人工呼吸2次。交替进行。连续操作5个循环后，检查一次呼吸和脉搏，时间不超过10 s。一般前5 s检查呼吸，后5 s检查脉搏和观察循环征象。

7. 复苏不成功

如复苏不成功，继续进行心肺复苏。

8. 电除颤

儿童发生心搏骤停，如果施救者没有目睹其发生心搏骤停，则在启动紧急反应系统和获取AED前，应当先进行5个周期的心肺复苏；对于有目击的儿童心搏骤停，应早期使用AED或除颤仪。婴儿建议使用儿童手动除颤仪或儿科剂量衰减AED。除颤剂量为2～4 J/kg，可逐渐增加剂量，但不能超过10 J/kg。

（二）婴幼儿和儿童心脏按压要点

儿童与成人大致相同。新生儿心搏骤停基本都是窒息性骤停，所以保留A-B-C复苏程序（按压与通气比率为3∶1），但心脏病因导致的骤停除外。按压与吹气比例：①单人，婴儿30∶2，儿童30∶2；②双人，婴儿15∶2，儿童15∶2。

第二节　人工气道的建立

人工气道是指将导管经鼻腔或口腔插入鼻咽或口咽部，或气管切开所建立的气体通道，是解除呼吸道梗阻，保证呼吸道通畅和进行辅助通气的有效途径，也是危重症患者抢救的重要手段。

一、咽插管术

咽插管术又称口咽通气道的置入。通过放置口咽通气道下压舌体、支撑舌腭弓及腭垂，达到防止舌后坠，解除呼吸道梗阻，保持上呼吸道通畅及吸引咽部积痰的目的。

（一）结构

口咽通气道由三部分即翼缘、牙垫及咽弯曲组成。

（二）适应证

（1）麻醉诱导后有完全性或部分性上呼吸道梗阻且意识不清的患者。

（2）癫痫发作、痉挛性抽搐及昏迷患者。

（3）院外呼吸心跳骤停患者，无气管插管条件，可利用口咽通气道进行口对口人工呼吸。

（4）全麻气管内插管患者拔管后的气道管理。

（三）禁忌证

（1）清醒或浅麻醉患者（短时间应用的除外）。

（2）张口困难、口腔创伤、下颌骨骨折、上下中切牙松动、口腔手术及口腔感染等。

（四）操作方法

1．正向插入法

（1）选择规格合适的口咽通气道（一般导管的长度为门齿到下颌角的距离，过长易使通气导管抵达会厌部，引起完全性喉梗阻），用液状石蜡润滑。

（2）患者取仰卧位，颈肩部垫一小枕头，使颈部过度伸展，呈头后仰位，用左手或开口器将患者口腔打开，清除口鼻腔分泌物。

（3）插入导管：先用压舌板将舌体下压，然后再将口咽通气道凹面沿舌面滑入，直至其末端突出门齿 1～2 cm。右手托起下颌，将左手的拇指放置在翼缘上，向下推送直至口咽通气道的翼缘到达唇部的上方，咽弯曲段正好位于舌根后。

（4）妥善固定：确定位置适宜、气流通畅后再用胶布固定。

2．反向插入法

即把口咽通气道的咽弯曲凹面朝向腭部插入口腔。

（1）、（2）步同正向插入法。

（3）插入导管：打开患者的口腔，将口咽通气道的咽弯曲凹面指向腭部，凸面沿着患者舌面插入口腔，当导管插入全长的 1/2 时，将导管旋转 180°，并向前推进至合适的位置。

（4）双手托起下颌，将双手的拇指放置在翼缘上，向下推送，直至口咽通气道的翼缘到达唇部的上方。妥善固定。

（五）注意事项

（1）放置前先清除口鼻腔内分泌物，再开放气道。

(2)口咽通气道长度大约相当于门齿到下颌角的长度,长度过长时,可将会厌向后、向下推进而造成气道的完全堵塞。太短不到位时,弯曲段末端顶在舌体上,则可将舌紧紧推向咽后壁引起更严重的梗阻。

(3)操作过程中应防止嘴唇和舌的撕裂伤。

(4)应检查口腔,防止舌或唇夹于牙齿和口咽通气道之间。

(5)口咽通气道放置后,头部位置仍需保持后仰位并固定,防止口咽通气道在患者剧烈咳嗽及变换体位时脱出。

二、气管插管术

气管插管术是将气管插管导管经口或鼻通过声门插入气管内的技术,它是建立人工气道的可靠途径,能为畅通气道、改善通气、气道分泌物吸引、防止误吸以及气管内给药等提供最佳条件。气管插管术是急救工作中常用的重要抢救技术,对抢救患者生命、降低病死率起到至关重要的作用。

(一)适应证

(1)呼吸衰竭、呼吸肌麻痹、自主呼吸骤停者,需紧急建立人工气道行机械通气者。

(2)呼吸功能不全或呼吸困难综合征,需行机械通气者。

(3)全麻或静脉复合麻醉手术者。

(4)气道阻塞需保持呼吸道通畅,清除气管内分泌物者。

(5)颌面部、颈部等大手术,呼吸道难以保持通畅者。

(6)婴幼儿气管切开前需行气管插管定位者。

(二)相对禁忌证

(1)喉头水肿、气道急性炎症、喉头黏膜下血肿、插管创伤引起的严重出血等。

(2)咽喉部烧灼伤、肿瘤或异物存留者。

(3)主动脉瘤压迫气管者,插管易造成动脉瘤损伤出血。

(4)下呼吸道分泌物潴留难以从插管内清除而应行气管切开置管术者。

(5)颈椎骨折、脱位者。

(三)操作方法

经口明视插管术是最方便而常用的插管方法,也是快速建立可靠人工气道的方法。

1.体位

患者取仰卧位,头向后仰,使口、咽、喉轴线基本重叠于一条轴线。如喉头暴露仍不好,可在患者肩部垫一小枕,使头部尽量后仰。

2.开口

操作者站于患者头侧,用右手拇指推开患者下唇及下颌,食指抵住上门齿,以二指为开口器,使嘴张开。

3.暴露会厌

待口完全张开时,操作者左手持喉镜,使带照明的镜片呈直角倾向喉头,由右口角顺舌面插入。镜片抵咽部后,使右侧的镜柄转至正中位,并轻轻将喉镜向左靠,使舌偏左,扩大镜片下视野,此时可见到腭垂(此为暴露声门的第 1 标志),然后顺舌背将喉镜片稍深入至舌根,上提喉镜,即可看到会厌的边缘(此为暴露声门的第 2 个标志)。

4.暴露声门

看到会厌边缘后如用弯喉镜,使喉镜片前端置入会厌与舌根交界处,然后上提喉镜即可看到声门;如使用直镜片则将镜片插至会厌下方直接挑起会厌暴露声门,声门呈白色,透过声门可以看到暗黑色的气管,在声门下方是食管的黏膜,呈鲜红色并关闭。

5.插入导管

暴露声门后,右手持已润滑好的导管,如持笔式持住导管的中上段,由右侧口角进入口腔,直到导管接近喉头时再将管端移至喉镜片处,同时双目经过镜片与管壁间的狭窄间隙监视导管前进方向,在患者吸气末,顺势轻柔快速将导管插入。导管插过声门 1 cm 左右,迅速拔出导管芯,将导管继续旋转深入气管,成人 4～6 cm,小儿 2～3 cm.

6.确认插管部位

于气管导管旁置入牙垫,然后退出喉镜。操作者将耳部凑近导管外端,感觉有无气体进出。若患者呼吸已停止,可用嘴对着导管吹入空气或用呼吸囊挤压,观察患者胸部有无起伏运动,并用听诊器听诊两肺呼吸音,注意是否对称。如呼吸音两侧不对称,可能为导管插入过深,进入一侧支气管所致,此时可将导管稍稍后退,直至两侧呼吸音对称,行床边胸片检查了解插管位置。

7.固定

证实导管已准确插入气管后,用长胶布妥善固定导管和牙垫。

8.气囊充气

用注射器向导管前端的套囊注入适量空气(一般为 3～5 mL),注气量不宜过多,以气囊恰好封闭气道而不漏气为准。避免机械通气时漏气,也可防止呕吐物、分泌物等反流至气管内。

9.吸引

用吸痰管吸引气道分泌物,了解呼吸道通畅情况。

(四)注意事项

(1)插管前,检查插管用具是否齐全,型号是否合适,特别是喉镜是否明亮,气囊是否漏气。

(2)气管插管时患者应呈中度或深昏迷,咽喉反射消失或迟钝。如果患者神志清楚或嗜睡,咽喉反应灵敏,应行咽喉部表面麻醉,然后插管。

(3)喉镜的着力点应始终放在喉镜片的顶端,并采用上提喉镜的方法,不要以门牙为支撑点(有义齿的应取下义齿)。声门显露困难时,可请助手按压喉结部位,有助于声门显露,或利用导管管芯将导管弯成“L”形,用导管前端挑起会厌,施行盲探插管。必要时,可施行经鼻腔插管、逆行导管引导插管或纤维支气管镜引导插管。

(4)插管动作要轻柔,操作迅速准确,勿使缺氧时间过长,以免引起反射性心搏呼吸骤停。

(5)插管后吸痰时,必须严格无菌操作,吸痰持续时间一次不应超过 15 s,必要时提高吸氧浓度后再吸引。吸入气体必须注意加温湿化,防止气管内分泌物稠厚结痂,影响呼吸道通畅。

(6)导管留置时间一般不宜超过 72 h,72 h 后病情不见改善,可考虑气管切开术。

(7)防止插管意外。气管插管时,尤其是在挑起会厌时,由于迷走神经反射,有可能造成患者的呼吸心搏骤停,特别是生命垂危或原有严重缺氧、心功能不全的患者更容易发生。因此,插管前应向家属交代清楚,取得理解和配合。插管时应充分吸氧,并进行监测,备好急救药和器械。

三、简易人工呼吸器使用

简易人工呼吸器又称加压给氧气囊，它是进行人工通气的简易工具。与口对口人工呼吸比较，它具有供氧浓度高、操作简便等优点。尤其是病情危急、来不及气管插管时，可利用加压面罩直接给氧，使患者得到充分氧气供应，改善组织缺氧状态。

（一）结构

简易人工呼吸器由四部分（弹性呼吸囊、储氧袋、面罩、氧气连接管）六个阀（呼出阀、单向阀、压力安全阀、储氧安全阀、储氧阀、进气阀）组成。

（二）适应证

（1）急症患者，呼吸微弱或呼吸停止者。

（2）气管插管前正压给氧，增加氧储备。

（3）使用呼吸机者，协调呼吸机，膨肺。

（三）相对禁忌证

相对禁忌证有中等以上活动性咯血、心肌梗死、大量胸腔积液等。

（四）操作程序

1.病情评估

患者有无意识、自主呼吸，呼吸道是否通畅，有无义齿，患者的脉搏、血压、血气分析值等。

2.开放气道

清除上呼吸道分泌物和呕吐物，松解患者衣领等。

3.连接

连接面罩、简易呼吸器及氧气，调节氧气流量 6～8 L/min，使储氧袋充盈。检查呼吸囊连接是否正确、有无漏气。

4.打开气道

操作者站于患者头侧，使患者头后仰，托起下颌。将面罩罩住患者口鼻，并用左手食指和大拇指固定面罩按紧不漏气，另外三指托起患者下颌维持气道畅通（EC 手法），或放置面罩固定带固定面罩，另一手挤压气囊。若气管插管或气管切开患者使用简易呼吸器，应充分吸引呼吸道分泌物，储氧袋充气后再应用。

5.双手挤压呼吸囊的方法

两手捏住呼吸囊中间部分，两拇指相对朝内，四指并拢或略分开，两手均匀挤压呼吸囊，待呼吸囊重新膨起后开始下一次挤压。对有自主呼吸患者，应尽量与患者呼吸同步，吸气时挤压呼吸囊送气。

6.使用时注意潮气量、呼吸频率、送气时间等

（1）潮气量：一般潮气量 6～8 mL/kg（通常成人 400～600 mL 的潮气量就足以使胸壁抬起，潮气量男性 600 mL，女性 400 mL），以通气适中为宜，挤压呼吸囊时，压力不可过大，约挤压呼吸囊的 1/3～2/3 为宜。

（2）呼吸频率：成人为 12～16 次/分钟，小儿为 20～25 次/分钟，婴幼儿为 30 次/分钟，新生儿为40 次/分钟。快速挤压气囊时，应注意气囊的频次和患者呼吸的协调性。在患者呼气与气囊膨胀复位之间应有足够的时间，不能在患者呼气时挤压气囊。

（3）吸呼时间比：成人一般为 1∶（1.5～2）；慢阻肺、呼吸窘迫综合征患者频率为

12～14 次/分钟，吸呼比为 1∶(2～3)，潮气量略少。

7. 观察及评估患者

使用过程中，应密切观察患者对呼吸器的适应性、胸廓起伏、皮肤黏膜颜色、听诊呼吸音、生命体征、血氧饱和度等。

(五)使用简易呼吸器有效判断方法

(1)面罩内有气雾。

(2)患者口唇发绀消失。

(3)随着送气看到患者胸廓随之起伏。

(4)鸭嘴阀随送气打开。

(六)注意事项

(1)使用简易呼吸器时要专人保管，定时检查、测试、维修和保养。

(2)使用前应检查简易呼吸气囊各阀的性能是否完好。

(3)挤压呼吸囊时，压力不可过大，亦不可时快时慢，以免损伤肺组织，造成呼吸中枢紊乱，影响呼吸功能恢复。

(4)发现患者有自主呼吸时，辅助加压呼吸必须和患者自主呼吸同步，应按患者的呼吸动作加以辅助，以免影响患者的自主呼吸。

(5)对清醒患者做好心理护理，解释应用呼吸器的目的和意义，缓解紧张情绪，使其主动配合，并边挤压呼吸囊边指导患者"吸……"或"呼……"。

(6)清洁与消毒，将各配件按序拆开，用流水冲洗擦干后以 1 000 mg/L 有效氯浸泡 30～60 min，取出后再冲洗晾干安装好后备用，储氧袋以 75%酒精擦拭，特殊感染患者用环氧乙烷熏蒸消毒。

(7)弹性呼吸囊不宜挤压变形后放置，以免影响弹性。

四、有自主呼吸患者紧急插管术

在危重患者的救治过程中，有些有自主呼吸患者需要快速建立人工气道，以保证有效通气。针对有自主呼吸患者进行有效插管术，可以减少插管的风险性，防止因刺激迷走神经反射引起心跳呼吸骤停。

(一)目的

(1)预防和处理误吸或呼吸道梗阻。

(2)呼吸功能不全，需行机械通气者。

(二)用物准备

(1)麻醉盘内：弯形喉镜(灯光良好)，气管导管(充气套囊不漏气)，导引钢丝，注射器，牙垫与胶布，吸引装置与吸痰管，呼吸气囊，听诊器。

(2)准备好各种抢救药品和器械。

(3)准备好常用气管插管辅助药物。

(三)操作步骤

(1)患者仰卧，清洁口、鼻腔异物，头后仰，向后上方托下颌，充分给氧。

(2)准备好插管器械，选择合适的气管导管。

(3)选择合适的麻醉药物。

(4)评价麻醉的效果。

(5)抢救者用右手拇、食指分开口唇并打开口腔。

(6)左手持喉镜沿口角右侧置入口腔,将舌体推向左,使喉镜片移至正中位,可见腭垂,慢慢推进使喉镜顶端抵达舌根,向前、向上方提喉镜,以挑起会厌后显露声门。

(7)右手持气管导管,管斜口对准声门裂,如患者自主呼吸未消失,于患者吸气末将导管通过声门插入气管,导管插过声门 1 cm 左右,迅速拔出导管芯,将导管继续旋转深入气管,成人 4～6 cm,小儿 2～3 cm。

(8)导管插入气管后,放入牙垫,退出喉镜,调节气管导管的插入深度,气管气囊充气后听诊胃部无气过水声,再听诊两肺呼吸音一致后,将导管和牙垫一起妥善固定。

(9)连接呼吸机,行机械通气。

(10)清理用物,洗手并记录。

(四)注意事项

(1)对呼吸困难者,插管前应先行人工呼吸、纯氧吸入等,以免因插管费时而增加患者缺氧时间。

(2)插管前检查插管用具是否齐全适用,根据患者的年龄、性别、身材、插管途径选择合适的导管。检查喉镜灯泡是否明亮,气囊有无漏气,准备胶布,以及评估患者有无义齿及是否为困难插管者,若为困难插管者,作好相应准备。

(3)患者仰卧,头、颈、肩相应垫高,使头后仰并抬高 8～10 cm。插管时应使喉部暴露充分、视野清晰。喉镜的着力点应始终放在喉镜片顶端,并采用上提喉镜的方法。

(4)插管动作要轻柔,操作迅速准确,勿使缺氧时间过长,以免引起反射性心搏、呼吸骤停。

(5)正确合理使用表面麻醉和静脉麻醉药物。用药原则以患者呈镇静状态,或对刺激无反应。一定要保证气道通畅,有呼吸机的情况下使用。使用表面麻醉和静脉麻醉药物时,镇静药物用量应该适当减少,以防止循环紊乱。对咽喉反射极弱的重症患者可以不给镇静及麻醉药即可行气管插管。

(6)置入后注意先听胃部是否有气过水声,再听双肺呼吸音是否存在并一致。

五、气囊滞留物清除技术

人工气道建立后,将气管插管气囊充气达到密闭气道的目的,预防口腔分泌物和胃内容物的误吸,同时保证正压通气的有效实施。定时对气囊上滞留物清除可有效预防呼吸机相关肺炎(ventilator associated pneumonia,VAP)的发生。

(一)目的

经口或经鼻气管插管及气管切开时间大于 24 h 的患者,每 4～6 h 进行气囊上滞留物清除,可有效清除气囊上分泌物,而预防口咽部细菌在下呼吸道定植,同时防止被污染的分泌物误吸入下呼吸道导致 VAP 的发生。

(二)用物准备

简易呼吸气囊、吸痰管、手套、10 mL 注射器。

(三)操作步骤

(1)操作者到床边核对患者的床号、姓名,评估患者的生命体征情况,并向患者说明气囊滞留物清除的目的和方法,取得患者的理解和配合。

(2)操作者衣帽整洁,洗手、戴口罩后携带用物至患者床边,再次核对患者姓名。

(3)协助患者取平卧位或头低脚高位。

(4)充分吸引气管内、口、鼻腔内分泌物。

(5)两人合作完成。一人将简易呼吸器与气管导管连接,在患者吸气时,轻轻挤压简易呼吸器,以充分换气,并与患者呼吸同步。

(6)在患者第二次吸气末呼气初,用力挤压简易呼吸器,给予一较大潮气量,助手同时用注射器抽尽气囊气体,并在患者呼气末时迅速再次充气囊。

(7)迅速再一次吸引口鼻腔内分泌物。如此反复操作 2～3 次,直到完全清除气囊上的分泌物为止。

(8)恢复患者体位,检查气囊压力。

(9)清理用物,洗手并记录。

(四)注意事项

有以下情况禁忌行气囊滞留物清除:生命体征不稳定、病情危重、氧饱和度差的患者、肺纤维化、肺大疱、气胸、ARDS(高 PEEP)患者。

(1)检查简易呼吸器的完好性以及安全阀。

(2)患者准备:至少禁食 2 h,防止胃内物反流;体位要求头低脚高位或平卧位,以免重力的作用使清出的潴留物又流入气道。

(3)操作前患者吸入纯氧 2 min。

(4)要求两人配合协调,有无菌观念,能准确判断呼吸节律,简易呼吸器操作时与自主呼吸同步。

第三节　便携式呼吸机的应用

便携式呼吸机是一种能代替、控制或辅助患者呼吸,改善通气,增加气体交换,减少呼吸功消耗,纠正病理性呼吸动作的装置。呼吸机在机械通气过程中看成由吸气触发、吸气相、吸呼气切换和呼气相四个阶段组成。便携式呼吸机主要适用于各种急、危、伤、重症患者在家中、医院、急救机构及转运途中。

(一)呼吸机的基本结构

呼吸机的基本结构包括动力系统、通气源、控制系统、呼吸气路、监测报警系统。

(二)呼吸机的基本原理

绝大多数较常用呼吸机是由气囊(或折叠风箱)内外双环气路进行工作,内环气路、气流与患者气道相通,外环气路、气流主要以挤压呼吸囊或风箱,将气囊(或风箱)内的新鲜气体压向患者肺泡内,以便进行气体交换,又称驱动气。因其与患者气道不相通,可用空气。

(三)便携式呼吸机特点

(1)突出的便携特征:整机小巧,主机轻便,可以根据患者的状况和场地随意放置,并且交直流电两用(可与任何汽车点烟器相连),同时内置电池。

(2)多种通气模式:具有辅助/控制、同步间歇指令通气、窒息后备通气、呼气末正压、自主通气等基本模式,并且以上基本模式可自由组合。

(3)适用范围广,新生儿、儿童及成人均可使用。

(4)具有完善的自检功能,从而保证了呼吸机的精确度。

(5)面板设计合理,有多项参数显示。

(四)适应证

(1)严重通气功能不良。

(2)严重换气功能障碍。

(3)神经肌肉麻痹。

(4)窒息、心肺复苏、任何原因的呼吸停止或异常呼吸。

(五)禁忌证

(1)未经减压及引流的张力性气胸,纵隔气肿。

(2)大量胸腔积液,中等量以上的咯血。

(3)重度肺囊肿或肺大疱。

(4)低血容量性休克未补充血容量之前。

(5)急性心肌梗死伴有心功能不全者。

(六)常用通气模式

1.控制通气

患者的呼吸频率、通气量、气道压力完全受呼吸机控制,适用于重症呼吸衰竭患者的抢救。

(1)容量控制通气是最常用的通气模式,优点是可以保证通气量。

(2)容量控制通气加长吸气,又称自动间歇肺泡过度充气,在容量控制的基础上每 100 次呼吸中有一次相当于 2 倍潮气量的长吸气。

(3)压力控制通气模式,优点是气道压力恒定,不易发生肺的气压伤。

2.辅助通气

在自主呼吸的基础上,呼吸机补充自主呼吸通气量的不足,呼吸频率由患者控制,吸气的深度由呼吸机控制,适用于轻症患者或重症患者的恢复期。可分为容量辅助通气和压力辅助通气。

3.辅助/控制通气

辅助/控制通气是上述两种通气方式的结合。

自主呼吸能力超过预设呼吸频率为辅助通气,低于预设呼吸频率则为控制通气。有定容型和定压型两种。

4.间歇指令通气(intermittent mandatory ventilation,IMV)

间歇指令通气属于辅助通气方式,呼吸机管道中有持续气流,若干次自主呼吸后给一次正压通气,保证每分钟通气量,IMV 的呼吸频率成人一般小于 10 次/分钟,儿童为正常频率的 1/10～1/2。呼吸机于一定的间歇时间接收自主呼吸导致气道内负压信号,同步送出气流,间歇进行辅助通气。

5.同步间歇指令性通气(synchronized intermittent mandatory ventilation,SIMV)

同步间歇指令性通气即 IMV 同步化,特点是呼吸机皆设一定的触发窗,一般为呼吸周期的后25%。在这段时间里，自主吸气动作可触发呼吸机送气，若无自主呼吸，在下一呼吸周期开始时，呼吸机按IMV的设置要求自动送气。

6.持续气道内正压通气(continous positive airway pressure,CPAP)

持续气道内正压通气在自主呼吸的前提下，在整个呼吸周期内患者自己施以一定的压力。可防止气道内萎陷。除了调节CPAP旋钮外，一定要保证足够的流量，应使流量加大3～4倍。CPAP正常值一般为4～12 cmH_2O，特殊情况下可达15 cmH_2O。

7.压力支持通气(pressure support ventilation,PSV)

自主呼吸触发和维持整个吸气过程，呼吸机给予一定的压力辅助。

8.双水平气道内正压通气(biphasic positive airway pressure,BiPAP)

患者在不同高低的正压水平自主呼吸。可视为PSV+CPAP+PEEP。

9.呼气末正压通气(positive end-expiratory pressure,PEEP)

呼气末借助于呼气管路中的阻力阀等装置使呼气相气道压高于大气压水平即获得PEEP。作用是改善氧合和通气。

(七)呼吸机参数的调节

呼吸机四大参数：潮气量、压力、流量、时间(含呼吸频率、吸呼比)。

1.潮气量

潮气量设置原则：避免气道压过高，使平台压不超过30～35 cmH_2O。为避免气压伤的发生，目前主张选择较小的潮气量，一般成人8～12 mL/kg，儿童5～6 mL/kg，慢性阻塞肺部疾患常设在8～10 mL/kg。急性呼吸窘迫综合征(ARDS)、肺水肿、肺不张等肺顺应性差者可设在6～8 mL/kg并与呼吸频率配合，以保证一定的分钟通气量。

2.呼吸频率

①与潮气量配合，保证一定的分钟通气量。②根据原发病而定：慢阻肺患者可慢频率通气而有利于呼气；在ARDS等限制性通气障碍的疾病以较快的频率。③根据自主呼吸能力而定。

3.吸呼比

吸呼比为一般1∶(1.5～2)，阻塞性通气障碍可调至1∶3或更长的呼气时间，并配合慢频率；限制性通气障碍时吸呼为1∶(1～1.5)，并配合较快频率。

4.通气压力

通气压力一般指气道峰压，当肺部顺应性正常时，吸气压力峰值一般为10～20 cmH_2O，肺部病变轻度：12～20 cmH_2O；中度：20～25 cmH_2O；重度：25～30 cmH_2O，ARDS、肺出血时可达40 cmH_2O。新生儿较上述压力低5 cmH_2O。

5.吸氧浓度

吸氧浓度原则是在保证氧合的情况下，尽量使用较低的吸氧浓度。吸氧浓度大于60%时需警惕氧中毒。

6.PEEP

不同病种常规所需的PEEP水平差别很大。当严重换气障碍时(ARDS、肺水肿、肺出血)可达10～15 cmH_2O，病情严重者可达15～20 cmH_2O。COPD患者可予3～6 cmH_2O。PEEP每增加或减少1～2 cmH_2O，都会对血氧产生很大影响，这种影响数分钟内即可出现，减少PEEP应逐渐进行，并注意监测血氧饱和度、血流动力学变化。

7. 吸气峰流速

吸气峰流速一般为 40～80 L/min。

8. 设定报警范围

报警范围气道压力上下限报警(一般为设定值上下 30%)、气源压力报警、其他报警。

(八)准备工作

(1)行呼吸机自检,检查呼吸机各项工作性能是否正常,各管道间的连接是否紧密、有无漏气,各附件是否齐全,送气道或呼气内活瓣是否灵敏。

(2)检查电源和地线。

(3)氧气钢瓶内压力是否足够(氧气压力>10 kg/cm^2)。

(4)湿化器是否清洁。

(九)操作流程

1. 操作方法

(1)连接呼吸机管路。

(2)根据患者具体情况,选择合适的通气模式。若无自主呼吸或自主呼吸比较微弱的患者,选择控制通气模式;若存在自主呼吸,通气不足的患者,则采用支持通气模式。支持的强度根据患者自主呼吸的能力确定。选择适当的呼吸频率和比值。

(3)供气压选择在 0.1～0.25 kPa(小儿酌减)。

(4)选择合适的氧浓度。

(5)同步吸入压调至最小,灵敏度置适中位置,先打开氧气瓶总阀开关,然后打开减压表上的旋钮,接通电源,机器开始向患者送气。逐步增大同步吸入压直至通气充足。

(6)患者有自主呼吸,选择合适同步灵敏度,调至刚好能触发机器为宜。

(7)使用过程中应密切注意严密观察监测生命体征,皮肤颜色,血气分析结果,并做好记录,同时观察呼吸机运行情况,有无报警发生,及时处理、解除引起报警的原因。

(8)自主呼吸恢复,缺氧情况改善后可试停机;转运入 ICU 病房可换用复合型呼吸机。

(9)脱机步骤:清醒患者给予解释,消除患者紧张、恐惧心理。使用 SIMV、CPAP 呼吸模式;面罩或鼻导管吸氧,间断停机;逐渐停机,如停机失败可再开机,待患者病情缓解后应积极停机;停机顺序:关呼吸机—关压缩机—关氧气—切断电源。

(10)用后注意呼吸机的清洁卫生。

(11)登记记录呼吸机使用时间及性能,清理用物归还原处。

2. 注意事项

(1)使用过程中,注意各管道和电源插头的连接情况,观察有无气道松动、漏气或脱落现象。

(2)严密观察患者生命体征变化并做好记录,严格无菌操作,吸痰前后应给予纯氧吸入。

(3)呼吸机使用完毕应将呼吸回路管送供应室环氧乙烷灭菌,防止交叉感染。

(十)消毒方法

(1)平时加强对呼吸机的清理,外壳最好每天使用软布擦净。凡是连接于患者与呼吸机之间的各螺纹管、连接管、接头、湿化器、呼气瓣和鼻罩用后应彻底清洁消毒。呼吸机消毒面罩、管路、直接与患者呼吸系统相连部分,是受污染最直接、最严重的部分,需要与供应室对换或进行浸泡消毒,做到万无一失。管路、面罩等耗材,如属价格低廉的,可按一次性医用废弃物销毁处理，防止交叉感染。

(2)空气过滤网每48～72 h就要用清水洗净表面尘埃后，再用力甩干或烘干；或者用吸尘器吸尽灰尘，然后放回原位。

(3)呼吸机内部传感器、压缩机、电路板是特殊电子零件，不能用水冲洗也不能用消毒液浸泡，以免损坏其性能，需在厂家专业人员指导下用75%酒精棉球十分小心地轻轻擦干净或浸泡，自然晾干；呼吸机内部的气路系统是吸入室内被污染空气的部分，可以用环氧乙烷熏蒸法进行消毒。

(4)电路、机壳、控制部分，也受到室内空气的污染，这部分可以用防腐、防水的消毒剂进行熏蒸、喷雾、擦洗。

第四节　心脏电复律术

心脏电复律是用电能治疗异位快速心律失常的一种方法，在极短的时间内用除颤器释放高能量电脉冲直接或经胸壁作用于心脏，使心肌同时除极，终止异位心律，重建窦性心律。是药物和人工心脏起搏以外挽救危重病例的一种有效措施。

根据电复律时发放的脉冲是否与R波同步，分为同步和非同步电复律。非同步电复律常称为电除颤。

一、适应证

非同步电复律用于心室颤动、心室扑动、无脉性室性心动过速，建议除颤与心肺复苏术联合使用，推荐一次电击方案。即每次除颤双相波除颤仪直接选择120～200 J，放电后无论成功与否都行2 min CPR再评价效果。若不成功，则重复以上步骤。

同步电复律用于除非同步电复律适应证以外的所有快速心律失常，如心房颤动、心房扑动、阵发性室上性心动过速、室性心动过速等。常用能量为100～150 J，房扑能量为50～200 J。

二、相对禁忌证

(1)洋地黄中毒及严重低血钾引起的快速心律失常。

(2)风湿性心脏病、二尖瓣病变伴有心脏明显增大、心功能减退者及风湿活动者。

(3)心房纤颤持续5年以上。

(4)心房纤颤(扑动)心室率缓慢或有Ⅲ°房室传导阻滞。

(5)慢一快综合征而发作心房颤动时。

三、复律前准备

1.同步电复律

患者通常神志清楚，复律当日晨禁食，术前排空大小便、去除义齿。给予少量镇静剂，如地西泮缓慢静脉注射，使患者逐渐进入嗜睡状态。记录全套心电图留作对照。

2. 非同步电复律

非同步电复律不需做术前准备。

四、操作方法

(一)择期性电复律

使用同步电复律,做好复律前准备工作即可开始进行电复律。步骤如下。

(1)患者仰卧于绝缘的硬板床上,备有抢救复苏设备,建立静脉通道。

(2)在除颤器的心电示波器上选 R 波为主且较高大的导联,并检查同步性能。选择除颤仪工作模式为“同步”,仪器显示为“Sync”。

(3)患者充分吸氧 5～10 L/min。

(4)将两电极板面涂导电胶或包 4 层盐水纱布。

(5)缓慢静脉注射(>5 min)地西泮 20 mg 左右或咪达唑仑 3～5 mg 做静脉麻醉,同时行面罩吸氧。当患者处于朦胧状态,睫毛反射、痛觉消失时,即可进行复律。

(6)安置电极,两电极分别置于胸骨右缘第 2 肋间及心尖部,或左背肩胛区及心尖区。

(7)任何人不得接触患者及病床。

(8)调节至所需要的能量,使用双相波除颤仪时,心房颤动首选 120 J,心房扑动、室上性心动过速建议首选 50～100 J。如果首次复律失败,再逐步增加能量。

(9)按充电钮充电,按放电钮放电,完成电复律。

(10)放电后严密观察示波器并记录,观察成功与否。若转为窦性心律,记录 9～12 导联心电图,以便与术前对照。未能转复可行第二次、第三次电复律,电能量可加大,但不要超过 300 J,一般不超过 3 次。

(11)术后每小时观察血压、脉搏、呼吸 1 次,共 3 次。若病情不稳定继续观察,有条件持续心电监护 8 h。

(12)操作结束后维护除颤仪,保持除颤仪充电备用。

(二)紧急电复律

使用非同步电复律。在心室颤动、心室扑动等紧急情况下,不用麻醉,不需检查同步性能。

(1)立即将患者去枕仰卧于硬板床上,检查并除去金属及导电物质,松开衣扣,暴露胸部。

(2)接通电源。

(3)将两电极板面涂导电胶或包 4 层盐水纱布。

(4)选择电能,充电至所需水平(双向波 120～200 J,单项波 360 J),选择“非同步”按钮。

(5)电极板置于患者胸部正确部位(分别置于心尖部和心底部),紧贴皮肤并稍施以压力。

(6)工作人员稍离开床缘,避免与患者和床接触。

(7)充电至所需能量后再次观察心电示波,确实需要除颤,两手拇指同时按压电极板上“放电”按钮,迅速放电除颤。

(8)放电结束后立即给予患者 2 min CPR,以保证重要脏器的供血。再观察患者心电图或者心电监护仪的图像变化,观察除颤成功与否并决定是否需要再次除颤或者给以药物治疗。

(9)操作完毕,用纱布擦净患者皮肤,帮患者穿好衣裤。

(10)将能量开关回复至零位,做好除颤器的清洁与维护,并充电备用。

(11)记录。

五、注意事项

(1)除颤前确定患者除颤部位无潮湿、无敷料。若患者带有植入性起搏器,应避开起搏器部位至少 10 cm。

(2)除颤前确定周围人员无直接或间接与患者接触。

(3)操作者身体不能与患者接触,不能与金属类物品接触。

(4)动作迅速,准确。

(5)保持除颤器完好。

第五节 心电监护技术

多功能监护仪是一种以测量和监控患者生理参数,并可与已知设定值进行比较,若出现超标可发出警报的装置或系统。心电监护是监护系统中最主要的部分,常用于危急重症患者,可监测心律失常的发生及药物的治疗效果。

一、心电监护仪的分类

根据功能可将监护仪分为三类:床边监护仪、中央监护仪、遥测监护仪。院前急救时多用床边监护仪。

(一)床边监护仪

床边监护仪是设置在床边与患者连接在一起的仪器,能够对患者的各种生理参数或某些状态进行连续的监测,有若干时间的记忆储存功能。它也可以与中央监护仪构成一个整体来进行工作。

(二)中央监护仪

中央监护仪又称中央系统监护仪。它是由主监护仪和若干床边监护仪组成的,通过主监护仪可以控制各床边监护仪的工作,对多个被监护对象的情况进行同时监护。它的一个重要任务是完成对各种异常的生理参数和病历的自动记录。

(三)遥测监护仪

遥测监护仪是由中心台和床边台或发射机组成,是患者可以随身携带的小型电子监护仪,可以在医院内外对患者的某种生理参数进行连续监护,供医师进行非实时性的检查。

二、用物准备

用物准备包括心电监护仪一台,心电、血压、血氧输出电缆线各一,一次性电极片、75%酒精、棉签或纱布,必要时备电插线板。

三、操作步骤

(1)携用物至患者抢救床旁或置于救护车内仪器固定架上,核对床号、姓名,并向患者解释,取得合作。

(2)插上电源(亦可使用备用电池),仪器指示灯亮,打开电源开关,根据病情摆好患者体位,清洁患者皮肤,使用75%酒精棉签脱脂。

(3)依次连接血氧指夹、血压袖带、心电导联线,固定电极于选定的导联位置上。

(4)选择合适的导联、振幅,设置报警参数。

(5)随时观察心电监护显示情况,做好监测记录,发现异常要及时处理。

(6)使用完毕,关电源开关,清理患者皮肤,整理用物。

四、注意事项

(1)使用前应检查各电缆线有无破损、断裂。

(2)电极安放应避开心前区,以备紧急电除颤和常规12导联心电图时电极放置。

(3)操作过程中注意患者的保暖和隐私的保护,定期更换电极位置,以防皮肤长久刺激而发生损伤。

(4)血压测量禁止在输液或插管肢体上进行。

(5)及时排除各种信号干扰。

五、仪器保养

(1)监护仪放置固定位置,通风,避免阳光直射。

(2)心电导联线不能过度弯曲,防止导联线断裂。

(3)使用期间遵守操作规程,不得随意开关和移动仪器。

(4)用柔软的干布擦除尘埃,保持仪器清洁。

(5)定期检测仪器性能,出现故障及时维修。

第六节　深静脉穿刺置管术

一、适应证和禁忌证

临床上常采用深静脉穿刺置管进行输液、营养等,在危重症患者的救治中已广泛应用。

(一)适应证

(1)体外循环下各种心血管手术。

(2)估计术中将出现血流动力学变化较大的非体外循环手术。

(3)严重外伤、休克以及急性循环衰竭等危重患者的抢救或需定期监测中心静脉压者。

(4)需长期高营养治疗或经静脉抗生素治疗或需经静脉输入高渗溶液或强酸强碱类药物者。

(5)经静脉放置临时或永久心脏起搏器。

(6)血液净化时需经静脉建立临时或永久性血管通路。

(二)禁忌证

(1)凝血功能异常或近期有血栓形成病史。

(2)穿刺血管区域有恶性肿瘤病史。

(3)穿刺血管区域感染或有外伤(局部破损、感染)。

(4)穿刺血管解剖位置异常。

(5)躁动不安极不配合者。

(三)深静脉置管的分类

据置管的形式不同,可将深静脉置管大致分为以下四类。

1. 无隧道式

无隧道式指导管直接由锁骨下静脉、颈静脉插入上腔静脉并原位固定。如锁骨下静脉穿刺置管。

2. 隧道式

隧道式指导管前端在上腔静脉,后半部分在胸壁皮下潜行。如带涤纶套的 Hickman 导管,如经右颈内静脉建立永久性血液透析血管通路。

3. 输液港

输液港基本操作同隧道式,不同之处在于需用手术方法将输液港放在前胸或腹部的皮下,应用时将针头刺入输液港,建立中心静脉输液通道。

4. 经外周静脉置入中心静脉导管(PICC)

PICC 多由上臂头静脉、贵要静脉等将很细的导管插入中心静脉。导管很细,但强度很好,可以在体内保存 1～2 年,适用于长期中心静脉置管。

(四)急诊急救中常用的穿刺置管方法与导管材料

1. 穿刺置管方法

目前在急诊中多采用经皮穿刺,放置导管到右心房或靠近右心房的上、下腔静脉并原位固定(无隧道式)。常用的穿刺部位有锁骨下静脉、颈内静脉和股静脉。其中,常用穿刺置管路径包括锁骨上路和锁骨下路,颈内静脉前位路径、中央路径和后侧路径等。

2. 导管材料特点与选择

导管可由不同特性的材料构成,具体包括聚四氟乙烯、聚氯乙烯、聚乙烯、聚氨酯和硅胶等。不同特性的材料导管与置入时和置入后的并发症有一定相关性。如聚氨酯、硅胶因导管置入后发生血栓形成的概率较小,所以目前常用。但硅胶管具有性质软的特胶管,往往需手术置入,不适用于紧急情况;而聚氨酯管可经皮穿刺置入,操作简单,但因其硬度大、易损伤血管内皮,所以形成血栓的几率较高。随着科学技术的发展,已研制出部分常温下质地硬、血管内温度下质地变软的聚氨酯导管,且部分用于临床。因此,应根据临床需要科学、合理地选择导管。

二、锁骨下静脉穿刺置管术

锁骨下静脉是临床上深静脉穿刺置管常选用的部位之一,穿刺路径包括锁骨下路和锁骨上路两种。

(一)解剖结构特点

锁骨下静脉是腋静脉的延续,起于第一肋骨的外侧缘,成人长为 3～4 cm。前面是锁骨的内侧缘,在锁骨中点稍内位于锁骨与第一肋骨之间略向上向内呈弓形而稍向内下,向前跨过前斜角肌于胸锁关节处与颈内静脉汇合为无名静脉,再与对侧无名静脉汇合成上腔静脉。与其毗邻结构:胸膜顶位于锁骨下静脉下方,左侧胸导管及右侧淋巴管在靠近颈内静脉交界处进入锁骨下静脉上缘,与锁骨下动脉伴行。

(二)锁骨下路穿刺置管方法

1.体位

(1)取平卧,最好取头低足高位,床脚抬高 15°~25°,以提高静脉压使静脉充盈。这一措施同时保证静脉内的压力高于大气压,从而使插管时不易发生空气栓塞的危险,但对重症患者不宜勉强。

(2)在两肩胛骨之间直放一小枕,使双肩下垂,锁骨中段抬高,借此使锁骨下静脉与肺尖分开。

(3)患者面部转向穿刺者对侧,但头部略偏向术者。

2.选择穿刺点

(1)如选右锁骨下静脉穿刺,穿刺点为锁骨与第一肋骨相交处,即锁骨中 1/3 段与外 1/3 交界处,锁骨下缘 1~2 cm 处,也可由锁骨中点附近进行穿刺。

(2)如选左锁骨下静脉穿刺,穿刺点可较右侧稍偏内,可于左侧锁骨内 1/4~1/3 处,沿锁骨下缘进针。

3.操作步骤

(1)严格遵循无菌操作原则,有条件应在手术室进行。

(2)局部皮肤常规消毒后,铺手术巾。

(3)局部麻醉后,用注射器细针做试探性穿刺,使针头与皮肤呈 30°~45°向内向上穿刺,针头保持朝向胸骨上窝的方向,紧靠锁骨内下缘徐徐推进,边进针边抽动针筒使管内形成负压,一般进针 5 cm 可抽到回血。如果以此方向进针已达 4~5 cm 仍不见回血时,不要再向前推进,应慢慢向后撤针并边退边抽回血,在撤针过程中仍无回血,可将针尖撤至皮下后改变进针方向,使针尖指向甲状软骨,以同样的方法进针。

(4)试穿确定锁骨下静脉的位置后,即可换用导针穿刺置管,导针的穿刺方向与试探性穿刺相同,一旦进入锁骨下静脉即可抽得大量回血,此时再推进 0.1~0.2 cm。

(5)指导患者吸气后屏息,取下注射器,以一只手固定导针并以手指轻抵针尾插孔,以免发生气栓或失血。

(6)采用 Seldinger 技术将导管或导丝自导针尾部插孔送入,使管端达上腔静脉,退出导针。如用导丝,则将导管引入中心静脉后再退出导丝。

(7)抽吸与导管连接的注射器,如回血通畅,说明管端位于静脉内。

(8)取下注射器将导管与输液器连接,先滴入少量等渗液体。

(9)妥善固定导管,敷贴覆盖穿刺部位。

(10)若条件允许,推荐导管放置后常规行 X 线检查,以确定导管的位置。

(三)锁骨上路穿刺方法

1.体位

体位同锁骨下路。

2.穿刺点选择

胸锁乳突肌锁骨头后缘与锁骨夹角的平分线或在胸锁乳突肌的锁骨头的外侧缘,锁骨上缘约 1.0 cm 处进针。以选择右侧穿刺为宜,因在左侧穿刺容易损伤胸导管。

3.进针方法

穿刺针与身体正中线成45°,与冠状面保持水平或稍向前成15°,针尖指向胸锁关节,缓慢向前推进,且边进针边回抽,一般进针2～3 cm即可进入锁骨下静脉,直到有暗红色回血为止。然后导针由原来的方向变为水平,以使导针与静脉的走向一致,其他同锁骨下路,采用Seldinger技术。

三、颈内静脉穿刺置管术

颈内静脉是临床上深静脉穿刺置管常选用的部位,因其穿刺置管后便于观察与护理,深受广大临床医务工作者的青睐。颈内静脉穿刺的进针点和方向,根据颈内静脉与胸锁乳突肌的关系,可分为前路、中路、后路三种。

(一)解剖结构特点

颈内静脉起源于颅底,颈内静脉全程均被胸锁乳突肌覆盖,上部位于胸锁乳突肌的前缘内侧,中部位于胸锁乳突肌锁骨头前缘的下面和颈总动脉的后外侧,下行至胸锁关节处与锁骨下静脉汇合成无名静脉,继续下行与对侧的无名静脉汇合成上腔静脉进入右心房。颈内静脉走行大体上可分为三段:上段位于胸锁乳突肌胸骨头内侧,中段位于胸锁乳突肌两个头后方,下段位于胸锁乳突肌胸骨头锁骨头构成的颈动脉三角内。

(二)颈内静脉穿刺置管方法

1.体位

患者仰卧,头低位,右肩部垫起,头后仰使颈部充分伸展,面部略转向对侧。

2.选择穿刺点

一般选用右侧颈内静脉穿刺置管更为方便,因右侧无胸导管,右颈内静脉至无名静脉入上腔静脉几乎为一直线,且右侧胸膜顶部较左侧低。

3.进针方法

(1)前位路径:操作者以左手食指和中指在中线旁开3 cm,于胸锁乳突肌的中点前缘相当于甲状软骨上缘水平触及颈总动脉搏动,并向内侧推开颈总动脉,在颈总动脉外缘约0.5 cm处进针,针干与皮肤成30°～40°,针尖指向同侧乳头或锁骨的中、内1/3交界处。

(2)中央路径:在锁骨与胸锁乳突肌的锁骨头和胸骨头所形成的三角区的顶点,颈内静脉正好位于此三角形的中心位置,该点距锁骨上缘3～5 cm,进针时针干与皮肤成30°,与中线平行直接指向足端。如果穿刺未成功,将针尖退至皮下,再向外倾斜10°左右,指向胸锁乳突肌锁骨头的内侧后缘,常能成功。

一般选用中路穿刺,因为此点可直接触及颈总动脉,可以避开颈总动脉,误伤动脉的机会较少。另外,此处颈内静脉较浅,穿刺成功率高。

(3)后侧路径:在胸锁乳突肌的后外缘中、下1/3的交点或在锁骨上缘3.0～5.0 cm处作为进针点。在此处颈内静脉位于胸锁乳突肌的下面略偏外侧,针干一般保持水平,在胸锁乳突肌的深部指向锁骨上窝方向。针尖不宜过分向内侧深入,以免损伤颈总动脉,甚至穿入气管内。

4.置管基本操作

置管基本操作同锁骨下静脉穿刺置管,采用Seldinger技术。颈内静脉穿刺置管深度:左侧10.0 cm,右侧13.0～15.0 cm。

(四)右颈内静脉穿刺三种路径穿刺方法比较

1.前位路径

①穿刺点:胸锁乳突肌前缘中点颈动脉搏动外侧0.5～1.0 cm处;②穿刺方向:同侧乳头;③穿刺深度:4.0 cm。

2.中央路径

①穿刺点:胸锁乳突肌胸骨头、锁骨头及锁骨形成的三角形之顶点;②穿刺方向:同侧乳头;③穿刺深度:3.5～4.0 cm。

3.后侧路径

①穿刺点:胸锁乳突肌锁骨头后缘锁骨上5.0 cm或颈外静脉与胸锁乳突肌交点上方;②穿刺方向:胸骨上切迹;③穿刺深度:5.0～7.0 cm。

四、股静脉穿刺置管术

股静脉穿刺置管术是临床上最先开展的深静脉穿刺技术,因其相对安全可靠,置管相关的严重并发症相对较少,临床应用较为广泛。尤其适用于紧急情况必需快速置入导管者、心肺功能较差的患者、颈内或锁骨下静脉置管失败或卧床患者。

(一)解剖结构特点

在腹股沟韧带的下方,髂前上棘和耻骨联合连线的中点即是股动脉,其内侧为股静脉,外侧为股神经。股静脉全程与股动脉伴行,至股三角底部转至股动脉内侧,自腹股沟中点后方移行为髂外动脉。

(二)穿刺置管方法

1.体位

患者一般取仰卧位,大腿外旋并外展,膝盖稍弯曲。

2.穿刺点

腹股沟中点,股动脉搏动最强点内侧0.5～1.0 cm,腹股沟韧带下2.0～3.0 cm。如动脉搏动不能扪及,可按下述方法确定穿刺点。在髂前上棘与耻骨联合间作一连线,其中点有股动脉穿过,于此中点下2.0～3.0 cm处的内侧0.5 cm～1.0 cm处。

3.穿刺方向

以左手食指和中指摸准股动脉的确切位置,在股动脉内侧0.5～1.0 cm处进平行针,针尖大致指向脐或剑突的方向,针干与皮肤成30°。

4.置管方法

置管方法与锁骨下静脉穿刺相同,采用Seldinger技术。置管深度约40.0 cm,如仅用于输液,置管深度以进入股静脉为宜。

五、深静脉穿刺置管注意事项

(1)严格无菌操作,严防感染。

(2)掌握正确的穿刺置管方法和多种进针穿刺技术,不可在同一部位反复多次穿刺,以免造成局部组织的严重创伤和血肿。

(3)掌握各种穿刺路径的操作要点。

(4)穿刺过程中,若需改变穿刺方向,必须将针尖退至皮下,以免增加血管的损伤。

(5)熟悉穿刺静脉的解剖关系。例如,锁骨下静脉穿刺如操作不当,可发生气胸、血胸、空气栓塞、血肿等并发症,故操作者应熟悉该静脉周围解剖关系。一般来说,右侧穿刺较左侧易成功。

(6)加强穿刺置管后的观察与护理。

(7)避免空气栓塞的可能。因中心静脉在吸气时可能形成负压,穿刺过程中,更换输液器及导管和接头脱开时,尤其是头高半卧位的患者,容易发生空气栓塞。穿刺时患者应取头低位穿刺,插管时嘱患者不要大幅度呼吸。

(8)所用导管质地不可太硬,插入深度以导管顶端插至上腔静脉与右心房交界处即可,不宜过深,以免发生大血管及心脏损伤。

(9)穿刺成功后应立即缓慢推注生理盐水,以免血液在导管内凝固,阻塞管腔。导管固定要牢固,以防脱出。

六、深静脉穿刺置管后的观察与护理

1.输液速度的观察与调节

液体经深静脉导管的重力滴速可达 80 滴/分以上,如果发现重力滴速很慢应仔细检查导管固定是否恰当,有无打折或移动。若经导管不能顺利抽得回血,可能系导管自静脉内脱出,或导管有血凝块,此时应考虑在对侧重新置管。若应用输液泵输液,则每天至少 1 次将输液管道脱离输液泵,检查重力滴速是否正常,以便及时发现上述问题。

2.液体泄漏的观察及导管的护理

当导管老化、折断或自静脉内脱出时,都可造成液体自导管的破损处或进皮点外漏。若发现上述情况,应立即更换导管。因导管一旦破裂,整个输液系统的严密性就遭到破坏,若不及时将导管拔出,容易造成微生物的侵入而导致导管败血症。

3.敷料及输液管的更换

穿刺部位的敷料应每天更换 1～2 次。更换敷料时要严格遵循无菌操作原则。操作手法应轻,切勿在去除旧敷料及胶布时误将导管拔出。穿刺部位皮肤应常规消毒,必要时先用丙酮去除局部皮肤油脂及遗留在皮肤上的胶布印痕,并注意检查固定导线的缝线是否松动、脱落,进皮点有无红肿等炎症表现。若发现固定导管的缝线松动,应及时拔出,并重新固定。若进皮点有炎症反应或感染继续发展时,则应拔出导管。

4.防止导管内血液凝固

为防止导管内血液凝固,输液完毕应用肝素液或生理盐水 10 mL 注入导管内。

七、深静脉穿刺置管并发症与处理

深静脉插管的并发症,一类与操作时误伤其邻近的重要器官、组织有关,因此无论选用哪一种途径做深静脉插管术,都需要很好地了解该区域的局部解剖关系,减少并发症的发生。另一类则与导管感染有关,严格遵守无菌操作是减少感染并发症的重要措施。

(一)置管即刻并发症

1.肺与胸膜损伤

气胸是常见的置管并发症,偶可发生张力性气胸或血胸。置管后常规 X 线检查,可及时发现有无气胸存在。少量气胸一般无明显临床症状,肺压缩小于 20%可不做处理,但应每日做胸部X线检查，若气胸进一步发展，则应及时放置胸腔闭式引流。若患者于置管后迅速出现呼吸困难、胸痛或发绀，应警惕张力性气胸之可能。一旦明确诊断，即应行粗针胸腔穿刺减压或置胸腔闭式引流管。若气胸经一般处理得到控制，且导管位置正常，则无须拔出导管。血胸往往是由于穿刺针太深误伤动脉并穿破胸膜所引起。血胸严重时必须开胸止血。

2.穿刺部位出血和血肿

穿刺部位出血和血肿多是因动脉及静脉损伤、进针不全、穿透血管等引起。穿刺部位出血和形成血肿者，需立即拔出穿刺针或导管，局部压迫止血。

3.胸导管损伤

左侧锁骨下静脉插管可损伤胸导管，穿刺点可有清亮淋巴液渗出。确认或疑为胸导管损伤时，应拔出导管或穿刺针，局部加压包扎。若出现胸腔内有乳糜液，则应放置胸腔闭式引流管。

4.纵隔损伤

纵隔损伤可引起纵隔血肿或纵隔积液，严重者可造成上腔静脉压迫。此时，应拔出导管并行急诊手术，清除血肿，解除上腔静脉梗阻。

5.空气栓塞

空气栓塞常发生于放置导管时，在移去导针上的注射器，将要由导针放入导管的瞬间发生。预防的方法为：嘱患者屏气，以防深吸气造成胸腔内负压增加，中心静脉压低于大气压，空气即可由穿刺针进入血管。少量的空气栓塞不引起严重后果，大量空气栓塞需抢救。

6.导管位置异常

最常见的导管位置异常是指导管进入同侧颈内静脉或对侧无名静脉。导管误入其他静脉，若能满足临床需要，且不影响使用者，无须特殊处理；导管误入其他静脉，不能满足临床需要或影响使用者，需要予以调整或更换。建议置管后应常规行X线导管定位检查。

7.心脏并发症

如导管插入过深，进入右心房或右心室内，可发生心律失常；如导管质地较硬，还可造成心肌穿孔，引起心包积液，甚至发生急性心脏压塞(心包填塞)。因此，应避免导管插入过深。

(二)导管留置期并发症

1.静脉血栓形成

导管留置期间血栓形成可发生，常继发于异位导管所致的静脉血栓或血栓性静脉炎。常需由导管注入造影剂后方可明确诊断。一旦诊断明确，即应拔除导管，并进行溶栓治疗。静脉血栓形成与导管的材料组成有关，近年来应用的硅橡胶导管可明显降低静脉血栓形成的发生率。持续或间断滴入低剂量肝素，对预防静脉血栓形成的作用尚不肯定。

2.空气栓塞

除置管时可发生空气栓塞外，在输液过程中，由于液体滴空，输液管接头脱落未及时发现，也可造成空气栓塞。处理措施：一是每日检查所有输液管道的连接是否牢固，并避免液体滴空；二是如有条件最好使用输液管终端具有阻挡空气通过的输液滤器，这样即使有少量气泡也不致通过滤器进入静脉。一旦发生可让患者左侧卧位，用导管将气泡从右室抽出。

3.导管功能障碍

(1)早期原因是机械因素(位置、打折、固定太紧)。

(2)晚期原因是导管内血栓形成、导管阻塞、静脉血栓形成或狭窄、导管外鞘或内鞘形成

(纤维附着于导管内外)。

防治措施:防止导管扭曲、受压;输血前后用生理盐水充分冲洗;用稀释肝素液封管,可防止导管阻塞情况发生;疑有管腔堵塞时不能强行冲注,调整位置、拔除导管。

4. 导管相关感染

导管留置期间血栓形成可发生导管相关感染,包括隧道口感染、隧道感染、导管相关败血症、化脓性中心静脉炎等,置管时无菌操作和置管后管理是预防导管感染的主要措施。

(1)隧道口感染:适当抗生素治疗 1～2 周,无效拔管。

(2)隧道感染:拔管、适当抗生素治疗 1～2 周,有必要可外科引流。

(3)导管相关败血症:导管感染相关性败血症是指接受胃肠外营养或液体治疗的患者出现临床败血症,而全身各组织器官又未能发现明确的感染源,且败血症的症状和体征,在拔除中心静脉导管后得以控制或缓解。导管头端培养及血培养阳性可做为诊断的依据。导管相关性败血症一旦确诊,需立即拔除导管,加强抗感染治疗。迁延不愈建议造影或多普勒检查。

(4)化脓性中心静脉炎:拔管、适当抗生素治疗 4～6 周,全身抗凝、对新近形成血栓给予溶栓治疗。

第七节　外伤止血、包扎、固定及搬运

一、止血

出血是创伤后主要并发症之一,成年人出血量超过 800～1 000 mL 就可引起休克,危及生命。因此,止血是抢救出血伤员的一项重要措施。

(一)出血部位的判断

各种创伤一般都会有出血,可分为内出血和外出血。内出血时血液流向体腔或组织间隙,外出血指血液自创面流出。现场急救止血,主要适用于外出血,是对周围血管损伤出血的紧急止血。对于伤员,除了判断有无出血外,还要判断是什么部位、什么血管出血,以便采取正确有效的止血方法。

1. 动脉出血

动脉出血,血色鲜红,血液随心脏的收缩而大量涌出,呈喷射状,出血速度快、出血量大。

2. 静脉出血

静脉出血,血色暗红,血液缓缓流出,出血速度较缓慢,出血量逐渐增多。

3. 毛细血管出血

血色鲜红,呈渗出性,可自行凝固止血。若伴有较大的伤口或创面时,不及时处理,也可引起失血性休克。夜间抢救,不易辨别出血的性质时,应从脉搏的强弱、快慢,呼吸是否浅而快,意识是否清醒,皮肤温度及衣服被血液浸湿的情况来判断伤员出血的程度,并迅速止血。

(二)止血方法的选择

出血部位的不同,出血的性质不同,危险性不同,止血方法也有所区别。原则上应根据出血部位及现场的具体条件选择最佳方法，使用急救包、消毒敷料、绷带等止血。

在紧急情况下，现场任何清洁而合适的物品都可临时借用作为止血用物，如手帕、毛巾、布条、三角巾等，禁止用电线、铁丝、绳子等替代止血带。

小伤口出血，只需用清水或生理盐水冲洗干净，盖上消毒纱布、棉垫，再用绷带加压缠绕即可。静脉出血，除上述包扎止血方法外，还需压迫伤口止血。用手或其他物体在包扎伤口上方的敷料上施以压力，使血流变慢、血凝块易于形成。这种压力必须持续 5～15 min 才可奏效。较深的部位如腋下、大腿根部可将纱布填塞进伤口再加压包扎。将受伤部位抬高也有利于静脉出血的止血。动脉出血宜先采用指压法止血，根据情况再改用其他方法如加压包扎法、填塞止血法或止血带法止血。

（三）常用的止血方法

1. 加压包扎止血法

加压包扎止血法是最常用的止血方法，毛细血管出血、静脉出血及前臂和足部动、静脉出血，均可用绷带纱布加压包扎止血。

(1)用干净、已消毒、较厚的纱布，覆盖在伤口表面，若无纱布，可用干净毛巾、手帕代替。

(2)在纱布上方用绷带或三角巾以适当压力缠住，一般 20 min 后即可达到止血目的。

2. 指压止血法

指压止血法是用手指、手掌或拳头压迫伤口近心端的动脉，将动脉压向深部的骨骼，阻断血液流通，达到止血的目的。适用于头、面、颈部和四肢的外出血。

常用的指压止血法如下。

(1)头后部出血：压迫枕动脉。搏动点位置：同侧耳后乳突下稍后方，将动脉压向乳突。

(2)面部出血：压迫面动脉。搏动点位置：同侧下颌骨下缘，咬肌前缘，将动脉压向下颌骨。

(3)颞部出血：压迫颞浅动脉。搏动点位置：同侧耳屏前方颧弓根部，将动脉压向颞骨。

(4)颈部出血：压迫颈动脉。搏动点位置：同侧气管外侧与胸锁乳突肌前缘中点之间，用力压向第五颈椎横突处。压迫颈总动脉止血应慎重，绝对禁止同时压迫双侧颈总动脉，以免引起脑缺氧。

(5)腋窝及肩部出血：压迫锁骨下动脉。搏动点位置：锁骨上窝中部，将动脉压向第一肋骨。

(6)前臂出血：压迫肱动脉。搏动点位置：肱二头肌内侧沟中部，用四指指腹将动脉压向肱骨干。

(7)手掌、手背出血：压迫桡、尺动脉。搏动点位置：手腕横纹稍上处的内外侧搏动点，将动脉分别压向尺骨和桡骨。

(8)手指出血：紧握拳头止血。

(9)大腿出血：压迫股动脉。搏动点位置：大腿根部腹股沟中点稍下。动脉粗大，用双手拇指重叠用力将动脉压向耻骨上支。

(10)小腿出血：压迫腘动脉。搏动点位置：腘窝处。

(11)足部出血：压迫胫、足背动脉。搏动点位置：胫前动脉位于足背中部近脚腕处；胫后动脉位于足跟与内踝之间。

3. 止血带止血法

止血带止血法适用于四肢大动脉出血或加压包扎不能有效控制的大出血。专用的制式止血带有橡皮止血带、卡式止血带、充气止血带等，以充气止血带的效果较好。在紧急情况下，也可用绷带、三角巾、布条等代替。使用时，要先在止血带下放好衬垫物。

(1)勒紧止血法：先在伤口上部用绷带或带状布料或三角巾折叠成带状，勒紧伤肢并扎两道，第一道作为衬垫，第二道压在第一道上适当勒紧止血。

(2)绞紧止血法：将叠成带状的三角巾，平整地绕伤肢一圈，两端向前拉紧打活结，并在一头留出一小套，以小木棒、笔杆、筷子等做绞棒，插在带圈内，提起绞棒绞紧，再将木棒一头插入活结小套内，并拉紧小套固定。

(3)橡皮止血带止血法：在肢体伤口的近心端，用棉垫、纱布或衣服、毛巾等物作为衬垫后再上止血带。以左手的拇指、食指、中指持止血带的头端，将长的尾端绕肢体一圈后压住头端，再绕肢体一圈，然后用左手食指、中指夹住尾端后将尾端从止血带下拉过，由另一边牵出，使之成为一个活结。如需放松止血带，只需将尾端拉出即可。

(4)卡式止血带止血法：将涤纶松紧带绕肢体一圈，然后把插入式自动锁卡插进活动锁紧开关内，一只手按住活动锁紧开头，另一只手紧拉涤纶松紧带，直到不出血为止。放松时用手向后扳放松板，解开时按压开关即可。

(5)充气止血带止血法：充气止血带是根据血压计原理设计，有压力表指示压力的大小，压力均匀，效果较好。将袖带绑在伤口的近心端，充气后起到止血的作用。

(6)注意事项：止血带是止血的应急措施，但也是危险的措施。过紧会压迫损害神经或软组织；过松起不到止血作用，反而增加出血；过久(超过 5 h)会引起肌肉坏死、厌氧菌感染，甚至危及生命。只有在必要时，如对加压包扎后不能控制的大、中动脉伤出血，才可暂时使用止血带，使用止血带时应注意以下几点。

1)部位要准确：止血带应扎在伤口近心端，尽量靠近伤口。不强调“标准位置”(以往认为上肢出血应扎在上臂的上 1/3 处，下肢应扎在大腿根部)，也不受前臂和小腿的“成对骨骼”的限制。

2)压力要适当：止血带的标准压力，上肢为 33.3～40.0 kPa(250～300 mmHg)，下肢为 40.0～66.7 kPa(300～500 mmHg)，无压力表时以刚好使远端动脉搏动消失为度。

3)衬垫要垫平：止血带不能直接扎在皮肤上，应先用棉垫、三角巾、毛巾或衣服等平整地垫好，避免止血带勒伤皮肤。忌用绳索或铁丝直接扎在皮肤上。

4)时间要缩短：上止血带的时间不能超过 5 h(冬天时间可适当延长)，因止血带远端组织缺血、缺氧，产生大量组胺类毒素，突然松解止血带时，毒素吸收，可发生“止血带休克”或急性肾衰竭竭。若使用止血带已超过 5 h，而肢体确有挽救希望，应先作深筋膜切开术引流，观察肌肉血液循环。时间过长且远端肢体已有坏死征象，应立即行截肢术。

5)标记要明显：上止血带的伤员要在手腕或胸前衣服上做明显标记，注明上止血带时间，以便后续救护人员继续处理。

6)要定时放松：应每隔 1 h 放松一次，放松时可用手压迫出血点上部血管临时止血，每次松开 2～3 min，再在稍高的平面扎上止血带，不可在同一平面反复缚扎。

4.填塞止血法

填塞止血法将无菌敷料填入伤口内压紧，外加敷料加压包扎。此方法应用范围较局限，仅在腋窝、肩部、大腿根部出血，用指压法或加压包扎法难以止血时使用，且在清创取出填塞物时有再次大出血的可能，应尽快行手术彻底止血。

5.屈曲肢体加垫止血法

屈曲肢体加垫止血法多用于肘或膝关节以下的出血，在无骨关节损伤时可使用。在肘窝或腘窝部放置一绷带卷，然后强屈关节，并用绷带、三角巾扎紧。此法伤员痛苦较大，有可能压迫到神经、血管且不便于搬动伤员，不宜首选，对疑有骨折或关节损伤的伤员，严禁使用。

6.钳夹止血法

钳夹止血法在直视下用止血钳夹出血点，同时妥善固定止血钳。

7.结扎止血法

结扎止血法直视或显微镜下结扎出血的血管。

(四)注意事项

(1)首先要准确判断出血部位及出血量，决定采取哪种止血方法。

(2)指压止血法只适用于急救，压迫时间不宜过长；颈总动脉分出的颈内动脉为脑的重要供血动脉，所以对颈总动脉的压迫止血应特别注意，切勿同时压迫双侧颈总动脉。

(3)加压包扎时抬高患肢，防止静脉回流受阻而加重出血。

(4)止血带止血的时候，患者佩戴止血带卡，注明开始时间、部位、放松时间，便于照护者或转运时了解情况。止血时间以 1 h 为宜；若需延长结扎时间，应每 30 min 至 1 h 放松止血带 1～2 min。不能直接扎在皮肤上。观察远端明显缺血或有严重挤压伤时禁用此法。

(5)停用止血带应缓慢松开，防止肢体突然增加血流，伤及毛细血管及影响全身血液的重新分布，甚至使血压下降，取下止血带后应轻轻抚摩患肢。

二、包扎

包扎的目的是保护伤口免受再污染，固定敷料、药品和骨折位置，压迫止血及减轻疼痛。原则上，包扎之前要覆盖创面，包扎松紧要适度，使肢体处于功能位，打结时注意避开伤口。常用的包扎物品有三角巾、绷带、丁字带和多头带等。

(一)常用的几种包扎方法

1.绷带包扎法

绷带是传统实用的制式敷料，绷带包扎是包扎技术的基础。它可随肢体的部位不同变换包扎方法，用于制动、固定敷料和夹板、加压止血、促进组织液的吸收或防止组织液流失、支撑下肢以促进静脉回流。但绷带用于下肢及腹部伤包扎时，反复缠绕会增加伤员的痛苦且费时费力，其效果也不如三角巾。若包扎较松，敷料易于滑脱；胸腹部包扎过紧，会影响伤员的呼吸。

(1)环形法：最常用的方法。用于肢体粗细相等的部位，如颈、胸、腹、四肢等。

(2)蛇形法：用于包扎直径基本相同的部位，如上臂、躯干、大腿等。

(3)螺旋反折法：用于粗细不等的四肢包扎，如前臂、小腿。

(4)“8”字形绷带：用于屈曲的关节，如肩、髋、膝等。缠绕部位在腋窝处需垫衬垫以减轻压迫。

2.三角巾包扎法

三角巾底边长为 130 cm，侧边长为 85 cm，高为 65 cm，顶角有一约 45 cm 长的系带。使用三角巾时可根据需要折叠成不同形状。

(1)头顶部包扎法：把三角巾底边向上反折约 3 cm，其正中部位放于患者的前额，与眉平齐,顶角拉向头后,三角巾的两底角经两耳上方,拉向枕后交叉,交叉时将顶角扫在一端,压在下面,然后绕到前额,打结固定。

(2)风帽式包扎法:将三角巾顶角和底边中央各打一结,做成风帽状,将顶角结放于额前,底边结放于后脑勺下方,包住头部,两角往面部拉紧,向外反折包绕下颌,然后拉到枕后,打结即成。

(3)面具式包扎法:三角巾顶角打结套在颌下,罩住面部及头部,将底边两端拉紧至枕后交叉,再绕到前额打结,在眼、鼻和口部各剪一小口。

(4)下颌部包扎法:将三角巾底边折至顶角呈三四横指宽,留出顶角和系带。将顶角及系带放于后颈正中,两端往前,右端包裹下颌,至患者右耳前与左端交叉,两端分别经耳前与下颌部,在头顶连同系带拉上一同打结。

(5)前胸和背部包扎法:燕尾巾包扎单肩法:把燕尾巾夹角朝上,放在伤侧肩上。向后的一角略大并压住向前的角,燕尾底边包绕上臂上部打结,然后两燕尾角分别经胸、背拉到交叉时将顶角扫在一端,压对侧腋下打结。

(6)三角巾臀部包扎法:三角巾顶角朝下,底边横放于脐部并外翻 10 cm,拉紧底角至腰背部打结,顶角经会阴拉至臀上方,同底角余头打结。

(7)三角巾上肢包扎法:将三角巾一底角打结后套在伤侧手上,结之余头留长些备用,另一底角沿手臂后侧经背部拉到对侧肩上,顶角包裹伤肢并用系带绕伤肢两圈固定,前臂屈至胸前,拉紧两底角于对侧肩颈部打结固定。

(8)三角巾手足包扎法:手指或脚趾对着三角巾的顶角,将手或脚平放于三角巾中央,底边位于腕部,将顶角提起放于手背上,然后拉两底角在手背或足背部交叉压住顶角,在绕回腕部,于掌侧或背侧打结。

(9)三角巾腹腔内脏脱出包扎法:立即用保鲜膜或大块敷料覆盖伤口,用三角巾做环形圈,圈的大小能将腹内脱出物环套为宜,将环形圈环套脱出物,然后用饭碗或茶缸将环形圈一并扣住,三角巾腹部包扎。

(10)三角巾伤口异物包扎法:敷料上剪洞套过异物,置于伤口上,用敷料卷放在异物两侧,将异物固定,用绷带或三角巾环形包扎。

(11)多头带包扎法:包括四头带、腹带、胸带、丁字带等,多用于不易包扎和面积过大的部位。四头带可用来包扎下颌、头顶部、鼻部和跟部,腹带主要包扎腹部,胸带包扎胸部,丁字带常用于包扎肛门和会阴。

(二)包扎的注意事项

(1)先清洁伤口,盖以消毒纱布,再包扎。避免直接触及伤口。严禁用手和脏物触摸伤口,严禁用水冲洗伤口(化学伤除外),严禁轻易取出伤口内异物,严禁把脱出体腔的内脏送回。操作时小心谨慎,以免加重疼痛或导致伤口出血及污染。

(2)根据部位,选择适宜的绷带或三角巾。包扎要牢靠,松紧适宜,过紧会影响局部血液循环,过松容易使敷料脱落或移动。

(3)包扎时患者处于舒适位置,四肢处于功能位。原则为从下向上,由左向右,从远心端向近心端。以利于静脉血液回流,指端尽量外露,便于观察血运。

(4)打结应避开伤口,在肢体外侧面打结。禁忌在伤口处、骨隆突打结。

(5)皮肤皱褶处、骨隆突处应用棉垫或纱布保护,防止局部皮肤受压发生压疮。

(6)解除绷带时,先解开固定结或取下胶布,然后以两手互相传递松解。紧急时或绷带已被伤口分泌物浸透干涸时,可用剪刀剪开。

三、固定

固定的目的是为减少伤部活动,减轻疼痛,防止再损伤,便于伤员搬运。所有四肢骨折均应进行固定,脊柱损伤、骨盆骨折及四肢广泛软组织创伤在急救中也应相对固定。固定器材最理想的是夹板,类型有木质、金属、充气性塑料夹板或树脂做的可塑性夹板。但在紧急时应注意因地制宜,就地取材,选用竹板、树枝、木棒、镐把、枪托等代替。还可直接用伤员的健侧肢体或躯干进行临时固定。固定还需另备纱布、绷带、三角巾或毛巾、衣服等。

(一)常见骨折临时固定方法

1.面部骨折

需立即清理呼吸道,保持气道通畅,侧卧(未受伤一侧向下)。用无菌棉垫覆盖患者的伤口,吸出口鼻流出的血或唾液,禁止填塞,避免逆行感染。检查头及颈部,配合医师处理伤口。

2.下颌的骨折及脱位

下颌的骨折及脱位让清醒患者坐起,头向下垂,切勿固定下颌,用一块软垫承托下颌,切勿将脱位的下颌复位,要由专科医师进行复位术。

3.锁骨骨折固定

需用敷料或毛巾垫于两腋前上方,将三角巾叠成带状,两端分别绕两肩呈"8"字形,拉紧三角巾两头在背后打结,并尽量使两肩后张。也可先在背后放 T 字形夹板,然后在两肩及腰部各用绷带包扎固定。一侧锁骨骨折,可用三角巾把患侧手臂悬兜在胸前,限制上肢活动即可。

4.上臂骨折固定

需用长、短两块夹板,长夹板置于上臂的后外侧,短央板置于前内侧,然后用绷带或带状物在骨折部位上、下两端固定,再将肘关节屈曲 90°使前臂呈中立位,用三角巾将上肢悬吊固定于胸前。若无夹板,可用两块三角巾,其一将上臂呈 90°悬吊于胸前,于颈后打结,其二叠成带状,环绕伤肢上臂包扎固定于胸侧(用绷带根据同样原则包扎也可取得相同效果)。

5.肋骨骨折

肋骨骨折需让患者半坐卧位,侧向受伤一方,将软垫置于伤处与手臂之间,用三角巾固定手臂或用肋骨带固定。

6.胸部塌陷伤

需让患者半坐卧位,侧向受伤一方,用肩悬带固定伤侧手臂,再加横阔带以制止胸壁不正常活动。

7.脊柱骨折

脊柱骨折固定,立即使伤员俯卧于硬板上,不可移动,必要时可用绷带固定伤员,胸部与腹部需垫上软枕,减轻局部组织受压程度。

8.骨盆骨折

需让患者仰卧,双腿伸直,用软垫置于双腿间,用横阔带固定双膝,用窄带固定双足。

9.大腿骨折

大腿骨折固定,把长夹板或其他代用品(长度等于腋下到足跟)放在伤肢外侧,另用一短夹板(长度自足跟到大腿根部)放内侧,关节与空隙部位加棉垫,用绷带、带状三角巾或腰带等分段固定。足部用“8”字形绷带固定,使脚与小腿成直角。

10.膝部骨折及脱位

需让患者躺下,在伤膝下置软垫作支持,膝关节的屈曲应以患者感到舒适为准,用软垫包裹膝部,再用绷带卷包扎,检查足部感觉、脚趾活动能力及血液循环情况。

11.小腿及足踝骨折

需让患者躺下,请旁人协助稳定伤肢,如有需要可割开裤管露出伤口,双腿中间加软垫,用绷带固定伤肢,检查足部感觉、脚趾活动能力及血液循环情况。

12.足部骨折

需抬高伤肢,局部冷敷。用可塑性夹板、可塑性石膏夹板、高分子树脂夹板固定。

(二)注意事项

(1)开放性骨折先止血,包扎伤口再固定。

(2)应用夹板固定时,夹板选择长短、宽窄要适度,其长度必须超过骨折肢体的上、下两个关节。放在受伤部位下方或两侧,固定在受伤部位的上、下两个关节。

(3)夹板不可与皮肤直接接触,应加以衬垫,尤其是在骨隆突部位和悬空部位应加厚棉垫,防止受压或固定不牢。

(4)处理开放性骨折时,禁止将外露的骨折断端送回伤口,防止造成严重感染。

(5)固定松紧要适度,以免固定不牢或影响局部血运,肢体骨折固定时,指(趾)端外露,随时观察末梢血运,以能摸到远端动脉搏动为宜。

(6)固定后挂上标记。

(7)固定后应避免不必要的搬动,不可强制伤员进行各种活动。

四、搬运

搬运伤员的基本原则是及时、安全、迅速地将伤员搬至安全地带,防止再次损伤。火线或现场搬运多为徒手搬运,也可用专用搬运工具或临时制作的简单搬运工具,但不要因为寻找搬运工具而贻误搬运时机。

(一)常用的搬运方法

1.担架搬运法

这是最常用的搬运方法,适用于病情较重、搬运路途较长的伤病员。

(1)担架的种类。①帆布担架:构造简单,由帆布一幅、木棒两根、横铁或横木两根、缚带两根、扣带两根所组成,多为现成已制好的备用担架。②绳索担架:临时制成,用木棒或竹竿两根、横木两根,捆成长方形的担架状,然后用坚实的绳索环绕而成。③被服担架:取衣服两件或长衫大衣,将衣袖翻向内侧成两管,插入木棒两根,再将纽扣仔细扣牢即成。④板式担架:由木板、塑料板或铝合金板制成。四周有可供搬运的拉手空隙。此种担架硬度较大,适用于 CPR 患者及骨折伤员。⑤铲式担架:由铝合金制成的组合担架,沿担架纵轴分为左、右两部分,两部分均为铲形,使用时可将担架从伤员身体下方插入。使伤员在不移动身体的情况下,置于担架上。主要用于脊柱、骨盆骨折的伤员。⑥四轮担架:由轻质铝合金带四个轮子的担架,可从现场平稳地推到救护车、救生艇或飞机等舱内进行转送,大大减少伤病员的痛苦和搬运不当的意外损伤。

(2)担架搬运的动作要领:搬运时由三四个人组成一组,将患者移上担架,使患者头部向后，足部向前，后面的担架员随时观察伤病员的情况。担架员脚步行动要一致，平稳前进。向高处抬时，前面的担架员要放低，后面的担架员要抬高，使伤病员保持水平状态。向低处抬时，则相反。

2. 徒手搬运法

徒手搬运法适用于紧急抢救、短距离运送。不适用于怀疑脊柱受伤。

(1)徒手单人搬运法。①扶行法：适用于清醒而能够行走患者。救护者站在患者一侧，使患者靠近手臂揽着自己的头颈，然后救护者用外侧手牵着其的手腕，另一手伸过患者背部扶持其腰，使其身体靠着救护者，扶着行走。②背负法：适用于清醒及可站立、行动不便、体重较轻的患者。救护者站在患者前面，呈同一方向，微弯着背部，将患者背起。③手抱法：适用于体重较轻的患者。救护者将患者抱起行进，一手托其背部，一手托其大腿，患者若有知觉，可让其一手抱住救护者的颈部。

(2)徒手双人搬运法。①双人扶腋法：适用清醒、上肢没有受伤的患者。②前后扶持法：适用于没有骨折、无论清醒程度如何，均可用此种搬运法。③双手座：适用于清醒、软弱无力的患者。④四手座：适用清醒、上肢没有受伤的患者。

(3)其他器材搬运法。①轮椅：适用于神志清醒，无下肢骨折的患者。②脊椎板：适用于创伤患者、脊椎受伤紧急运送。③救护车抬床：适用于所有患者。④解救套：适用于怀疑脊椎受伤患者(尤其坐于车中患者)。

(二)特殊伤员的搬运方法

1. 腹部内脏脱出的伤员

搬运时将伤员双腿屈曲，腹肌放松，防止内脏继续脱出。已脱出的内脏严禁回纳腹腔，以免严重污染。应先用大小合适的碗扣住内脏或取伤员的腰带做成略大于脱出物的环，围住脱出的内脏，然后用三角巾包扎固定。包扎后取仰卧位，屈曲下肢，并注意腹部保温，防止肠管过度胀气。

2. 昏迷伤员

搬运时使伤员侧卧或俯卧于担架上，头偏向一侧，以利于呼吸道分泌物的引流。

3. 骨盆损伤的伤员

搬运时先将骨盆用三角巾或大块包扎材料做环形包扎后，让伤员仰卧于门板或硬质担架上，膝微屈，膝下加垫。

4. 脊柱、脊髓损伤的伤员

搬运此类伤员时，应严防颈部与躯干前屈或扭转，使脊柱保持伸直。对于颈椎伤的伤员，要有3～4人一起搬运，1人专管头部的牵引固定，保持头部与躯干成一直线，其余3人蹲在伤员的同一侧，2人托躯干，1人托下肢，一齐起立，将伤员放在硬质担架上，伤员的头部两侧用沙袋固定住。对于胸、腰椎损伤的伤员，3人同在伤员的右侧，1人托住背部，1人托住腰臀部，1人抱住伤员的两下肢，同时起立将伤员放到硬质担架上，并在腰部垫软枕，以保持脊椎的生理弯曲。

5. 身体带有刺入物的伤员

搬运时应先包扎好伤口，妥善固定好刺入物，才可搬运。搬运途中避免震动、挤压、碰撞，以防止刺入物脱出或继续深入。

刺入物外露部分较长时，应有专人负责保护刺入物。

6.颅脑损伤的伤员

颅脑损伤的伤员使伤员取半卧位或侧卧位,保持呼吸道的通畅,保护好暴露的脑组织,并用衣物将伤员的头部垫好,防止震动。

7.开放性气胸的伤员

搬运封闭后的气胸伤员时,应使伤员取半坐位,以坐椅式双人搬运法或单人抱扶搬运法为宜。

(三)搬运时的注意事项

(1)先行评估。评估患者的伤势、体重、路程、体力等。

(2)切勿假设伤者能坐起或站立。若无把握切勿尝试。

(3)伤者保持平衡,腰部挺直,忌忍着呼吸。

第四章　危重患者转运途中的监护技术

危重症患者的转运包括危重症患者的搬动和运输。危重症患者的转运，看似简单，实际存在着一定的风险。当今科技的迅速发展以及各类新型便携式医疗器械的不断生产与使用，使得医疗转运越来越常见，范围越来越广，对危重症患者的转运也已成为现实。转运分为短途转运和长途转运。短途转运主要是指患者在医院内各科室之间的转运，如由急诊科到手术室，急诊科到ICU，由手术室到ICU，由ICU到CT室等。长途转运是指患者在各医院之间的转运，如患者由下级医院转运至上级医院。由医务人员参与完成的医疗转运，能使患者快速、安全地到达转运目的地，目前有些医院成立了流动ICU，使危重症患者的转运更具科学性、合理性、安全性，不仅使患者得到更进一步的救治，提高了患者抢救成功率，而且减少了医疗差错和事故。

第一节　转运前的准备

一、医护人员准备

(1)具备全面的危重症监护理论和较广泛的多专科知识和实践经验，熟练掌握各种监护仪器的使用、管理、监护参数和图像的分析及其临床意义。

(2)熟练掌握危重症患者的搬运技术，合理运用正确的搬运姿势。安全、轻巧的转运技术不仅可尽快将患者转运，还可以减轻患者因转运造成的痛苦，避免并发症的发生。

(3)掌握省力的原则和方法，减轻疲劳，防止发生自身损伤。

(4)具备良好的身体素质。危重症患者的转运工作节奏快，体力消耗大，所以护士必须具有强健的体格以适应紧张的工作需要。

(5)了解患者体重，评估身体各部分的重量，大致确定各部分的重心位置，合理分配支托力量和选择着力点。搬运时力量应主要分配在躯干、大腿和臀部，着力点应在各部分重心位置。身体各部分的重量为头、颈和躯干约占体重的58%，上肢各占5%，下肢各占16%。

(6)了解患者病情和病损部位，有针对性地采取保护措施。主要是防止患者病损部位受压和扭曲，加重原有病理损害和疼痛。如有肢体骨折时，患肢局部应妥善支托固定，使患部既不受压，也不悬空。

(7)保持患者转运过程中平衡稳定，防止跌倒摔伤。保证患者安全、舒适。

二、患者及家属准备

(1)向清醒患者及患者家属说明转运的目的、方法和配合事项，鼓励患者及患者家属积极参与转运。

(2)必要时建立有效的静脉通路，维持有效循环血量和保证治疗药物及时输注。

(3)身上安置有各种导管的患者，应先将各种导管和输液管妥善固定后再转运。

(4)外伤大出血患者应先止血再转运，否则可导致失血性休克，甚至死亡。

(5)心跳呼吸骤停的患者就地进行徒手心肺复苏后再转运,以免失去宝贵的抢救时间。

(6)脊柱骨折患者应先进行初步固定后再转运,否则可引起瘫痪等严重的并发症。

(7)必须在保持患者呼吸道通畅和生命体征稳定的情况下方可转运。

(8)为患者准备保暖用品。

三、转运工具准备

(1)根据患者病情选择合适的转运工具,如轮椅、平车、担架和救护车等。

(2)认真检查转运工具的安全技术性能,保证安全使用。

(3)配备必要的转运用品,使用轮椅时,应根据季节备毛毯、别针、软垫等。使用平车和担架时,上面应置以被单和橡胶单包好的垫子和枕头,带套的毛毯或棉被。若为骨折患者,应有木板垫于其上,并将骨折部位妥善固定。若为颈椎、腰椎骨折或病情较重的患者,应备有帆布中单或布中单等。

(4)短途转运时,根据患者病情需要准备各种急救物品和器械,如氧气袋、简易呼吸器、口咽通气管、舌钳、呼吸机等;长途转运时,护士应检查急救车上的急救药品、器械和设备,针对患者病情做好充分准备,确保转运途中能正常使用。

四、仪器设备准备

(1)根据患者病情选择合适的仪器设备,如心电监护仪、除颤仪、血糖仪、简易呼吸器、呼吸机以及吸痰器等。

(2)认真检查转运仪器设备的安全性能,各种仪器设备呈备用状态,保证安全使用。

(3)配备相应仪器设备的用品,如电源线、蓄电池、吸痰管等。

五、药品准备

(1)根据患者病情有针对性地准备药品,如抗心律失常、降压、升压、强心、利尿药等,静脉输液溶液,如生理盐水、林格液、羟乙基淀粉、甘露醇等。

(2)必要时携带急救箱,以确保患者的安全。

六、转运方式的选择

(一)常用转运方式

1.目的

(1)协助不能行走的患者入院、出院,接受检查、治疗或户外活动。

(2)协助患者下床活动,促进血液循环和体力恢复。

2.评估

(1)患者心理状态及合作程度。

(2)患者的体重、病情、意识状态与躯体活动能力;患者病损部位的大小与严重程度。

(3)转运工具各部件的性能是否良好。

3.操作步骤

(1)核对患者。

(2)向患者或家属解释转运的目的、注意事项及配合方法。

(3)根据病情将转运工具如轮椅、平车、担架或转运车送至床旁,采用挪动法、一人搬运法、两人搬运法、三人搬运法、四人搬运法、滚动搬运法、平托法、担架搬运法或过床易转运法，将患者转移至转运工具。

(4)整理好床单位，铺成暂空床。

(5)观察患者，确定无不适处，推患者至目的地。

(6)把患者转到床上(方法与上车时相同)。

(7)协助患者取舒适体位，并观察患者病情变化。

(8)整理好床单位，把转运工具送回原处放置，需要时做记录。

4.注意事项

(1)应仔细检查转运工具各部件的性能，以保证安全使用。

(2)根据所选转运工具，合适角度摆在患者床旁。

(3)搬运过程中，医护人员应注意观察患者的病情变化，并做好记录，及时处理发生的问题。

(4)保证各种管道的通畅，如气管插管、输液管、胃管、氧气管、导尿管和各种引流管等。

(5)颅脑损伤及颌面部外伤患者应卧于健侧；昏迷的患者应将头转向一侧。这是为了保持患者呼吸道通畅，防止舌后坠堵塞呼吸道，或分泌物、呕吐物吸入气管而引起窒息。

(6)对怀疑或已有颈椎损伤的患者，搬运时要保持头部处于中立位，并沿身体纵轴向上略加牵引颈部或由患者自己用双手托住头部，缓慢移至平车中央。患者取仰卧位，并在枕部垫小枕或衣服，以保持头、颈中立位，头颈两侧用衣物或沙袋加以固定，如果搬运不当会引起高位脊髓损伤，导致高位截瘫，甚至在短时间内死亡。脊柱、脊髓损伤的患者，放到硬质担架上，并在腰部垫一软枕，以保持脊柱的生理弯曲。

(7)搬运骨折患者时，平车上应垫木板，并固定好骨折部位。

(8)患者坐在轮椅上，头和背应尽量向后靠，并抓紧扶手，不可前倾、自行站起或下轮椅；身体不能保持平衡者，应系安全带，以免发生意外。平车转运患者时，在推行患者的路途中应保持平稳，下坡应减速，并嘱患者抓紧扶手；过门槛时要翘起前轮随后提起后轮，患者头部置大轮端，避免过大的震动，上下坡时，患者的头部应位于高处，可减轻患者在运送过程中的不适，确保患者的安全。

但是各种原因所致的休克患者，可保持担架水平或头部稍低位，切忌头高脚低位。用担架抬起患者行走时，患者应头部在后、足部在前，这样不仅有利于危重症患者头部的血液供应，同时便于后面抬担架者随时观察患者病情变化。

(9)转运中，转运工具有安全栏的要拉起，对烦躁患者应适当约束四肢，以防坠出。

(10)转运工具每次用后进行表面清洁，不定期进行消毒擦洗。

(二)机械通气患者的转运

1.评估

(1)患者基本生命体征是否平稳。

(2)在呼吸支持的情况下，患者是否能保证充分的氧合。

(3)患者是否能维持稳定的血流动力学。

(4)是否需要持续的气道管理。

(5)转运组成员配备是否充足。

(6)患者是否有急性症状或其他转运禁忌的情况。

2.资源、设备和人员

(1)转运前检查用于气道管理的紧急设备(如喉镜、气管插管导管等)。

(2)脉搏血氧饱和度监测仪。

(3)抢救药物:肾上腺素、阿托品、溶栓药物(适用于肺栓塞的患者)等。

(4)便携式监护仪。

(5)听诊器、氧气袋、除颤仪、手动吸痰器、转运呼吸机、简易呼吸器、注射器。

(6)队伍至少有医师、呼吸治疗师、护士各一名。

3.转运过程

(1)观察患者病情,对患者病情进行评估,注意是否有转运禁忌证。

(2)将转运原因告之清醒患者,组织转运人员,准备转运设备。

(3)转运时密切观察患者生命体征。

(4)随时处理可能的急性症状。

(5)将患者送到目的地后,应继续密切观察患者情况,给予及时处理可能发生的危险情况。

(6)倘若患者无须返回,则护送到目的地后护送完成;若需返回,则返回到病房后护送完成。

(7)将护送设备归还原位。

4.监测要点

(1)心电图用于持续监测心率、心律。

(2)应持续监测血压,如果没有侵入性血压监测,也应采用脉压计间歇测定血压。

(3)间歇监测呼吸频率。

(4)如果使用转运用呼吸机,应监测气道压力。

(5)监测潮气量以确保合适的通气水平。

(6)对所有机械通气的患者在转运中应持续监测脉搏血氧饱和度。

(7)间断听诊呼吸音。

5.禁忌证

(1)对氧供要求比较高的患者,而用手工通气方式、便携式呼吸机或标准的ICU呼吸机均不能保证提供充分的氧供的患者。

(2)转运过程中,不能维持稳定的血流动力学的患者。

(3)转运过程中,不能充分监测心肺功能的患者。

(4)转运过程中,不能进行有效气道管理的患者。

(5)转运时,人员配备不齐。

6.危险和并发症

(1)手工通气过程中出现过度通气,可导致呼吸性碱中毒,心律失常和低血压。

(2)由于PEEP/CPAP的丧失可导致低氧血症和休克。

(3)体位的改变可能导致低血压、高碳酸血症和低氧血症。

(4)心动过速或其他心律失常。

(5)仪器的故障可导致监测数据误差或丧失其他检测功能。

(6)静脉输液通道的意外脱出可能导致血流动力学的不稳定。

(7)通气管道的脱开或意外拔管。

(8)血管通路的意外脱出。

(9)供氧的丧失引起低氧血症。

(10)与转运有关的呼吸机相关性肺炎。

(三)其他转运法

1.救护车转运特点

救护车运送速度快,受气候条件影响小,但在不平的路面上行驶颠簸较严重,给途中救护增加难度,而且部分患者易发生晕车,出现恶心、呕吐,甚至加重病情。

2.轮船转运特点

轮船运送平稳,但速度慢,遇风浪颠簸严重,极易引起晕船。

3.飞机转运特点

飞机运送速度快、效率高、平稳,不受道路、地形的影响。但随飞行高度的上升,空气中的含氧量会下降,对肺部病变、肺功能不全等患者不利。飞机上升与下降时气压的变化对开放性气胸、腹部术后的患者、外伤致脑脊液漏患者不利;湿度低、气压低对气管切开患者不利等。

4.注意事项

(1)搬运过程中,动作要轻巧、敏捷、步调一致,避免震动,以减少患者的痛苦。

(2)根据不同的病情采取不同的搬运方法,避免再次损伤和由于搬运不当造成的意外伤害。

(3)根据不同运输工具和患者病情取舒适体位,一般患者平卧,恶心、呕吐者应侧卧位。胸部损伤呼吸困难的患者取半卧位,下肢损伤或术后患者应将下肢抬高15°~20°,以减轻肿胀及术后出血。

(4)脊柱损伤的患者:应保持脊柱轴线稳定,将患者身体固定在硬板担架上搬运。对已确定或疑有颈椎损伤的患者要尽量用颈托保护颈椎,运送时尽可能避免颠簸,不摇动患者的身体。

(5)救护车在拐弯、上下坡、停车调头中要防止颠簸,以免患者发生坠落。

(6)空运中注意患者保温和湿化呼吸道,因高空中温度、湿度较地面低。飞机上一般将患者横放,但休克患者头部朝向机尾,以免飞行中引起脑缺血。颅脑损伤导致颅内高压的患者应在骨片摘除减压后再空运。脑脊液漏患者因空中气压低会增加漏出液,要用多层纱布保护,严防逆行感染。腹部损伤有腹胀的患者应行胃肠减压术后再空运。气管插管的气囊内注气量要较地面少,因高空低压会使气囊膨胀造成气管黏膜缺血性坏死。

(7)途中要加强生命支持性措施,如输液、吸氧、吸痰、心肺复苏、气管切开等措施,注意保持各种管道通畅。

(8)用先进的监测、治疗手段加强生命支持,随时观察患者生命体征、意识等变化,做好紧急抢救的准备。

(9)详细记录患者转运途中病情变化情况,并妥善保存此类医疗文件,到达目的地后做好患者的交接工作。

第二节　转运途中的监护与管理

一、转运原则

(1)转运前提前与相关科室电话通知,携带好危重患者转运登记本,详细记录转运患者的姓名、病情、转运事由、转运人及接收科室值班人员签名。

(2)危重患者转运途中必须有医护陪同。

(3)转运途中要保持呼吸道通畅,有气管插管的患者转运前要彻底清理呼吸道,根据病情携带氧气及急救药品,必要时携带便携式呼吸机。

(4)转运途中上下坡时要保持患者的头在上方,且医护人员要站在患者的头侧,密切观察病情变化,患者若出现病情变化应立即就地抢救或转回抢救室抢救。

(5)与病房值班护士严格交接班,核对腕带,交接患者的病情、用药、检查结果等,并请值班人员在危重患者转运登记本上签名。

二、转运途中的监护

(1)转运途中严密观察患者的神志、生命体征,必要时观察氧饱和度。

(2)观察患者的病情变化,如出血的患者观察出血量及有无活动性出血;使用机械通气的患者观察患者的呼吸形式、呼吸机的监测参数,及时处理各种报警等。

(3)注意各仪器设备是否正常运转。

(4)转运过程中注意患者的安全,杜绝坠床等事故的发生。

三、转运途中的管理

1.保证转运中用药安全

转运中可能因移动造成药物输入不均匀,如血管活性药物,造成血压、心率变化,使医师护士对病情判断有误。因此要严密观察输注速度及滴数。

2.保证各种管道的固定通畅

转运过程中首先要确保输液瓶的牢固,防止坠落摔破或砸伤患者,固定好输液针管,保证静脉通道的通畅。除了静脉通路外,转运中可能还带有其他的管道,如气管切开和气管插管、胸腔闭式引流管、尿管、胃管、脑室引流管以及各手术引流管等,要保证各管道的固定通畅,避免管道反折、扭曲以及引流物反流引发感染,观察引流物的量、颜色及性质等,做好记录。

3.确保患者安全

加强途中急救监护,维持生命体征平稳。强调转运中的速度。当确定转运患者时,搬运要求动作准确,并做到轻、稳、快,避免震动,病情危重或颈腰椎骨折的患者要三四个人同时搬运,保持头部躯干成直线位置。推车搬运时保持头部在大轮端,因大轮转速慢、稳而减轻震动。上下坡时头部始终在高处端,以免引起患者不适。转运车搬运患者时,尽量保持快而稳速行驶,减少颠簸,不仅有利于实施急救措施,更有利于患者舒适。体位安置据病情和伤情而定,一般轻伤员取仰卧位,颅脑损伤者要侧卧位或头偏向一侧,以防舌后坠或分泌物阻塞呼吸道,胸部伤取半卧位或伤侧向下的低斜坡位,减轻呼吸困难,腹部伤取仰卧位膝下垫高,使腹部松弛,休克患者取仰卧中凹位等。

转运过程中医护人员严格守候着患者，始终守护在患者上身靠近头端位置，便于观察患者的面色、瞳孔、呼吸的变化等。由于患者呕吐、打嗝或车辆颠簸等影响胸廓活动而产生干扰，多参数监护仪显示的呼吸次数和心率与患者的实际呼吸情况、心率可能不相符，医护人员绝不能仅仅依赖仪器的数据而盲目草率地做出错误的处置。对于昏迷躁动的患者要用约束带防止其坠伤，酌情盖好被服以免着凉或过热。

途中应做的治疗护理措施不漏掉，保持各种治疗措施有效，如途中发现病情恶化和意外伤时要立即进行处理，并及时与有关科室联系呼救，以便得到及时的抢救。

4.及时做好记录

在转运途中，医师根据病情需要及时给予相应处置，必要时护士执行口头医嘱，除三查七对外，强调“三清一复核”(听清、问清、看清和与医师复核)，保证途中忙而不乱和治疗的安全，用药后详细记录用药的时间、剂量。转运完毕立即补写抢救记录。

5.危重患者安全转运制度

(1)患者转运包括从原来楼层或部门通过推床、轮椅等转运到其他部门。

(2)一般情况下，患者转运须有护士或医院内其他人员陪同。

(3)转运患者前，须先通知相关科室或医院。检查科室在检查过程中对该患者安全负责。

(4)护士长、责任护士有权决定转运工具(包括约束带的使用)，按患者病情安排人员护送(除医师特殊医嘱外)。

(5)危重患者(手术患者)转运前护士应协同医师稳定患者病情，清空各引流管，妥善固定各种管道，确保患者各项指征能在一定时间内维持平稳方可转运。

(6)危重患者(手术患者)转运前，根据病情通知接收部门准备各种仪器和抢救药物，并通告电梯等候，一切就绪后方可转出，以免耽误病情。

(7)危重(躁动)患者转运前医护人员应向患者及家属做好解释、交代工作。

(8)负责转运危重患者的医护人员要具有一定的临床经验，转运途中(或检查时)，护士严密观察患者的生命体征和病情变化，关注管道是否正常和随身的各种仪器的工作情况。

(9)转运过程中，患者一旦出现意外情况，遵医嘱利用随身携带的仪器、物品和药品进行就地抢救，并在事后及时补记病情变化和抢救过程。

(10)转运后应向接诊人员详细交接班。

第五章　常见儿科急症的院前急救

第一节　新生儿窒息

新生儿窒息(asphyxia of newborn)指的是婴儿由于产前、产时或产后的各种病因，使胎儿缺氧而发生的宫内窘迫或者娩出过程中引起的呼吸、循环障碍，导致出生后无自主呼吸或呼吸抑制而引起的缺氧状态。以低氧血症、高碳酸血症和酸中毒为主要病理生理改变，是围生期新生儿死亡和致残重要的原因之一，必须积极抢救和正确处理，以降低新生儿病死率及预防远期后遗症。

一、病情评估

(一)资料收集

1. 环境与现场特点

患儿是否为早产儿、小于胎龄儿或巨大儿，羊水是否被胎粪污染呈黄绿色或黑绿色，患儿是否有皮肤青紫或苍白、反应差、哭声不响亮。

2. 起病情况与患病时间

患儿娩出时间，娩出时有无脐带受压、打结、绕颈等，手术产患儿有无高位产钳、臀位抽出术、胎头吸引不顺利等，有无羊水或胎粪吸入。

3. 主要症状及进展特点

患儿呼吸慢或不规则，身体皮肤红但四肢青紫或全身皮肤青紫，随病情进展，甚至出现呼吸暂停。

4. 伴随症状或体征

患儿出现心率减慢(＜100 次/分钟)甚至心跳停止，肌张力表现四肢略屈曲甚至松弛，对弹足底或插鼻管仅皱眉或无反应。

5. 诊疗经过

患儿病后行哪些抢救措施及效果。

6. 身心反应

患儿反应差或无反应。

7. 既往孕母因素

孕母有无全身性疾病，如糖尿病、心肾疾病、严重贫血和急性传染病等；孕母在怀孕期间有无产科疾病，如妊高征、前置胎盘、胎盘早剥等；孕母有无吸毒、吸烟或大量被动吸烟等；孕母有无多胎妊娠、孕母年龄＞35 岁或＜16 岁。

(二)病情观察

1. 生命体征等观察

观察重点是呼吸、心率，同时观察体温、神志、瞳孔，注意保暖。

2.病情严重程度评估

Apgar 评分是一种简易的临床评价刚出生新生儿窒息程度的方法，内容包括心率、呼吸、对刺激的反应、肌张力及皮肤颜色五项；每项 0～2 分，总分 10 分，评分越低，表示窒息程度越重，0～3 分表示重度窒息，4～7 分为轻度窒息，一般 8 分以上表示正常。Apgar 评分在生后 1 min 进行，根据窒息程度决定干预方式；如 5 min 评分低于 6 分者，神经系统受损较大。

二、救治方法

（一）ABCDE 复苏方案

1.A-尽量吸净呼吸道黏液

胎儿一经娩出产道，应立即设法彻底清理呼吸道中的分泌物，使其呼吸道保持通畅。

2.B-建立呼吸，增加通气

采取拍打足底、臀部等方法刺激呼吸。

3.C-维持正常循环，保证足够心搏出量

心率＜100 次/分钟，可在气囊加压给氧的同时，予以心脏胸外按压，若仍无效，予以 1∶10 000肾上腺素 0.1～0.3 mL/kg 静脉注射，并酌情扩容、纠酸等。

4.D-药物治疗

一定要在彻底清理呼吸道的基础上，经其他抢救措施仍无效时，才考虑使用。

5.E-进行动态评价

复苏 5 min 后，应对复苏效果进行再次 Apgar 评分，以决定是否需要继续进行复苏。

A、B、C 最重要，其中 A 是根本，B 是关键，E 贯穿于整个复苏过程之中。

（二）复苏程序

复苏程序包括初步复苏、通气复苏、复苏技术及复苏后观察监护。

（三）心电监护

转运途中行车平稳，密切观察病情变化；向家属交代病情及途中可能出现的风险。

第二节　早产儿呼吸暂停

早产儿呼吸暂停是指早产儿呼吸停止超过 20 s，或呼吸停止不超过 20 s，但伴有心率减慢（＜100 次/分钟），皮肤青紫或者苍白，肌张力减低。呼吸暂停是一种严重的现象，是呼吸调节中枢发育不健全所致，若不及时处理，长时间缺氧，可引起脑损害，对将来小儿智力发育造成影响。

一、病情评估

（一）资料收集

1.环境与现场特点

现场患儿有无体温改变、呛奶、呕吐等。

2.起病情况与患病时间

患儿发病前有无窒息、呼吸系统疾病、中枢神经系统疾病、感染性疾病、先天性心脏病等可诱发呼吸暂停的疾病。患儿何时出现呼吸暂停,原发性呼吸暂停发生时间较早,多在出生后3 d内起病;继发性呼吸暂停则发病时间可较迟,可在新生儿期发生,可阶段发病。

3.主要症状与进展特点

患儿多有呼吸频率不规则、呼吸减慢,逐渐出现呼吸停止,长达20 s以上,以后又逐渐出现呼吸运动。

4.伴随症状或体征

病程中可因缺氧出现面色青紫及心率减慢。

5.诊疗经过

发病后有无就诊及诊疗效果。

6.分娩史及既往健康情况

母亲分娩时是否使用过量镇静剂、麻醉剂,或有吸毒等不良嗜好史。患儿是否为低体重儿。

(二)病情观察

应鉴别是否为早产儿,应观察患儿面色、四肢有无青紫,观察自主呼吸是否平稳,有无呼吸停止大于20 s以上,听诊心率有无减慢,心脏有无杂音,肺部有无呼吸音减低及啰音,有无发热、黄疸、惊厥、四肢肌张力下降等。

二、救治方法

1.症状轻微,无明显青紫者

保持呼吸道通畅,给予吸氧,并行物理刺激,如拍打足底,摇动胸部等刺激呼吸,积极治疗原发疾病,如抗生素的应用、维持水、电解质平衡等。

2.有呼吸暂停反复发作者

应给予呼吸兴奋剂如氨茶碱治疗。氨茶碱用法:先给予负荷剂量,胎龄<34周者4 mg/kg,胎龄>34周者6 mg/kg,均用5%葡萄糖稀释后缓慢静脉滴注,12 h后均用2 mg/kg稀释后静脉滴注,每日2次,至呼吸暂停消失后用2 mg/kg稀释后静脉滴注,1 d。

3.心电监护

转运途中行车平稳,密切观察病情变化,向家属交代病情,并通知欲到达的医院。

第三节　高热惊厥

高热惊厥为6个月至3岁小儿惊厥常见的原因,可由任何突发的高热引起,表现为突然发作全身性或局限性肌群强直性和阵挛性抽搐,多伴有意识障碍,持续时间短。既往可有高热惊厥发作史。惊厥常发生在病初骤然体温升高阶段,多由呼吸道感染引起。当体温超过39 ℃称为高热。

一、病情评估

(一)资料收集

1.环境与现场特点

现场患儿有无呕吐物,有无唇舌咬伤。

2.起病情况与患病时间

患儿何时出现惊厥及持续时间。

3.主要症状及进展特点

患儿是全身性还是局限性肌群强直性和阵挛性抽搐,发作时多伴有意识障碍,发作后渐清醒。

4.伴随症状或体征

患儿发作前可伴有咳嗽、咳痰、发热等呼吸道症状或其他急性感染症状;发作时可伴有双眼凝视、斜视、上翻;惊厥严重时可皮肤发绀。

5.诊疗经过

惊厥发生后有无就诊及其效果。

6.惊厥后的身心反应

惊厥发生后患儿表情淡漠,反应迟钝,后渐恢复正常。

7.既往健康状况

既往有无类似发作史及家族史。

(二)病情观察

1.生命体征等

观察包括体温、脉搏、呼吸、血压、瞳孔、神志及皮肤发绀等。

2.严密观察

严密观察惊厥发作情况及保持呼吸道通畅,防止舌及口唇咬伤。

二、救治方法

(一)具体措施

1.保持安静,侧卧位

防止呕吐物误吸。

2.吸氧

保持呼吸道通畅、吸痰、吸氧,必要时气管插管。

3.建立静脉通道

给患者建立静脉通道。

4.用纱布包裹压舌板

用纱布包裹压舌板置于上、下磨牙之间,防止舌咬伤。

5.物理降温

冰袋或冷毛巾湿敷(用冰袋置于颈部、腋下、腹股沟等大动脉走行处,或30%～40%酒精擦浴等物理降温法降温),重者药物降温(布洛芬 5～10 mg/kg 口服;或对乙酰氨基酚 8～15 mg/kg口服或肛内;或氨基比林巴比妥注射液 0.8～2 mL 肌内注射,8 月龄以上可用,

1 岁以上者每增加 1 岁药量加 0.1 mL,儿童最高用量 2 mL)。

6.抗惊厥

抗惊厥可采用地西泮 0.1～0.2 mg/kg 缓慢静脉注射(1 mg/min,3～5 min 后可重复用;应用过程中注意有无呼吸中枢抑制)。

7.有脑水肿者

有脑水肿者可给予 20%甘露醇 125～250 mL 静脉滴注(0.5～1 g/kg,60 min 内滴入)。

(二)转送注意事项

(1)向家属交代病情及途中可能出现的危险。

(2)保持安静,继续吸氧、输液。

(3)抽搐如不好转,途中继续给予处理。

(4)严密观察患者的呼吸、面色并对症处理。做好途中监护,严密观察患者生命体征,特别是呼吸,必要时进行人工呼吸。

第四节　新生儿转运与监护

随着新生儿重症监护中心(NICU)的广泛建立,新生儿病死率及远期发病率明显下降。新生儿重症监护是对病情不稳定的危重新生儿给予持续的护理、复杂的外科处置、连续的呼吸支持或其他加强干预。NICU 一般设置在医学院校的附属医院或较大的儿童医院。具备高水平的新生儿急救医护人员、完善的监护治疗设备及新生儿转运系统,负责 1、2 级新生儿病房及院外转来的危重新生儿的抢救及治疗。

一、新生儿监护

(一)监护对象

(1)应用辅助通气及拔管后 24 h 内的新生儿。

(2)重度围生期窒息儿。

(3)严重心肺疾病或呼吸暂停儿。

(4)外科大手术后(尤其是 24 h 内)。

(5)极低出生体重儿和超低出生体重儿。

(6)接受全胃肠外营养或需换血手术儿。

(7)顽固性惊厥儿。

(8)多器官功能衰竭(如休克、DIC、肺出血、心力衰竭、肾衰竭等)儿。

(二)监护内容

(1)心电监护:主要监测患儿的心率、节律和心电波形变化。

(2)呼吸监护:主要监测患儿的呼吸频率、呼吸节律变化及呼吸暂停。

(3)血压监护。

(4)体温监护。

(5)血气监护。

(6)微量生化测定:包括血糖、电解质、肝功能、肾功能等。

(7)影像检查:X线、CT、MRI等。

二、新生儿转运

(一)转运原则

(1)转运全过程包括转运前复苏和稳定、转运中监护治疗,以保证患儿安全。

(2)组织有序的转运小组可保证患儿在院间和院内转运中的重症监护环境。

(3)转运医院和接收医院之间良好的通讯和协调是保证患儿转运安全的基础。

(4)救人如救火,但要防止忙中出错,转运中沉着冷静非常重要。

(5)对转运途中可能出现的复杂情况有所预见,是保证转运顺利的关键。

(二)转运指征

(1)窒息,需经气管插管复苏的新生儿。

(2)呼吸窘迫,经处理未见好转,而又无机械通气条件。

(3)早产儿,出生体重<1 500 g;胎龄<33周;宫内发育迟缓。

(4)休克或严重贫血。

(5)中枢神经系统疾病。

(6)母亲糖尿病、新生儿溶血症,出凝血疾病。

(7)严重酸中毒,低或高血糖症。

(8)各种严重先天性畸形(如膈疝、脊髓脊柱膨出、肠胃道闭锁、食管气管瘘等)。

(9)产伤。

(10)疑有先天性心脏病。

(11)严重感染。

(12)情况不好,原因不明。

(三)转运电话

急救中心设立24 h专线电话,接到转诊电话后记录转诊医院的地址,患儿的病情,初步诊断及联系的电话号码后,派出转诊医护人员各一名前往接诊,在当地医院现场抢救,待病情稳定后,转运至NICU。如果途中病情变化,就利用救护车上现有的抢救设备进行抢救,并运用移动电话与NICU联系,做好随时抢救的准备。

(四)转运安排

转诊医院的医师通过电话提出转诊要求;接电话者立即通知值班的转运医师,使双方直接通话;转运医师与转诊医院医师直接电话联系,讨论内容如下。

(1)患儿的姓名、年龄、父母姓名。

(2)围生史(产前史、分娩史、Apgar评分、复苏史)。

(3)出生体重、胎龄。

(4)患儿状况包括生命体征(体温、心率、呼吸频率、血压)。

(5)是否需吸氧及机械通气。

(6)实验室检查。

转运医师应检查所有转运器械和物品是否齐全,功能是否完备;出发之前告知对方到达医院估计所需的时间。准备工作应在 20～30 min 内完成并出发。

(五)人员配备

转运小组至少需要 2 人，一般由医师和护士各一名组成。他们必须明确所担负的责任，具有独立工作以及和其他人员协同工作的能力。医师需是儿科专业高年资住院医师担任，能够独立做出医疗方面的判断以及掌握必要的技术操作。需掌握的技术如下。

(1)气管插管，呼吸气囊人工通气及机械通气技术。

(2)建立周围静脉通路，如穿刺置入短塑料导管，脐血管插管。

(3)胸腔穿刺排气和引流。

(4)输液及纠正代谢异常，如防止低血糖，酸中毒。

(5)特殊治疗如窒息复苏、败血症休克、抽搐等。外科有关问题的处理。

(6)熟悉小儿急诊用药的剂量和方法。

(7)掌握转运所需监护、治疗仪器设备的应用和数据评估。

(六)转运主要设备

转运主要设备包括转运暖箱；心电、血氧饱和度监护仪；输液泵；抢救药物；呼吸复苏器；吸引器；气管插管用物；呼吸机；专用救护车。

(七)转运小组离开时应携带的资料

(1)孕妇医疗图表的复印件。

(2)患儿医疗图表的复印件。

(3)母亲的血液标本(5～10 mL)。

(4)脐血标本。

(5)实验室资料。

(6)同意转运的签字记录。

(7)同意治疗的目录。

第六章　肛肠外科疾病

第一节　痔

一、概述

痔是一个古老的常见病，长期以来有关痔的学说层出不穷。从18世纪开始认为是直肠下段或肛管存在丰富的静脉丛，如果在一处或数处发生扩张或曲张即成为痔。后逐渐形成两种学说，一种认为痔是直肠下端或肛管的末梢静脉丛淤血、扩张和屈曲形成的柔软静脉团，为血管本身的病变。

近代概念认为：痔是直肠下端的唇状肉赘或称肛垫，是每个人皆有的正常结构，1983年德国纽伦堡第9届国际肛肠会议上，对痔的定义进行修正，认为痔是肛垫窦状静脉(动脉血)淤血所致的病理性肥大。中华医学会对痔的定义为：痔是肛垫病理性肥大、移位及肛管皮下血管丛血液淤滞形成的团块。

二、病因

现代医学对痔的病因及发病机理尚不完全明了，但目前认为痔的成因与以下因素有关。

1.肛门局部的解剖结构因素

①人类直立姿势，受地心吸引力的作用；②肛门位于躯干部最下端，与腹压增高有关；③直肠上静脉及其分支均无静脉瓣，血液向上回流缓慢，容易造成肛门直肠静脉丛淤血扩张；④直肠黏膜下层组织疏松，血管壁周围的阻力弱。以上这些因素的共同作用造成局部血液回流差，血管扩张淤血成痔。

2.不良的饮食和排便习惯

喜食辛辣刺激食物者，如食胡椒、辣椒、生葱、生蒜及大量饮酒等，均可使直肠肛门黏膜受到刺激，长期刺激可引起肛门直肠静脉丛明显充血扩张而促进痔的发展形成。排便习惯不良者，如便无定时、如厕过久，均能诱发痔疮。

3.职业因素

职业因素如工作过度劳累，以及从事一些久站、久坐、久蹲、久行等工作的人，痔的发病率较高，这可能与腹部及盆腔压力增高有关。

4.其他因素

其他因素如妊娠、前列腺肥大、下腹部肿瘤以及高血压、肝硬化、肛门直肠慢性炎症等，均可阻碍静脉的血液回流，导致痔静脉丛压力上升，使痔静脉丛发生扩张、淤血而形成痔。

5.感染方面的因素

感染方面的因素包括痢疾、肠道感染、寄生虫、肛瘘及肛门周围炎症等，均可引起肛门直肠静脉充血，使痔静脉丛扩张、淤血、屈曲而形成痔。

三、分类分期

根据发生的部位，以齿状线为界将痔分为内痔、外痔和混合痔。发生在齿状线以上叫内痔，发生在齿状线以下叫外痔，跨越齿状线上下的叫混合痔。

（一）内痔的分期

1. Ⅰ期

患者无自觉症状，便时带血、滴血或喷射状出血，便后出血可自行停止，无肛内肿物脱出。肛门镜检：齿状线上方黏膜呈结节状隆起，表面色淡红。

2. Ⅱ期

患者排便时有肿物脱出肛外，便后可自行还纳，大便时周期性、无痛性从肛门内滴鲜血或射鲜血。肛门镜检：肛门齿状线上方黏膜隆起，充血明显，色暗红。

3. Ⅲ期

患者偶有便血；排便或久站、咳嗽、劳累、负重时肛内肿物脱出，需用手还纳。肛门镜检：齿状线上方黏膜隆起、充血，表面多有纤维化。

4. Ⅳ期

患者肛内肿物脱出，用手不能还纳，此时最易感染、水肿、嵌顿、糜烂和坏死，疼痛剧烈。

内痔分为以下几型。血管肿型：多见于Ⅰ期内痔，是毛细血管增生和扩张而成，表面粗糙而柔软，呈鲜红色，黏膜菲薄，易出血；静脉瘤型：多见于Ⅱ期内痔，成丛状隆起，表面光泽，呈紫红色，黏膜较坚厚，不易出血；纤维肿型：多见于Ⅲ、Ⅳ期内痔，结缔组织增生成乳头状，表面黏膜较硬，富有弹性，呈灰白色，不易出血。

（二）外痔的分类

1. 炎性外痔

患者肛缘皮肤损伤或感染，肛门皮肤皱襞突起，呈红、肿、热、痛的炎性表现。

2. 血栓性外痔

血栓性外痔是因肛门静脉炎症或用力过猛而致肛门静脉丛破裂血栓形成。血液漏出血管外，形成血栓在皮下隆起，表现为肛缘突发青紫色肿块，疼痛剧烈。

3. 结缔组织性外痔

患者因慢性炎症刺激、反复发作致肛缘局部皮肤纤维化、结缔组织增生，形成皮赘。

4. 静脉曲张性外痔

久蹲或吸引时，肛门缘的静脉丛淤血伴扩张，形成圆形或不规则突起，恢复体位后又可消失。

（三）混合痔及分期

在同一点内痔和外痔同时存在，严重时表现为环状混合痔。

一期混合痔：是以内痔或外痔为主的一种。痔的 2/3 或 3/4 位于齿状线以上或齿状线以下，属单发或两个以下痔核者。

二期混合痔：痔核跨越齿状线上下，内外相等，痔体大于一期混合痔，具有 3 个以上的痔核，但痔体间界限清楚，尚未形成环状者。

三期混合痔：肛缘呈环状或接近环状肿物突起，痔体间界限消失或基本消失，腹压增高时，内痔环形脱出，齿状线下移至肛缘或肛缘以下。此种痔又称环形混合痔。

四、临床表现

1.便血

便血常是内痔患者的主要症状,而身体其他部位疾病亦可发生便血。因此,对便血的原因需要有一个全面的了解。需了解便血的色泽、量及伴随症状等。一般表现为在排便后肛门内出血,血色鲜红,不与粪便相混或便上带血,继而滴血,甚者可见喷射状出血,便后出血即自行停止。刺激性食物及腹压增加,诱发或加重便血。临床可见少数内痔患者长期慢性失血甚至造成重度贫血,但不可认为贫血仅由痔出血造成,必须排除其他原因。

2.肛内肿物脱出

Ⅱ、Ⅲ、Ⅳ度内痔患者,在腹压增加时,可有肿物脱出,轻者可自行回纳,重者需手法复位。严重时,内痔伴血栓形成,加上肛门括约肌痉挛,肛内肿物脱出不能还纳,常可发生嵌顿、绞窄、糜烂坏死则有剧烈疼痛。

3.坠胀、疼痛

肿物外脱者可出现肛门坠胀,甚者便意不尽感。肛门括约肌及盆底肌肉松弛者,坠胀痛尤为明显。内痔血栓形成、嵌顿性可出现肛门剧烈锐性疼痛。

4.肛门分泌物、瘙痒

痔核外脱,直肠黏膜长期受痔核的刺激,产生炎性渗出,使分泌物增多。内痔伴有肛门括约肌功能减退时,腹压增加可泄漏肠分泌物。分泌物污染内裤,刺激肛周皮肤而引起肛门瘙痒。

五、诊断要点

诊断依靠病史、临床表现、直肠指诊、肛门镜检查等容易对本病做出诊断,必要时增加辅助检查以排除伴发疾病。

1.临床表现

注意分类、分期及分型。

2.局部检查

下蹲检查:嘱患者下蹲用力增加腹压,Ⅱ、Ⅲ期内痔常脱出肛外,可见黏膜纤维化,表面有黏液性分泌物或见有出血点。

肛门镜检查:肛门镜下可见齿状线上黏膜区有结节突起,呈紫暗色或草莓状肿物。

指诊检查:可触及柔软突起,表面光滑无压痛的黏膜结节,多位于截石位3、7、11点。

局部检查应注意内痔好发部位,截石位3、7、11点为内痔好发区,也称母痔区,其他部位为继发区,也称子痔区。若有喷射状出血时要仔细寻找出血点。较大的内痔,触诊时应注意有无动脉搏动,要分清何种性质及病变程度,以便准确做出诊断。

3.其他辅助检查

便血鉴别尚需行电子结肠镜检查,排除结直肠良恶性肿瘤及炎症性肠病等。大便隐血试验亦是排除全消化道肿瘤的常用筛查手段。

六、鉴别诊断

1.直肠脱垂

直肠脱垂多见于老年人及儿童,脱出的直肠黏膜或直肠呈圆柱状,不能分开,有环行沟,表面为正常黏膜，光滑柔软，很少有出血，分泌黏液多。

2.肛乳头肥大(肛乳头状纤维瘤)

肛乳头肥大肛内肿物隆起或脱出，呈三角形或锥形，位于齿状线部，上覆上皮，色灰白，质硬，轻触痛，无出血，可回纳，常与内痔并存。

3.低位直肠息肉

低位直肠息肉多见于儿童，以便血为主或脱出肛外，息肉隆起于直肠黏膜面，多有蒂、质坚实，单个为主。多发息肉则呈颗粒状突起，常有家族史。

4.肛管直肠癌

肛管直肠癌常因误诊为痔而延误治疗。便血多为暗红色或果酱色，有特殊臭味，与大便相夹，早期也可仅便鲜血。伴有大便习惯改变，肛门坠胀或有里急后重感。直肠指检可及直肠肿块，肿块表面呈菜花状或有溃疡，不活动，质硬，表面脆，触之易出血，高位则需肠镜检查。需行组织学检查以明确诊断。

5.肛裂

患者便鲜血，肛门疼痛剧烈，呈周期性，伴有便秘。局部检查可见 6 点或 12 点肛管裂口。

6.原因不明的下消化道出血

痔出血多为便时手纸带血或滴血或射血，血便不相混；下消化道出血多为暗红色，需行结肠镜或钡灌肠等检查，有时需根据情况做血管造影。

7.溃疡性直肠炎

溃疡性直肠炎以脓血黏液便为主，便次增多，伴左下腹隐痛或肛门下坠、里急后重。肠镜下见直肠黏膜充血水肿，糜烂溃疡。

8.肛管部恶性黑色素瘤

肛管部恶性黑色素瘤主要有以下症状。①肿物脱出：肛门部有紫黑色或褐黑色肿物脱出，早期较小，可以自行回纳，似血栓痔或嵌顿痔，以后逐渐增大，约核桃或鸡蛋大，常需用手托回。②便血：因肿瘤位置较低，多为鲜血，或有黑色溢液，味恶臭。③肛管直肠刺激症状：肛门部坠胀不适，大便习惯改变。本病极少见，临床易忽视，凡对可疑病变一般主张切除整个瘤体送检，以免造成医源性扩散。

七、治疗原则

痔的治疗原则：无症状的痔无须治疗，有症状的痔即痔病则需要进行治疗。治疗的目的在于减轻、消除主要症状，而非根治，解除痔的症状较改变痔的大小更有意义，应视作治疗效果的标准。

目前对痔的治疗有下列看法：痔无症状不需治疗，只需注意饮食，保持大便通畅，保持会阴部清洁，预防并发症的发生。只有并发出血、脱垂、血栓形成及嵌顿等才需要治疗。痔很少直接致死亡。但若治疗不当，产生严重的并发症，亦可致命。因此，对痔的治疗要慎重，不能掉以轻心。

内痔的各种非手术疗法的目的都旨在促进痔周围组织纤维化，将脱垂的肛管黏膜固定在直肠壁的肌层，以固定松弛的肛垫，从而达到止血及防止脱垂的目的。当保守疗法失败或Ⅲ、Ⅳ期内痔周围支持的结缔组织被广泛破坏时才考虑手术。根据以上观点，内痔的治疗宜重在减轻或消除其主要症状，而非根治术。因此，解除痔的症状较消除痔的大小变化更有意义，并被视作治疗效果的标准。

(一)一般治疗

一般治疗包括改变饮食结构、多饮水、多进膳食纤维、保持大便通畅、养成良好的排便习惯、防治腹泻、温水坐浴、保持会阴清洁等，这对各类痔的治疗都是必要的。

膳食纤维是指不被消化酶所消化的植物细胞，如植物根茎类、麦麸等，可增加粪便容积、刺激结肠蠕动、加强结肠黏膜的屏障作用，流行病学调查对预防结肠肿瘤也有一定作用。

改变饮食结构和养成良好的排便习惯仍是痔的各种疗法的基础，不可忽视。同时需避免饮酒和食用辛辣食品，因为酒和辣椒等食物部分或主要以原形排出体外，可产生直肠黏膜刺激症状。

(二)保守治疗

1.口服药

根据病情的轻重，辨证施治，口服清热解毒，收敛固涩的药物治疗，如槐角丸、黄连解毒汤等。此外，口服迈之灵、消脱止、爱脉朗等也可起到缓解水肿、疼痛、出血和促进创面愈合的作用。

2.外用药

(1)熏洗法：外用熏洗剂，熏洗肛门，以促进局部消肿止痛，行气活血，止痛止痒目的，如袪毒汤、硝矾洗剂、五倍子汤。

(2)塞药法：直接用药物做成的栓剂，送入肛内，以达到消肿止痛、清热解毒、活血化淤的作用。如保护黏膜的栓剂角菜酸酯栓等。

(3)敷药法：用各种膏剂，对肛门局部进行外敷，以消肿、止痛、止血的目的，如马应龙痔疮膏、一效膏等。

(三)手术治疗

对于各种痔疮，保守治疗无效时，方可手术治疗。

(1)对于结缔组织外痔、炎性外痔、血栓性外痔，根据痔核的大小，采用局麻或骶麻，对外痔进行切除手术，术后熏洗换药。

(2)对于静脉曲张性外痔，在局麻或骶麻下，对曲张的外痔行菱形切口，剥离切除静脉丛，尽可能保留肛管皮肤、修剪创缘、引流通畅、彻底止血，切口外敷凡士林纱条，外用塔形纱布压迫，丁字带外固定。术中及术后注意事项：①在切除多个外痔时，应尽可能多保留肛管皮肤，防止肛门狭窄。②术后每日便后熏洗，常规换药，并口服抗生素。

(3)内痔手术治疗。

内痔注射疗法：主要有硬化萎缩注射法，适用于内痔出血Ⅰ、Ⅱ、Ⅲ 期，以及不能耐受其他手术治疗的痔。硬化萎缩注射法手术操作：①局部麻醉后，肛周常规消毒，用喇叭镜窥肛，仔细查清内痔的部位、数量及大小。②将消痔灵注射液配成 1∶1 浓度，按四部注射法依次注射，使痔体及上下充分着药，使内痔硬化萎缩，而达到治疗目的。

内痔套扎术：是通过器械将胶圈套入内痔根部的一种手术方法，现临床较少应用。

内痔结扎术：是将内痔钳夹后，用丝线结扎于痔核基底部，使其坏死脱落的一种手术方法。分为单纯结扎和“8”字结扎两种。

混合痔外剥内扎术：适用于单发或多发性混合痔。需注意外痔部分一定要剥离至齿状线，否则会结扎过多肛管皮肤，引起剧烈疼痛，或结扎残端下移，患者有堵塞感；剪除结扎内痔时不应太靠近结扎线，以免结扎线滑脱或黏膜回缩而出血。

PPH 手术：直肠黏膜环切吻合术是在“肛垫学说”的理论基础上设计的一个新手术，认为吻合器痔环切术(PPH)环形切除直肠下端 2～3 cm 黏膜和黏膜下组织，恢复直肠下端正常解剖结构，即肛垫回位。同时，黏膜下组织的切除，阻断痔上动脉对痔区的血液供应，术后痔体萎缩。

第二节　肛　裂

一、概述

肛裂，中医又称裂痔，是齿状线以下肛管上皮过度伸展造成的肛门上皮的裂伤，为肛管皮肤全层裂开，继而形成慢性感染性小溃疡，多发生于肛管后正中部，其方向与肛管纵轴平行，长 0.5～1.0 cm，呈梭形或椭圆形，常引起剧痛，愈合困难有时可并发肛瘘与肛旁脓肿，肛裂位于肛管侧方时要注意有无 Crohn 病、结核、梅毒等可能。

肛裂是一种常见病，发病率在肛肠疾病中占 20%，仅次于痔疮。多见于青年及中年人，一般男多于女。肛裂常为一个裂口，绝大多数位于肛管的后正中线上，其次位于前方以及侧方。肛裂应与肛管皮肤撕裂区别，后者症状轻，一般可自行愈合。中医学称为裂痔或钩肠痔。

二、病因

传统医学认为肛裂是血热肠燥或阴虚津亏或气机阻滞致大便秘结，排便时暴力怒张，而使肛门损伤所致，湿毒之邪乘虚侵入皮肤筋脉，局部气血瘀滞，血行不畅而致裂损久不愈合。

现代医学认为肛裂是由于大便干燥，用力排便致肛管裂伤，反复感染，逐渐形成慢性溃疡而致病。

1. 肛管局部解剖特点

直肠末端的生理曲度是由后方向前弯曲而至肛门，当排便时后方所受的压力较大，加之肛裂好发于肛管后正中位，肛管远端由肛门动脉供给，正常人肛门两侧的动脉分支在肛门后吻合较好的仅有 15%。

多数人无吻合，从而形成一个缺血区域，此外肛门动脉的分支经肛门内括约肌时与肌纤维成垂直方向进入肌肉内，当内括约肌痉挛收缩时，压迫血管，加重缺血现象而不易愈合。组织学观察，肛门后面的小动脉数量明显低于其他区域，因此肛裂的本质就是缺血性溃疡，造成肛裂的两个主要原因是高肛压即肛管最大静息压(MARP)致内括约肌痉挛引起，以及低血流灌注(ADBF)即缺血型溃疡。

此外，肛门外括约肌浅层，起自尾骨，向前至肛门后正中成“Y”字形分左右两束绕肛门，至肛门前方会合附在会阴部，同时肛提肌主要附着在肛管两侧，故肛门前后正中两个部位的肌肉有空隙，相对形成力的弱点，若受暴力扩张，容易撕裂导致肛裂。

2. 感染因素

肛管损伤后，粪便刺激，细菌感染，发生溃疡。主要来源于肛管邻近组织感染，如肛窦炎、乳头炎引起，感染局限于肛管皮下组织，浅表皮肤坏死即成肛裂。肛门湿疹、慢性皮炎等反复刺激致肛门皮肤弹性减弱，易成肛裂。

3.损伤因素

血热肠燥，大便秘结，排便时造成的肛管皮肤黏膜损伤，反复的肛管撕裂伤是形成肛裂溃疡的主要原因，肛管皮肤上皮角化弹性差，黏膜活动性大，伤口极难愈合，肛管内侧引发感染后，使裂伤的皮肤纤维化，弹性丧失，续发肛隐窝炎，使伤口不能愈合。

肛管裂伤后疼痛引起肛管括约肌过度收缩，并引起括约肌痉挛，使肛管压力增高，在应用止痛药后肛管内压仍不下降，说明痉挛不是续发于疼痛，而是与氧化亚氮神经介质的代谢失常有关。

三、分期分类

目前尚无统一分类标准，主要有以下几种分类法，以三期分类法在临床中较为常用。

（一）二期分类法

1.急性肛裂

患者肛管皮肤损伤后，新鲜创口无硬结，无乳头肥大和皮痔。

2.慢性肛裂

患者创口反复感染，肉芽不新鲜，创缘有硬结，创面可见环状内括约肌纤维，并有乳头肥大和皮痔，或合并皮下瘘。

（二）三期分类法

Ⅰ期：单纯性肛裂。肛裂初生，创面有联合纵肌纤维露出。

Ⅱ期：溃疡形成期。创缘隆起，有硬结，创面肉芽组织不新鲜，有明显溃疡。

Ⅲ期：有肛裂的3～5个特征。即合并乳头肥大、前哨痔或皮下瘘。

（三）五种分类法

1.急性单纯性肛门皲裂期

患者初发肛管撕裂。

2.急性肛门糜烂期

肛门由于创口机械刺激和反复感染，溃疡面凹陷，创缘不整，未形成硬结，瘢痕不明显。

3.慢性溃疡期

慢性溃疡期有典型的肛裂三特征。

4.多发性肛门溃疡期

在肛管全周有多数表浅性肛门溃疡，肛管的柔软性消失，呈肥厚性硬化。此种情况多因长期使用缓泻药物，暴力使用肛门器械检查及肛门慢性皮肤病引起，其病理改变，以急性单纯性肛裂或亚急性肛门糜烂为主。

5.脱出性肛裂

肛管因痔核、乳头肥大等病变长期脱出肛门外，引起撕裂，形成溃疡。此种肛裂肛门不狭窄为其特点。

（四）五型分类法

1.狭窄型肛裂

肛门疼痛、多伴有肛窦炎，内括约肌痉挛性收缩引起肛管狭窄。

2. 脱出型肛裂

因内痔、混合痔、肛乳头肥大脱出、发炎，引起肛裂，疼痛较轻，无明显肛门狭窄。

3. 混合型肛裂

混合型肛裂同时具有狭窄型和脱出型的两种特点。

4. 脆弱型肛裂

肛门周围皮肤病，致肛门皮肤脆弱质化，因而造成多发浅在性肛裂。

5. 症状型肛裂

因溃疡性大肠炎、克罗恩病、肛管结核等，或其他疾病及手术后创口延期愈合，造成肛管溃疡者。

四、临床表现

(一)症状

1. 肛门疼痛

肛门排便引起周期性烧灼样或刀割样疼痛，是最有代表性的症状之一。粪便进入和通过肛管时，扩张肛管并刺激裂口内的神经末梢，产生撕裂性疼痛。便后刺激减轻，疼痛暂时缓解，可间歇数分钟，称为疼痛间歇期。继而肛门括约肌痉挛，疼痛加剧，出现痉挛性疼痛，为疼痛发作期，此期可持续几个小时。最后括约肌疲劳松弛，疼痛逐渐减轻至消失。下次排便或其他刺激时，又可重复出现以上症状。

2. 便血

肛裂的便血时有时无，与排便有关。排便时肛裂溃疡面受损，常有少量出血，鲜红色，覆盖于粪便表面或沾染便纸，偶有滴血，大出血者少见。

3. 便秘

肛裂可以由便秘引起，亦可由肛裂引起便秘，常因为肛裂疼痛，恐惧排便，加重便秘可致肛门皮肤损伤，肛裂日久不愈而形成恶性循环。

4. 其他症状

如肛缘前侧皮赘、肛门瘙痒、肛门分泌物、肛裂发生感染形成裂瘘。

(二)体征

用手牵开肛周皮肤视诊，可看见裂口或溃疡。此时，应避免强行直肠指诊或肛门镜检查。

1. 急性肛裂

裂口新鲜，底部表浅，色鲜红，边缘软而整齐，界限清楚，创面清洁，分泌物少。指诊创面柔软、富有弹性、触痛明显。

2. 慢性肛裂

肛管皮肤见梭形溃疡面，溃疡深达皮下组织或肌层，边缘充血增厚，质硬不整齐，溃疡面呈紫红色或灰白色，有脓性分泌物，典型患者在裂口的基底可见到内括约肌纤维。常伴有哨兵痔、肛乳突肥大、潜行溃疡和皮下瘘等。触诊裂口及周围异常敏感，边缘发硬，无弹性，肛管紧缩。

五、诊断要点

根据有便时疼痛、出血、便秘的病史，检查时肛门极为敏感，肛门口紧缩及肛管内有裂口溃疡形成等典型表现可以明确诊断。

(1)肛门视诊。将肛门皮肤向两侧分开,可见"三联症",即肛管皮肤纵向梭形溃疡,基底较深,肛裂下缘有皮垂(哨兵痔),上缘齿状线处有肛乳头肥大。

(2)明确肛裂后不宜做肛门直肠指检和肛门镜检查,以免引起难以忍受的刮痛。但临床中应注意,肛裂并发内痔者并不少见,对于便血较多的肛裂患者,宜在局麻下行直肠指诊及肛门镜检查,以排除合并其他疾患的存在。

六、鉴别诊断

对多发或发生在肛管两侧的慢性溃疡,溃疡面较大,边缘质硬,应考虑结核、克罗恩病、肛门恶性病变等,必要时行组织学检查。

肛裂需与下列疾病鉴别。

1.肛门皮肤皲裂

裂口可发生于肛管的任何部位,常为多发,裂口表浅,局限于皮肤,疼痛较轻,出血少,伴有湿疹、皮炎、瘙痒明显,冬春季加重。

2.肛门皮肤擦伤

在肛缘外,常有外伤史。

3.肛管皮肤结核性溃疡

患者有结核病史,溃疡常位于肛管侧面,疼痛不明显,形态不规则、潜行,创面色灰暗、有干酪样坏死和脓血,分泌物较多,分泌物培养为结核杆菌,组织学检查可确诊。

4.早期肛管癌

肛管部鳞状细胞癌、直肠下段癌可侵犯肛管上皮,形成溃疡,引起剧烈疼痛。边缘隆起、质硬,形状不规则,表面覆有坏死组织。指诊可及浸润硬块。组织学检查可确诊。

5.梅毒性溃疡

患者多有不洁性交史。可表现为原发性下疳或湿疣。下疳的早期表现似一般的肛裂,但溃疡在肛管壁呈对称性分布,边缘硬韧突出,呈杨梅色,疼痛不明显,创面有少许脓性分泌物。腹股沟淋巴结肿大、化脓。分泌物显微镜检查可见梅毒螺旋体,梅毒血清试验阳性。

6.克罗恩病肛管溃疡

裂口较深,边缘潜形。疼痛轻,迁延不愈,难治。

七、治疗原则

对新鲜肛裂及慢性肛裂的治疗不同。新鲜肛裂多用药物治疗即可治愈,慢性肛裂药物治疗无效时,可行注射疗法或手术疗法。

(一)一般治疗

(1)多进食蔬菜、水果和富含膳食纤维的食物,保持大便松软、通畅,口服缓泻剂,防治大便干燥。

(2)局部温水坐浴,保持局部清洁,缓解内括约肌痉挛或用清热解毒燥湿为主的祛毒汤洗剂,水煎坐浴 10～15 min,每日便后坐浴 1 次。

(3)外用油膏、栓剂。可选用马应龙膏或九华膏,有生肌敛疮作用。合并肛乳头炎者每日坐浴后,可用痔疮栓纳入肛内,具有持续止痛作用。

(4)大便干燥秘结,数日一行,可口服中成药麻仁润肠丸、地榆槐角丸等润肠通便。

(5)必需时给予镇静剂或止痛药止痛。

(二)指扩疗法(扩肛法)

属非手术疗法,适应于Ⅰ～Ⅱ期肛裂,无哨痔、肥大肛乳头及皮下瘘等并发症者。局麻下适当用力使肛管逐渐扩张至4～5指,并维持5 min,解除肛门括约肌痉挛。但要注意,扩肛轻则无效,过重可导致肛门失禁。

(三)手术治疗

1.肛裂切除术

在局麻或骶麻下,将肛裂下缘皮垂(哨兵痔)、肥大的肛乳头、肛裂溃疡及周围不健康的组织全部切除,必要时切断部分外括约肌皮下部及浅部。

2.内括约肌切断术

适应于二、三期肛裂未合并潜行瘘管者。在局麻下行侧位内括约肌切断术,解除内括约肌痉挛引起的剧痛。

第三节　肛　瘘

一、概述

肛管直肠瘘,简称为肛瘘,是肛腺的化脓性感染波及肛周组织或器官,在肛管或直肠周围部位形成相通的病理性通道。为肛管、直肠周围间隙发生急、慢性化脓感染所形成的脓肿,经自行溃破或切开引流后形成,即在肛周皮肤形成外口,脓肿逐渐缩小成为感染性管道。中医多称痔瘘或肛漏。一般由内口、管道和外口三部分组成,其内口多在肛门直肠周围脓肿原发感染的肛窦处,外口多在肛门外的肛门直肠周围脓肿破溃处或切开处,内口与外口借瘘道相通,整个瘘管壁由增厚的纤维组织组成,内覆一层肉芽组织,经久不愈。

由于肛瘘的主要症状就是肛门周围皮肤上的外口反复地淋漓不断地向外流脓或脓血,甚至流出粪便,民间把这种从肛门周围皮肤上的外口流出脓血或粪便形象地俗称为“老鼠偷粪”。本病极为常见,发病率仅次于痔,发病高峰年龄在20～40岁,男女老幼均可发生,男性多于女性。

二、病因和病理

(一)病因

肛瘘是肛周脓肿自行破溃或被切开引流后形成的炎性通道,肛周脓肿切开排脓后,脓腔收缩,纤维组织增生形成瘘管,污染物仍可通过内口进入,造成化脓性炎症,部分脓液亦可由外口流出。绝大多肛瘘都要经过肛门直肠周围脓肿的阶段,因而现代医学认为,肛瘘与肛门直肠周围脓肿分别属于肛门直肠周围间隙化脓性感染的两个病理阶段,急性期为肛门直肠周围脓肿,慢性期为肛瘘,肛瘘是肛周脓肿发展的一种结局。其病因与肛周脓肿一致。

肛周脓肿成脓后，经肛周皮肤或肛管直肠黏膜溃破或切开出脓、脓液充分引流后，脓腔逐渐缩小，脓腔壁结缔组织增生使脓腔缩窄，形成或直或弯的管道，即成肛瘘。那么，为什么肛门直肠周围脓肿不能愈合而形成肛瘘呢？其原因有以下几个方面。

(1)原发内口继续感染。脓肿虽然破溃或切开引流，但原发内口存在，肠内的感染物不断从内口进入继续感染。

(2)长期慢性炎症及反复感染，使管壁形成纤维化，且管道常弯曲狭窄引流不畅，故难以闭合。

(3)局部炎症刺激等因素可造成肛门括约肌痉挛，使管道引流排脓不畅，从而使瘘管难以愈合。

(4)外口狭窄，时闭时溃，脓液引流不畅，可使脓液蓄积导致脓肿再发，并穿破皮肤形成新的支管。

(二)病理

肛瘘一般由内口、瘘管和外口3部分组成。

1.内口

内口可分为原发性内口和继发性内口两种。原发性内口约95%位于齿状线平面，常为原发感染的肛隐窝内。

继发性内口较少见，绝大部分是由检查或手术不当等医源性原因所造成，也有少数是由于感染扩散，脓肿向直肠肛管内破溃所致。继发性内口可位于齿状线，也可位于齿状线以上的直肠黏膜。内口一般只有1个，少数有2个，多个内口则罕见。

2.瘘管

瘘管是连接内口和外口之间的管道，有主管与支管之分。主管是指连接原发内口和外口的管道，支管是主管与继发外口相连的管道，多因主管引流不畅或外口闭合，再次形成脓肿，并向周围扩散所致。屡多次复发可形成多个支管。

若新的脓肿形成后，炎症得到控制，脓液吸收或经原发内口溃出，未在其他部位穿透皮肤或黏膜，则形成盲管。

3.外口

外口是瘘管通向肛周皮肤的开口，有原发性外口和继发性外口两种，原发性外口系肛周脓肿首次破溃或切开的溃脓口，继发性外口系肛瘘继发新的脓肿后在另外的溃脓口。

三、分类

肛瘘的分类较为复杂，国内外现行的肛瘘分类法多达20余种。现将具有代表性的几种介绍如下。

(一)按内外口分类

1.单口内瘘

单口内瘘又称内盲瘘，只有内口与瘘管相通，无外口。

2.内外瘘

瘘管有内外口，外口在体表，内口在肛窦，组织中有瘘管相通。此种肛瘘最为常见。

3.单口外瘘

单口外瘘又称外盲瘘，只有外口下连瘘管，无内口，此种肛瘘临床上较少见。

4. 全外瘘

瘘管有两个以上的外口，相互有管道通连，而无内口，临床上较少见。

（二）按瘘管的形态分布分类

1. 直瘘

管道较直，内外口相对，形成一条直线，临床多见，约占 1/3 以上。

2. 弯曲瘘

瘘道行径弯曲，内外口不相对。

3. 后位马蹄形肛瘘

瘘道行径弯曲，呈蹄铁状，在肛门后位，内口在后方正中处。

4. 前位马蹄形肛瘘

瘘道行径弯曲，呈蹄铁状，在肛门前方，较为少见。

5. 环形瘘

瘘管环绕肛管或直肠，手术较困难而复杂。

（三）按瘘管与括约肌的关系分类

（1）皮下瘘。在肛门皮下，较浅，位置较低。

（2）黏膜下瘘。在直肠黏膜下，不居体表。

（3）外括约肌浅部与皮下部间瘘。

（4）外括约肌深部与浅部间瘘。

（5）肛提肌与外括约肌深部间瘘。

（6）肛提肌上瘘。

（四）按内外口、瘘管的数量分类

1. 单纯性肛瘘

只有一个内口，一个外口，两者间有一条瘘管连通。

2. 复杂性肛瘘

有两个或两个以上内口或外口，两个以上瘘管或支管、盲管。

（五）按病理病因分类

1. 非特异性肛瘘（化脓性肛瘘）

一般多为大肠杆菌、葡萄球菌等混合感染引起的肛门直肠周围脓肿破溃或切开后形成的肛瘘（此类肛瘘临床上最常见）。

2. 特异性肛瘘（结核性肛瘘）

由结核性杆菌感染而引起的肛门直肠周围脓肿破溃或切开后形成的肛瘘（此类肛瘘约占肛瘘患者 10%）。

四、临床表现

肛瘘绝大多数是由肛门直肠周围脓肿发展而来，脓肿自然破溃或切开引流后，脓液流出，肿块消散，则成为肛瘘，临床表现有以下共同特征。

1. 流脓

流脓是肛瘘的主要症状。脓液流出的数量多少、性质与瘘管形成的时间、瘘管的长短、粗细、内口大小等有关。一般来说：新形成的肛瘘流脓较多，脓稠味臭、色黄，以后逐渐减少，时有时无，呈白色，质稀薄。经久不愈的瘘管排脓相对较少，或时有时无，有时瘘管会暂时封闭，不排脓液，使脓液蓄积而出现局部肿痛、发热，再度形成脓肿。以后封闭的瘘口破溃又排出脓液，并可生成新的支管。若忽然脓液增多，表示有新脓腔生成。黏膜下瘘，溃口多在肛缘或肛窦内，脓液常由肛门流出。结核性肛瘘，脓液多而清稀，色淡黄，呈米泔样，可有干酪样坏死物。

2.疼痛

若瘘管引流通畅，炎症消退一般不感觉疼痛，仅感觉在外口部位发胀不适，行走时加重。若瘘道感染引流不畅或外口封闭、瘘管存积脓液，肿胀发炎时可出现局部胀痛或跳痛。若内口较大，粪便进入瘘管，则有疼痛、排便时疼痛加重。单口内瘘常见直肠下部和肛门部灼热不适，排便时感觉疼痛。黏膜下瘘常引起肛门坠胀疼痛，向腰骶部放射。

3.瘙痒

瘘管反复发炎，脓液淋漓不尽，往往可刺激肛门周围皮肤，引起肛周潮湿瘙痒，甚至引起肛门湿疹，出现皮肤丘疹，或表皮脱落，长期刺激可致皮肤增厚呈苔藓样变。

4.排便不畅

一般肛瘘不影响排便。高位复杂性肛瘘或马蹄形肛瘘因慢性炎症刺激，引起肛管直肠环纤维化或瘘管围绕肛管，形成半环状纤维素环。影响肛门括约肌的舒缩，可出现排便不畅。

5.全身症状

一般肛瘘常无全身症状。但复杂性肛瘘和结核性肛瘘，因病期长，日久不愈则耗伤气血，常出现身体消瘦、贫血、乏力、潮热盗汗以及便秘和排便困难等全身症状。若为急性炎症期再次感染化脓，则出现脓肿的全身症状，如畏寒发热、体倦、全身不适、口干、尿黄等。

肛瘘在不同阶段有着不同的临床表现。肛瘘静止期内口暂时闭合、管道引流通畅，局部炎症消散，可以无任何症状或只有轻微不适。但原发病灶未消除，在一定条件下可以再次发作。在肛瘘慢性活动期，因有感染物不断从内口进入，或管道引流不畅而呈持续感染状态，有肛瘘典型的流脓、肛门潮湿、瘙痒等症状。肛瘘急性炎症期则是因外口闭合或引流不畅，而感染物不断从内口进入，脓液积聚所形成，症状体征似脓肿，有发热，局部红、肿、热、痛等症状，重新溃破或切开引流后症状缓解。

五、诊断要点

肛瘘的诊断一般并不困难，临床只要根据患者既往有肛门直肠周围脓肿破溃或切开排脓的病史，并且在肛门周围皮肤检查到瘘道外口，或肛门内及瘘管有脓液流出以时，便可初步诊断。进一步确诊肛瘘的类型、性质以及瘘道的走行与内外括约肌的关系还必须结合各项检查进行综合分析，以便选择正确的治疗方法。

（一）一般检查

肛瘘的诊断概括成“三要素，一关系”。三要素即：肛瘘内口，外口，瘘管管道；一关系即：瘘管与肛门括约肌的关系。手术前应在检诊中至少确定肛瘘三要素中的两点，并初步确定瘘管与肛门括约肌的关系。

1.局部视诊

可见肛瘘外口，肛周皮肤隆起性包块。挤压时有分泌物排出，肛门触诊可触及皮下条索状瘘管。肛门指诊可触及肛管内肛腺部位的瘘管内口，表现为炎性结节样改变。

观察瘘道外口脓液的情况：脓液黏稠、色黄而臭者，为化脓性肛瘘；若脓水质稀呈米泔样分泌物，可能为结核性肛瘘；若脓水黏白如胶冻样可能有恶性改变。观察瘘道外口的情况：瘘道外口凹陷、不规整、有肉芽水肿，多为结核性肛瘘；瘘道外口结缔组织增生、呈暗褐色多为化脓性肛瘘。若仅有一个外口，并距肛缘较近，说明瘘管简单；如外口数目多，且距肛缘较远，表明瘘管复杂。

2. 触诊及肛门指诊

此项检查十分重要。医生用右手食指从瘘道外口触摸瘘管的走行方向和深浅。轻摸可触到明显的索状物，说明瘘道较浅。重压才能摸到索状物，或感觉不明显，表明瘘管位置较深。再将食指伸入肛管直肠部触摸以了解内口的具体位置，若在齿状线附近有触痛，或摸到凹陷、硬结，多为内口所在，再结合探针检查，即可确定。

其中自然溃破的肛瘘外口，根据其距肛缘的距离和位置，结合索罗门定律对判断瘘管走向有一定的临床意义。

（二）特殊检查

1. 肛门镜检查

肛门镜检查可发现肛瘘内口的位置及脓液自内口排出情况。如瘘管注入染色剂，可见内口着色区，另外，注意肛管下段有无充血、溃疡、新生物。

2. 探针检查

目的在于弄清瘘管的行径、长短、深浅、与肛门括约肌的关系及内口的位置等。对于浅表直瘘管有意义，但对弯曲及有支瘘管的复杂瘘管意义不大。此项检查对受检者造成的痛苦较大，患者难以接受。

3. 亚甲蓝注入染色引导

将染色剂从肛瘘外口注入瘘管以使瘘管管壁着色，显示内口位置，确定瘘管范围、走行、形态和数量。对于复杂性肛瘘及管道或内口已闭死的病例无效，且易造成手术视野模糊而影响准确的手术操作。

4. X 线检查及碘油造影

用 40%碘化油或 12.5%碘化钠溶液，抽入注射器内，从瘘道外口缓慢注入瘘道中，同时用金属探针插入直肠以便定位。然后摄片以观察瘘道走行、深浅、有无分支以及与周围脏器的关系。

5. 直肠腔内 B 超

能较准确地了解肛周组织与括约肌的状况，检查到瘘管及感染腔隙的位置及大小，分辨出一般肛肠检查容易漏诊的病变。

6. 磁共振检查

对肛瘘的检查较 B 超更为准确，但由于价格昂贵，难以推广。

7. 病理检查

为了明确肛瘘的病因和性质，对可疑病例或病史在 5 年以上者，在术前术中术后取活检组织进行病理检查，可以确定有无癌变、是否为结核性等。

六、鉴别诊断

在肛门周围和骶尾部也有其他瘘管，常有分泌物从外口排出，容易与肛瘘混淆，有时按肛瘘治疗，手术方式不恰当造成不必要的损伤，故需加以鉴别。

1. 骶尾部畸胎瘤瘘

畸胎瘤是胚胎发育异常所致的先天性疾病。畸胎瘤并发感染破溃后可形成尾骨前瘘或直肠内瘘。

大型畸胎瘤可突出骶尾部，容易诊断。小型无症状的畸胎瘤可在直肠后方扣及平滑、有分叶的肿块。X线片可见骶骨和直肠之间有肿块，内有不定型的散在钙化阴影。可见骨质、毛发或牙。

2. 会阴尿道瘘

这种瘘管是尿道球部与皮肤相通，排尿时尿由瘘口流出，不与直肠相通，肛管和直肠内无内口。常有外伤和尿道狭窄。

3. 晚期肛管直肠癌

肛管直肠癌溃烂后可形成肛瘘，肿块坚硬，分泌物为脓血、恶臭，呈菜花样溃疡。病理学检查可见癌细胞，不难与肛瘘相鉴别。

4. 骶尾部骨结核

骶尾部骨结核由皮肤破溃后，可形成久不收口的瘘道，有清稀脓液流出，具有发病缓慢，食欲不振，低热、盗汗、咳嗽及结核病的症状，X线片可见骶尾部骨质损害或发现结核病灶。

5. 肛门周围毛囊炎和疖肿

肛门周围的毛囊炎和疖肿最初局部发现红、肿、痛的小结节，以后逐渐肿大，呈隆起状，数日后结节中央组织坏死而变软，发现黄白色的脓栓，脓栓脱落排出脓液后，炎症便逐渐消失而愈，有时感染扩散可发生瘘管，但病变浅表，不与肛门直肠相通。肛门直肠内也无内口。

6. 化脓性汗腺炎

化脓性汗腺炎是一种皮肤及皮下组织的慢性炎性疾病。其病变范围较广泛，呈弥散性或结节状，局部常隆起，皮肤常有许多窦道溃口，且有脓汁。其区别主要是化脓性汗腺炎病变在皮肤和皮下组织，其窦道不与直肠相通。病变区皮肤色素沉着。

七、治疗原则

肛瘘的治疗有非手术疗法和手术疗法两种。非手术疗法主要是控制感染，防止发展达到暂时相对的治愈，但不能根治。手术疗法为彻底消除病灶，消除瘘道内口达到根治。所以说肛瘘一旦形成，一般均需手术治疗。

(一)非手术疗法

(1)局部熏洗、局部换药，促使肿痛消退，炎症吸收，使症状改善。可选用苦参汤、祛毒汤、五倍子汤等常用方剂加水煎成2 000 mL趁热先熏后洗。也可用1∶5 000的高锰酸钾溶液坐浴。局部换药：如局部红肿疼痛，熏洗后可外敷金黄膏、玉露膏、鱼石脂软膏等。

(2)西药治疗。主要用于治疗肛瘘的急性炎症期，由于致病菌大多为大肠杆菌、变形杆菌、结核杆菌等，常使用针对革兰阴性杆菌的抗生素或广谱抗生素，如磺胺类药物、四环素、庆大霉素、卡那霉素、青霉素、链霉素、先锋霉素等。可酌情选用。

(二)手术疗法

目前，手术是根治肛瘘的最有效的方法之一，在有效保护肛门括约肌的前提下，清除瘘道和瘘道内道的坏死物，于肛管内行肛瘘内口引流术，使肛瘘得到根治。肛瘘的手术方法多种多样，但不管采用哪种方法都应掌握以下几个关键问题。

1.找准内口

找准内口并正确处理是手术成功的关键,否则会形成反复发作。

2.肛管直肠环和括约肌深部切断的处理

当瘘管行经外括约肌深部以上或穿过肛管直肠环时,不能直接将其切断,应采用挂线使其缓慢切开以防止肛门失禁。

3.肛尾韧带的处理

肛尾韧带可以纵行切开,不能横切断。如果确实需要切断,一定要将切断韧带的断端重新缝合固定以免造成肛门向前移位和塌陷。

4.手术

创面一定要内小外大以利引流。现将临床上最常用的肛瘘切开法,切开挂线法、切开挂线对口引流法的手术方式叙述如下。

(1)切开法:适用于瘘管通过肛直环下 1/3 的浅表型、低位单纯性肛瘘。瘘道通过肛直环 1/2 或上 1/3 的复杂性肛瘘因慢性病变形成局部广泛纤维化粘连时,也可以直接切开,但临床仍以挂线切开较为稳妥。

(2)切开缝合法:用于低位单纯性肛瘘中管状瘘道成形较好的病例,该手术在理论上有一定吸引力,但在临床手术中易因肛瘘内口缝合处理不得当,引流不彻底致使手术失败,导致复发。切开挂线法:此方法适用高位单纯性肛瘘和高位复杂性肛瘘患者。此手术方法是切开疗法与挂线疗法相结合的一种中西医结合治疗方法,也是目前治疗高位单纯性肛瘘与高位复杂性肛瘘较为有效的、国内采用最多的肛瘘手术方法。该疗法是先将瘘管处的肛管皮肤、皮下组织及外括约肌皮下部、浅部切断后,再对外括约肌深部或肛管直肠环进行挂线。

(3)切开挂线对口引流法:此方法适用于低位复杂性肛瘘和高位复杂性肛瘘。主管道的处理:对低位肛瘘者给予一次性彻底切开引流(此切口称为低位复杂性肛瘘的主引流切口)。对高位肛瘘者,则先将高位肛瘘的低位部分(即内括约肌、外括约肌皮下部或浅部)予以切开,对累及外括约肌深层和耻骨直肠肌的管道以橡皮筋挂线。支管道的处理:将支管瘘道与引流切口做对口引流,即将支管的结缔组织外口予以切除,并适量切除支管与主引流切口相接处的管壁组织,以利引流,最后用刮匙反复搔刮支管的管腔,并清除管腔内的坏死组织,用双氧水和生理盐水冲洗后挂入橡皮筋,不扎紧。并根据病情予以紧缩和拆除对口引流的橡皮筋。

(4)保留括约肌术式:这是人们长期以来追寻的目标,即以各种方法关闭瘘管内口,如内口剜出黏膜瓣前移;肛管内括约肌切开引流;黏膜下瘘管切除术。

第四节　直肠脱垂

一、概述

直肠脱垂是指肛管、直肠黏膜、直肠全层和部分乙状结肠向下移位脱出肛门外的一种慢性疾患,中医称之为脱肛或截肠症。

各种年龄均可发病，但多见于小儿、老人、经产妇。根据我国资料统计，直肠脱垂占肛门直肠疾病的0.18%，居肛门直肠疾病的第六位，男性多于女性。但国外Beahrs及Moopn报道，直肠脱垂女性多于男性。

儿童发生直肠脱垂在5岁以前经保守治疗，部分可以自愈，成人直肠脱垂一旦发生，会逐渐加重，长期直肠脱垂可导致阴部神经损伤，发生大便失禁。

二、病因与病理

（一）病因

(1)解剖学上某些人直肠前方的陷凹较正常人低，当腹压增高时易发生直肠脱垂，小儿骶尾骨弯曲度浅，并且直肠的支持力薄弱，在长期不良排便习惯情况下长期腹压增大，形成直肠脱垂。此外，小儿时期骨盆内支持组织发育不全对直肠支持不力，直肠前陷凹或两侧陷凹过低，当腹压增加时，肠襻下移直接压迫直肠前壁，使直肠向下移位而发生直肠脱垂。

(2)体质虚衰、年老体弱，久病体虚，或营养不良，以及妇女多次分娩，都可致使盆底肌群和肛门括约肌功能减弱，松弛乏力，盆底筋膜萎缩或先天发育不全，使直肠周围支持力下降，引发直肠脱垂。

(3)神经肌肉受损或神经性疾病或神经营养障碍、外伤、手术损伤或其他病变侵犯腰骶神经，可导致肛门括约肌麻痹松弛，直肠肛管向下移位，造成直肠脱垂。肛门直肠部手术损伤过大也可导致直肠黏膜脱垂。

(4)长期腹压增高，如便秘、不良排便习惯、久蹲及某些呼吸、消化及泌尿生殖系统疾病，如慢性咳嗽、气喘、前列腺肥大和泌尿系统结石所致排尿困难等，都可经常使腹内压持续升高，日久可造成直肠脱垂。

(5)脱出性疾患诱发。因内痔、直肠息肉经常脱出，向下牵拉直肠黏膜，使黏膜层与肌层分离，也可引起直肠黏膜脱垂。

（二）病理

关于直肠脱垂的发病机制，目前在医学界主要有两种学说，即滑动性疝学说和肠套叠学说。其一，滑动性疝学说认为在直肠前方与邻近脏器所形成的凹陷过深（直肠膀胱凹陷或直肠子宫凹陷），当腹内压增大时，直肠前壁承受不了这种压力，就会向直肠壶腹部内陷，长期如此，直肠就会向肛门外脱出，形成脱肛。其二，肠套叠学说认为直肠脱垂是因为直肠与乙状结肠之间的固定处，由于某种原因受了损伤，在腹内压持续增加时，上部直肠与部分乙状结肠就会从这个固定处向下部直肠壶腹套叠，直到脱出肛门之外而形成脱肛。

有滑动疝学说和直肠套叠学说，两种病理改变的共同特点为肛提肌分离，道格拉斯窝深陷，骶直分离，乙状结肠冗长及肛门括约肌松弛。直肠脱垂多因营养不良，直肠炎症等因素，致使直肠黏膜与肌层之间结缔组织纤维发生断裂、分离引起黏膜脱出，并经常脱出肛外，受外界刺激而发炎、水肿、糜烂、血行障碍，神经营养不良，以致发生退行性改变。主要是由以下病理改变造成：盆底肌松弛、直肠滑脱、盆底腹膜滑移疝形成、盆底直肠入口径扩大及肛门括约肌松弛。

三、分类

分不完全性脱垂、完全性脱垂和重度脱垂3种。

1. 不完全直肠脱垂

不完全直肠脱垂也称为Ⅰ度直肠脱垂，多见于排便或努挣时，直肠黏膜脱出，色淡红，长度小于 5 cm，质软，不出血，便后能自行回纳，肛门功能良好者。

2. 完全性直肠脱垂

完全性直肠脱垂也称为Ⅱ度直肠脱垂，排便或腹压增加时，直肠全层脱出，色红，长度为 5～10 cm，圆锥形，质软，表面为环状有层次的黏膜皱襞，便后需手法复位，肛门括约肌功能可下降。

3. 重度直肠脱垂

重度直肠脱垂也称为Ⅲ度直肠脱垂，排便或腹压增加时，直肠全层或部分乙状结肠脱出，长度大于 10 cm，圆柱形，表面有较浅的环状皱襞，触之很厚，需手法复位，肛门松弛，括约肌功能明显下降。

四、临床表现

直肠脱垂发病缓慢，初期全身局部常无明显不适，随着病情的发展，可出现以下的症状。

1. 直肠脱出

在临床上是直肠脱垂的最典型症状。一般地说，在发病初期排便时，肛门内有直肠黏膜脱出，排便后可自行回纳，偶有出血及分泌物较多的症状。随着病情的发展和日久失治，身体抵抗力下降，脱出肠襞增多、变粗，甚至咳嗽、走路、用力、下蹲时也会脱出，不易复位，须用手托回或卧床休息，方能复位，而且黏液分泌物增多，也可出现黏膜糜烂和出血。随着病情的发展，脱出物还纳情况，与大小有关，如较大，还纳较难，反之容易；如严重不能还纳者，可出现嵌顿。此时表明直肠脱垂已不是轻度的黏膜脱垂。

2. 排便异常

可有便秘、腹泻、里急后重或大便失禁等，其中便秘最多见。而直肠黏膜内脱垂常有一定程度的排便困难、排便不尽感。

3. 出血

一般无出血症状，偶尔大便干燥、衣裤摩擦刺激，肠黏膜发生充血、水肿、糜烂，大便时有滴血、粪便带血或手纸擦血，但出血量均较少。

4. 坠胀

除直肠脱垂伴有发炎、腹泻、有坠胀感外，全层脱垂者，由于直肠与乙状结肠套叠，压迫肛门部，影响血液淋巴回流，产生坠胀或里急后重。

5. 肛门潮湿

因黏液分泌增多，粪便污染和反复清洗，会阴皮肤常发生炎症，甚至溃烂、感染。分泌物较多，可继发肛门部皮肤病变，引起肛门瘙痒。

6. 局部症状

由于直肠黏膜长期受到异物刺激，使直肠黏膜充血水肿，严重时表面溃疡，出现黏液分泌物多。此外，尚有腰骶部酸痛，尿频和大便次数增多，甚至发生嵌顿，但比较少见。

五、诊断要点

依据患者的主诉及患者用力排便时可出现直肠黏膜或直肠全层脱出的体征，则易诊断。

(一)临床表现

直肠脱垂可以是独立疾病，也可与其他盆底异常合并存在。临床表现取决于脱垂的类型和程度。

(二)体征

肛门视诊可见肛周皮肤潮湿、色素沉着。直肠指诊肛门口及肛门括约肌松弛，收缩无力。可触及脱垂肠段，特别是站立位或用力排便时触摸。直肠内脱垂检查时可触及直肠黏膜下松弛的黏膜堵塞肠腔，肛门镜下见直肠末端黏膜堆积肠腔内，由于黏膜的堆积，看不清肠腔。外脱出的直肠脱垂主要依据脱出的大小、形状即可做出诊断。

(三)辅助检查

1.排粪造影

可动态观察排便状态，肛直角的变化，直肠脱出肛门外的顺序及高度，观察有无异常会阴下降、盆底疝等，必要时可联合膀胱、阴道和腹腔造影，明确盆底解剖异常。

2.钡灌肠

可观察结肠走向，评估结肠蠕动情况，这对术前合并便秘患者尤其重要。此外，还可排除其他结肠疾病。

3.肛管直肠压力测定

无论是直肠黏膜脱垂还是直肠全层脱垂，肛管静息压均下降，肛管最大收缩压可正常或下降，直肠肛门抑制反射可减弱甚至消失，直肠最大耐受量明显下降。作为术前肛门功能评估，对于合并大便失禁的患者尤其重要。

4.盆底肌电图及会阴神经潜伏期测定

术前测定盆底肌电图可见肛管外括约肌和耻骨直肠肌肌电活动减弱，会阴神经潜伏期若明显延长，提示存在阴部神经损伤。

5.结肠传输试验

合并便秘的患者结肠传输试验可以了解结肠传输功能。以往直肠脱垂术后便秘原因不明，可能是因为患者合并结肠传输功能减退，明确结肠传输时间明显延长，可考虑同时行结肠次全切除术。

6.结肠镜

观察脱垂结肠是否合并炎症性改变及排除结肠肿瘤，必要时取黏膜行组织学检查。

六、鉴别诊断

1.环状内痔

鉴别较为容易，首先病史不同，表现不同，环状内痔脱出时可见到肥大的痔块，呈梅花状，易出血，表面暗紫，痔块之间出现凹陷的正常黏膜，指诊括约肌收缩有力；直肠脱垂表现为脱垂直肠呈宝塔状或球形，黏膜平滑光亮，色淡红，括约肌松弛无力。

2.直肠黏膜内脱垂

在国内的许多参考书中，将直肠黏膜内脱垂规定为直肠脱垂的一种类型，有的书籍将其称为不完全的直肠脱垂。Madoff 在《肛管直肠外科学基础》一书中认为，直肠脱垂仅指直肠全层脱垂，而单纯的直肠黏膜脱垂为与痔相关的疾病。在临床上直肠黏膜脱垂的患者不具有直肠脱垂的常见几种病理解剖的特征，而且在处理上也不同。在临床上鉴别黏膜内脱垂与直肠脱垂可用扪诊法和双合诊法。扪诊法是用手掌压住脱垂肠段的顶端，稍加压做复位动作，嘱患者咳嗽，如果有冲击感者为直肠脱垂，没有者为直肠黏膜脱垂；双合诊法是将食指插入脱垂肠腔，拇指在肠腔外作对指，摸到坚硬有弹性双层肠壁为直肠脱垂，否则为黏膜脱垂。另外，黏膜脱垂很少超过 5 cm，而直肠脱垂可以超过 5 cm。

七、治疗原则

直肠脱垂的治疗方法很多，应根据直肠脱垂不同的类型而选用不同的治疗方法。一般地说，小儿直肠脱垂有自愈倾向，应以保守疗法为主。纠正造成脱垂的原发因素和局部处理并举，如因腹泻、便秘、百日咳、痢疾等疾病引起的脱垂，治愈原发疾病后脱垂即可自愈。由于小儿处于生长发育阶段，要注意改善营养，生活规律化，培养定时排便的好习惯，局部用吊带将纱布垫固定在肛门两侧，阻止肛门下移，配合一些针灸和药物治疗，随着身体发育和强健，直肠脱垂的现象可以逐渐消失和好转。如不能治愈，可进行注射疗法。成人直肠脱垂应以注射疗法为主，并配合其他疗法加强肛门括约肌功能。对完全性直肠脱垂可选用注射法或手术治疗，或两法皆用。

（一）保守治疗

1. 提肛运动

每日 2～3 次，练习提肛运动，即下蹲—站立—下蹲，每次连续做 20 次。下蹲时肛门放松，站立时用力收缩肛门，以增强盆腔肌肉筋膜对直肠的支持和固定作用，并能最大限度改善括约肌功能。如果坚持 3 个月会有很大改善。

2. 中药治疗

内治法：即以内服中药辨证施治的方法。常用方剂有补中益气汤、十全大补丸、金匮肾气丸等。若兼清热，给予除湿清热；若有虚寒，给予温中散寒，以及针刺法、穴位注射法。

（二）注射疗法

多年来，肛肠学者在治疗直肠脱垂方面不断探索并推出新的药物及新的注射技术，注射疗法已成为我国治疗直肠脱垂的主要手段，效果也日益显著。广泛应用的药物有 6％明矾注射液、5％鱼肝油酸钠、收脱注射液、消痔灵注射液等，以上均为硬化剂或坏死剂。注射方法主要有直肠黏膜下点状注射、柱状注射、直肠周围间隙注射等。

1. 黏膜下点状注射法

即将直肠拖出肛门外，于黏膜下注射。

2. 黏膜下柱状注射法

在手指深入肠腔的导引下，钳夹直肠黏膜层呈串珠样柱状注射，3～4 条。

3. 直肠周围注射法

此法最为常用，经手指在直肠内导引，用细长针，刺入直肠周围，将药物呈扇形缓慢均匀注入，以 3、9 点位及直肠后位为主，针头进至 6～7 cm 处，边注药边退针，注射量依病情酌定，总量 15～40 mL。

（三）手术治疗

手术治疗是治疗直肠脱垂的重要方法。直肠脱垂手术治疗的目的是纠正直肠脱垂，避免肛门失禁和便秘，尽量减少手术并发症。手术治疗主要针对以下几点综合处理：缩小肛门、消除异常道格拉斯窝、重建盆底、切除冗长的结肠和直肠悬吊或固定等。常用的手术治疗分为经腹手术和经会阴手术，既往还有经腹会阴手术和经骶手术，目前已很少使用。

成人Ⅱ、Ⅲ度直肠脱垂应以手术治疗为主。手术途径有经腹、经会阴、经骶三种，其中经会阴直肠黏膜支持固定术的手术是中西医结合治疗直肠脱垂的手术方式，还包括直肠周围消痔灵注射和肛门环缩术。经多年临床观察实践，对多数Ⅰ、Ⅱ度及少数Ⅲ度直肠脱垂有较理想的疗效。治疗重点在于：缩小和固定直肠上端入口径；缩窄已膨大的直肠壶腹；支持固定盆腔底部滑脱的直肠壁；缩小已松弛的肛门口径。具体手术方法不在此详细介绍。

1.经会阴手术疗法

(1)经会阴直肠黏膜支持固定术。常用有以下三种方法：①直肠脱出缝合法；②单纯直肠内柱状缝合法；③在直肠还纳状态下，间断直肠全层柱状结扎缝合及直肠周围硬化剂注射和肛门紧缩术是临床实践证明的疗效高而稳妥的综合性手术方案，已被普遍应用。

(2)直肠周围消痔灵注射术。直肠黏膜支持固定术完成后，同时进行直肠周围消痔灵注射液浸润注射，以加强对直肠与盆底肌的固定作用。

(3)肛门环缩术。

2.经骶直肠脱垂手术

骶尾部直肠固定术经骶尾部入路，通过缝合将直肠腔缩小，并固定于骶尾韧带。

3.经腹直肠脱垂手术

重度直肠完全脱垂有多种解剖上的病理改变，需做较大范围的修复，常常是经腹与经会阴手术同时进行。

第七章　职业性肺病

职业性肺病是指从事特殊职业者吸入工作环境中各种有害物质，如粉尘、气体、烟雾、毒物等所引起的气道或肺部损害。随着工业的不断发展，出现了越来越多的工业粉尘，接触人数也不断增加，由此而导致的职业性肺病的患病率逐年增多，绝大多数患者都有很长时间的职业暴露。改善劳动条件，消除环境污染，做好劳动防护是预防职业性肺病的基本措施。

第一节　硅沉着病

硅沉着病(矽肺)是长期大量吸入游离二氧化硅粉尘所引起的、以肺弥散性纤维化为主的全身性疾病，可影响肺功能，致劳动能力丧失，是我国发病人数较多、危害较严重的职业病。硅沉着病常反复合并肺部感染，导致肺功能损害加重。肺泡巨噬细胞吞噬功能受损及机体免疫功能降低，使硅沉着病易合并肺结核。

一、病因及发病机制

硅沉着病的病因是吸入游离二氧化硅及其粉尘，其中以石英最常见。硅沉着病的发病时间及其病情程度与石英的类型、粉尘中游离二氧化硅的含量、粉尘颗粒的大小、接触时间、防护措施及呼吸道防御功能的个体因素等有关。粉尘中游离二氧化硅含量高、粉尘的颗粒小、接触时间长、呼吸道的防御功能差，则硅沉着病的发生发展快。接触粉尘后快者不到 1 年，慢者 10 多年甚至数十年可以发生硅沉着病。短期内吸入大量二氧化硅粉尘，即使脱离接触，也可能在若干年后出现晚发型硅沉着病。

硅沉着病的发病机制是一个复杂的过程，肺泡巨噬细胞在发病过程中起关键性作用，二氧化硅破坏巨噬细胞生物膜是硅沉着病发病的起点，巨噬细胞释放的多种因子是导致硅沉着病的必要条件。①大量的石英粉尘直接损伤细胞膜导致细胞的不可逆损伤。石英表面活性基团与细胞构成氢键，改变膜通透性，吸附在石英表面的生物分子在氧和铁离子催化下形成自由基，并引发细胞膜脂质过氧化，致使巨噬细胞损伤。②二氧化硅粉尘被肺巨噬细胞吞噬(尘细胞)，溶酶体崩解，水解酶释放，细胞死亡；矽尘释放，又可被其他巨噬细胞吞噬，再破坏；释放的致纤维化因子激活成纤维细胞，导致胶原纤维增生。所释放出来的二氧化硅可作为抗原，刺激免疫活性细胞，产生抗体，抗原抗体反应产生复合物和补体一起，可导致细胞的损害。

二、诊断

硅沉着病的诊断主要依据职业史和影像学检查，血清生化指标检查、支气管镜检查、肺泡灌洗液分析及肺组织活检可帮助硅沉着病的诊断和鉴别诊断。

(一)职业病史

有明确、详细的职业病史，包括接触矽尘的工龄、工种、生产方式、现场粉尘成分分析和卫生条件等，以及必要的流行病学调查资料。接触矽尘的工种主要有各种矿工、打隧道者、石匠、烧煤的锅炉工、铸造厂的翻砂工、长期接触水泥者等。

(二)临床表现

临床表现有3种形式:慢性硅沉着病、急性硅沉着病和介于两者之间的加速性硅沉着病,这与接触粉尘浓度、矽尘含量及接触时间有显著关系,临床上以慢性硅沉着病最为常见。

1.症状

早期可无症状或症状不明显,而且症状轻重往往与硅沉着病病变并不一致。

(1)咳嗽:主要是在早晨,有时日夜间断发生,晚期可有持续和顽固性呛咳,可能由于纵隔肺门淋巴结肿大硬化压迫和刺激气管、支气管内神经感受器所致。咳痰少,合并肺部感染可出现大量脓性痰。

(2)气急:早期不明显,可感胸闷,晚期患者可因肺部广泛纤维化而致呼吸困难进行性加重。

(3)其他:咯血、发热,常因并发肺结核或肺部感染;胸痛应考虑可能有肺内感染或并发肺结核、气胸。病情严重时可伴有头晕、乏力、食欲缺乏、失眠、心悸、疲倦等全身症状。

2.体征

早期无阳性体征。Ⅲ期硅沉着病者由于大块纤维化使肺组织收缩,导致气管移位、扭曲,肺部叩诊呈浊音,听诊呈管状呼吸音、呼吸音粗糙、减弱等。合并肺部感染或肺结核、肺气肿、气胸、肺源性心脏病时可出现相应体征。急性硅沉着病晚期有端坐呼吸,发绀,杵状指。

(三)X线检查

X线检查是诊断硅沉着病的主要方法,合格的胸片是硅沉着病分期的重要依据。主要表现为结节阴影、网状阴影或(和)大片融合病灶。其次为肺门改变、肺纹理改变和胸膜改变。

典型的X线片表现是两上肺野对称地出现圆形小阴影,直径一般为1～3 mm,常在外带明显,以右侧为多,可逐渐增多、增大,中、下肺区也出现圆形小阴影。严重的病例,两肺满布圆形小阴影,恰似漫天大雪(暴雪状);通常肺尖不受累及,若肺尖出现阴影,特别是阴影不规则,双侧不对称,则并发肺结核的可能性较大。矽结节密集、融合后可形成纤维化病变的大团块阴影,一般多见于两肺上野中外带,常呈对称性跨叶的八字形、双翼状或腊肠状。肺纹理增多、扭曲变形,呈垂柳状,气管纵隔移位。肺门阴影密度增加呈对称性轻度增大,肺门淋巴结和气管旁淋巴结蛋壳样钙化也较常见,有时可见“蛋壳样钙化”的淋巴结。胸膜可有增厚、粘连或钙化。

(四)肺功能检查

早期无异常。病情严重、有大块纤维化病变时,可有限制性通气功能障碍,如肺活量、肺总量、残气量和最大通气量均降低,一般Ⅰ期硅沉着病患者肺活量较正常人降低10%～20%,Ⅱ期降低20%～30%,Ⅲ期降低30%～50%。弥散功能障碍不常见,在硅沉着病晚期可能有改变,严重时可有低氧血症。合并支气管改变时可有阻塞性通气功能障碍或呈混合型通气功能障碍。

(五)实验室检查

血清铜蓝蛋白、溶菌酶、过氧化物歧化酶(SOD)、肿瘤坏死因子(TNF)、纤维粘连蛋白(FN)、黏蛋白、免疫球蛋白以及尿羟脯氨酸等随着病期发展有不同程度的升高,但特异性不强。

三、鉴别诊断

在硅沉着病的鉴别诊断中，无职业病史和矽尘接触史尤为重要，应了解详尽。

1. 急性粟粒性肺结核

急性粟粒性肺结核是全身血行播散型结核的一部分，一般起病较急，有明显的全身中毒症状，潮热或高热、盗汗、干咳、虚弱、体重下降、气急甚至发绀等，红细胞沉降率快，有时可伴发结核性脑膜炎和其他部位的结核病，往往在起病后 3～4 周胸片出现双肺野均匀分布、大小大致相等的致密粟粒样阴影（1～2 mm），两肺尖及中上肺野较为密集，无网状和肺纹理改变。经抗结核治疗临床症状缓解，粟粒病灶可以吸收。而硅沉着病除气短等呼吸道症状外，临床表现无全身中毒症状，且小结节阴影在胸片上表现密度较高，结合职业史鉴别多无困难。

2. 结节病

结节病是一种原因不明、非干酪性类上皮细胞肉芽肿性疾病，可侵犯全身许多脏器，但多发生在肺部及胸内淋巴结。早期结节病肺门淋巴结常肿大，肺部病变广泛对称地分布于两侧，呈 1～3 mm 结节状、点状或絮状，但以结节阴影为多见。Ⅲ期结节病肺部呈现纤维化改变，而肺门肿大淋巴结消失，纤维化阴影中常混杂有膈肌升高、肺门上提等，可能伴有其他脏器改变（如皮肤、结膜炎等）。确诊主要靠胸部 X 线片改变和组织学活检，血清血管紧张素转化酶增高、结核菌素试验阴性或弱阳性可作为参考指标。

3. 弥散性支气管肺泡细胞癌

起病隐匿，进展快，临床表现主要为刺激性干咳、消瘦，进行性呼吸困难是其一大特点。胸部 X 线片表现为结节性或浸润性病变，不成团块或大片融合，很少有网状阴影及肺气肿，痰中可找到癌细胞，必要时可行纤维支气管镜肺活检以明确诊断。

4. 弥散性间质性肺纤维化

硅沉着病属于已知病因的弥散性间质性肺纤维化，因此，应与其他多种弥散性间质性肺纤维化相鉴别，其中以特发性弥散性间质性肺纤维化为常见。特发性弥散性间质性肺纤维化也称为隐源性致纤维性肺泡炎，临床表现与硅沉着病极为相似，仔细询问职业史可助鉴别。

5. 肺含铁血黄素沉着症

无矽尘接触史，有心脏病、心力衰竭史，如风湿性心脏病、二尖瓣狭窄、反复发作心力衰竭，系由于肺部毛细血管长期淤血、破裂出血，含铁血黄素沉着于肺组织中所致。X 线片为两肺弥散性、对称性粟粒样小阴影，直径为 1.5～2 mm，近肺门处阴影较密，以中下肺野为多，中外带变稀，左心房扩大。根据患者有心脏病及反复左侧心力衰竭病史而无粉尘接触史可资鉴别。肺泡灌洗液中可见含铁血黄素巨噬细胞。特发性肺含铁血黄素沉着症则无心脏疾病表现，糖皮质激素治疗有效可资鉴别。

6. 肺泡微结石症

有家族史，胸部 X 线片表现为两肺满布细砂粒状结节阴影，大小 1 mm 左右，无肺纹理改变，肺活检有助于确诊。

四、治疗

硅沉着病是进行性疾病，已形成的纤维化病变难以逆转。对已确诊的硅沉着病患者，首先应调离粉尘作业岗位，以阻断矽尘的继续吸入而加速病变的进展，并根据病情和代偿功能状况进行劳动能力鉴定，合理安排无尘作业或休息。

硅沉着病的治疗原则是延缓病情进展，减轻患者痛苦，提高生命质量，延长寿命。主要的措施是综合对症治疗和控制并发症。

（一）对症治疗

由于目前尘肺患者尚无特效治疗方法，因而对症治疗仍是硅沉着病治疗的主要措施之一。硅沉着病患者抵抗力较弱，冬、春两季易并发呼吸道感染，患者可在医护人员监护下做保健体操、太极拳等活动以增强体质，同时给予对症治疗，缓解症状，减轻痛苦。剧烈咳嗽者给予镇咳处理，可用喷托维林（咳必清）、复方甘草合剂等，必要时可短期给予可待因；痰液黏稠不易咳出者可用祛痰药，如溴己新、溴环己胺醇（氨溴索）、厄多司坦（巯基乙酸）等；气喘明显者可用氨茶碱、沙丁胺醇、特布他林、异丙托溴铵等；胸痛明显者可用镇痛药物，如吲哚美辛、布洛芬等。

（二）硅沉着病的药物治疗

国内已有许多报道采用以下硅沉着病治疗药物或联合用药。

1. 克矽平

克矽平化学名为聚 2-乙烯吡啶氮氧化物（Polyvinylpyridine-N-oxide，缩写 PVPNO，简称 P204），是一种高分子聚合物，该药具有保护肺泡巨噬细胞免遭石英毒作用，对动物硅沉着病效果很好，但至今其确切的疗效尚未完全肯定。克矽平治疗硅沉着病的作用机制是通过其氮氧基团与矽尘的硅烷醇基结合形成氢键络合物，牢固地吸附在矽尘表面，从而阻断矽尘与生物膜的作用，稳定细胞膜和溶酶体膜，使巨噬细胞免受矽尘的损伤，从而阻止巨噬细胞死亡和矽结节的形成，具有阻止或延缓硅沉着病进展、减轻肺纤维化的作用。临床试验结果显示，应用克矽平后，患者的一般情况和呼吸道症状可有较明显的改善，胸部 X 线片病变发展延缓，但主要在Ⅰ、Ⅱ期硅沉着病，而对Ⅲ期硅沉着病则疗效不明显，也未见硅沉着病病灶有吸收好转的病例。

克矽平口服无效，治疗采用雾化吸入或肌内注射。用法：40 mg/mL 克矽平水溶液 8～10 mL，每日 1 次或每周 6 次，喷雾吸入，每次约 30 min；肌内注射每次 4～6 mL，每周 6 次。两者均是 3 个月为 1 个疗程，间歇 1～2 个月后可复治 2～4 个疗程。也可用克矽平 30～40 mg/kg以生理盐水稀释，40 滴/分钟静脉滴注，第 1 个月每周给药 1 次，第 2 个月每 2 周给药 1 次，第 3 个月每月给药 1 次，持续治疗 1 年。

克矽平基本上是以原形在体内循环并随尿、粪排出，一般无明显不良反应，使用安全，长期连续应用未见明显中毒现象，也未见有明显的血液、心脏和肾损害，少数患者可有血清转氨酶暂时性升高，但停药后可很快恢复正常，肌内注射患者偶有皮肤过敏反应发生。

2. 哌喹类药物

哌喹类药物包括磷酸哌喹和磷酸羟基哌喹，为抗疟疾药物，同时也发现有抑制肺纤维化作用而用于硅沉着病的治疗，系我国发现的另一种硅沉着病治疗药物，可稳定病情，延缓硅沉着病进展。本药作用原理为它可稳定溶酶体膜，减少溶酶体的破坏，抑制成纤维细胞形成胶原，减少肺纤维化的形成。磷酸羟基哌喹（抗矽-1），作用较磷酸哌喹强。本品对阻止硅沉着病的发展有一定的作用，对部分病例可使病变好转，一般认为它对新形成的结节或病变发展较快的硅沉着病效果较好，而对长期稳定或进展缓慢者则疗效较差。

（1）磷酸哌喹：每周口服 1～2 次，每次 0.25 g，6 个月为 1 个疗程，间歇 1 个月后进行第 2 个疗程，总疗程 3～5 年。预防：每次 0.5 g 口服，10～15 d 1 次。长期用药有窦性心动过缓和窦性心律不齐，个别病例出现一度房室传导阻滞，皮肤可出现色素沉着，停药后上述不良反应可消失好转。

本品服用后可有头晕、嗜睡、乏力、胃部不适、面部及唇周麻木感等，偶有患者肝功能异常、肌纤维抖动、心动过速或过缓、不完全性束支传导阻滞、蛋白尿等，多为暂时性，并不影响继续治疗。因本品主要储存与积聚于肝，故肝功能不全者不宜应用，对心、肾功能不全者、孕妇应慎用。此药有可能促使肺结核病灶发展，故对并发肺结核者也应慎用。

(2)磷酸羟基哌喹：每次 0.25～0.5 g，晚饭后顿服，每周 2 次，3～6 个月为 1 个疗程，间隔 1～2 个月可复治。本品的不良反应较低，主要有神经肌肉震颤、肝损害等，患者也可出现头晕、口干、腹胀、恶心、腹泻、窦性心动过缓、束支传导阻滞、面部及口周发麻等，但停药后可很快恢复，心、肝、肾功能不全及合并肺结核者慎用。

3. 粉防己碱

粉防己碱是我国发现的一种双苄基异喹啉类生物碱，具有钙拮抗及消炎、镇痛作用，临床主要用于高血压、冠状动脉粥样硬化性心脏病、关节痛及神经痛等治疗，对动物肺硅沉着病可明显抑制硅沉着病胶原的形成，并能与已形成的矽结节中的胶原蛋白、多糖及脂蛋白结合，促使其分解，能阻止不溶性胶原的生成及胶原聚合，延缓肺纤维化，因而也可用于肺硅沉着病的治疗。

尤其对快速发展的硅沉着病治疗较好，为快速发展的硅沉着病的治疗较为满意的药物之一。用法：每次 0.1 g，饭后口服，每日 3 次，6 个月为 1 个疗程，每年 1～2 个疗程。本品不良反应不多，主要是嗜睡、乏力、恶心及上腹不适，大剂量、长期用药后可出现心动过缓、不完全性束支传导阻滞、肝、肾功能损害、皮肤色素沉着(类似日晒后)、不同程度皮肤瘙痒，停药则消失，一般不影响治疗。

4. 枸橼酸铝

本品主要改变游离 SiO_2 的表面结构，使其形成铝硅酸盐，从而降低 SiO_2 的毒性及其对巨噬细胞的破坏作用，延缓硅沉着病的进展。临床疗效尚不肯定，虽有 2/3 病例可能稳定，但仍有 1/3 病例病变进展。本品主要采用超声雾化吸入，每次 2 mL(含铝 5 mg)，每周 6 次，3 个月为 1 个疗程，间歇 3 个月后复治。

也可肌内注射，每次 2～4 mL，每周 1～2 次，但少数患者可有肝功能损害、全身乏力、失眠等，长期应用在注射部位可出现硬结、痛痒等不适并在体内缓慢蓄积引起低血磷症，故较少应用。

5. 抗氧化药

如葡萄糖酸锌、亚硒酸钠和维生素 E，对硅沉着病患者的胶原代谢有一定的抑制作用，可缓解、减轻肺纤维化进展。

另有报道，应用矽肺片、矽复康、千金藤宁片等中草药治疗硅沉着病亦有改善症状等作用。

(三)大容量肺灌洗术

尘肺患者粉尘可较长时间积存在肺泡腔，利用全肺灌洗技术治疗尘肺，可使一定量的粉尘经灌洗析出。在全身麻醉下经口腔插入双腔支气管导管，确认左右分隔完全后，在严密监护下，通过三通导管将灌洗液分次注入肺内，并立即利用虹吸和加压给氧的方法使灌注的液体流出。灌洗液用预热 37 ℃的无菌生理盐水，也可用含克矽平的生理盐水，每次注入液体 1 000～1 500 mL。反复灌洗 8～12 次，至回收灌洗液由浊变清，总量约 10 L。

经支气管镜分次对各叶、段肺泡进行灌洗，也能洗出部分矽尘，但效果不如全肺灌洗。

(四)营养疗法

多数硅沉着病患者营养状况差、营养不良,更易发生呼吸肌疲劳,也影响机体免疫防御功能和抗氧化防御系统。因此,对肺硅沉着病患者应及时补充营养,包括静脉和胃肠道营养。同时微量元素与硅沉着病也存在一定关系,有研究认为,蛋氨酸和维生素 C、维生素 B_1、维生素 B_6、烟酸能延缓硅沉着病发展,可适量服用。

第二节　石棉尘肺

石棉(asbestos)是一组变形性矿物纤维性硅酸盐的总称,主要成分有铁、镁、镍、钙、铝等元素。我国盛产石棉,随着工业发展,接触石棉粉尘人数将会增加。职业接触的人群有石棉采矿工、建筑工、耐火材料工、石棉纺织工、烧窑工、电焊工、保温材料工等。

石棉尘肺是由于长期吸入大量石棉粉尘所引起的尘肺,其主要病变是肺部广泛的间质纤维化及胸膜增厚,肺功能减退,易并发肺部感染和肺癌或胸膜间皮瘤。发病工龄与粉尘浓度、工种及防护措施的健全与否有密切关系,一般为 10 年左右,在脱离石棉粉尘接触后肺内病变仍可能继续进展。

一、病因及发病机制

病因为长期吸入石棉尘。石棉尘为针状纤维性粉尘,外源性粉尘粒子进入肺内引起肺泡巨噬细胞的反应,石棉纤维在呼吸道中沉积难以排出,加之石棉的难溶性,造成长期储留于肺内导致慢性刺激,引起含尘巨噬细胞分泌致纤维化因子,促使成纤维细胞增生及肺泡结构破坏,形成广泛的肺间质纤维化。

二、诊断

有明确的石棉粉尘接触史和尘肺的 X 线片表现,结合患者吸气捻发音及肺功能改变,排除其他类似的肺部疾病,可做出石棉肺的诊断。CT 检查、痰检或支气管肺泡灌洗液检出石棉小体,肺活检等对确定诊断可提供有价值的参考。

(一)职业病史

有准确、可靠的职业接触石棉粉尘史。

(二)临床表现

1.症状

石棉尘肺发展缓慢,早期多无明显症状,晚期症状出现但多无特征性。

(1)咳嗽、咳痰:咳嗽较轻微,无痰或少许黏液痰,难以咳出。

(2)气促:多在晚期出现,先是活动时发生呼吸困难,后来在静息时也感到气短,并有胸闷和紧缩感。

(3)其他:部分患者可出现胸痛、咯血、乏力等,与合并其他疾病也有关系,如合并肺部感染、肺癌或胸膜间皮瘤。

2.体征

吸气捻发音是石棉尘肺最主要的特征,可作为诊断石棉肺的指征之一。在疾病早期可于两下肺区听见,尤以后胸下部明显,主要在吸气末时听见;当病情进展时,捻发音明显增加,范围明显增大。晚期病例呼吸困难明显时可伴有发绀,且约有50%出现杵状指,并出现肺源性心脏病等表现,可因肺源性心脏病及呼吸衰竭死亡。石棉可引起皮肤疣状赘生物,常发生于手指屈面、手掌和足底,自针头至绿豆大,表面粗糙,有轻度压痛,病程缓慢,可经久不愈。

(三)胸部X线检查

石棉对呼吸道损害可分为3类。

(1)胸膜斑或渗液。

(2)累及肺实质产生肺纤维化。

(3)支气管或胸膜肿瘤。

这几种损害可单独发生也可合并发生,X线片表现主要有肺实质病变和胸膜特征性改变,一般以间质纤维化改变及不规则小阴影改变为主,两肺中下部的肺底、肺门附近较多,肺上野少,这是由于纤维增生,肺泡被填塞而成片硬化。

随着病情的发展,肺间质纤维化明显,可呈蜂窝状,两肺满布不规则类圆形阴影。病变的后期,肺门周围的广泛类圆形阴影与肺门和心脏影连接在一起,加上胸膜和心包的粘连,可使心影的轮廓部变清,其形状似所谓的"蓬发状心影"(毛发心),也说明肺及胸膜的纤维化已十分严重。

石棉尘肺的胸膜病变非常明显,是石棉肺的特征之一,可有胸膜斑块、弥散性增厚、粘连、钙化,但肺门淋巴结很少改变。胸膜斑是壁层胸膜的局限性纤维化,多发生在侧胸壁(相当于第6～9肋骨水平)和侧后胸壁,X线片表现为局限性隆起、形态不规则、边缘平淡或有突起的面纱样改变。

(四)肺功能检查

早期可有肺功能改变,呈限制性通气功能障碍,也有一部分表现为阻塞性或混合性通气功能障碍。同时有弥散功能障碍、通气血流比例失调、动脉血氧分压及血氧饱和度降低,肺泡一动脉血氧分压差增大,顺应性明显降低。

三、鉴别诊断

应该认识到不是所有接触过石棉粉尘的工人都患石棉肺,有些疾病可出现与石棉肺类似的X线片表现,如外源性变应性肺泡炎,特发性肺间质纤维化、硬皮病、类风湿病、结节病及药物引起的肺纤维化等。因此,在做出诊断前排除类似疾病的鉴别诊断十分重要。根据确切的石棉接触史、不同疾病的肺以外脏器的损害特征及实验室检查改变,可将石棉肺与其他弥散性肺疾病区别开来。

四、并发症

石棉肺主要并发症为肺癌,约50%石棉肺患者死于肺癌。由于肺纤维化致使肺癌早期诊断极为困难,且肺功能受损也难以耐受手术治疗。

间皮瘤常在石棉肺发生多年后才发病,往往需要活检才能做出诊断。治疗与肺癌一样采用非手术疗法。

五、治疗

目前对石棉肺的治疗尚无有效药物，主要是预防及控制并发呼吸道感染，晚期患者易发生肺源性心脏病，应注意呼吸衰竭及其他并发病的治疗（参阅硅沉着病治疗）。

1. 病因治疗

调离粉尘作业环境。

2. 对症处理

根据并发症做相应处理。

第三节　滑石尘肺

滑石尘肺是指长期吸入滑石粉尘所引起的以肺组织纤维化为主的疾病。其合并结核的概率明显低于硅沉着病。

一、病因及发病机制

滑石尘肺的病因为长期吸入滑石粉尘。滑石为含水硅酸镁，常混杂有其他矿物成分如石英、方解石、白云石、菱镁矿、透闪石等，被广泛应用于油漆、造纸、陶瓷、建材、橡胶、塑料、纺织工业以及化妆品和医药工业。滑石粉尘引起的肺部疾病与滑石成分、接尘浓度及暴露时间有密切关系，特别是低品级滑石中常混有石棉、二氧化硅及闪石类矿物成分，对滑石尘肺的病变性质和患病率均有一定的影响。滑石尘肺的病理表现有不规则结节型纤维化、弥散性纤维化和异物肉芽肿 3 种形式。常可同时看到 3 种病变形式。

二、诊断要点

滑石尘肺的诊断主要依据可靠的滑石粉尘接触史和符合质量要求的胸部 X 线片、肺功能、CT 等检查，一般可做出诊断。

（一）职业病史

有准确、可靠的职业接触滑石粉尘史。

（二）临床表现

1. 症状

滑石尘肺起病缓慢，一般在接触粉尘 10 年后出现症状。早期有程度不同的干咳或咳痰、胸痛等症状，进一步发展可出现气短，当肺部出现大的融合病灶或广泛的肺间质纤维化，症状可进行性加重。接触高浓度滑石粉尘者数年就会出现咳嗽、咳痰、严重呼吸困难。

2. 体征

早期无异常，晚期可有类似石棉肺的体征，局部呼吸音减低、干啰音、吸气性捻发音，50％病例有杵状指。部分患者痰中可检查出“滑石小体”。

（三）胸部 X 线检查

由于不同产地、不同品级滑石粉所含成分有很大差别，吸入后造成的病理损害类型也不同,因此,X线片表现呈多种变化,可能呈现是单一形态的类圆形结节样小阴影或不规则形小阴影,也可能是不规则形与类圆形小阴影混合存在。部分有块状纤维化的晚期病例可见到大阴影,有的病例则胸壁胸膜增厚、肋膈角变钝、胸膜钙化或胸膜斑。

(四)肺功能检查

早期结节型病变时肺功能无异常,后期出现限制性通气功能障碍,肺顺应性下降。

(五)鉴别诊断

滑石尘肺需与其他尘肺及弥散性肺间质疾病鉴别,主要依靠滑石粉尘接触史,借助结核菌素纯蛋白衍化物(PPD)皮试、结核中毒症状、痰菌检查、血清抗结核抗体检测,可与肺结核及胸膜结核进行鉴别。

三、治疗

1.病因治疗

调离粉尘作业环境。

2.对症治疗

目前对滑石尘肺尚无有效的治疗药物和方法,可参考硅沉着病的治疗进行,大容量肺灌洗术可有一定短期疗效,可重复使用,对并发的肺部疾病或心脏病也要做相应治疗。

3.肾上腺糖皮质激素

当滑石尘肺经活检确诊呈异物肉芽肿型时,可用肾上腺糖皮质激素如泼尼松治疗。第1周治疗剂量每日40 mg,以后每周剂量递减至维持量每日10 mg,可连续用药1年,能明显改善症状和肺功能,胸部X线片显示病变有消退。

第四节　煤尘肺

煤尘肺是煤矿工人吸入矿尘,在肺内以煤尘为主要粉尘的沉着所引起的肺部弥散性纤维性病变的总称。接触不同性质粉尘,可产生煤肺、硅沉着病、煤肺硅沉着症,煤肺和煤肺硅沉着症统称为煤工尘肺(简称煤尘肺)。本病是在煤炭生产中影响劳动生产力,威胁矿工健康的一种最普遍、最严重的职业病。在我国尘肺中所占比例仅次于肺硅沉着病,居第2位。矿尘中游离二氧化硅含量愈高、煤的等级愈高,煤工尘肺发病率愈高。煤工尘肺发病与工人累积接触煤尘量和矿尘的性质、种类有关,也与工人的体质、生活条件、生活习惯(吸烟有无)、免疫状况等有关。

一、病因及发病机制

煤尘肺病因是由于吸入了一定量的煤尘,而煤尘本身具有致肺纤维化的作用。煤工尘肺的特征性改变是形成煤尘灶(煤斑),煤尘纤维灶及煤矽结节,同时伴有典型的小叶中心性肺气肿。

煤尘和含尘巨噬细胞主要聚集并沉着在呼吸性细支气管及其所属的肺泡而形成煤工尘肺

的早期病变(煤斑)。大量的煤尘沉着使呼吸性细支气管壁及肺泡管狭窄受压,弹性纤维及平滑肌受损,随着呼吸时肺内压力的变化,呼吸性细支气管及肺泡管逐渐膨胀、扩张形成灶性肺气肿(小叶中心性肺气肿)。煤尘细胞灶(煤斑)进一步发展形成煤尘纤维灶及肺间质纤维化,这时由于广泛灶性肺气肿致使患者肺功能明显减退。若其吸入的矿尘中含有一定量的游离二氧化硅,则可出现煤矽结节,引起煤肺硅沉着病。

大块肺纤维化(progressive massive fibrosis,PMF)是煤工尘肺的晚期表现,主要见于煤硅沉着病,其形成机制至今不十分清楚。有认为与粉尘中游离二氧化硅的含量、患者免疫易感性增高、结核杆菌或非典型分支杆菌感染等有关。

二、诊断

煤工尘肺的诊断必须根据可靠的粉尘接触史和合格的胸部 X 线片。

(一)职业病史

有准确、可靠的职业接触煤尘史。它是判断煤工尘肺及其类型的主要依据,包括接触煤尘或矽尘的工龄、工种、煤的等级、生产方式、现场粉尘浓度、卫生防护措施及必要的职业流行病学资料。

(二)临床表现

临床表现与肺硅沉着病大致相同,但本病发病及病情进展均较慢。

1.症状

患者早期几乎无症状,随着病情进展逐渐出现咳嗽、咳痰、胸闷、气短等。咳嗽一般为轻微干咳,或咳少量黑痰,合并并发症时常加重。部分伴有胸痛,为持续隐痛或针刺痛,常在阴雨天、季节变化或劳动后加剧,突发性胸痛并伴有明显的呼吸困难,应考虑可能发生自发性气胸。卡普兰(Caplan)综合征(又称类风湿尘肺,即在粉尘损害的基础上发生类风湿性肺炎及不同程度的类风湿关节炎)者,偶有少量血痰。

2.体征

单纯性煤尘肺通常无阳性体征,伴有并发症时可出现相应体征,如合并肺部感染可出现肺部干、湿啰音或杵状指,合并肺气肿可出现桶状胸。大块肺纤维化(PMF)患者的体征是受累部分肺的实变、萎陷、气管偏向患侧,有时可见到肺动脉高压、右心室肥大而导致心、肺功能衰竭。Caplan 综合征病例大多有关节炎、风湿性皮下结节,有时有胸腔积液。

(三)胸部 X 线检查

X 线片主要表现为肺纹理明显紊乱,在肺纹理间可见小圆形或类圆形结节阴影,早期以圆形小阴影为主,随病情的发展,圆形小阴影逐渐增多,不规则小阴影也可以同时出现,但数量较少,直径为 1～2 cm,密度较淡,边缘较模糊,分布在中下肺内中带,以后累及全肺,肺门淋巴结很少肿大。圆形阴影周围有局部肺气肿。煤肺以小阴影为主,偶见大阴影,肺门阴影增大和胸膜增厚均少见。煤肺硅沉着病的大阴影、肺门阴影增大和胸膜增厚均常见。在大阴影出现的同时必然出现周边肺气肿。大疱性肺气肿常在肺尖、肺底部多见。

Caplan 综合征是指煤矿工患有多发性肺结节,直径为 5～20 mm,有的可达 50 mm 以上。常伴有类风湿关节炎,可查出皮下类风湿结节、血清类风湿因子升高等。此症进展较快,这些多发性圆形的大的和较大的阴影,可在几周内出现,而煤工尘肺的大块纤维化(PMF),则需要几年的时间才能形成。此症可出现在接触煤尘的工人,也可能发生在煤工尘肺的患者中,应注意与大块纤维化和其他肺部疾病相鉴别。

(四)肺功能检查

早期病例肺功能改变不明显，在合并肺气肿的患者中，可出现以阻塞性为主的通气功能障碍和弥散功能障碍，大块纤维化形成的病例肺功能损伤则更明显。

(五)实验室检查

煤工尘肺和硅沉着病与其他尘肺一样，无特异实验室检查可作为诊断煤工尘肺的依据，硅沉着病时常用的实验室检查方法可作为煤工尘肺诊断的参考。

三、鉴别诊断

诊断煤工尘肺必须根据以下条件：①可靠的粉尘接触史，是判断煤尘肺及其类型的主要依据。包括接触煤尘的工龄、工种、煤的等级、生产方式、现场煤尘浓度、卫生防护措施及必要的职业流行病学资料。②高质量合格的胸部 X 线片，难以确诊的病例应结合胸部 CT 检查。③诊断和分期应严格依据我国《尘肺 X 线诊断标准》。

诊断时特别要注意其肺部 X 线片表现与以下疾病鉴别，如肺含铁血黄素沉着症、特发性弥散性肺间质纤维化、粟粒性肺结核、肺泡微石症、肺泡癌、外源性变应性肺泡炎等。结合职业史、病程特点及全身表现、某些特殊检查、肺活检以及对某些治疗的反应等可以做出鉴别诊断。

四、治疗

本病的处理原则与硅沉着病相同。煤工尘肺病因明确，关键在于预防和控制疾病的发生，并采取早期诊断，及时调离粉尘作业环境。治疗方法可参考硅沉着病的治疗。有报道采用双侧大容量肺灌洗对改善患者主观症状较好，但对病情的控制尚难以定论。

Caplan 综合征患者尚无特效治疗方法，用肾上腺皮质激素治疗，患者临床症状常有好转，特别是关节炎症状可有不同程度的缓解，但胸部 X 线片则多无明显变化。

第五节 棉尘肺

棉尘肺是由于吸入棉、麻等植物性粉尘所引起的一种职业病，其特征性的表现为胸部紧束感、呼吸困难和(或)咳嗽等症状，多在休假或休息日后回到工作岗位后数小时内发生，常伴有工作后通气功能下降，长期反复暴露可致慢性通气功能损害。初次接触棉尘或偶尔暴露于高浓度棉尘者可发生“纱厂热”(mill fever)，出现发热、全身酸痛、乏力、干咳等类似流行性感冒的表现。

一、病因及发病机制

棉尘病的病因是吸入了棉花、亚麻、软大麻等植物性粉尘，从而引起的呼吸道阻塞性疾病。但其发病机制目前还不完全清楚。研究认为，棉尘病的致病病因不是棉花纤维本身，而是棉花植物中的一些化学物质和植物成分，如鞣酸、组胺、多酚类、棉花枝叶，以及微生物污染，如革兰阴性细菌及其内毒素等。发病机制有以下 3 种假说。

1. 组胺释放

组胺释放可能引起支气管的慢性炎症反应，导致支气管管腔狭窄。

2. 免疫学说

棉尘可以激活肥大细胞或血小板使之分泌炎性介质，而其介导的炎症反应可以解释棉尘暴露后的呼吸系统反应。

3. 内毒素激发炎症反应

许多研究认为，棉尘受革兰阴性细菌及其内毒素污染，内毒素激发的炎症反应是棉尘肺发病的基础。内毒素可激活肺巨噬细胞使之产生生物活性物质，引起中性粒细胞聚集和一系列生物学反应，从而引起肺部急性或慢性炎症反应。

二、诊断

根据接触职业史，临床表现具有特征性的胸部发紧、干咳等典型症状，伴有急性或慢性肺通气功能损害，结合现场劳动卫生情况调查，排除其他原因引起的阻塞性呼吸系统疾病，可以做出诊断。

（一）职业病史

有准确可靠的较长时间接触棉花、亚麻及软大麻等植物性粉尘的职业史。

（二）临床表现

1. 症状

典型症状为休息 24 h 或 48 h 后第 1 个工作日出现胸部发紧或胸部紧束感、轻度干咳，称之为星期一症状，多于第 1 天工作 2～3 h 出现。也有的患者上述症状并非在第 1 个工作日出现，属不典型症状。继续接触棉尘，症状可逐渐加重，并持续到工作的第 2 天甚至更长时间，患者逐渐出现呼吸困难。呼吸功能可呈永久性损害，最终成为不可逆的慢性阻塞性肺部疾病。合并有慢性支气管炎及吸烟者症状明显加重。

2. 体征

体格检查早期患者多无肺部阳性体征，晚期患者肺部可有啰音、呼吸音减弱及肺气肿体征等。

（三）胸部 X 线检查

可见肺间质纤维化改变。

（四）肺功能检查

在工作日内可出现急性肺通气功能下降，即工作班后肺通气功能下降。第一秒用力呼气容积（FEV_1）急性下降，在假日或周末休息后上班第 1 天明显，以后则逐渐减轻，并和症状的轻重有一定相关关系。一般认为班后 FEV_1 下降 10％以上有诊断意义。急性通气功能下降可为支气管扩张药所缓解。

目前对肺功能损害研究的重点是棉尘暴露是否引起永久性呼吸功能损害。从理论上讲，急性肺通气功能下降是以呼吸道炎症反应和支气管平滑肌痉挛为病理基础的，长期反复的急性反应最终将导致呼吸功能的慢性损害，且多数研究证明了这一点。吸烟可加重棉尘对呼吸功能的影响。

参考国外关于棉尘病临床及肺功能分级诊断标准，我国正式颁布的棉尘病诊断标准将棉尘病分为二级。

棉尘病一级:经常出现工休后工作第2天或工作周内几天均发生胸部紧束感或胸闷、干咳等特征性呼吸系统症状,班后 FEV_1 与班前比较下降10%以上。

棉尘病二级:在反复发作棉尘病一级的基础上,出现呼吸系统症状持续加重,并伴有慢性肺通气功能损害,VC(肺活量)或 FEV_1 <预计值的80%。

三、治疗

1.病因治疗

无特殊治疗。早期脱离接触即可自愈,一般不需要特殊处理。棉尘病一级的患者可调换到粉尘浓度较低或不接触棉尘的工作。棉尘病二级患者应调离接触棉、麻等粉尘的工作。症状明显者可给支气管扩张药和抗组胺药物。

2.对症治疗

按症状做相应处理,给予相应治疗。

第六节 铍 病

铍病(berylium disease)是由于吸入铍及其化合物引起肺及其他器官损害的全身性疾病。由于铍病的发病机制、病理改变、临床及X线片表现均与一般尘肺不同,故通常并不将其列入尘肺之列,而称之为铍病或铍中毒。

一、病因及发病机制

铍为银灰色轻金属,是最轻的金属,坚硬、强度大,常与许多金属制成合金,被广泛应用在核能、航天、仪表、电子等许多领域。工人在生产加工铍及其化合物(如铍的冶炼,铍合金制造等)均可职业性接触铍的粉尘或烟雾,而引起铍病。铍病主要是铍尘或铍雾通过呼吸道吸入人体所造成的肺部损害。铍化合物的毒性因其溶解度不同而有很大差异,氧化铍、氟化铍、硫酸铍的毒性较大,而铍化合物的复合盐则毒性较小。临床上分为急性铍病和慢性铍病,两者的发病机制及病理特点均有所不同。

1.急性铍病

急性铍病是由于短时间吸入高浓度可溶性铍及其化合物,对呼吸系统造成直接化学毒性刺激和肝肾等脏器的中毒,与一般化学毒物中毒基本相似。病理特征为非特异性急性呼吸道炎症及化学性肺炎,同时可见到中毒性肝小叶中央带肝细胞的坏死及肾曲管上皮细胞脱落坏死。其剂量与反应之间有直接关系,但少数患者可发展为慢性铍病。

2.慢性铍病

慢性铍病是由于长期少量吸入氧化铍或金属铍烟尘所致,可能是一种细胞介导的迟发型免疫反应,其潜伏期可数月或数十年不等。难溶性氧化铍吸入后与体内的蛋白结合形成特异性铍抗原,并诱导产生抗铍特异抗体,再次接触铍时(即使铍暴露浓度很低)引起铍抗原一抗体反应,产生炎性病变。病理特征是弥散性纤维化伴有非干酪性结节性肉芽肿。没有明显的剂量一反应关系,慢性铍病是一种全身性肉芽肿病变,虽然病变主要在肺部,但其肉芽肿性炎症也可见于胸内淋巴结、皮肤、肝、脾、肾、心肌及骨髓等器官。糖皮质激素对慢性铍病有明显的治疗效果，也说明铍病是一种细胞免疫性疾病。

二、诊断

(一)铍接触史

应详细询问了解。急性铍病有短期接触大量的铍及其化合物史，潜伏期短，最短可在吸入铍后 3～6 h 发病，长者可达 1～2 个月。慢性铍病则有肯定的长期铍接触史，其潜伏期长，一般在接触铍 3～10 年甚至更长时间后发病，部分病例可在脱离铍接触后数年才发现铍肺改变。

(二)临床表现

1. 急性铍病

急性铍病起病较急，多于接触后数小时或数日出现呼吸道和皮肤症状，最初表现为呼吸道刺激性症状，咳嗽，以干咳为主，可有少许白痰或痰中带血，同时有全身酸痛、疲乏无力、头痛、头晕、胸痛、低热等；进而出现肺炎、肺水肿样表现，胸闷、进行性呼吸困难、心悸。体征可有呼吸急促、发绀、肺底广泛湿啰音、心动过速、肝大和压痛等。暴露部位可出现皮肤损伤，红斑、丘疹甚至皮肤溃疡，脱离接触后可数日消失，也可在深部皮肤形成铍肉芽肿，常常要较长时间的治疗才能愈合。急性铍病症状在 1 个月左右基本消失，但严重病例可死亡。

2. 慢性铍病

慢性铍病起病隐匿，潜伏期数月或数年甚至数十年，多呈渐进性发病，主要引起肺和其他器官产生慢性进行性肉芽肿病变。主要症状是慢性咳嗽，以干咳为主，逐渐出现胸闷、气喘，伴有体弱、全身无力、体重减轻、食欲缺乏、关节疼痛等。早期体征不明显，后期可有肺部干、湿啰音和右侧心力衰竭表现。

(三)辅助检查

1. 胸部 X 线片

急性铍病早期仅为肺纹理增多，典型的 X 线片表现为两肺对称的片絮状或斑点状阴影，与早期尘肺或粟粒性肺结核相似，以肺门区明显，肺门阴影可增大、致密。一般在症状与体征出现前就可看到肺部 X 线片改变。

慢性铍病表现为 3 种类型：颗粒型为两肺出现弥散性粟粒状颗粒影，直径多为 1 mm 以下，可呈“磨玻璃”样；结节型为肺野布满较大的结节状影，直径为1～2 mm，甚至达 4～5 mm，呈“暴风雪”样；网状型则为肺纹理增多、紊乱，呈在细颗粒影背景上的网状改变。这 3 种类型可同时存在。

2. 肺功能检查

急性铍肺的肺功能变化不明显。慢性铍病可出现不同程度的限制性功能障碍及肺弥散功能减退，引起动脉血氧分压及血氧饱和度降低。

3. 实验室检查

慢性铍病可有红细胞沉降率增快，血钙及尿钙增高，血磷降低，血 IgG 水平升高，尿铍升高。尿铍试验阳性，以铍做抗原的白细胞移动抑制试验(Be-MIT)、周围血及肺泡灌洗液淋巴细胞转化试验(Be-LT)及活性玫瑰花试验(Be-RF)阳性对铍病的诊断有一定的帮助，特别是 Be-LT 对慢性铍病与结节病的鉴别诊断以及作为确定亚临床者或对铍敏感者的筛选试验有重要的意义，研究发现 Be-LT 阳性者中约 50%可发展为慢性铍病。

4. 肺组织活检

肺或胸膜组织活检的病理学检查，特别是经纤维支气管镜肺活检(TBLB)，对慢性铍肺的诊断有重要的意义。

5. 诊断依据

急性铍病的诊断主要依靠短期接触大量可溶性铍化合物后，出现化学性、中毒性肺部炎症症状，如发冷、发热、胸闷、胸痛和咳嗽等，结合胸部 X 线片的片絮及斑点状影、全身中毒及肝肾损害、尿铍明显增高等，可做出诊断。慢性铍病的诊断主要依据肯定的铍接触史；进行性发病，病程 1 年以上者；慢性呼吸系统症状及全身消耗症状；典型的铍肺 X 线片改变；肺弥散功能障碍；免疫学试验阳性或肺活检肉芽肿性炎症存在。

三、鉴别诊断

慢性铍病应与下列疾病鉴别，如粟粒性肺结核、外源性变应性肺泡炎、硅沉着病、特发性肺纤维化、肺泡细胞癌、坏死性结节性肉芽肿病等。特别注意与结节病相鉴别，因为两者的病理改变十分相似。

四、治疗

（一）对症治疗

对有呼吸道症状者给予镇咳、祛痰、解痉、平喘、维生素等药物处理，气促、缺氧者给予吸氧，合并感染者给予抗生素治疗，同时要预防并发症的发生。

（二）肾上腺皮质激素

目前认为皮质激素是铍病治疗中唯一有效的药物，能减少肺部炎症渗出、减轻中毒症状、加速肺部病变吸收并促使早期肉芽肿消退，起到延缓病变进展、减轻肺部纤维化、改善弥散功能的作用。急性铍肺最初可每日用氢化可的松 300～500 mg 或地塞米松 10～20 mg 静脉滴注，也可直接口服泼尼松每日 30～40 mg，病情好转后逐渐减量，直至停服。慢性铍病可口服泼尼松每日 30～40 mg，持续 3 个月以上，病情好转后逐渐减量，维持剂量每日 5～10 mg，总疗程为 1～2 年或数年，过早停药可使病情复发。

（三）其他治疗

对慢性铍病，可试用下列药物，但疗效尚不确定。

1. 金精三羧酸(ATA)

为铍络合剂，剂量为 5 mg/kg，用生理盐水配制成 1.5 mL 溶液，缓慢静脉注射。

2. 青霉胺

每日 0.09 g，口服。

对皮肤铍病，彻底冲洗皮肤局部污染创面，清除残留铍化合物。接触性皮炎可使用炉甘石洗剂，溃疡可用氢化可的松软膏，皮肤慢性肉芽肿应考虑手术切除。

第七节　农民肺

农民肺(farmer lung,FL)是因吸入含有嗜热放线菌的有机粉尘而引起的一种外源性变应性(过敏性)肺泡炎(extrinsic allergic alveolitis)。患者多为从事农业生产的农民,故称“农民肺”。此外,还有甘蔗尘肺、蘑菇尘肺、土豆尘肺、湿化器肺(或“空调机肺”)等,均可因其生活环境含有大量嗜热放线菌而发生本病。1932 年国外报道了农民肺,至 1962 年有学者在农民肺患者血清中发现了抗嗜热放线菌抗原的抗体后,才确认本病是与Ⅲ型变态反应有关的疾病。我国在 1981 年有经尸检证实的农民肺病例报道。欧美各国在 20 世纪 70 年代前后的报道称农民肺的发病率为 2.3%～8.6%;1984 年我国在湖北的调查,其发病率为 7.6%。

一、病因和发病机制

嗜热放线菌属(thermophilic actinomycetes)是本病的主要病原菌(包括许多亚型)。国际上多以干草小多孢菌作为标准菌种。此外,常见的还有普通嗜热放线菌、白色嗜热放线菌、绿色嗜热单孢菌。在我国的患者中经调查又发现热吸水链霉菌是最常见的病原体,并经动物实验反复验证其亦是农民肺的致病菌。

嗜热放线菌在自然界分布甚广,谷物或稻草(包括甘蔗渣、蘑菇渣、土豆渣以及室内安装的湿化器或空调器内的灰尘)等潮湿发霉,草堆内温度可达 40 ℃～60 ℃,湿度达 45%以上,是此类“嗜热”放线菌生长的有利条件。

吸入一定量的嗜热放线菌是引起农民肺的致病条件,但在同样环境下只有少数人患病,说明其发病与患者的易感因素有关。嗜热放线菌虽然是农民肺的病原体,但在人体 37 ℃时并不能繁殖,患者的痰液中也不易找到或培养出嗜热放线菌,故一般认为吸入病原孢子引起的变态反应才是其主要发病机制。当患者吸入抗原至肺泡后,可刺激机体产生相应抗体(IgG 或 lgM),当再次吸入同种抗原时,在肺组织内抗原抗体结合形成免疫复合物。在一定条件下它们可沉积在血管壁基底膜,激活补体 C3 释放过敏毒素,形成具有趋化作用的补体成分,导致细胞在吞噬抗原抗体复合物过程中释放溶酶体酶,引起炎症反应,导致组织损伤。抗原在机体内还可与致敏淋巴细胞接触,产生一系列淋巴因子,直接或间接地使组织受损。此外,嗜热放线菌还可直接激活补体旁路途径,损伤肺组织,或产生一些蛋白水解酶导致肺组织炎症反应。既然是炎症反应就可能如其他炎症相似,出现某些细胞因子或介质的异常,例如有报道认为白介素-2(inter-leukin-2)、γ-干扰素、黏附分子-1 就可能是农民肺发病和淋巴细胞性肺泡炎存在的因素。

农民肺以形成巨噬细胞性肉芽肿和肺间质纤维化为特征。这种肉芽肿仅限于出现在呼吸系统,故有别于其他全身性肉芽肿。急性期病变主要是肺泡间隔充血水肿,有较多的单核巨噬细胞和少量中性粒细胞浸润,并可形成巨噬细胞或类上皮细胞性肉芽肿,分布于细支气管壁、肺泡间隔和肺泡腔内。电镜下可见Ⅱ型肺泡细胞增生,开始对肺泡损伤进行修复。急性期如不能及时治愈,又反复接触抗原和发作,迁延不愈则转为慢性期。此时肺内有小瘢痕灶形成,肺泡间隔呈纤维性增生,并可有肉芽肿存在。肺弹性减退,质硬,肺容积显著缩小,胸膜增厚,肺门淋巴结常呈慢性炎症反应。肉芽肿是Ⅳ型变态反应的表现,到纤维化晚期可能消失。瘢痕灶和肺间质纤维化是其结局。瘢痕灶周围的肺泡扩张、融合,形成灶周肺气肿,并可发生阻塞性通气障碍。以上病变破坏了肺泡的气一血屏障结构，而致呼吸功能不全。

二、诊断

（一）临床表现

传统上农民肺可分为急性、亚急性和慢性3型。亚急性型多为急性延迟、发展而来，症状较重，易于误诊，且很少见，一般不必列入常规分型。

1.急性型

当吸入大量的嗜热放线菌孢子后4～8 h发病，起病急骤，畏寒、高热、汗多、全身不适、食欲缺乏、恶心、头痛、胸闷、气短、干咳或少量黏液痰。约有10%的患者可出现哮喘样发作、皮肤痛痒和黏膜水肿等Ⅰ型（速发型）变态反应症状。体征可见呼吸急促，甚至缺氧。双下肺可能闻及少量湿啰音和捻发音，偶闻哮鸣音，心率加快。脱离抗原接触后上述症状可在1 d或数天内消失，有自愈趋势。若再接触抗原时可再发病。

2.慢性型

反复接触大量抗原者病情长期不愈。临床可见咳嗽、咳痰、呼吸困难、缺氧发绀、极度乏力。继发感染者可发热、多汗，此时极易误诊为“慢性支气管炎”。体检可有肺间质纤维化体征或两肺散在湿啰音。少数可并发气胸。晚期可出现慢性肺源性心脏病表现，最后可因呼吸衰竭而死亡。

（二）实验室检查

1.痰液检查

痰中能否查找到或培养出嗜热放线菌对临床诊断没有任何意义，因为大量抗原吸入仅在人体起到诱发变态反应的作用。痰中找到少量嗜热放线菌也不一定致病。

2.免疫学检查

一般认为血清中出现抗嗜热放线菌（或其中某一亚型）的沉淀素抗体，结合病史可以诊断，但抗体阳性只能表示曾经感染过相应抗原，如不再接触抗原血清中抗体可在数年内消失。查到嗜热放线菌的循环免疫复合物，对诊断意义较大，因为免疫复合物会在数月内消失。

3.血常规

急性发作时可有白细胞总数增高，中性粒细胞增加，偶有嗜酸性粒细胞增多。

4.支气管激发试验

吸入嗜热放线菌孢子后4～8 h发病是确诊的依据，激发时有一定危险。若患者在自然环境下吸入了抗原而发病则可诊断。皮肤抗原试验亦可能产生严重不良反应，不宜常规使用。

5.胸部X线片表现

急性型病初胸片上可无异常所见，或仅有肺纹理增粗、紊乱。亦可在中1/3肺野有小结节状阴影，边缘不清，直径约为1 mm至数毫米。随着病情加重，病灶密度增高，边缘清晰。急性型在脱离抗原后病灶可在数天或数周内消失，也可留有小结节病灶。重症病例可有大斑片状阴影，呈弥散分布。慢性型可见细小线条状或网状结节状阴影，也可有从肺门向外放射大条索状以及斑块阴影，以及蜂窝样透亮区形成和气陷征（airtrapping）等肺间质纤维化表现，此时病变已难消退。病变多发于上中肺野，双侧不一定对称。偶有胸膜渗出，肺门淋巴结肿大、钙化、空洞、肺不张等。肺CT检查更易发现轻微病灶，如磨玻璃样影、小结节、线条样影或囊样变等。

6. 肺功能检查

早期肺功能改变不明显，也可有限制性通气障碍。晚期可伴有阻塞性通气障碍。重症可出现弥散功能减退。晚期血气分析可呈缺氧、二氧化碳稍降低。

7. 纤维支气管镜检查

慢性型可见支气管黏膜稍苍白，有较多泡沫样分泌物。支气管肺泡灌洗液中可能找到微小孢子或培养出相应嗜热放线菌。有学者在灌洗液中发现浆细胞、肥大细胞及T-淋巴细胞亚型CD4/CD8比值倒置。弥散性病变者可选择性行经纤维支气管镜肺活组织检查，可见肺泡炎表现或异物肉芽肿形成，甚至可看到吸入的稻草碎片等。晚期可见肺间质纤维化表现。必要时应行开胸肺活检。

急性型农民肺诊断：①接触嗜热放线菌孢子后数小时内出现"感冒"样症状是其特征，如有典型的症状、体征反复发作(可认为是自然激发试验)，即可诊断；②相应的胸部X线片表现；③肺功能检查；④血清免疫学检查特异抗体阳性，特别是特异的免疫复合物阳性更有诊断价值。

慢性型患者常因症状迁延不愈，在其急性发作时临床表现又不典型而误诊。故必要时应行血清免疫学检查，甚至行肺活组织检查，结合临床综合判断。此时胸片上的改变已难消失，肺功能减退也明显，诊断不太困难。

三、鉴别诊断

农民肺应与下列疾病相鉴别。

1. 感冒

农民肺急性发病时缺乏上呼吸道症状，结合数小时前接触抗原史不难判断。

2. 肺炎

一般细菌性肺炎不难排除。但应与寄生虫、药物过敏以及过敏性肉芽肿性血管炎等变应性肺炎相区别。

3. 肺结核

慢性农民肺病变长期存在，易误为结核病，但后者呈慢性过程，痰内找到结核菌、抗结核治疗有效。

4. 慢性支气管炎

反复发作的慢性农民肺患者可有慢性咳嗽、咳痰表现，特别是晚期也可合并慢性支气管炎，但结合抗原接触史及血清免疫学检查可区别。

5. 支气管哮喘

约有10%的农民肺可发生哮喘样症状，但喘息较轻，且全身症状较明显，结合病史、免疫学检查和胸部X线片表现可鉴别。

6. 特发性肺间质纤维化

农民肺晚期可呈现肺间质纤维化，但结合病史和免疫学检查或肺活组织检查可区别。

农民肺晚期可并发肺源性心脏病，但农民肺晚期肺纤维化明显，且与慢性阻塞性肺疾病引起的肺源性心脏病不同，缺乏肺气肿对心脏区的遮盖，肺动脉瓣、心尖区杂音特别响亮，易误为心瓣膜疾病。超声学检查可鉴别。

四、治疗

脱离接触抗原的环境是最根本的治疗。特别初次急性发作者大多有自限趋势。1～7 d病情明显好转，3～4 周症状消失，胸部 X 线片上病灶吸收，肺功能最后恢复正常。但为了防止以后发生肺间质纤维化，或病情严重，呼吸困难，甚至哮喘样发作，可使用肾上腺糖皮质激素，以抑制免疫反应，减轻炎症，促进吸收。一般以泼尼松为例，开始用 30～40 mg/d，病情好转后逐渐减量。急性型总疗程为 4～6 周。慢性型是否用药或用多长时间尚无定论，可先试用口服激素，如病情有明显改善，病灶有所吸收，可适当延长用药时间，逐渐减量停服。如果病灶呈瘢痕化或间质纤维化则无益有害。继发感染，合并呼吸衰竭以及肺源性心脏病时给予相应的治疗。

避免接触嗜热放线菌是根本措施，科学的工作生活方式如注意劳作模式、避免连续作业、良好的卫生习惯等可有效减少农民肺的发生。反复发作农民肺的患者应转换职业，离开发病环境。若仅发病 1～2 次后未再发病，则可在采取一些预防措施后仍从事原来工作。对草料、谷物等要充分干燥后，储存于有防潮设备、通风良好的地方；机械化、自动化操作可减少吸入孢子的机会。出现不可逆病变者调离工作，以防发生严重并发症。

大多数急性型农民肺患者脱离抗原后可康复，但亦有第一次严重发病而致死的报道。反复发作病变广泛，并发呼吸衰竭或肺源性心脏病者病死率可达 10%左右。若能早期诊断、合理治疗和预防，则预后良好。

第八节　刺激性气体所致支气管肺疾病

刺激性气体所致支气管肺疾病是指由于吸入刺激性有害气体所引起的支气管或肺部疾病。

一、病因及发病机制

刺激性气体所致支气管肺疾病的本质是化学性损伤造成的炎性反应。可引起呼吸道损伤的气体主要包括两类：一类是高水溶性气体，如硝酸、盐酸、硫酸、氯气、三氯化磷、氨、氟化氢、二氧化硫、三氧化硫、甲醛等，接触当时就有明显的呼吸道黏膜刺激，可引起深的渗透性损害甚至腐蚀性损害，虽然它对上呼吸道损伤明显，但它可迫使患者迅速离开，肺实质损伤常较轻微。另一类是低水溶性气体，如氮氧化物、光气、臭氧、甲烷、二氟一氯甲烷等，对气道刺激不明显，但可深入肺泡或在肺内转化为对肺有破坏作用的毒物，引起延迟的化学性肺炎或肺水肿。对吸入性呼吸道损伤患者来说，除了有害气体对呼吸道黏膜的化学性毒性损害外，常常同时有明显的缺氧（化学性窒息）。

二、诊断

（一）病史

患者多有明确的吸入刺激性气体的病史。

（二）临床表现

由于吸入气体的性质、浓度、持续时间及患者的基础状况不同而引起的临床表现有很大差异，通常可将其分为下列 3 种临床类型。

1. 化学性气道炎症

刺激性气体刺激局部化学或物理感受器以及在呼吸道表面溶解形成酸性或碱性物质，反射性引起整个呼吸道与心血管的兴奋与抑制和直接损伤呼吸道黏膜。临床表现为打喷嚏、流涕、流泪、咳嗽、咳痰、胸闷等，同时伴有头晕、头痛、头胀、无力等，严重者可有呼吸困难、发绀等。长期吸入低浓度刺激性气体或反复多次急性呼吸道炎症可引起慢性支气管炎或肺间质纤维化。

2. 化学性肺炎

由于吸入刺激性气体的浓度较高或时间较长，毒物侵入到细支气管周围及肺组织，引起肺组织的化学性炎症。临床表现为剧烈咳嗽、咳痰、胸痛、气急、发热（重症患者可达 40 ℃）等，少数患者可有咯血。肺部听诊可有干、湿啰音，血白细胞及中性粒细胞可增高。

3. 化学性肺水肿

为有害气体吸入肺泡后直接或因缺氧损伤肺毛细血管内皮细胞，使血管通透性增加，同时有害气体可直接或因缺氧引起肺泡上皮损伤及肺泡壁表面活性物质受损，使肺泡壁的通透性增加，从而促使肺水肿的发生。

部分患者可发展为急性呼吸窘迫综合征（ARDS）。临床表现初期（即刺激期）有咳嗽、胸闷、恶心、头晕、乏力等，之后患者可有一段时期的缓解期（即潜伏期，多为 4～48 h），病情继续发展则进入水肿期，患者突然出现呼吸急促、胸闷、频繁咳嗽、咳大量泡沫痰等典型肺水肿表现，重者出现呼吸窘迫、发绀和呼吸衰竭。肺部听诊可有干、湿啰音。白细胞及中性粒细胞常升高。经积极治疗，如无并发症，一般肺水肿可在 2～3 d 控制，1 周左右胸片上水肿病灶大部分吸收。此外，部分患者在急性吸入性损伤后可出现气道高反应性、慢性阻塞性肺疾病（COPD）、闭塞性细支气管炎伴机化性肺炎及反应性气道功能不全综合征（RADS）等，少数患者（主要见于吸入氮氧化物）在急性损伤后 3～6 个月可表现为亚急性或慢性中毒的症状。严重病例则死于呼吸衰竭。

（三）胸部 X 线

气道炎症时胸片可有肺纹理增多、紊乱，进一步发展为化学性肺炎时则出现两肺散在点状、斑片状致密阴影，以两下肺为主，多沿支气管分布；逐渐发展出现两肺边缘模糊的絮状、片状或云雾状阴影。重度病例模糊阴影可超过全肺野的 1/3～1/2，常不对称，较少呈蝶翼状。

（四）血气分析

呼吸衰竭时，血气分析可有低氧血症，严重情况下可有二氧化碳潴留。

三、治疗

1. 一般治疗

立即使患者脱离现场，并安静休息，对皮肤、眼睛等污染部位进行清洗，同时严密观察病情变化，包括患者的神志、呼吸、血压、胸部 X 线片表现及血气等变化；及时中断有毒气体来源，尽快明确有害气体性质。对接触一定量气体的患者应留院观察 24 h，避免部分患者因中毒初期无明显症状而延误病情。

2.保持气道通畅和吸氧

吸入性呼吸道损伤患者由于气道炎症、分泌物增加、支气管痉挛、局部组织坏死及气道黏膜的脱落等，常有气道阻塞与缺氧，故应注意保持呼吸道通畅，特别是要注意有无声门痉挛或喉头水肿并立即给予吸氧。一般用鼻导管吸氧，浓度可达 3～8 L/min，鼻导管吸氧效果不佳且痰液不多者也可给予面罩给氧。吸氧应充分湿化以减少刺激，痰液泡沫较多者可在湿化瓶中加入二甲基硅油(消泡净)，以减少痰中泡沫，但一般不用乙醇以避免刺激性。通常不用高压氧治疗。

3.解毒

根据不同性质的刺激性气体，可经气管给予不同的中和液。对于酸性的氮氧化物、氯磺酸等中毒，可经气管滴入、注入或雾化吸入 25%～50%的碳酸氢钠。对于碱性的氨气等中毒，则可用 2%～5%的硼酸或枸橼酸液气管滴入或雾化吸入。对二氧化氮中毒并有高铁血红蛋白血症者，可用亚甲蓝(美蓝)按 1～2 mg/kg 剂量溶于 5%或 10%的葡萄糖注射液 20～40 mL 中缓慢静脉注射。

4.解痉与镇咳

对轻度咳嗽者不必处理或给予喷托维林、复方甘草合剂等服用即可；对剧烈咳嗽者，可给予适量可待因口服，如无明显禁忌证也可用氯丙嗪等，但禁用吗啡。支气管痉挛明显者可静脉注射氨茶碱或雾化吸入沙丁胺醇或特布他林等。对酸性气体中毒者，可用 5%碳酸氢钠 3～5 mL雾化吸入。

5.肾上腺糖皮质激素

对大量吸入中毒性气体，特别是有严重气道阻塞、化学性肺炎、化学性肺水肿以及合并闭塞性细支气管炎者，皮质激素的应用是非常重要的，它有利于减少血管通透性，促进肺泡表面活性物质的合成，减轻或预防肺水肿的发生。通常用甲泼尼龙(甲基强的松龙)40～80 mg、或地塞米松 10～20 mg、或氢化可的松 200～400 mg，每 6～8 h 静脉注射。原则上应早用、足量，疗程为 3～7 d。

6.抗菌药物治疗

轻症患者不必常规使用抗菌药物，但对重症患者，尤其是气管切开、机械通气及有呼吸道感染者应给予足量强有力的抗生素，最好能根据痰培养结果选用。为防止呼吸道感染，应注意消毒隔离及口腔护理。

7.气管切开与机械通气

对上呼吸道黏膜特别是声门严重水肿、缺氧明显及呼吸道分泌物多的患者，应立即行气管切开。这有利于减少呼吸无效腔、改善缺氧、清除坏死和脱落的呼吸道黏膜，并便于使用机械通气。机械通气通常采用间歇正压通气(IPPV)、压力支持通气(PSV)等，也可采用高频正压通气，但需注意湿化，对有肺水肿或合并 ARDS 者，可给予 IPPV 或呼气末正压通气(PEEP)。但应注意防止气胸或纵隔气肿。

8.强心与利尿

本病可有循环功能障碍。但其根本原因是由于呼吸衰竭所致，强心药与升压药物常难以见效，且作用短暂，仅在必要时短期应用。本病的肺水肿是由于肺血管通透性增加所致，利尿药应用常无效，且此类患者可能存在血容量不足。故仅在必要时才需应用，如缺氧性脑水肿等。

9. 纠正水、电解质及酸碱平衡紊乱

适量补充液体与电解质，补液时最好能做中心静脉压监测，有明显酸中毒时可适度补充碳酸氢钠等。

10. 并发症的处理

应防止和治疗可能合并的肺部感染、肺不张、自发性气胸与纵隔气肿等。

第八章　皮肤的解剖生理学

第一节　皮肤的解剖和组织学

皮肤覆盖人体表面，在腔孔（如口、眼、外阴及肛门）周围，逐渐移行为黏膜。皮肤的总重量占体重的5%～15%。成人皮肤的面积为1.5～2 m^2，新生儿约为0.2 m^2。厚度（不包括皮下脂肪层）因人因部位而异，为0.5～4 mm，儿童皮肤比成人薄，四肢及躯干伸侧皮肤比屈侧厚，掌跖、枕后及后颈部最厚，眼睑、外阴及乳房部最薄。

由于皮肤组织中纤维束排列方向的不同，并受其牵引力的影响，在皮肤表面形成无数细小的皮沟，皮沟深浅不一，面部、手掌、阴囊及关节等经常活动处最深。皮沟将皮肤表面划分成许多三角形、菱形或多角形的皮嵴，皮嵴上常可见到许多凹陷的小孔，称为汗孔。在指（趾）末端屈面的皮嵴呈涡纹形，称为指（趾）纹，由遗传因素决定，人各不同。除掌跖、指（趾）屈面及其末节伸面、唇红、乳头、龟头、包皮内面、小阴唇、大阴唇内侧及阴蒂等处无毛外，全身被有长短粗细不等的毛发。指（趾）末端伸侧面有爪甲。

皮肤的颜色因人种、年龄、性别及部位不同而异，并受外界环境的影响。不同的皮肤颜色主要由黑、黄、红三种色调以不同比例而构成。黑色的深浅因皮肤中黑色素颗粒的多少而定，黄色的浓淡取决于角质层的厚薄，红色的隐现与皮肤中微血管分布的疏密及其血流量的大小有关。

皮肤分表皮、真皮及皮下组织三部分。表皮由外胚叶分化而成，真皮及皮下组织起源于中胚叶。皮肤还有多种内含组织，如毛发、爪甲、皮脂腺、小汗腺、大汗腺、皮肤的血管、淋巴管、肌肉及神经。表皮与真皮以指状突起互相交错镶嵌，表皮伸入真皮的部分称为表皮突，真皮伸入表皮的部分称为真皮乳头。掌跖、口唇、阴茎、包皮、小阴唇和乳头处的表皮突与真皮乳头较深长且数量多，面部及下腹部等处则较小而短。

一、表皮

人的表皮属于复层鳞状上皮，主要由角质细胞和树枝状细胞组成。

（一）角质细胞

角质细胞由基底细胞分裂后，逐渐向皮肤表面推移，同时在细胞内合成不溶性角质蛋白，最终变为角质细胞而脱落。在此过程中因细胞特点不同可分为5层，由内向外依次为如下几种。

1. 基底层

基底层位于表皮的最深处，由单层圆柱状细胞所组成，排列成栅状，其长轴与基底膜垂直。胞浆深嗜碱性，胞核色暗呈卵圆形或长圆形，位置偏向深侧。胞浆内有黑色素颗粒，主要分布于近棘细胞一侧。基底细胞之间以及与相邻的棘细胞之间借桥粒相连。基底细胞附着在表皮与真皮之间的基底膜上，与真皮紧密衔接。

基底膜中含有多量中性黏多糖和糖蛋白，HE 染色不着色，PAS 染色阳性，在光学显微镜下为均匀的紫红色带，称为基底膜带，厚为 0.5～1 μm。经硝酸银浸染及电子显微镜观察证实，上述 PAS 反应阳性带大部分由细的网状纤维所构成。用阿新蓝染色，可见网状纤维网之上尚有一多糖带，电子显微镜下所见的真正的基底膜又称基底板，厚仅为 35～45 nm。毛囊及汗腺腺体周围也有基底膜。基底膜带的功能尚不太清楚，已知营养物质、抗体及白细胞均可通过基底膜进入表皮各层。有人认为，一些酶和激素对基底膜有影响，某些疾病时可出现基底膜抗体或有免疫复合物沉积于基底膜带，故认为它可能为一种滤过栅而有筛的功能。

桥粒是相邻细胞的细胞膜相对应处的点状增厚，可将相邻细胞连接起来。电镜下可见桥粒处的胞浆面有卵圆形致密增厚的小附着板，胞浆内的张力微丝与附着板相连，其游离端分布于胞浆中。一对桥粒之间相距 30～60 nm，其间有黏连物（黏蛋白及脂蛋白）将两个细胞粘结起来。张力微丝是角质蛋白的前身，它的作用如下。

(1)支撑表皮细胞，使之保持固有形态。

(2)维持表皮细胞内外张力平衡，保持表皮的弹性和韧性。

(3)可能具有传递皮肤触觉的能力。

(4)表皮内水疱的形成与张力微丝的作用有一定关系。

基底细胞底部与基底膜相邻处的胞浆内侧有附着板，与该处细胞膜形成半桥粒，与此相对的基底膜上则没有半桥粒。桥粒又称桥粒-张力微丝复合体，在电子显微镜下始能看到。此复合体的损伤在组织病理上可表现为棘细胞松解。在光镜下自表皮基底层至颗粒层细胞之间可见棘状物相连，其中央部形成结节状结构称为 Bizzozero 结节或 Ranvier 结节。这种细胞间棘刺样结构系在染色标本固定时，细胞间隙被人为地扩大，桥粒被拉长而在细胞间形成桥状，故称细胞间桥棘层的细胞间桥较明显，故又称为棘细胞层。

2. 棘层

棘层由 4～8 层多角形细胞所构成，因此层细胞均有胞浆突（棘突），故称为棘细胞。其靠近基底层者形态及结构近似基底细胞。本层也有分裂功能，愈向表层推移，细胞形态愈扁平。胞浆呈网状，胞核卵圆形，占据细胞的大半。细胞之间以桥粒相互连接，细胞间隙中充满组织液，其中含亲水性的葡糖胺基聚糖，发挥辅助细胞新陈代谢的作用。

在电子显微镜下棘细胞与基底细胞不同之处主要有二：一是张力微丝的数量增多，近附着板处成束状排列；二是胞浆中出现无数被膜颗粒即奥德兰小体，为一种圆形、表面光滑、厚壁的颗粒，大小基本一致，直径为 100～300 nm。在棘细胞演变成颗粒层细胞过程中，此种颗粒逐渐移聚到细胞膜内面附近。与细胞膜融合后即将其磷脂等内容释放至细胞间隙而扩散至细胞膜上，使细胞膜增厚，以增强对角质溶解剂的抵抗力。本颗粒被认为是角质细胞的特殊分化物，可促进角质细胞的生成和脱落。

3. 颗粒层

颗粒层由 2～4 层梭形或菱形细胞所组成，其厚度一般与角质层的厚度成正比。胞浆内充满粗大、形状不规则的深嗜碱性颗粒。此颗粒有透明蛋白和角蛋白两种染色反应，故称为透明角质颗粒。愈接近角质层，颗粒愈大，数量愈多。透明角质与张力微丝有密切关系，颗粒的核蛋白体所新合成的蛋白与微丝融合并聚合后，便形成了角质。此层细胞中被膜颗粒较少。

4. 透明层

透明层由 2～3 层扁平、无核的细胞构成，掌跖较明显，HE 染色呈均匀的嗜酸性带，细胞境界不清，用茶红染色可见此层细胞内有小滴形的角质母蛋白及含磷脂类物质，可能系透明角质的衍生物，具有防止水分及电解质通过的屏障作用。

5. 角质层

角质层由4～8层扁平、无核细胞组成，其长轴与皮肤表面平行，胞浆内结构消失，HE染色呈嗜酸性，细胞膜变厚。桥粒已消失。这是角质细胞分化的最后阶段，是无生物活性的一种保护层，随着角质细胞的不断分裂和演变，表层角质细胞也以相应速度脱落，形成动态平衡。

上述基底细胞的分裂周期约为12 d，大致分为4个阶段。①DNA合成前期(G_1)：细胞内储备核苷酸、蛋白和酶等必需物质，为DNA复制进行准备，此期持续时间较长，放射线对此期有抑制作用。②DNA合成期(S)：进行DNA复制形成新的核蛋白，基底细胞有3%～5%处于此期，MTX等能干扰此期的复制，因而能抑制细胞分裂。③DNA合成后期(G_2)：进行诱发细胞进入分裂期的各种生物化学活动，合成RNA、蛋白质和其他物质，将DNA平均分配至子细胞内，此期持续时间较短，放线菌素D等对此期可有阻断作用。④分裂期(M)：此期蛋白质合成降至最低程度，染色体均分而产生两个子细胞。部分新生细胞向外推移，经棘细胞层，达到颗粒层的最外层约需14 d，再通过角质层而最后脱落，又需要14 d共约28 d，这个时间称为角质细胞的更新时间。

在电镜下，角质细胞也具有一般细胞的细胞器。基底细胞有丰富的线粒体和核蛋白，说明其蛋白质合成旺盛，但内质网较少，高尔基复合体和中心体发育不良。棘细胞内线粒体亦较丰富。内质网虽较少，但能将代谢产物、异物和分泌物排出细胞外，核蛋白体较少。颗粒细胞的细胞器及细胞核均逐渐趋于退化或消失，可有少量线粒体及核蛋白体，内质网不发达。透明层及角质层细胞的细胞器已丧失，大部分胞浆已转变为角质。

（二）树枝状细胞

表皮中有3种树枝状细胞。

1. 黑素细胞

黑素细胞为一种分泌性细胞，起源于外胚叶的神经嵴，镶嵌于表皮基底细胞之间，大约每10个基底细胞中有一个黑素细胞。它有多个树枝状突起，但在HE染色时仅能见到一个小而浓染的胞核，胞浆透明，故又名透明细胞，用银染色及DOPA反应可显示其树枝状突起。黑素细胞形成黑色素后，通过树枝状突起将黑色素颗粒输送至基底细胞及附近的角质细胞中。黑素细胞还可见于毛基质，负责向毛发输送黑色素颗粒。影响黑色素形成的因素甚多，其中主要的有如下。

(1)人类垂体前叶分泌ACTH的细胞可分泌黑素细胞刺激激素(MSH)，后者能促进黑素细胞增生化，黑素体功能增强，使皮肤色调加深。

(2)ACTH的结构，有7个与MSH相同的氨基酸链，可具有1%左右的MSH活性，使用后能出现艾迪生病样色素沉着、痣颜色加深，并可产生新痣。

(3)皮质类固醇激素能抑制垂体分泌MSH和ACTH，故可使皮肤色素减退。

(4)丙酸睾酮可使皮肤色素增加。妇女的皮肤往往在经期时色素加深。黄体酮可引起MSH样物质分泌。妊娠、肝功能受损时雌激素分解减少而使皮肤色素增加。表明性腺激素对黑素形成有一定影响。

(5)甲状腺素可抑制垂体分泌MSH。

(6)巯基化合物特别是谷胱甘肽能抑制酪氨酸酶活性，巯基显著减少导致色素生成增多，长期应用二羟基丙醇(BAL)、胱氨酸等含巯基的药物可使皮肤色素减轻。

(7)紫外线可使巯基氧化,使黑素细胞增加,黑色素生成和移送加快,使皮色变深。

(8)在黑色素形成的生化反应中,维生素 C 可使多巴醌还原成多巴,阻止多巴醌氧化成多巴色素,从而减少色素形成。

2. 郎格罕斯细胞

HE 染色虽类似透明细胞,但位于表皮的中部或浅部,而不像黑素细胞主要位于基底细胞间,此细胞 DOPA 反应阴性,ATP 酶染色阳性,无桥粒,在电子显微镜下可见到细胞内有棒状或球拍状的细胞器(郎格罕斯小体)。其来源和功能目前尚有争议。过去认为它是衰变的黑素细胞,近年来多数研究者认为它是一种免疫活性细胞。并发现此细胞具有吞噬细胞功能,能摄取、处理与携带或提呈抗原,将其载至淋巴结的免疫反应区域,激活淋巴细胞。反应时,郎格罕斯细胞的游走程度可增加 3~7 倍,因此在免疫学上有重大作用。此细胞来源于骨髓,还可见于毛发外根鞘及皮脂腺的分泌管,可见于正常的真皮中。某些皮肤病时,表皮郎格罕斯细胞的密度可增加或减少,亦可发生形态学改变。

(1)密度增加的疾病有:蕈样肉芽肿、多形性红斑、鱼鳞病、异位性皮炎和湿疹的苔藓样变区、脂溢性角化病、基底细胞癌、光线性类网织细胞增生症、扁平苔藓、变态反应性接触性皮炎、金黄色苔藓、角化棘皮瘤、硬化性萎缩性苔藓、皮肤黑热病、疣状皮肤结核等。

(2)密度减少的疾病有:银屑病、寻常疣、慢性光线性皮损、结节病、麻风、红斑狼疮、鳞状细胞癌和原发刺激性接触性皮炎。

(3)发生形态学改变的疾病有:恶性组织细胞增生症的组织细胞中常可发现 Birbeck 颗粒,因而被认为是异常郎格罕斯细胞的进行性系统性恶性增生性疾病。Letter-Siwe 病和 Hand-Schuller-Christian 病时郎格汉斯细胞有的呈核分裂象,有的穿越基底膜或出现 Birheck 颗粒。

3. 未定型细胞

表皮下层有一些既无色素小体又无郎格罕斯小体的树枝状细胞,只有用电子显微镜才能识别,称为未定型细胞,它可能是未分化的郎格罕斯细胞或黑素细胞的前体。

二、真皮

真皮来源于中胚叶,主要为结缔组织,由成纤维细胞所产生的胶原纤维、网状纤维、弹力纤维及基质所组成。此外,尚有一些细胞成分,除成纤维细胞外,正常真皮中还有组织细胞及肥大细胞等。真皮分为两层,浅部接近表皮部分称为乳头层,深部称网状层,两层之间没有明确界限。

(一)真皮中的纤维成分

1. 胶原纤维

在真皮结缔组织中胶原纤维最为丰富,纤维直径为 2~15 μm,在网状层中通常结合成束,纵横交错,与皮肤表面平行排列,在乳头层中较细,不成束状且无一定排列方向。胶原纤维束的纵切面略成波浪状,有一定的伸缩性,其主要功能为抗拉作用。

2. 网状纤维

网状纤维为纤细的胶原纤维,直径为 0.2~1.0 μm,HE 染色时不易辨认,因具有嗜银性,硝酸银浸染呈黑色。除表皮下汗腺、皮脂腺、毛囊和毛细血管周围外,一般甚少能见到。创伤愈合以及成纤维细胞增生活跃的病变中,网状纤维数量可明显增加。

3. 弹力纤维

直径为 1～3 μm 经 HE 染色在光学显微镜下不能辨认,用地衣褐或间苯二酚一品红染色显示弹力纤维缠绕在胶原纤维束之间,因而行走方向与胶原纤维相应。位于真皮下部的弹力纤维比在乳头层中者为粗。在汗腺、皮脂腺、毛囊及神经末梢周围也可见到。弹力纤维有较好的弹性,可使牵拉后的胶原纤维恢复原状。

(二)基质

基质为成纤维细胞产生的一种无定形胶样物质,在光镜下看不出其组织形态,在电镜下可见宽为 20～30 nm 的细纤维物质和 20～70 nm 的颗粒状物质。基质中主要含非硫酸盐酸性黏多糖(如透明质酸),创伤愈合过程中还会有硫酸黏多糖(如硫酸软骨素),此外尚含电解质、蛋白质及水分等。基质是一种充填物质,真皮的各种纤维、细胞成分及其他皮肤内含组织均分布其中。基质为亲水性,是各种水溶性物质及电解质等代谢物质的交换场所,对细菌的侵袭有屏障作用。此外,还可在结缔组织间起黏合剂与滑润剂作用,可能在纤维的形成、使分化的细胞安定、维持细胞正常活动方面起一定作用。基质的形成受多种激素调节,幼年时基质较多,至老年则较少。

(三)真皮中的细胞成分

1. 组织细胞

组织细胞属于游走细胞,胞核较大,卵圆形、圆形或肾形,具有强的吞噬能力,通常存在于真皮毛细血管周围及胶原纤维束间,发生炎症时移向病灶部位,也能产生网状纤维,可以变成成纤维细胞。

2. 成纤维细胞

成纤维细胞多位于胶原纤维素附近。HE 染色时胞浆边界不清,核着色淡,常呈纺锤形,愈成熟愈细长。

3. 肥大细胞

用 Giemsa 染色可证实。细胞呈梭形或立方形,胞浆中有嗜碱性颗粒,核为卵圆形。多在血管周围。此外,真皮中还可见到噬色素细胞、浆细胞及淋巴细胞等。

三、皮下组织

皮下组织系自真皮下部延续而来,由疏松结缔组织及脂肪小叶构成。结缔组织组成稀疏的网,其间有脂肪小叶。皮下组织的厚薄因个体营养状态、年龄、性别及部位不同而异。腹部皮下组织可厚达 3 cm,而阴囊、阴茎、小阴唇等部很薄,且可不含脂肪。本层与真皮无明显界限,下方与肌膜等组织相接。

四、皮肤的内含组织

皮肤的内含组织可分为如下两类。

(1)直接由表皮细胞衍化而成的,如毛发、爪甲、皮脂腺、小汗腺、大汗腺及皮肤的平滑肌。

(2)由人体内部相应组织系统延伸至皮肤或始于皮肤而最终归于体内相应组织系统者,如皮肤的血管、淋巴管及神经。这些皮肤内含组织与皮肤协调一致共同完成局部或全身的种种生理功能。

(一)毛发与毛囊

1. 毛发

毛发由角化的表皮细胞所构成。分长毛(如头发、胡须、阴毛及腋毛)、短毛(如眉毛、睫毛、鼻毛及外耳道短毛)及毳毛(遍布颜面、颈部、躯干及四肢)。指(趾)末节伸侧、掌跖、乳头、唇红、龟头及阴蒂等处无毛发。

毛发在皮肤表面以上的部分称为毛干,在毛囊内的部分称为毛根。毛根下端膨大而成毛球,毛球下端呈凹陷状,真皮的结缔组织伸入其中构成毛乳头,毛乳头内有神经末梢及血管,可向毛球提供营养。毛球下层与毛乳头相接处为毛基质,相当于表皮基底层及棘细胞层,为毛发及毛囊的生长区,并有黑素细胞。

除毳毛外,毛发在组织学上可分为3层:中心为髓质,由2～3层部分角化的多角形细胞构成,胞浆染色较淡,毛发末端无髓质。其外为皮质,系几层梭形已角化的上皮细胞,无核,胞浆中色素颗粒的多寡决定着毛发的色调。最外层为毛小皮,系一层扁平无核的角化细胞,互相连叠,其游离缘向上。

2. 毛囊

毛囊起源于表皮。自皮脂腺开口部至毛囊口称为漏斗部,皮脂腺开口部至立毛肌附着处之间称为毛囊峡。在组织切片上分为内毛根鞘、外毛根鞘及结缔组织鞘3层。

毛发的生长周期一般可分为生长期、休止期及脱落期。头发的生长期约为4年,休止期可能2～3个月,眉毛和睫毛的生长期约为2个月,休止期可长达9个月。毛发的生长速度受性别、年龄、部位和季节及激素等因素的影响。头发每天生长0.3～0.4 mm,腋毛则为0.2～0.38 mm。毛发的生长以15～30岁时最旺盛,夏季比冬季长得略快。

多种内分泌对毛发生长有一定影响。甲状腺功能亢进时头发等可呈斑状脱落,功能减退时毛发变细、干燥、无光泽,有白化倾向,也可脱发,功能失调可见带状脱发,眉毛外1/3脱落等。甲状旁腺慢性功能降低亦可致脱毛,新生毛发稀疏。垂体功能亢进时男性毛发往往密生,女性胸骨部、下腹部、胫前毛长,甚至呈男性化,妊娠时的多毛症亦可能与垂体功能有关,当功能低下时毛发一般减少。肾上腺皮质功能旺盛也可致多毛。性腺的成熟可促使性毛生长。

(二)爪甲

爪甲位于指(趾)末端的伸面,为硬角蛋白构成的致密、半透明而坚实的板片,呈长椭圆形凸面状。甲板前端为游离缘,后部在皮下组织为甲根。甲根下的组织为甲母,是甲的生长区,覆盖甲板周围的皮肤称为甲廓,近端甲廓前部有弧形淡色区称为甲半月,甲半月上的半月形薄膜为甲上皮的残余。指甲固定在柔软的黏液层上,后者是一种特化的真皮。指甲的生长速度每日约为0.1 mm。当甲受伤脱落或手术拔除后,新甲从甲根部生长到完全恢复原状,指甲约需100 d,趾甲需300 d左右。

(三)皮脂腺

皮脂腺属于全浆分泌腺。分布广泛,除掌跖及指(趾)屈侧外,分布全身皮肤,以头、面、胸骨附近及肩胛间皮肤中较多。皮脂腺随年龄增长而变化,雄激素、黄体酮及ACTH等对皮脂腺的分泌均有影响。

例如,新生儿因受母亲雄激素的影响,皮脂腺发达,皮脂形成较多,数月后开始减少。青春期性腺和肾上腺产生的雄激素增加,皮脂腺肥大,皮脂分泌亢进,因而青年人易生痤疮,到老年后皮脂分泌减少。

1. 腺体

腺体为梨状小叶，呈泡状，由多层细胞构成，周围有基底膜及结缔组织包裹。腺的最外层细胞扁平，由此向内，细胞逐渐增大，变成多角形或不规则形，原浆内所含脂肪小滴逐渐增多，最终充满皮脂，原浆呈网状，破裂后释放脂肪滴。

2. 导管

导管由复层鳞状上皮细胞构成，附着于长毛及短毛上的皮脂腺导管，开口于毛囊上部，腺体位于立毛肌与毛囊的夹角内。立毛肌收缩可促使皮脂排泄。毳毛附近及唇红区的皮脂腺导管与表皮或黏膜的基底细胞连接，直接开口于皮肤。

(四)小汗腺

除唇红部、甲床、小阴唇、包皮内面及龟头外，小汗腺遍布全身。可分为腺体及汗管两部分。

1. 腺体

腺体位于真皮深层或皮下组织中，是由一层分泌细胞组成的管腔。分泌细胞有两种，即透明细胞和暗色细胞，数量大致相等。前者稍大，基底部宽，无嗜碱性颗粒，含有糖原。暗色细胞内含无数嗜碱颗粒，胞浆中有 PAS 阳性且耐淀粉酶的中性黏多糖，分泌细胞受交感神经胆碱能神经纤维支配。腺体外绕以肌上皮细胞受肾上腺能神经纤维支配，收缩时可使汗液排出。肌上皮细胞外围有一层基底膜。上述腺管盘绕如球形，与汗管相连。

2. 汗管

汗管由两层小立方细胞构成，外层细胞为基底细胞。基底膜较薄且不完整，无肌上皮细胞，染色呈嗜碱性。汗管穿过真皮，自表皮脚下端进入表皮，然后呈螺旋形向外开口于皮肤表面。汗管细胞在表皮颗粒层的平面上即已完全角化。

(五)大汗腺

大汗腺起源于外胚叶，主要分布于腋窝、脐窝、外阴部、肛门等处。外耳道的耵聍腺、眼睑的麦氏腺及乳晕的乳轮腺属于变型的大汗腺。大汗腺于青春期后分泌活动增加，受肾上腺能神经纤维支配，与体温调节无关。

腺体多在皮下脂肪层中，也是由腺细胞、肌上皮细胞及基底膜构成，细胞可为圆柱形、立方形或扁平形。分泌时是近管腔部分的胞膜破裂，将部分胞浆挤出。肌上皮细胞、基底膜以及导管部分的组织结构与小汗腺相同，但导管直接开口于毛囊的皮脂腺开口处。

(六)皮肤的肌肉

皮肤的肌肉有平滑肌和横纹肌两种。平滑肌主要为立毛肌，其一端固定于真皮乳头的结缔组织，另一端经皮脂腺外围而固定于毛囊中部的结缔组织鞘内。收缩时可使毛囊竖立，出现鸡皮样毛周隆起。血管壁、阴囊肌膜和乳晕中也有平滑肌，汗腺周围的肌上皮细胞功能与平滑肌相同。横纹肌起于筋膜或骨膜，主要分布于颈部和面部皮肤，如颈阔肌和表情肌。

(七)皮肤的血管

皮肤的血管由皮下深部动脉分枝而来，在真皮与皮下组织交界处分出与皮面平行的小动脉，组成皮肤深层动脉丛，除供给汗腺、汗管、毛乳头和皮脂腺的营养外，一些分支延伸到真皮乳头层与网状层交界处，再分支组成皮肤浅层动脉丛，由此分出毛细血管襻供给乳头、毛囊及皮脂腺的营养。各毛细血管襻后静脉段，逐渐集合成小静脉，与动脉并行分别汇成皮肤的浅层静脉丛和深层静脉丛，注入皮下深部静脉，回归大循环。血管球体是一种动、静脉之间的特殊辅助结构，位于真皮浅层，指(趾)末端较多，遇冷时部分动脉血可不经毛细血管而经由开放的血管球体直接回归静脉，能减少体温散失。

(八)皮肤的淋巴管

正常皮肤中的淋巴管较少，不易辨认。皮肤的淋巴循环始于表皮细胞的间隙和真皮胶原纤维之间，淋巴液进入真皮乳头中的毛细淋巴管后，汇集至真皮乳头下淋巴管网，再入皮下组织淋巴管，经淋巴结而到达大淋巴管。

(九)皮肤的神经

皮肤的神经按功能分为感觉神经和运动神经两种。

1. 感觉神经

感觉神经为有髓神经，除头部外均来自脊髓，在皮肤中以如下两种形式出现。

(1)进入皮肤后逐渐分支，在真皮乳头处失去外鞘，然后以游离神经末梢形式分布于表皮中甚至可达到透明层下。在毛囊的皮脂腺导管入口下也有感觉神经网环绕。

(2)有一些感觉神经的末端形成特殊的神经末梢感受器，有人认为这些感受器分别接受和传递特殊的感觉，例如触觉感受器、痛觉感受器、温觉感受器及压觉感受器等。但也有人认为，皮肤的感觉来自于复合皮肤神经网，受到不同性质的刺激后，复合皮肤神经网产生不同的神经冲动，传递至中枢神经系统，产生不同感觉。

2. 运动神经

运动神经为无髓神经，属自主神经，来源于交感神经系统。进入真皮及皮下组织后，其神经末梢均呈细小树枝状分布，不进入表皮。除面部的表情肌由面神经控制外，交感神经的肾上腺能性纤维可调节皮肤血管、立毛肌、血管球体及大汗腺和小汗腺的肌上皮细胞的舒缩及功能。交感神经的节后胆碱能性纤维控制小汗腺细胞的分泌功能。皮脂腺无运动神经支配，其功能由内分泌调节。

第二节　表皮细胞的细胞周期及其调节

一、细胞周期

细胞周期指一个细胞分裂为两个细胞所需的时间。细胞周期根据分裂过程分为四期：分裂期(M 期)→分裂后生长期(G_1 期)→DNA 合成期(S 期)→分裂前生长期(G_2 期)。

二、表皮通过时间

表皮的基底细胞不断分裂增生，并向上移行，经过棘细胞层、颗粒层到角质层，最后脱落，从基底层移行到颗粒层最上层平均约为 14 d，再移至角质层上部脱落大约也需 14 d，合计 28 d，称表皮通过时间或更替时间。

三、表皮细胞生长的调节

表皮细胞的分裂、增生受神经内分泌系统的调节，表皮本身也产生影响细胞分裂的物质。

(一)表皮细胞有丝分裂的促进

1.表皮生长因子

表皮生长因子是刺激表皮细胞生长和增生的一种多肽。当表皮抑素、肾上腺素等含量降低,组胺等生物活性物质增多时,表皮生长因子起特异作用。

2.组胺

组胺可增强磷酸二酯酶的活性,破坏环腺苷酸(cAMP),致表皮有丝分裂旺盛,促进细胞增生。

3.聚胺

聚胺包括腐胺、精脒、精胺,对细胞增生起重要作用。

4.性激素

雄激素和雌激素可刺激表皮有丝分裂。

(二)表皮细胞有丝分裂的抑制

1.表皮抑素

表皮抑素是在表皮细胞中形成的抑制有丝分裂的一种物质,有组织特异性,但作用可逆。根据作用于不同的细胞周期分为 G_1 抑素和 G_2 抑素。

2.肾上腺素

G_2 抑素在体外只有在肾上腺素存在时才能抑制表皮有丝分裂。表皮有丝分裂的昼夜变化与肾上腺素有关,夜间肾上腺素浓度低,表皮细胞分裂增快,白天则相反。

3.糖皮质激素

糖皮质激素可加强和延长 G_2 抑素和肾上腺素的作用。

4.cAMP

表皮内 cAMP 的浓度与细胞分裂的速度成反比,cAMP 可加强肾上腺素和 G_2 抑素对细胞有丝分裂的抑制作用。

5.前列腺素(PG)

PGD 和 PGE 可使 cAMP 增高,抑制细胞增生。但有报告 PG 使 DNA 合成增加,引起表皮增生。对此尚有争议。

6.其他

如茶碱,可灭活磷酸二酯酶导致表皮中 cAMP 含量显著增加,从而抑制细胞增生。

第三节　角化形成

角化是指角质层细胞膜增厚、细胞变形并形成角蛋白这一生物学现象,即角质细胞的分化过程。

一、角蛋白模式的形成

来自于角质层细胞、直径为 70～100 nm 的角蛋白细丝和纤维间基质构成角蛋白模式。

角蛋白模式的细微结构是由电子密度高的基质包绕电子密度比较低的成束状的纤维成分。角质细胞膜增厚，角质细胞间可见到少数变形的桥粒。角质细胞的角蛋白模式形成的主要成分有：角蛋白细丝、纤维间基质、细胞膜增厚、桥粒。

（一）角蛋白细丝

角蛋白细丝来自于张力微丝。在基底层细胞的张力微丝直径为 50 nm，疏松排列成束，多分布在核的周围，走向主要与细胞长轴相平行，在棘细胞中，张力微丝逐渐增多且变密，围绕细胞核，交织成网状，贯穿于整个胞浆并插入桥粒，形成一骨架结构。在颗粒层张力微丝变粗，直径为70～100 nm，其上沉积无定形物质的透明角质颗粒。

（二）纤维间基质

来源于透明角质颗粒。张力原纤维上蛋白质和黏多糖等浓缩沉着即形成透明角质颗粒。

（三）细胞膜增厚

细胞膜的增厚起始于颗粒层的最上部，与细胞内侧的边缘带生成、双硫键结合以及ε-（γ-谷氨酰）赖氨酸结合相关。

（四）桥粒

角质层可见少数变形的桥粒。细胞间接触层板状肥厚，附着板结构变得不清楚。

二、角蛋白的生化

角蛋白的化学结构尚不清楚，一般认为是对各种化学因素有高度耐受力、不溶性的纤维状蛋白，富含巯基，到达角质层后变为双硫键。表皮、毛发和甲三者角蛋白的化学组成类似，但各种成分的含量有差异。前者脂质含量多，含硫量少（低于 3%），对热不稳定，称软角蛋白；后两者脂质含量少，含硫量多，对热稳定，称硬角蛋白（或优角蛋白）。

（一）SH 基（巯基）

用组织化学方法研究表皮 SH 基，在角质层未发现 SH 基，而角质层下一条细窄的带状部分显示强阳性，此称为角质生成带，棘层、基底层也示阳性；双硫键反应在角质层强阳性，棘层、基底层阴性。即角质形成过程中，SH 键消失，双硫键结合形成。

（二）ε-（γ-谷氨酰）赖氨酸结合

这是使蛋白分子稳定的一种结合形式，使细胞膜的韧性增强。另外，已在人类皮内发现与结合有关的转谷酰胺酶。

（三）与角质生成有关的类固醇的作用

表皮脂质与表皮细胞膜系统的构成和功能密切相关。类固醇复合体在膜构成中起重要作用。膜成分对正常的角化非常必要。使用类固醇抑制剂可导致明显的角化异常。

（四）影响角化的因素

影响表皮细胞有丝分裂的多种因素都影响角化过程。如环核苷酸、环鸟苷酸（cGMP）、前列腺素、花生四烯酸、12-羟廿碳四烯酸（12-HETE）、聚胺（精氨、精胺素、腐胺）、表皮生长因子、转化生长因子、调钙蛋白、蛋白酶、抑素等。其他物质如维生素类（尤其是维生素 A 缺乏形成角化性丘疹可致蟾皮病）和激素类也影响角化。

（五）角化异常

角化即角质细胞的分化过程。若分化过程中，角质细胞有细微异常，则影响角化的机转。

角化异常包括以下几种。

1. 角化过度

角化过度指角质层异常肥厚的状态，角质形成过多致角质层增厚。见于寻常型银屑病。

2. 角化不全

一种不完全的角化过程，角质细胞内有细胞核遗留，通常颗粒层消失。可能系颗粒层细胞核蛋白分解过程异常，角质细胞向上推移过快，与核消失的时间不相吻合所致。代表病为寻常型银屑病。

3. 角化不良

个别角质细胞未长至角质层，即显示过早或不良角化。这种角质细胞在棘层和颗粒层，细胞结构为均质的嗜酸性。角化不良分良性和恶性，前者见于光泽苔藓(Darier 病)、家族性良性慢性天疱疮、疣状角化不良瘤等，后者如 Bowen 病、棘细胞癌、老年性角化病等。

第四节　皮肤的代谢

一、表皮的核酸代谢

核酸(DNA、RNA)在表皮细胞内合成，又在表皮细胞内分解。

(一)表皮细胞的 DNA

在基底细胞(偶尔在基底层以上的细胞)有^{3}H-胸腺嘧啶的摄入和 DNA 的合成。随着表皮细胞的分化(角质细胞向上层移动)，DNA 的量逐渐减少。表皮细胞完全分化即变成角质细胞时，核 DNA 消失。这种核即 DNA 消失是在角质层和颗粒层之间完成的。在 DNA 分解的最初阶段用酶组织化学方法在角质层深层可发现 DNA 酶的活性。

多种皮肤病有 DNA 的合成和分解异常。如银屑病和棘细胞癌有表皮过度增生，DNA 合成增加。另外，表皮受紫外线、创伤等外界刺激时，DNA 合成亢进。UVB(波长为 290～320 nm)照射时，嘧啶二聚体生成。嘧啶二聚体通过内切酶切断而修复，称切断修复。着色性干皮病的皮肤 DNA 内切酶阙如，不能修复紫外线所致的 DNA 损害。

(二)表皮细胞的 RNA

表皮细胞有信使 RNA、转移 RNA 和核糖体 RNA。信使 RNA 和转移 RNA 在核糖体以外的核内生成，核糖体 RNA 在核糖体内生成。与 DNA 不一样的是，RNA 在基底细胞、棘细胞、颗粒细胞均可生成。分化程度很高的颗粒细胞中有 RNA 的合成，提示颗粒细胞内有表皮蛋白的合成。用组织化学及生化学方法证明，RNA 由 RNA 酶分解。已在人表皮的角质层下方发现 RNA 酶，且比 DNA 酶的活性高。

二、糖代谢

表皮以葡萄糖作为能源物质。表皮的糖代谢主要是厌氧糖酵解，其他还有磷酸戊糖途径、三羧酸循环途径。磷酸戊糖途径在皮脂腺活性很高，在寻常型银屑病的表皮中活性显著增高。

三羧酸循环途径的活性相对较弱。已证明在糖原合成、分解路径中有 cAMP 介入代谢，但表皮糖原异生(乳糖合成葡萄糖的途径)还未确定。在毛囊的糖代谢主要是厌氧糖酵解。

三、脂代谢

皮肤合成代谢的脂质有磷脂、蜡酯、糖脂、类固醇、类固醇酯、游离脂肪酸。皮肤合成脂质的部位有表皮、皮脂腺和皮下组织。未在汗腺发现脂质合成。

四、皮脂的组成及作用

(一)皮面脂膜

构成皮肤表面的脂质主要有皮脂腺和表皮来的内源性脂质及细菌、真菌、化妆品来的外源性脂质，包括游离脂肪酸、蜡酯、类固醇酯、角鲨烯和甘油三酯，在皮肤表面形成一层脂膜。

(二)表皮的脂质

表皮细胞的脂质作为能源很重要，作为生物膜的构成成分更重要。表皮脂质有甘油三酯、脂肪酸、游离及酯化的类固醇，磷脂占大部分。脂肪酸以 C_{16}～C_{18} 最多，类固醇及其酯化物质主要是胆固醇(约占 75%)，多数以游离形式存在。其他还有维生素 D 的前体 7-去氢胆固醇。

(三)胆固醇的合成路径

由角鲨烯来的胆固醇的合成代表路径是 Bloch 路径和 Kandutsch-Russel 路径。表皮内这两种路径均存在。前者的特征是中间体和终末体都以游离型为多，后者以酯化型为多。

(四)皮脂腺的脂质

以甘油三酯、蜡酯、角鲨烯为主，胆固醇酯很少。

(五)真皮的脂质

要得到不含皮脂腺的真皮组织很困难，目前只分离到手掌皮肤的真皮组织，其中的脂质主要是脂肪酸。

(六)皮下组织的脂质

基本上是甘油三酯，只有少量的不饱和脂肪酸及类固醇，后者为胆固醇、7-去氢胆固醇和脂色素。

(七)皮脂的作用

(1)有乳化水分作用。

(2)7-去氢胆固醇是维生素 D 的前体，受紫外线的作用而转化为维生素 D。

(3)脂肪酸对某些真菌和细菌的生长有轻度抑制作用。

(4)皮面脂膜有润滑作用。

五、蛋白质代谢

表皮蛋白质的合成已在“角化形成”节提及。此处只简述蛋白质的分解。蛋白质水解酶(包括肽链内切酶和肽链外切酶)参与蛋白质的分解，包括细胞内蛋白质的消化(溶酶体)、表皮角化过程中的蛋白质分解、细胞外蛋白质如胶原纤维、弹力纤维和蛋白多糖的分解和酶原、结构大分子和激素的激活。在皮肤炎症中，它们可引起趋化性肽的释放，血管通透性的增高，结构蛋白质的降解和周转，细胞的分离以及对细胞的细胞毒作用。皮肤中的酪蛋白水解蛋白酶可使皮肤组织中粒细胞(主要是中性粒细胞)积聚；糜蛋白酶可使肥大细胞释放组胺，使皮肤血管通透性显著增高，并可使基底膜裂解。真皮中的胶原酶则可使基膜下皮肤裂解。皮肤血管壁和皮面脂质中发现的纤溶酶可使纤维蛋白降解。汗腺中的酶可释放血管活性肽，促使血管通透性增高，均在炎症性皮肤病、Arthus 反应以及大疱性皮肤病和水疱的形成中均起着重要作用，还可促使细胞分裂、增生以及恶性细胞的转移和侵入。现已证实，在银屑病的表皮中蛋白酶和肽链外切酶较正常皮肤增多。

六、黑素代谢

(一)黑素细胞

黑素细胞起源于神经嵴(外胚叶)，位于表皮基底细胞之间，有多个树枝状突起伸展到角质细胞。HE 染色显示细胞质透明，称透明细胞。若用 DOPA 染色可与周围的角质细胞相区别。黑素细胞在表皮内的密度随人种不同而有差异，在人体的不同部位也不同。平均 1 mm^2 有1 500 个，颜面最多，腹部最少。另外，随年龄增加而减少。电镜下观察发现黑素细胞没有张力细丝，但有发达的高尔基体，有成熟过程中各个阶段的黑素小体存在。

(二)色素形成及代谢

黑素细胞分布于表皮基底层和毛囊。黑素细胞与邻近的角质细胞形成表皮黑素单位。色素代谢有以下过程。

1. 黑素细胞内黑素小体的形成

黑素细胞内以高尔基体为中心，从酪氨酸开始，发生有酪氨酸酶参与的一系列化学反应，最后形成黑素小体。黑素小体大小与线粒体一致，根据成熟程度分为Ⅰ～Ⅳ型。Ⅰ型呈球形，有膜状外廓小囊的细胞器，基本结构单位由酪氨酸酶和蛋白基质组成，无黑素；Ⅱ型为卵圆形，有许多膜状细丝的细胞器，开始有黑素沉积；Ⅲ型的黑素增多，聚集在内膜，使内部结构模糊；Ⅳ型黑素进一步沉积，充满整个细胞器，内部结构不能辨认。

2. 黑素小体向角质细胞的移行

角质细胞将含有黑素颗粒的黑素细胞树枝状突起的顶端吞噬，并将其移至角质细胞核周围，然后破坏树枝状突起，使黑素向角质细胞的细胞质扩散。黑素颗粒一般聚集在角质细胞核的上方，称为核帽。

3. 角质细胞内黑素小体的消失

被摄入角质细胞的黑素小体通常从基底细胞向棘细胞、颗粒细胞移行，最后到达角质层，随角质层细胞脱落而消失。部分在表皮被角质细胞的溶解酶消化而消失。另外，黑素颗粒从黑素细胞直接或被基底细胞吞入后向真皮内移行，被组织细胞吞噬后从淋巴管消失。病理情况下，真皮内有大量的色素颗粒，组织学上称为色素失禁。

4. 黑素生成的调节

黑素生成的调节包括黑素细胞本身、酪氨酸酶的活性、黑素小体向角质细胞移行 3 个方面。局限性白皮病、寻常性白斑皮损部位黑素细胞阙如，恶性遗传性白化病缺乏酪氨酸酶活性。黑素生成与激素有关，从垂体下部分泌的由 18～22 个氨基酸组成的黑素细胞刺激素(MSH)就是代表。ACTH 也有 MSH 样的作用。青蛙的黑素细胞的 MSH 受 cAMP 的影响，但人的黑素细胞 MSH 的调节机制还不清楚。此外，肾上腺皮质激素通过抑制垂体分泌 MSH 而影响黑素形成。性激素特别是雌激素可使皮肤色素增加。紫外线照射可使色素增加。照射后色素即刻增加主要是长波紫外线(UVA)(波长为 320～400 nm)使既存的色素浓缩化，而新的色素生成是在紫外线照射后 48～72 h，与 UVB（波长为 290～320 nm）有关。另外，一些微量元素、氨基酸和维生素也参与黑素代谢，如铜、锌、酪氨酸、赖氨酸、叶酸、烟酸、维生素 A、维生素 C 等。

第五节　皮肤的防护作用

皮肤除有防护、吸收、分泌、排泄、感觉和调节体温等生理功能外，还参与各种物质的代谢。目前，还发现皮肤是一个重要的免疫器官，除积极参与免疫反应外，还具有免疫监视的功能，使机体有一个稳定的内环境，能更好地适应外环境的各种变化。皮肤是人体最大的器官，它完整地覆盖于身体表面，一方面防止体内水分、电解质和营养物质的丧失；另一方面可阻抑外界有害的或不需要的物质侵入，可使机体免受机械性、物理性、化学性和生物性等因素的侵袭，达到有效的防护，保持机体内环境的稳定。

一、机械性损伤的防护

皮肤的屏障主要是角质层，它柔韧而致密，保持完整性，有效地防护机械性损伤。经常摩擦和受压的部位角质层增厚，增强对机械性刺激的耐受，如掌跖部、真皮部位的胶原纤维、弹力纤维和网状纤维交织如网，使皮肤具有一定的弹性和伸展性，抗拉能力增强，皮下脂肪具有软垫、缓冲作用，能抵抗冲击和挤压。皮肤的创伤通过再生而修复，保持皮肤的完整性，完成抗摩擦、受压、牵拉、冲撞、挤压等机械性损伤的作用。

二、物理性损害的防护

皮肤角质层含水量少，电阻较大，对低电压电流有一定的阻抗能力。潮湿的皮肤电阻下降，只有干燥皮肤电阻值的 1/3，易受电击伤。皮肤对光线有反射和吸收作用，角质层细胞有反射光线和吸收短波紫外线（波长为 180～280 nm）的作用；棘细胞和基底细胞可吸收长波紫外线（波长为 320～400 nm）。黑素细胞对紫外线的吸收作用最强，受紫外线照射后可产生更多的黑素，并传递给角质形成细胞，增强皮肤对紫外线照射的防护能力。所以，有色人种对日光照射的耐受性比白种人高。

三、化学性刺激的防护

皮肤的角质层是防止外来化学物质进入体内的第一道防线。角质层细胞有完整的脂质膜，胞浆富含角蛋白，细胞间有丰富的酸性胺聚糖，具有抗弱酸、弱碱的作用。但这种屏障能力是相对的，有些化学物质仍可通过皮肤进入体内，其弥散速度与化学物质的性质、浓度、在角质层的溶解度及角质层的厚度等因素有关，角质层的厚薄与对化学物质的屏障作用成正比。

正常皮肤表面有脂膜，pH 为 5.5～7.0，偏酸性，但不同部位的皮肤 pH 自 4.0～9.6，皮肤对酸和碱有一定的缓冲能力，可以防护一些弱酸或弱碱性物质对机体的伤害，皮肤长期浸泡浸渍、皮肤缺失引起的糜烂或溃疡、药物外用时间较长和用量较大，均能促使化学物质的吸收，甚至引起中毒。

四、微生物的防御作用

致密的角质层和角质形成细胞间通过桥粒结构互相镶嵌状排列，能机械地防护微生物的侵入。角质层的代谢脱落，同时也清除一些微生物的寄居，皮肤表面干燥和弱酸性环境对微生物生长繁殖不利，正常皮肤表面寄居的细菌，如马拉色菌可产生脂酶、进一步将皮脂中的三酰甘油分解成游离脂肪酸，对葡萄球菌、链球菌和白念珠菌等有一定的抑制作用。青春期后，皮脂腺分泌某些不饱和脂肪酸，如十一烯酸增多，可抑制真菌的繁殖，所以，白癣到青春期后会自愈。真皮成分组成分子筛结构能将进入的细菌限于局部，有利于白细胞的吞噬消灭。

五、防止体液过度丢失

致密的角质层、皮肤的多层结构和表面的脂质膜可防止体液过度蒸发。角质联深层含水量多、浅层含水分少，一些液体可通过浓度梯度的弥散而丢失。成人 24 h 内通过皮肤丢失的水分为 240～480 mL。不显性出汗，如角质层全部丧失、水分经皮肤外渗丢失将增加 10 倍或更多。

第六节　皮肤的知觉

一、瘙 痒

瘙痒是皮肤的一种特殊感觉，在皮肤表面呈点状分布，称之为痒点，跟痛点分布一致。痒觉传导是通过 C 纤维将信息传递至感觉中枢，一般认为瘙痒和疼痛由同一神经传导，或痛的阈下刺激产生瘙痒。痒的感觉纤维位于表皮和真皮浅层。很多体内外因素均可引起瘙痒，如机械性刺激、电刺激、化学物质如酸或碱、生物性刺激如植物的细刺、动物的纤毛及毒刺、炎症介质如组胺、蛋白酶、激肽以及机体代谢异常如糖尿病、黄疸等，并且多种物质有相加相乘作用。痒是从痒的部位向周围轴索反射扩展，局部温度升高，血管扩张，瘙痒加剧；冷却则瘙痒缓解。瘙痒可反射性引起搔抓，搔抓又可致瘙痒，称瘙痒-搔抓循环。

二、触觉和压觉

在皮肤有特殊感受器感知触觉和压觉。在无毛皮肤处的 Meissner 小体、位于表皮突基底的 Merkel 细胞，在有毛皮肤处的 Pinkus 小体感知触觉、皮肤黏膜小体（即 Krause 小体）和 Pasdnian小体是压力感受器，但也可感知轻微触觉。

三、运动感觉

变形、震动等运动感觉由 Pacini 小体感知。

四、温觉和冷觉

皮肤对温度变化很敏感，温觉和冷觉在皮肤和黏膜呈点状分布，分别称温点和冷点，通常冷点比温点多。人对冷、热觉有适应过程，手置于 23 ℃环境中久后不再感冷，置于 40 ℃环境中过一会儿就没有温暖感觉，如超过这些限度则不能完全适应。现已证实，Krause 小体感知冷觉，Ruffini 小体感知温觉。

五、痛觉

痛觉分为刺痛、灼热痛、牵涉痛三种。刺痛是刺激后马上感觉到的疼痛，取消刺激，疼痛立即消失，又称快痛，例如针刺。灼热痛是刺激后一段时间才感觉到疼痛，刺激取消后数秒痛感仍然存在，又称慢痛，如烫灼。内脏和身体深部的疼痛称牵涉痛。

第七节 炎症的生理生化

炎症一般指机体对伤害性因子侵袭所发生的反应，可分为急性渗出性炎症、慢性增生性炎症和肉芽肿性炎症。三者在组织病理上有很大区别。发生的部位不同，炎症的表现也不同。如同样是渗出性炎症，在表皮表现为湿疹，在真皮表现为多形性红斑。

一、与炎症有关的化学介质

涉及最多的是急性渗出性炎症（又称原始型），有四个主要特征：发红、发热、肿胀、疼痛。比较熟悉的炎症介质有组胺、缓激肽等。近年瞩目的有前列腺素（PG）、白三烯（LT）为中心的花生四烯酸的代谢产物。花生四烯酸的代谢途径称为花生四烯酸瀑布，其代谢产物均有很强的生物活性。

（一）发红、发热

炎症局部的发红、发热是由于该处细动脉扩张所致。以前认为组胺有扩张血管的作用，现在发现其程度较弱，且为一过性，因此不认为是炎症持续性发红、发热的原因。目前认为花生四烯酸的环氧化酶作用产物 PGI_2、PGE_2、PGD_2 是持续发红、发热的主要介质，也能致热。

（二）疼痛

疼痛是缓激肽作用于末梢神经所致。最近认为并非缓激肽直接作用于神经，而是花生四烯酸的代谢产物尤其是 PG（E_2、D_2）介入所致。所以抑制 PG 产生的吲哚美辛等非固醇类抗炎药物有镇痛作用。抗缓激肽的药物尚未问世。

（三）肿胀

肿胀的实质是炎症局部的水肿。细静脉内皮细胞收缩引起细胞间隙形成，血浆蛋白向血管外渗出，聚集于组织间隙而引起肿胀。由于内皮细胞收缩，血浆成分可以自由通过基底膜，已知与此相关的有组胺、缓激肽，最近发现花生四烯酸代谢产物中的 LTC_4、LTD_4、LTE_4 有强烈的血浆漏出作用，其中 LTD_4 最强，其次为 LTC_4 和 LTE_4。另外，属环氧化酶系的有 PGE_2，其自身的血浆漏出作用弱，但和缓激肽一起作用时可促进或加强后者的作用，即花生四烯酸代谢产物 LT 和 PG 自身或协同有强烈的致水肿作用。

（四）白细胞的趋化作用

急性炎症的另一特征是白细胞浸润。促进白细胞趋化的物质有补体活化产物 C_{5a}。最近发现脂氧化酶系的物质有强烈的白细胞趋化作用，其中 LTB4 最强，其次为 5-HETE、12-HETE，而 15-HETE 作用最弱。这些介质作用使聚集的白细胞释放溶酶体酶或活性化酶，成为引起炎症组织损害的原因。已知的趋化性介质还有嗜酸性粒细胞趋化因子、中性粒细胞趋化因子、血小板激活因子、C_{5b}、C_6、C_7 等。另外，补体活化产生的 C_{3a}、C_{5a}，可使肥大细胞脱颗粒，总称变态反应。C_{3a}、C_{5a}也是引起组胺游离和局部肿胀的原因。

二、化学介质与抗炎剂的关系

以上可知炎症的各种症状都与花生四烯酸的代谢产物有关。因此，抑制花生四烯酸代谢的药物都有消炎作用，包括激素类和非激素类。一般的消炎剂大部分都是通过抑制花生四烯酸代谢而起作用。例如，花生四烯酸作用于细胞膜使磷脂酶 A_2(PLA_2)释放，激素有抑制蛋白合成的作用，可将花生四烯酸代谢的总闸关闭，从而有广谱消炎作用，但激素要介入蛋白合成体系需要一段时间，因此激素一般要在数小时以后才能显效。阿司匹林、吲哚美辛为代表的非激素类抗炎药是通过抑制环氧化酶使 PG 产生停止，从而达到消炎作用。因此与同为花生四烯酸脂氧化酶有关的银屑病，用阿司匹林、吲哚美辛无效，反而可使病情恶化。脂氧化酶抑制剂布洛芬对银屑病有效，但副作用大，临床应用少。

第八节　皮肤的常驻微生物和防御感染机制

一、皮肤的常驻微生物

皮肤的常驻微生物包括细菌、真菌、病毒和原生动物。细菌如金黄色葡萄球菌在鼻腔、腋窝、会阴部为常住菌，嗜脂性类白喉杆菌在腋窝普遍存在，非嗜脂性类白喉杆菌在光滑皮肤多见，糠秕孢子菌在成人头面、胸背多见，皮肤丝状菌被认为是人足趾间隙的常住菌，毛囊虫在人面部的毛囊和皮脂腺常住，疱疹病毒也可长期存在于人体某些部位。这些微生物在皮肤表面处于动态平衡，当数量过度增多，或人体内外环境改变破坏平衡即可引起发病，出现相应的临床表现。

二、防御感染机制

人体皮肤对病原体有几种防御感染机制，包括以下几点。

(1)角质层含水量少，不利于病原体大量繁殖。

(2)缺乏微生物发育所需要的有机物和盐分。

(3)皮肤表面偏酸性，不利于微生物的生长。

(4)角质层有抑制微生物生长的物质，例如乳酸对皮肤丝状菌、脂肪酸对金黄色葡萄球菌和白色念珠菌有抑制作用。

(5)表皮随时在进行更替、剥离，使附着在角质层的微生物随角质细胞脱落而物理性排除。

(6)由体液来的溶酶体酶可以杀菌，分泌性 IgA 有抗黏附作用，可以阻止微生物黏附而达到防止细菌侵入的目的。

(7)表皮的常住菌对外界侵入的一过性病原菌有防御功能，即同一部位，异种的微生物要共存，除了竞争性摄取营养外，常住微生物本身会释放一些生物活性物质，包括一些抗生物质，如溶菌酶、细菌毒素，可溶解、杀灭某些致病菌和过路菌，而对皮肤常驻菌不起作用。

第九节　皮肤的老化

皮肤随着年龄的增加，出现各种形态和功能变化。这种变化大致可分为由遗传决定的生理性老化和各种环境因素促进的病理性老化。

一、生理性老化

表现为皱纹、色素斑、松弛以及不明原因的皮肤粗糙。其病理改变为表皮显著变薄，角质层保持水分的能力下降，真皮胶原纤维、弹力纤维变性、基质成分的黏多糖减少。生理性老化又称老征。皮肤除以上变化外，还有白发、秃头、耳毛和鼻毛增长等。

二、病理性老化

促进病理性老化最主要的因素是日光，特别是紫外线。上述生理性老化在日晒部位也特别突出。各种日光性病变也主要发生在日照部位。真皮结缔组织的异常可形成项部皮肤苔藓化；表皮的异常可形成老年色素斑、老年白斑及各种肿瘤发生。良性肿瘤如老年疣(脂溢性角化症)，癌前病变如老年角化病(日光角化病)、Bowen 病、恶性痣，恶性肿瘤如棘细胞癌、基底细胞癌、恶性黑素瘤发病率增高。

第九章　皮瓣移植的应用

第一节　皮瓣移植的免疫学基础

皮肤是机体的最大器官，许多皮肤病的发生和发展都有免疫学过程参与，了解皮肤病的免疫学基础，有助于理解此类皮肤病的发病机制。

一、与皮肤病有关的抗原

抗原种类很多。仅存在于皮肤的抗原，也至少可以分为三大类：非自身抗原，包括病毒、细菌、真菌、寄生虫等抗原。变质的自身抗原，是皮肤损伤或自身抗原与非自身抗原相互作用的产物。皮肤的自身抗原可广泛存在于表皮、真皮及基底膜中，主要有 8 种。

1. 角层抗原

角层抗原其中又分为可以水溶性基质提取的及化学方法提取的两类。

2. 棘层抗原

棘层抗原不仅存在于细胞间，也可存在于细胞膜上。如天疱疮抗原、血型抗原、组织相容性抗原等。

3. 细胞质抗原

这类抗原可存在于整个表皮，亦可存在于表皮上层。不同层内可发现不同的细胞质抗原。提示抗原可能是在表皮细胞向上移动过程中随着细胞的分化和成熟而产生的。正常情况下，表皮抗原不进入体内，不能与免疫系统接触。由于外伤或其他病理因素可使表皮抗原进入真皮，因而抗细胞质抗原抗体是普遍存在的。

4. 核抗原

核抗原包括 DNA、dsDNA、ssDNA、RNA、核蛋白、组蛋白等。

5. Langerhan's 细胞膜抗原

表皮 Langerhan's 细胞不同于角朊细胞和色素细胞，表面有树枝状突起，细胞膜有 HLA-D抗原，还有 Fe 段和补体 C_3 受体。

6. 人类基底细胞

人类基底细胞可能具有某些分化早期所特有的抗原。基底细胞不含血型抗原，不与天然自身抗体或 HLA 抗体结合。

7. 基底膜抗原

基底膜抗原目前所知较少，主要成分是胶原和非胶原糖蛋白。以蛋白分解酶处理，或以 X 线或紫外线照射，可增强基底膜的抗原性，从而引起抗体的生成。

8. 真皮中的抗原

真皮中的抗原主要是Ⅰ、Ⅱ、Ⅲ型胶原及其前物，以Ⅰ、Ⅲ型为主。

二、抗体与皮肤病

抗体即免疫球蛋白，不同之处只是抗体是特异地针对某种抗原的免疫球蛋白的名称。人类的免疫球蛋白可分为五类：IgG、IgA、IgM、IgD 和 IgE。

免疫球蛋白最重要的生物学特性是作为抗体与特异的抗原结合。抗体与抗原结合的机制是它们之间的弱化学反应，包括疏水反应、氢键、静电力和凡德华力。结合的结果使抗体分子发生变构，从而产生某些生物学特性。部分抗体与抗原的结合可以激活补体。一些抗体，如 IgG、IgE，可与各型细胞的细胞膜相互作用。例如 IgG 可与单核细胞结合，IgE 能与嗜碱性粒细胞及肥大细胞结合。这种结合是由于细胞膜上存在 Fc 受体。结合的信号可以传入细胞内而激活细胞的分泌、吞噬等功能。其他如巨噬细胞、中性粒细胞、血小板、淋巴细胞等都能与某些免疫球蛋白结合。

由于 Fc 段的作用，一些免疫球蛋白还具有通过生物膜的功能。如 IgG 可以通过胎盘，IgA 二聚体在消化道、呼吸道和生殖道可以达到相当多的数量。IgG_1、IgG_2 可与囊性纤维化患者所形成的囊性纤维因子发生不属于抗原—抗体反应的结合。另外，类风湿患者的类风湿因子是对患者自身免疫球蛋白产生的抗体，已知有 IgG、IgA 和 IgM 型。

一些皮肤病，例如脓皮病、慢性皮肤黏膜念珠菌病、湿疹样皮炎、疣、紫癜等，可能与先天性或后天性抗体生成性缺陷有关。在特定条件下，机体的淋巴细胞系统不能识别自身抗原，或是自身抗原发生了变异，由此生成自身抗体而发生自身免疫病。系统性红斑狼疮患者的多种针对核物质的自身抗体，于诊断及研究都有重要意义。特定情况下，抗体与相应抗原结合的免疫复合物沉积于血管壁或组织内，可激活补体或其他生物因子造成组织损伤，发生免疫复合物病。免疫复合物病在临床上可表现为局部的或全身的，在病程上可为急性或慢性，也有表现为过敏性休克，如大量青霉素治疗梅毒后发生的反应，即为这类机制。

三、补体系统的作用

补体系统是存在于正常血清中的多种因子，一般有 8 种。补体系统激活后能发挥多种生物学作用，包括细胞溶解及杀菌作用。促炎作用、促进吞噬作用、中和及溶解病毒作用、促进血液凝固与纤维蛋白溶解等。另外，还可能参与免疫应答及自身稳定，也可引起免疫损伤。补体缺乏可发生 SLE 样症状，皮肤感染。色素性干皮症亦可见有补体缺乏。补体活化引起疾病的机制主要与Ⅱ型(药疹、SLE 中出现的粒细胞减少症、血小板减少性紫癜、大疱性类天疱疮等)，或Ⅲ型变态反应有关。

四、细胞免疫

细胞免疫主要是指 T 细胞介导免疫，简称细胞免疫。活体内发生的机制尚未完全明了。目前已知涉及细胞免疫的一些效应因子包括转移因子、促分裂因子、巨噬细胞趋化因子、巨噬细胞移动抑制因子、巨噬细胞激活因子、淋巴毒素、致炎因子和干扰素。

T 淋巴细胞及其产物的先天性缺陷可以引起多种疾病，一些疾病可以有皮肤表现。如 DiGeorge 综合征(先天性无胸腺症)主要表现为反复发作的念珠菌及其他真菌感染，严重的病毒感染。许多皮肤病伴有细胞免疫功能低下。有文献报告，异位性皮炎、红斑狼疮、恶性黑色瘤、疣、瘤型麻风患者的血液中 T 淋巴细胞数减少。瘤型麻风患者细胞免疫反应显著低下，如接受麻风菌素试验阳性供体的白细胞或转移因子，其麻风菌素试验可以阳转。接受 DDS 治疗后，瘤型麻风患者植物血凝素类多克隆刺激剂(PHA)淋巴细胞有丝分裂反应可恢复正常。结核型麻风的细胞免疫虽亦有变化，但并不严重。已证明异位性皮炎患者细胞免疫反应低下。轻度湿疹的淋巴细胞转化反应增强，而严重湿疹则转化反应低下。AIDS是直接以免疫缺陷命名。

有细胞免疫参与的皮肤病的发病机制可能有以下几个方面：迟发性变态反应，如一些变态反应性接触性皮炎；光变态反应性药物反应；自身免疫病；分化差或中度分化的淋巴样细胞增生为特征的淋巴增生性疾病。近年来的研究发现，银屑病患者皮损中T淋巴细胞的亚群，CD4与CD8的比例失常，患者以环孢素治疗有效，因而推测银肩病也是一种由细胞免疫介导的疾病。

五、免疫荧光法在皮瓣移植中的应用

皮肤科应用的免疫荧光法分直接法和间接法两种。前者是直接以荧光标记的抗体作为试剂检测标本中的抗原。后者则是在未标记的抗体与标本中的抗原结合后，再以标记的抗人球蛋白抗体(亦可称第二抗体)与之结合，从而间接地检测出抗原。一般直接法应用于皮肤活检标本，间接法应用于血清标本。

免疫荧光法有特异性结果的，可以作为诊断依据之一。例如，天疱疮患者正常皮肤处的活检标本，发现IgG在表皮细胞间的沉积，具有诊断意义。对另一些疾病，虽然免疫荧光法检查不能作为诊断标准，但是对发病机制的探讨有参考价值。

例如，结节性多动脉炎患者的血管壁有IgG、IgM和补体沉积，提示发病机制中免疫学机制的参与。

六、组织相容性抗原

组织相容性抗原又称人类白细胞抗原，简称HLA。研究证明，这是一组复杂的抗原，不仅存在于白细胞，而且存在于人类所有有核细胞胞膜上。因其决定移植行为，同种移植排斥和移植物一宿主反应而得名。

HLA为同种抗原，同一个体的HLA相同。不同个体，即使同种，其有核细胞胞膜上的HLA可以不相同。决定HLA抗原的等位基因有许多类型，目前已经了解的有70多种。已知某些皮肤病患者中，某些基因频率出现较高。例如，Reiter综合征-B27，疱疹样皮炎-DS，DW3，寻常性天疱疮-A10，Ct7，银屑病-B13、B17，BW16、BW37，CW6，系统性红斑狼疮B7，BW15，B8，白塞病-B5，BW35，斑秃-B12等。但是这种关系的本质尚不明了，HLA与皮肤病的关系仍停留在实验研究阶段。

七、变态反应

变态反应，有人亦称作超敏反应，是同一抗原再次刺激免疫系统后机体发生的反应，结果造成组织损伤或功能紊乱。

传统分型法将变态反应分成四型，较新的分类按五型分类。

1. Ⅰ型变态反应

Ⅰ型变态反应又称为变态反应，是临床上常见的变态反应。该型特点是发生迅速，个体差异明显。IgE介导而无补体参与，因此不引起组织细胞的损伤。皮肤科常见的某些荨麻疹，血管性水肿，异位性皮炎等病症属于该型。Ⅰ型变态反应由IgE介导，IgE主要由浆细胞产生，作用的靶细胞是肥大细胞，也有嗜碱细胞参与。释放介质分为原发性（如组胺、嗜酸细胞趋化因子、中性粒细胞趋化因子、慢反应物质，以及血小板活化因子等）和继发性（如缓激肽、前列腺素等）两类。

2. Ⅱ型变态反应

Ⅱ型变态反应又称细胞溶解型或细胞毒型变态反应。IgG 或 IgM 介导，有补体参与，引起靶细胞溶解或损伤。临床属于该型变态反应最常见的例子是输血因血型不合而引起的溶血反应。

3. Ⅲ型变态反应

Ⅲ型变态反应又称免疫复合物型变态反应。该型变态反应引起的疾病一般称为免疫复合物病。这是由于多种抗原与循环抗体相结合，中等大小的免疫复合物往往随血流沉积于毛细血管基底膜处，激活补体引起小血管及其周围炎症反应。

4. Ⅳ型变态反应

Ⅳ型变态反应又称迟发型变态反应。该型变态反应是由致敏 T 细胞与相应抗原结合而引发，病理特征为单核细胞浸润和细胞性坏死，一般变态反应的发生需 48 ～72 h，无抗体和补体参与。这是唯一由细胞免疫引起的变态反应。临床上可见于传染性疾病，如结核、麻风、布氏杆菌病、许多病毒、真菌感染所引起的细胞免疫等。还可见于某些接触性皮炎以及移植排斥反应。

5. Ⅴ型变态反应

Ⅴ型变态反应亦称刺激型变态反应。抗体直接刺激组织细胞引起后者代谢功能亢进，分泌增加。本型反应无须补体参加，亦不引起细胞损伤。

变态反应的防治原则首先是应尽量找出变应原，避免再次接触。另外，采取有效措施切断或干扰反应过程中的某些环节，防止变态反应的发生。

八、其他

免疫学的发展在近十年中已集中于免疫调节的研究，其中非特异辅助因子受到重视。非特异辅助涉及免疫应答中细胞间的作用。免疫反应中细胞间作用的因子统称为细胞因子。

白细胞介素是对一些已知的或新发现的与免疫反应中白细胞相互作用有关因子的命名，简称为 IL。目前已经定名的共有 8 种，IL-1～IL-8。其中 IL-1 是巨噬细胞产生的免疫因子，旧称淋巴细胞活化因子。

IL-2 旧称 T 细胞生长因子，该因子可维持活化的 T 细胞的长期体外繁殖，对研究 T 细胞亚群的功能，T 细胞抗原受体及特异性淋巴因子的性能有重要意义。许多已经证实的细胞因子在免疫反应中可能起某些调节作用。

但众多的细胞因子（cytokine）在发病机制中所处的地位则仍在研究之中。乐观的前景是借助细胞因子对免疫应答所引起的特殊调节作用，可望发明新型药物，为许多难治之症，如肿瘤、银屑病等，开辟新的治疗途径。

第二节 皮瓣转移的一般原则

一、适应证

在创伤外科、骨科、整形外科、颌面外科及外科其他领域中，皮瓣、肌皮瓣转移术有广泛的手术适应证，可用于以下情况。

(1)因创伤、烧伤、火器伤及肿瘤切除后所致的软组织缺损，无法用传统方法修复者。

(2)严重瘢痕挛缩畸形、切除瘢痕、矫正畸形后有深部组织裸露者。

(3)需在瘢痕或窦道区内进行骨、关节、肌腱手术者。

(4)慢性溃疡、化脓性骨髓炎、压迫性压疮，经彻底病灶清除，需一期消灭无效腔，闭合创面者。

(5)因创伤或肿瘤切除后造成的皮肤肌肉缺损，需同时修复创面和重建肌肉功能者。

(6)需重建某些特殊部位如手指指端及足负重区的感觉功能者。

(7)进行器官再造，如再造舌、腭、拇指、乳房、阴茎等。

二、皮瓣选择

由于一个部位创面可用多种皮瓣或肌皮瓣转移来修复，具体选择何种皮瓣尚需根据受区与供区情况，权衡利弊加以比较。

(一)受区情况

1.根据受区部位选择邻近皮瓣

邻近皮瓣、肤色、质地、厚度近似，转移方便，应优先选用。如骶部压疮一般选用臀大肌肌皮瓣，大粗隆部压疮选用阔筋膜张肌肌皮瓣，坐骨结节部压疮选用股薄肌肌皮瓣、股二头肌长头肌皮瓣。

2.根据创面性质选择皮瓣

依受区组织缺损的深度来决定移植组织的厚薄。对于无骨或肌肉缺损的浅创面，一般选用轴型皮瓣或肌肉较薄的肌皮瓣，而有骨及肌肉缺损的深创面，则应选用肌皮瓣，以便在修复皮肤缺损的同时充填缺损，消灭无效腔。如单纯足跟软组织缺损一般选用足底内侧皮瓣或足外侧皮瓣，如同时伴有跟骨缺损时以选用外展肌肌皮瓣或屈趾短肌肌皮瓣较好。

3.根据功能要求选择皮瓣

如需同时重建缺损部肌肉功能时，应选用带有运动神经的肌皮瓣；需重建缺损部感觉功能时，应选用包含感觉神经的皮瓣或肌皮瓣。

4.根据受区范围选择皮瓣

应把受区创面的大小与供区皮瓣可能提供的范围加以比较，然后进行选择，一般认为供区皮瓣要稍大于受区创面。

(二)供区条件

理想的供区应具备的主要条件如下。

(1)皮瓣和肌皮瓣切取后，应对供区部位的功能和形态无明显影响。

(2)尽可能选择位置隐蔽、对外观影响较小的皮瓣或肌皮瓣。

(3)应选择血管恒定、变异较小、易于切取的皮瓣或肌皮瓣。

(三)受区准备

轴型皮瓣或肌皮瓣作为良好的自体覆盖材料，只有在受区条件好的情况下才能获得较为理想的治疗效果。遇下述情况，尚需进行特殊处理。

(1)对于慢性感染创面必须进行病灶清除，包括彻底切除感染创面、窦道、死骨、炎性肉芽组织及血远差的瘢痕组织，然后用 1∶1 000 苯扎氯铵或氯己定溶液浸泡 5 min，使受区变成一个基部健康、相对无菌的创面。

(2)受区局部有急性炎症者，应先切开引流，待急性炎症消退后再行皮瓣转移手术。

(3)骨不连患者手术时要彻底清除骨折端的瘢痕组织，咬除硬化骨质，打通髓腔，同时行植骨术，使骨折部位获得丰富的血液供应。

三、皮瓣设计

皮瓣设计是否合理和正确是手术成败的关键，术前设计应考虑周密。

1.皮瓣设计中的"点""线""面""弧"

(1)"点"指皮瓣旋转的轴点，为供养皮瓣血供的血管蒂的体表位置，皮瓣切取后围绕轴点旋转来修复受区缺损。某些皮瓣的营养血管，可分别在皮瓣远近两端形成轴点。以近侧轴点为轴心，皮瓣可向近侧旋转；以远侧轴点为轴心，皮瓣可向远侧旋转，如前臂皮瓣、小腿外侧皮瓣、小腿内侧皮瓣等。

(2)"线"指皮瓣设计的轴心线。如轴型皮瓣轴心血管行走的体表投影线或肌皮瓣肌肉部分的纵轴线。

(3)"面"指轴心血管供养皮肤的范围，即皮瓣切取的最大面积。皮瓣设计仅限于这一范围内，超过此范围可招致皮瓣部分坏死。

(4)"弧"指皮瓣的旋转弧。皮瓣围绕轴点旋转时，皮瓣远端所能到达的位置，将其连成弧形称皮瓣的旋转弧。皮瓣的旋转弧实为转移皮瓣的覆盖范围，在这一范围内任何皮肤缺损或创面均可用该皮瓣进行修复。

2.皮瓣设计方法

(1)先标明皮瓣主要营养血管蒂的体表位置，即皮瓣的旋转轴点。

(2)从轴点沿血管走向或肌肉纵轴画出轴心线。

(3)在轴心线上标明皮瓣的旋转半径，即从旋转轴点至皮瓣最远端的距离应稍大于至皮肤缺损或创面最远端的距离。

(4)根据受区创面大小及形状，在轴心线两侧设计皮瓣。

四、皮瓣切取

保护皮瓣的营养血管不受损伤是切取皮瓣的关键。由于轴型皮瓣的血供直接来自深层动脉干，切取时应注意勿损伤进入皮瓣的细小血管支，肌皮瓣的皮肤血供来自深面肌肉发出的肌皮血管穿支，术中应将切断之肌肉边缘与皮肤边缘作暂时性固定，以免皮肤与肌肉分离而影响皮瓣血供。切取皮瓣一般有以下两种方法。

1.顺行切取

按解剖部位先将皮瓣蒂部主要的营养血管显露出来，然后沿血管走行，由近向远切取皮瓣。

2. 逆行切取

按设计要求从皮瓣远端开始，由远端向近端进行解剖，直至血管蒂部。在充分保护血管蒂免受损伤的情况下，继续向近端分离直至将皮瓣完全游离。

五、皮瓣转移

带血管蒂的皮瓣、肌皮瓣转移修复皮肤缺损创面，其转移方式常用者有以下几种。

1. 皮瓣移位

皮瓣移位主要用于修复紧靠皮瓣的创面，此为最简便的转移方式。由于皮瓣与创面之间无正常组织间隔，转移方便。

2. 皮瓣推进

皮瓣推进主要用于修复皮瓣远侧或近侧部位的软组织缺损，通常采用 V-Y 推进方式闭合创面，皮瓣推进时可采用屈曲关节方法来避免蒂受到牵拉。

3. 皮瓣旋转

皮瓣旋转为最常用的转移方式，主要用于较远距离或相反部位皮肤缺损和创面的修复。皮瓣蒂部最大的旋转角度可达 180°。皮瓣通过皮下隧道时，应注意隧道宽度。蒂部不能呈锐角扭转或卷曲，亦不能受压或过分牵拉，以免造成血管蒂血运受阻而影响皮瓣的成活。

4. 交叉移植

对有些部位既无法用邻近皮瓣修复、又无理想的血管可利用进行游离皮瓣移植时，可选用健肢皮瓣交叉修复。

第三节　皮瓣移植的并发症与适应证

一、并发症

(一)血运障碍

血运障碍是皮瓣最常见的并发症。血运障碍的基本原因分为动脉供血不足和静脉回流不畅。动脉供血不足少见，表现为皮瓣或皮管肤色苍白，皮温低，最后皮肤变黑，发生干性坏死。静脉回流不畅多见，轻者表现为肤色淡紫微红，重者还出现水疱，严重者色紫黑，肿胀明显，愈向远端愈严重，终致湿性坏死。血运障碍的处理：如皮瓣远端呈苍白或青紫色，或创缘和皮瓣下创面不出血，指压反应迟缓，可用温热生理盐水湿敷，将皮瓣向蒂部做按摩动作。若未能奏效，应考虑将皮瓣缝回原处，延期转移。皮瓣移植后一旦发生血运障碍，目前尚缺乏积极有效的治疗方法。

(二)感染

一般说来，在皮瓣或皮管移植过程中较少发生严重感染，术后如发生感染，应及早将创口敞开引流，以防扩散，并逐日更换敷料和换药。

（三）皮瓣（管）的撕脱

在皮瓣（管）转移过程中应妥善固定和制动，防止肢体或头颈活动造成皮瓣（管）撕脱。一旦发现撕脱应立即手术止血缝合，并加固制动。

（四）关节僵化

发生在较长时间的肢体制动之后。治疗则需坚持积极的功能活动练习，辅以理疗，以促其功能恢复。

二、皮瓣（管）的适应证

皮瓣除可用于修复皮肤缺损外，还具有柔软耐磨、不收缩和保护深层组织的作用。其适应证有以下几种。

（一）器官再造

某个器官的缺损或畸形，如鼻、耳、阴茎的再造均以皮瓣移植为基础。

（二）洞穿性缺损的修复

衬里和覆盖需用皮瓣。

（三）保护深层的重要组织

患者有肌腱、大血管、神经干、骨、关节外露者需用皮瓣覆盖。

（四）改善局部的血供和营养

缺损和畸形处为血运很差的瘢痕，先用皮瓣改善局部血供，过3～6个月后再行二期手术。

（五）移植有毛发的组织

如有眉毛缺失的修复，用皮瓣转移较皮片移植疗效可靠。

第十章　烧伤整形外科概述

近半个世纪以来，工业取得迅猛发展，特别是冶炼工业和化学工业，以及一些化工产品，如塑料、人造纤维、涂料等被广泛应用。它们易燃且常导致大的火灾，以致烧伤、尤其是大面积烧伤患者日益增多。

烧伤已成为平时常见的损伤，其发生率高，死亡率也高。据统计，烧伤已成为平时主要死亡原因之一。我国治疗大面积Ⅲ度烧伤的方法已被国际烧伤学术界称为“中国式的治疗法”，在我国治愈了许多Ⅲ度烧伤面积超过 80%的患者。

第一节　现代烧伤的特点

烧伤系指热力(如火焰、热液、蒸气等)所引起的组织损伤，临床上由于电流、化学或放射物质所致组织损伤与热力引起的病理变化和临床过程相近，故将它们也归于烧伤一类。但在诊断上应加以区分，如电烧伤、化学烧伤、放射烧伤等。如此就增加了烧伤的现代含义与特点。

1. 发生率高

这与工业的迅速发展和交通事故增多有关。如汽车、飞机失事罹难的乘客常因烧伤致亡。一般来说，越发达的国家，烧伤发生率越高。

2. 成批伤员

战时和自然灾害，如森林大火，自不待言；平时一次较大的工矿、交通事故，伤员常常是数十名甚至上百名。成批烧伤的救治，由于人力、物力的一时不济，特别是早期，给休克、复苏、抗感染及转运等，均带来了许多困难，使治疗护理的难度加大。

3. 伤情重而复杂，复合伤多

由于交通及工厂设备条件多属密闭环境，事故发生后吸入性损伤增多。此外，还易合并各类外伤，常见为颅脑外伤和四肢骨折。电力在城市的广泛应用，电烧伤日趋多见，其主要特点是体表烧伤面积一般不大而深度烧伤范围广。

4. 烧伤后并发症

烧伤后主要并发有休克、败血症和内脏并发症。烧伤越严重，并发症发生率越高。近年来多脏器功能衰竭(MOF)已成为烧伤后并发症的突出问题。

5. 致残率高，病死率高

有 1/4～1/3 的住院烧伤患者可能致残。尽管近年来烧伤的治愈率不断提高，但由于工矿、交通事故的增多，严重大面积烧伤患者病死率在增多，需手术整形和修复的患者也较多。

第二节 烧伤面积的计算和深度的估计

一、烧伤面积的计算

常用的烧伤面积估计方法有两种，即九分法与手掌法。

(一)中国新九分法

中国新九分法是目前我国应用最多的一种方法。按解剖部位将人体以“九”为单位估计烧伤面积，即头颈一个“九”，双上肢两个“九”，躯干三个“九”，双下肢(包括臀部)五个九再加一。为便于记忆，按自上而下，由远而近的顺序，将发部、面、颈；双手、双前臂、双上臂；躯干；臀部；双足、双小腿、双大腿的面积编成顺口溜：“三三三，五六七，躯干前后二十七，两个臀部一个五，七加十三二十一”。儿童则因头部面积相对较大，双下肢相对较小，随年龄而变，以12岁作为年龄分界线，在计算面积时，相应加减年龄因素。

(二)手掌法

不论年龄大小或性别差异，伤员五指并拢，单掌面积约为其体表面积的1%。这种计算方法，对于计算小面积烧伤很方便。如果伤员手的大小与检查者相似，可直接用检查者的手来估计。

(三)注意事项

估计面积时的注意事项如下。

(1)计算烧伤总面积时，Ⅰ度烧伤面积不计算在内，总面积后要分别标明浅Ⅱ度、深Ⅱ度及Ⅲ度烧伤各自的面积，以便治疗时参考。

(2)不论哪种方法，均系估计，但求近似，并以整数记录。

(3)大面积烧伤，为计算方便，可估计健康皮肤的面积，然后从百分之百中减去健康皮肤面积即为烧伤面积。

(4)吸入性损伤不计算面积，但在诊断中必须标明其严重程度(轻、中、重度)。

二、烧伤深度的估计

(一)四度五分法的组织学划分

1. Ⅰ度烧伤

病变最轻，一般为表皮角质层、透明层、颗粒层的损伤。有时虽可伤及棘层，但生发层健在，故再生能力活跃。常于短期内(3～5 d)脱屑痊愈，不遗留瘢痕。有时有色素沉着，但绝大多数可于短期内恢复至正常肤色。

2. Ⅱ度烧伤

(1)浅Ⅱ度烧伤：包括整个表皮层，直到生发层，或真皮乳突层的损伤。上皮的再生有赖于残存的生发层及皮肤的附件，如汗腺管及毛囊等的上皮增生。若无继发感染，一般经过一两周可愈合，亦不遗留瘢痕。有时有较长时间的色素改变(过多或减少)。

(2)深Ⅱ度烧伤：包括乳头层以下的真皮损伤，但仍残留有部分真皮。由于人体各部分真皮的厚度不一，烧伤的深浅不一，故深Ⅱ度烧伤的临床变异较多。浅的接近浅Ⅱ度，深的则临界Ⅲ度。但由于有真皮残存，仍可再生上皮，不必植皮，创面可自行愈合。这是因为在真皮的下半部的网状层内，除仍存有毛囊、汗腺管外，尚分布着为数较多的汗腺，有时还有皮脂腺。它们的上皮增生，就成为修复创面的上皮小岛。也因为如此，创面在未被增生的上皮小岛被覆以前，已形成一定量的肉芽组织，故愈合后多遗留有瘢痕，发生瘢痕组织增生的机会也较多。如无感染，愈合时间一般需 3～4 周。如发生感染，不仅愈合时间延长，严重时可将皮肤附件或上皮小岛破坏，创面须植皮方能愈合。

3. Ⅲ度烧伤

Ⅲ度烧伤系全层皮肤的损伤，表皮、真皮及其附件全部被毁。皮肤坏死、脱水后可形成焦痂，创面无水疱，蜡白或焦黄，触之如皮革，甚至已炭化，痛觉消失，皮温低，皮层凝固性坏死形成焦痂，痂下可见树枝状栓塞的血管网。因皮肤及其附件已全部烧毁，除局限的小面积Ⅲ度烧伤能靠周围健康皮肤的上皮爬行而自行愈合外，Ⅲ度烧伤一般均需植皮或皮瓣手术修复。

4. Ⅳ度烧伤

深及肌肉甚至骨骼、内脏器官等。早期，深的Ⅳ度损伤往往被烧损而未脱落的皮肤遮盖，临床上不易鉴别。局部外观表现往往同Ⅲ度烧伤，部分伤员可见深部组织暴露，常需手术探查明确损伤深度和范围。由于皮肤及其附件全部被毁，创面已无上皮再生的来源，创面修复必须有赖于植皮及皮瓣移植修复，严重者须行截肢术。

临床上常用的浅度烧伤是指Ⅰ度及浅Ⅱ度烧伤，深度烧伤是指深Ⅱ度、Ⅲ度及Ⅳ度烧伤。

(二)四度五分法的临床表现

1. Ⅰ度烧伤

Ⅰ度烧伤又称为红斑性烧伤，局部干燥、疼痛、微肿而红，无水疱。3～5 d 后，局部由红转淡褐色，表皮皱缩、脱落，露出红嫩光滑的上皮面而愈合。

2. Ⅱ度烧伤

(1)浅Ⅱ度烧伤：局部红肿明显，有大小不一的水疱形成，内含淡黄色(有时为淡红色)澄清液体或含有蛋白凝固的胶状物。将水疱剪破并掀开后，可见红润而潮湿的创面，质地较软，疼痛敏感，并可见无数扩张、充血的毛细血管网，表现为颗粒状或脉络状，伤后 1～2 d 后更明显。在正常皮肤结构中，乳头层与网状层交界处有一血管网，称为皮肤浅部血管网，并由此发出分支伸入每个乳头内。浅Ⅱ度烧伤时，它们扩张充血，故临床表现为颗粒状或脉络状血管网。浅Ⅱ度烧伤波及乳头层时，多为脉络状血管网，少有颗粒状。

(2)深Ⅱ度烧伤：局部肿胀，表皮较白或棕黄，间或有较小的水疱。将坏死表皮去除后，创面微湿、微红或白中透红、红白相间，质较韧，感觉迟钝，温度降低，并可见粟粒大小的红色小点，或细小树枝状血管，伤后 1～2 d 更明显。这是因为皮肤浅部血管网已凝固，所见红色小点为汗腺、毛囊周围毛细血管扩张充血所致。因此烧伤越浅，红色小点越明显；越深，则越模糊。少数细小血管，则系位于网织层内及网织层与皮下脂肪交界处的扩张充血或栓塞凝固的皮肤深部血管网。它们的出现，常表示深Ⅱ度烧伤较深。

3. Ⅲ度烧伤

Ⅲ度烧伤又称为焦痂性烧伤，局部苍白、无水疱，丧失知觉、发凉。质韧似皮革。透过焦痂常可见粗大血管网，与深Ⅱ度细而密的小血管迥然不同。此系皮下脂肪层中静脉充血或栓塞凝固所致，以四肢内侧皮肤较薄处多见。多在伤后即可出现，有时在伤后 1～2 d 或更长时间出现，特别是烫伤所致的Ⅲ度烧伤，须待焦痂稍干燥后方才显出。焦痂的毛发易于拔除，拔除时无疼痛。若系沸水等所致的Ⅲ度烧伤，坏死表皮下有时有细小水疱，撕去水疱皮，基底呈白色，质较韧。

4. Ⅳ度烧伤

皮肤及软组织呈黄褐色、焦黄或炭化、干瘪，丧失知觉，活动受限，须截肢(指)或皮瓣修复。

(三)烧伤深度判断注意事项

(1)人体不同部位皮肤厚度是不一样的，因而对同样热力所引起的损伤也是不一样的。如胸部、肩部、背部、腹部、臀部及大腿外侧的真皮，较其他部位皮肤厚 1～2 倍；手背、足背、关节曲面皮肤较薄，烧伤容易偏深。

(2)同一部位的皮肤厚度，因年龄、性别、职业、工种等不同而不一样。小儿皮肤较成人薄，女性较男性薄。小儿烧伤往往容易估计偏浅，这是由于小儿皮肤较薄所致，例如深Ⅱ度烧伤渗出至浅层的液体较多，水疱较大，容易因水疱大而判断为浅Ⅱ度烧伤。

(3)烧伤原因不同，临床表现也不一样，如烫伤与火焰烧伤不一样；较低而持续的热力作用与闪灼性烧伤不一样；持续的热力烧伤往往很深；酸烧伤表面蛋白凝固变性，容易估计偏深；而碱烧伤往往因有继续加深过程，容易估计偏浅。

(4)皮肤的隔热作用较大，散热也慢。烧伤发生后，虽然脱离热源，但在一段时间内热力仍可继续渗透。由于烧伤后血浆渗出、组织水肿、外周阻力大、血液浓缩，毛细血管容易栓塞，有一个热力加深过程，因而早期估计深度往往偏浅，临床中需要多次评估，最后根据实际深度进行修正。

(5)电烧伤面积虽小，但深度较深，常常发生肢体坏死，应特别注意肢体的血运情况。化学烧伤尤其是酸烧伤，在伤后 24～48 h 确定深度比较准确。

(6)目前采用的烧伤深度判定方法，多偏重于静止的方面，较易忽视皮肤生物学特性改变的动态方面。

各种动态变化是受外界条件影响的，如冷而且干燥的环境，没有感染，血管网没有继发性栓塞，是促进烧伤皮肤再生的有利条件；局部温暖潮湿，有进行性栓塞，因感染而形成局部性坏死灶等，则不利于皮肤再生，反而可促进皮肤坏死脱落。因此，对烧伤深度的估计应随着临床治疗过程加以纠正或补充。

第三节　烧伤严重程度分类

目前国际上对烧伤严重程度的判定仍无统一标准，临床上多采用 1970 年全国烧伤会议讨论通过的分类方法。

一、成人烧伤严重程度分类

1. 轻度烧伤

轻度烧伤烧伤总面积为 9%以下的Ⅱ度烧伤。

2. 中度烧伤

中度烧伤烧伤总面积为 10%～29%或Ⅲ度烧伤面积为 10%以下的烧伤。

3.重度烧伤

重度烧伤烧伤总面积为30%～49%或Ⅲ度烧伤面积为10%～19%，或总面积不超过30%，但有下列情况之一者：①全身情况严重或有休克者；②有复合伤或合并伤（如严重创伤、化学中毒等）；③有中、重度吸入性损伤者。

4.特重度烧伤

特重度烧伤烧伤总面积为50%以上或Ⅲ度烧伤面积为20%以上者。

二、小儿烧伤严重程度分类

由于小儿的生理解剖特点，小儿烧伤后，休克的发生率、创面感染导致脓毒症的发生率均较成年人为高，因此小儿烧伤严重程度的分级与成年人不同，分类如下。

1.轻度烧伤

轻度烧伤烧伤总面积为5%以下的Ⅱ度烧伤。

2.中度烧伤

中度烧伤烧伤总面积为5%～15%的Ⅱ度烧伤或Ⅲ度烧伤面积为5%以下的烧伤。

3.重度烧伤

重度烧伤烧伤总面积为15%～25%或Ⅲ度烧伤面积为5%～10%的烧伤。

4.特重度烧伤

特重度烧伤烧伤总面积为25%以上或Ⅲ度烧伤面积为10%以上者。

三、按面积的烧伤严重程度分类

由于上述分类标准既不能反映我国救治大面积烧伤的水平，又不能反映烧伤的真正严重程度，临床上多采用“小面积”“中面积”“大面积”和“特大面积”来表示烧伤的严重程度。

1.小面积烧伤

Ⅱ度烧伤面积为10%以内或Ⅲ度烧伤面积为1%以内者，相当于轻度烧伤。

2.中面积烧伤

Ⅱ度烧伤总面积为11%～30%或Ⅲ度烧伤面积为10%～20%的烧伤，相当于中、重度烧伤。

3.大面积烧伤

烧伤总面积为31%～79%或Ⅲ度烧伤面积为21%～49%。

4.特大面积烧伤

烧伤总面积为80%以上或Ⅲ度烧伤面积为50%以上。

四、吸入性损伤严重程度的分类

目前国内多数采用三度分类法。

1.轻度吸入性损伤

轻度吸入性损伤指声门以上，包括鼻、咽和声门的损伤。临床表现为鼻咽部疼痛、咳嗽、唾液增多，有吞咽困难；局部黏膜充血、肿胀或形成水疱，或黏膜糜烂、坏死。患者无声音嘶哑及呼吸困难，肺部听诊无异常。

2.中度吸入性损伤

中度吸入性损伤指气管隆嵴以上，包括咽喉和气管的损伤。临床表现为刺激性咳嗽、声音嘶哑、呼吸困难、痰中可见炭粒及脱落之气管黏膜，喉头水肿导致气道梗阻，出现吸气性喘鸣。肺部听诊呼吸音减弱或粗糙，偶可闻及哮鸣音或干啰音。患者常并发气管炎和吸入性肺炎。

3. 重度吸入性损伤

重度吸入性损伤指支气管以下部位，包括支气管及肺实质的损伤。临床表现为伤后立即或几小时内出现严重呼吸困难，气管切开不能缓解；进行性缺氧，口唇发绀，心率增快、躁动、谵妄或昏迷；咳嗽多痰，早期可出现肺水肿，咳血性泡沫样痰；坏死内膜脱落，可致肺不张或窒息。肺部听诊呼吸音低、粗糙，可闻及哮鸣音，之后出现干、湿啰音。严重的肺实质损伤患者，伤后几小时内可因肺泡广泛损害和严重支气管痉挛导致急性呼吸功能衰竭而死亡。

上述分类方法是相对的，因为烧伤的严重程度绝不仅仅是烧伤面积和深度的组合，还取决于年龄、烧伤原因、有无吸入性损伤、伤前的机体状况，以及伤后的处理是否及时正确等，需要综合地、全面地判断烧伤的严重程度，进而制订治疗方案或措施。

第四节　烧伤的分类

根据烧伤严重程度分类的目的主要是便于组织治疗，特别是成批收容时，将更多地涉及急救、组织等问题，故分类应简便实用易记，现根据烧伤面积和深度分类。

一、烧伤严重程度分类

就成人烧伤面积和深度两项指标，将烧伤分为轻、中、重、特重 4 类。

1. 轻度烧伤

轻度烧伤烧伤总面积为 10%以下的Ⅱ度烧伤。

2. 中度烧伤

中度烧伤烧伤总面积为 11%～30%，或Ⅲ度烧伤面积为 10%以下。

3. 重度烧伤

重度烧伤烧伤总面积为 31%～50%，或Ⅲ度烧伤面积为 11%～20%，或烧伤总面积不足31%，但有下列情况之一者：①全身情况严重或有休克者；②有复合伤或中毒者；③中、重度吸入性损伤者。

4. 特重烧伤

特重烧伤烧伤总面积为 50%以上，或Ⅲ度烧伤面积为 20%以上。

二、小儿烧伤严重程度分类

由于小儿的生理解剖特点，小儿烧伤后，休克、败血症的发生率均较成人高，因此小儿烧伤严重程度的划分也与成人不同。凡伴有特殊部位烧伤者，均为严重烧伤，如面颈部烧伤、手烧伤、会阴部烧伤或吸入性损伤等。此外，有并发症或合并伤者，均为严重烧伤。

第五节　烧伤整形的特点和治疗原则

深度烧伤导致体表皮肤软组织的损伤，后期表现为瘢痕增生、挛缩，甚至体表器官的缺损或畸形。这些畸形依受损原因、受损部位、伤后时间和康复锻炼规范性的不同，临床表现千差万别。轻者累及外观的美容，严重者往往导致功能障碍，患者的心理负担较重，生活质量低下。因此，烧伤后的整形具有不同于其他整形工作的特点，治疗原则也有所不同。

一、形态和功能的关系

烧伤，尤其是大面积或深度烧伤，外观和功能畸形同时存在，治疗过程中必须处理好形态和功能的关系。一方面，形态和功能的恢复是协调统一的，良好的功能依赖于形态的完整，而良好的形态恢复也必须以功能重建为前提。因此，在治疗过程中，必须以功能和外观兼顾为出发点。然而，限于畸形的范围和严重程度，以及目前的治疗水平，功能和外观有时无法同时达到理想的恢复，在此情况下，应当把功能的恢复作为首要考虑的问题，也就是说，外观的改善必须服从功能的恢复，尤其对于四肢关节功能部位，首要的目的是使患者拥有生活自理能力。而对于颜面等外露部位，外观的恢复又应当置于重要的考虑范围，达到理想的静态外观恢复，最大限度满足患者的日常生活需求，以减轻其心理负担。

二、治疗的计划性

烧伤患者的特点之一是损伤的范围广，涉及的部位多，特别是大面积烧伤，多累及面部、颈部、四肢等外露或功能部位，创面愈合后常遗留面颈部、四肢等部位的瘢痕挛缩畸形或器官缺损，而对于深度烧伤，往往累及肌肉、肌腱、骨骼或关节等深部结构。面对如此众多的损伤或畸形，整形再造无法一次完成，需要多次手术，而且由于畸形情况的复杂性，即使是单个部位的畸形，也可能需要多期手术完成。因此，治疗过程中必须考虑到治疗的计划性，在初次就诊时，就应该对患者的全身情况和畸形情况做出准确的评估，根据患者的性别、年龄、职业、主观需求和医务人员的技术能力，制订详细的手术方案，选择适宜的个性化手术方法，并将整体的治疗计划和设想告知患者、家属或单位，以征得他们的同意和配合，使得治疗计划顺利实施。

三、治疗时机的选择

烧伤后体表器官的缺损或畸形表现千变万化，因此，应根据患者的全身健康情况、局部有无创面、瘢痕的性状、是否有功能障碍等情况综合判断，选择合适的手术时机。一般来讲，烧伤后瘢痕存在一个病理生理变化过程，早期表现为瘢痕的增生，局部红或暗红，质地坚硬，突出体表，有些瘢痕合并反复破溃、感染，或者合并痛、痒等不适。伤后6个月后，瘢痕趋于稳定，颜色逐渐转变为褐色或者色素脱失，质地变软，突出部分回缩。因此，对于单纯瘢痕者，手术应选择在瘢痕稳定后进行。

对于发生在特殊功能部位的瘢痕畸形，如眼睑外翻，眼睑不能闭合，导致角膜长时间暴露，容易发生角膜溃疡，影响视力；如小口畸形，张口受限，影响进食或者全身麻醉插管；如严重的颈部瘢痕挛缩，导致颈部不能上抬，影响颈部的生理弯曲和全身麻醉插管；如四肢关节部位瘢痕挛缩，影响关节活动，长时间畸形导致关节固定、神经血管短缩。上述情况下，不必局限于瘢痕稳定后再实施手术，而是应该尽早进行整复，恢复局部解剖学结构，尽可能减少对功能或发育的影响。

对于发生于外露部位的某些瘢痕，结合患者的主观要求，如果考虑到后期整形时这些瘢痕需要完整切除时，也可以在早期就安排整复手术，而不必等到瘢痕稳定后再治疗。

对于后期需要行皮肤软组织扩张术者，可以在早期行扩张器植入术，在瘢痕变化的同时完成注水扩张的工作，在瘢痕趋于稳定后即可实施扩张皮瓣转移手术，这样可以大大节约治疗时间，使整个治疗过程的安排更为合理。

对于瘢痕的非手术治疗，如弹性加压、外用瘢痕防治药物、瘢痕贴膜、瘢痕内注射激素类药物、功能锻炼等，应在瘢痕稳定前尽早进行，瘢痕稳定后其疗效不再明显。

四、全身与局部的关系

大面积深度烧伤，经历了艰苦的早期救治后，患者往往全身发生了一系列的病理生理变化，表现为免疫力低下、创面愈合能力减弱、不同程度的创面细菌携带，给后期整复带来了困难。特别是特大面积深度烧伤伤员对麻醉药品的耐受一般都很强，在瘢痕组织间局部浸润麻醉药物渗透性有一定限度，因此小范围内手术操作时，伤员尚可能耐受，而较复杂的手术，操作范围比较广，或同时进行多个部位的手术，手术时间又可能比较长，则手术须在全身麻醉下进行。但这类伤员大部分浅表静脉均受到直接破坏，或因早期长期补液而致静脉栓塞，后期整复时难以建立静脉通道，导致输血、补液困难，而且由于小口畸形、鼻孔狭窄、严重颈部瘢痕挛缩等因素，致全身麻醉具有一定的危险性，故术前或术中如何能保证正常呼吸道通畅，必须慎重考虑。

五、治疗方法的选择

烧伤后畸形表现为组织缺损、移位或增生，因此，应根据患者的具体情况选择不同的手术方式。原则上，对于组织移位者，采用组织复位术；组织过多者，应采用组织切除术；组织缺损者，应采用组织移植术。治疗方法的选择应兼顾到术后功能和外观的恢复，充分考虑患者的得失，以最小的代价获取最佳的手术效果。对于功能和外露部位的畸形，以各类皮瓣的整复效果为佳，在选用时应优先考虑局部皮瓣、邻近的岛状皮瓣，其次为远位皮瓣，最后才考虑吻合血管的游离皮瓣。对于非功能和外露部位，首选的创面修复方法为皮片移植术，其次考虑各类皮瓣。皮肤软组织扩张术的问世为烧伤后畸形提供了一种新的整复手段，其在保证功能和外观的前提下，尽管增加了手术次数和治疗时间，但显著降低了患者的损伤和术后继发畸形，因此在考虑患者的个体情况下应当优先选用。

关于供区的选择，应当考虑以下原则：①尽可能选用近似的组织，以期达到良好的解剖和功能恢复；②应当注意到组织移植后的变化，如组织损耗、收缩、吸收、色泽及形态的变化，邻近组织应当优先考虑；③应当考虑到组织移植继发的损伤，将其降至最低，并尽可能置于隐蔽部位，避免产生新的畸形；④应当考虑到患者术后生活自理能力的尽早恢复，如对于皮片移植供区的选择，在考虑到患者个体情况的前提下，背部、侧胸部、腹部不失为理想的供区。对于背部而言，平躺时可以达到压迫的作用，抑制瘢痕增生；对于侧胸部和腹部，通过拉拢缝合的方式可以减小供区继发创面面积，甚至可以直接拉拢缝合，仅遗留线状瘢痕；更为重要的是患者早期可以下地活动，有利于术后恢复，且避免了由于体位过低导致容易充血、刺激瘢痕增生的缺点。

六、康复治疗的重要性

烧伤后的康复治疗包括理疗和体疗，理疗包括蜡疗、水疗、超声波电疗、红外线、离子透入、按摩及皮肤护理，体疗包括主动和被动的功能锻炼。康复治疗是烧伤及后期整复治疗过程的重要组成部分，整复外科手术能够使形态和结构得到一定的恢复，为功能重建创造条件，但并不是治疗过程的终结。要达到真正的功能重建，必须将规范的康复治疗贯穿于治疗过程始终。

以手部烧伤为例，创面愈合后即应该开始规范的康复治疗，在治疗过程中，应重点开展主动和被动的功能锻炼，使各个关节保持适当的活动度，一方面维持肌肉、肌腱、神经、血管等组织的功能，另一方面以对抗由于瘢痕或者移植皮片的挛缩，防止关节可能出现的畸形。此外，规范的理疗有助于改善局部血运，预防肌肉萎缩及关节僵硬，同时促进瘢痕软化，减轻瘢痕挛缩，使肢体早日恢复功能。事实证明，经过规范的理疗和功能锻炼者，可大大提高手术效果，减少再次手术的概率，并发症明显降低。迄今为止，尽管国内部分单位建立了比较正规的康复治疗单元，但是事实上大多数的烧伤患者的康复治疗仍然不尽规范，其原因主要在于患者存在怕痛、意志不够坚决、过于寄希望于手术治疗等心理。此外，医务人员的重视不足也是一个重要的原因。因此，要进一步提高烧伤救治和后期整复的水平，医务人员必须根据患者的伤残情况，在治疗开始时就制订规范的康复治疗计划，并由专人进行指导，要通过耐心的心理治疗，使患者建立必胜的信心和决心，充分发挥其主观能动性，长期坚持刻苦锻炼，配合手术治疗，促使伤残肢体早日恢复功能。对于已经残废的肢体和器官，要促使其重新获得解决日常生活的功能和技能，力争做到伤而不残、残而不废。

七、重视患者的心理治疗

尽管目前烧伤治疗过程中的无痛技术已经有所开展，但是烧伤患者在治疗过程中所经受的肉体上的痛苦和精神心理上的创伤仍然不可避免。他们有的存在颜面部畸形，不能如同常人一样参加社会活动，甚至在恋爱婚姻问题上遇到挫折；有的由于伤残造成功能上的障碍，给日常生活和工作带来诸多不便，甚至丧失生活自理和工作能力。而在后期整复治疗过程中，一方面对手术存在一定的恐惧感，另一方面又对手术寄予过高的期望，希望通过手术能够完美地恢复伤前的状态；此外，他们有的还要承受沉重的医疗经费负担。总之，他们的心理状态相当复杂。为了能够按计划完成整个治疗过程，使患者获得良好的身心康复，重视患者的心理状态，适时进行心理的干预治疗十分重要。住院期间，医务人员应随时了解患者的思想动态，及时解决其心理负担，鼓舞患者的情绪，使其拥有正常人群所面临的人文环境，树立与伤残斗争的信心和决心。在治疗实施前，要注意倾听患者的要求，通过互动，使患者对治疗的过程和可能取得的效果有一个客观的认识，从而积极配合治疗，取得预期的效果。治疗后，要引导患者对治疗过程有一个客观的评估，对下一步治疗做到心中有数，同时帮助他们平静面对现状，以积极的心态回归社会。烧伤后期的整复治疗是一个长期的过程，医务人员一方面要加强业务学习，不断提高手术技能。另一方面，全心全意为伤患者服务的爱伤观念和高尚的医德也缺一不可。只有这样，才能从生理和心理两方面解决患者的疾患，使得治疗能够全方位达到最佳效果。

第六节　烧伤整形的围术期处理

手术前后的准备和处理是现代外科的重要环节之一。由于对手术前后的处理原则有了较明确的认识,现代外科范围才得以扩大,使手术并发症减少,手术的安全性增加。因此,每个外科医生必须掌握手术前后的处理原则和方法。整形外科是外科的一部分,施行手术是其主要的治疗方法,而且整形外科又有一般外科不同的专科特点,烧伤后期整形与其他整形相比亦有不同,因此整形外科医生除了必须具备一般外科的基本理论和基本操作技能之外,还必须熟悉整形再造外科的原则。

一、手术前准备

(一)思想上的准备

烧伤畸形伤员除了生理上的痛苦以外,往往有不同程度的精神创伤,敏感自卑,不愿去公共场所,这在儿童及青年人更为显著。他们一方面希望尽快得到治疗,改善外形和功能,同时对手术的痛苦,可能发生的意外和手术效果又顾虑重重,心情甚为复杂。因此,整形再造外科伤员手术前的思想准备是非常重要的。医护人员应对伤员给以最大的同情和关怀,使他们对医护人员建立信任感和亲切感。术前根据情况可以把手术的方法、达到的效果、麻醉方法和可能发生的意外、手术后继发畸形等情况向伤员详细介绍。对于一些对手术抱有不切合实际幻想的患者,必须做好耐心的解释工作,以求认识一致,取得伤员的配合。若有些意见不便向伤员本人说明或直接说服伤员有困难,可与家属或工作单位取得联系,争取家属和单位的支持。

(二)手术前各项检查及准备工作

(1)术前应审核各种常规检查和必要的特殊检查是否齐全。注意全身状况是否正常,有无上呼吸道感染,女性患者注意是否月经到来。术区局部皮肤有无感染、湿疹、脓疱,皮肤是否清洁,准备范围是否符合要求。

(2)询问伤员在治疗上有无不同意见或特殊要求。

(3)麻醉前用药按麻醉常规,特殊情况应与麻醉医师联系。选择好麻醉方法,检查可供输液输血的浅表静脉,较大手术需特殊器械和组织安排时,应于术前与手术室联系。

(4)检查患部是否已摄影或摄像,一般在手术前后应拍照片进行影像记录,既可作为医学资料,也可作为法律资料。

(5)陈旧性创伤术前应肌内注射破伤风抗毒素。

(三)手术区的准备

整形再造外科手术区域常甚广泛,在烧伤瘢痕病例,局部往往凹凸不平,多有皱褶、窦道及隐窝,易于藏污纳垢,或有潜在的感染灶。细致的术前准备对防止术后感染是一项极为重要的工作。

(1)手术区皮肤的清洁工作应在术前一天备妥。伤员应沐浴或冲澡,特别是慢性创面也应冲洗。若切口在发际内或距发际甚近,应理发洗头。如有石膏固定,应在术前一天拆开,以便作术前清洁工作,经皮肤准备后固定装置还不允许全部除去者,则仍需用绷带妥善固定。

(2)皮肤准备应包括比切口周围较广的范围,一般要超过切口 15 cm 以上,手术前日剔除术区毛发,用肥皂水洗净,拭干后用 75%酒精涂擦。

(3)颜面部手术,男士需刮脸,眉毛一般可不必剃除;鼻及上唇手术需剪短鼻毛;口腔内及口周手术应按需要予以漱口、刷牙、洁齿;耳廓及其周围部位手术,应剃去该处周围毛发,范围至少 5 cm,如有特殊需要可另行酌定范围。

(4)四肢手术应修剪指(趾)甲,并去净甲垢;关节部位的增生性瘢痕上如存在慢性溃疡,清水冲洗后用碘伏纱布包扎;若创面分泌物较多,可用盐水湿敷。

(5)肛门会阴部手术应于术前 3 d 开始准备,如逐步改为流质饮食,坐浴清洁局部皮肤,根据需要于手术前晚和术晨作清洁灌肠。

(6)对于术中可能出血较多患者,需做好输血准备;有条件的医院可开展自体输血或术中血液回输。

(四)镇静药的应用

为了使伤员在手术前晚减少精神上的过度紧张和有足够的睡眠,可给予适量的安眠药,儿童一般免用。在全身麻醉伤员,术前可用巴比妥类药物,如苯巴比妥钠。全身麻醉或口腔周围及口腔内手术时,常用阿托品以减少分泌物,婴幼儿或高血压患者给予东莨菪碱更为妥当。局部麻醉术前可不用药。若用,则以巴比妥类药物最为理想,因其与普鲁卡因有相互解毒作用。

二、手术后处理

(一)一般处理

1.体位与饮食

手术后对体位的要求与一般外科相同。四肢手术后需抬高并放置于舒适位置。口腔内手术或手术后面颌部被固定的伤员,一时进食有困难者可用塑料管或橡皮管插入口腔,以注射器喂食,或让伤员直接吸入,若口腔内手术影响进食,可留置胃十二指肠管进食。

2.呼吸道的管理

面颈部手术包扎时不宜过紧,以免影响呼吸;全身麻醉手术后必须等患者完全清醒后出手术室;由于插管后咽喉局部存在水肿,患者往往有不适主诉,术后 3 d 可静脉给予地塞米松,严重者行呼吸道雾化治疗;必要时床旁备负压吸引器。

3.镇静止痛药的应用

伤员主诉疼痛或不适时,不可随便应用止痛药,必须及时了解疼痛的原因后再作处理。头部及四肢手术后包扎的患者,需要适时检查包扎是否过紧,密切观察末端血运,以免造成皮肤缺血坏死。如疼痛与不适单纯系手术区对创伤的反应,可应用一般镇痛药或镇静药。肢体固定于特殊姿势的伤员,常需要充分的镇静、镇痛药。

4.抗生素的应用

术后正确使用抗生素在外科预防感染中有一定的作用,整形再造外科在以下情况下可考虑应用抗生素。

(1)污染切口或有可能感染的新鲜创伤伤口(如口腔周围的整形手术)。

(2)范围较大的肉芽创面植皮手术。

(3)范围大、操作复杂、手术时间较长的手术。

(4)各种组织移植,如骨、软骨、脂肪、筋膜等。

(5)手术中需植入人工材料的。

(6)年老、婴儿或衰弱的患者,或预防全身麻醉后脐部并发症。

5.检查更换敷料

检查更换敷料是整形手术后一项重要工作。术后需随时查看敷料是否浸湿、过紧、松脱、移位及有无渗液或渗血，石膏固定是否确实，有无压迫症状。

6.移植组织的检查

带蒂皮瓣或游离移植的皮瓣术后要经常观察血运，一旦发现皮瓣血供障碍的征兆，应查明原因及时处理。

(二)手术后主要并发症的预防和处理

1.麻醉苏醒期内的并发症

伤员手术结束直至麻醉清醒的过程中，常有躁动，需要有专人看护，必要时给予镇静药，以免发生意外受伤或继发出血。苏醒期的主要问题是呼吸困难和血循环失常。呼吸困难常见原因是舌根后坠、喉头痉挛、血液或呕吐物吸入等。在伤员未清醒前，应保持呼吸道通畅，根据情况采取侧位、俯卧或低头位，随时吸出分泌物或呕吐物，或托起下颌，牵出舌尖，用口内通气导管。在麻醉苏醒过程中若有血压下降、脉搏增快，术中出血多又未给予补充，有出现休克的危险。因此对出血较多的大手术或有血液循环不足可能的伤员应随时注意血压与脉搏，如有休克先兆或发生休克，应及时补液、输血及采取其他抗休克措施。

2.呼吸道梗阻

颌面部、口腔内、颈部等部位手术后，呼吸道梗阻是严重的并发症。常见于颈部手术后应用大量敷料加压包扎或继发血肿压迫气管；口腔或鼻腔内术中填塞的纱布未及时取出导致咽喉梗阻；气管内插管全身麻醉中气管内膜损伤，术后继发水肿以致呼吸道梗阻，这在幼儿或儿童术中尤易发生。呼吸道梗阻症状易被忽略，要经常注意观察，及早处理，防患于未然。呼吸道梗阻的典型症状在早期表现为烦躁不安，吞咽困难，虽然清醒但说不出话来。伤员常自动坐起或抓颈部敷料，缺乏经验者可能因为伤员不安静而给予吗啡注射，必须注意对于有呼吸道梗阻可能性的伤员是不应随便用吗啡类药物的。伤员在挣扎呼吸时可见鼻翼扇动，出现“三凹症”，脉搏、呼吸加快，血压下降，出冷汗。发绀的出现已是晚期症状，医护人员必须迅速做出判断与紧急处理，如立即剪开颈部绷带，去除敷料检视伤口有无血肿，检查口腔内有无填塞纱布，提出舌头，伸直颈部，托起下颌，吸出咽喉血液或分泌物等。如仍无效果，立即作气管切开术。

3.肺部并发症

整形再造外科术后常见的肺部并发症主要为肺不张及肺炎，常于术后第 2～3 天开始；伤员有呼吸加深、咳嗽、发热等症状，肺部呼吸音有改变，胸透可见病变阴影。

发生肺部并发症的原因多为大手术后过分制动，肺换气量不够，切口疼痛患者不敢深呼吸，减低肺活量，手术时间太长，麻醉太深及分泌物、血液或呕吐物被吸入气管内未清除干净等。防治方法包括避免麻醉太深与麻醉期内缺氧，术后鼓励伤员咳嗽，勤拍背翻身，早期活动和适当应用止痛药及抗生素。

4.术区疼痛

一般整形再造外科手术后，术区妥善包扎固定，不致有剧烈疼痛。如术后疼痛较重多因敷料太紧，伤口内发生血肿、感染或石膏型压迫等。凡有这些情况者不能随意应用止痛剂，必须找出原因及时处理。

(三)手术后切口的处理

切口愈合不良可能影响到整个手术的效果，因此处理切口要格外谨慎细致。

1. 一般切口

如敷料完整无须经常检视。可在拆线时首次察看。一般切口手术后 7～10 d 拆线，面部可早 1～2 d，下肢可延至 10～12 d。皮瓣或皮管移转后有血运障碍可能时，需于术后 3 d 内经常检视，观察血运及固定姿势。

2. 有感染征象切口的检查

手术 3 d 后如有局部疼痛加剧，体温升高，敷料有臭味，局部淋巴结肿大或白细胞计数增高等征象出现，常表明伤口可能有感染，应及时检查并作处理。

3. 切口干痂

切口干痂常为切口与缝线周围的血凝痂块，不易清除。有时凝血块溶化使皮肤浸湿引起感染，则会增加切口瘢痕，故应经常保持切口清洁，干痂可涂以红霉素眼药膏等油剂或用 3% 过氧化氢溶液清洗去除之。

4. 切口浸湿

切口浸湿常因敷料通风不好，分泌物过多而发生。须及时更换外层敷料，内层敷料可酌情处理。

5. 术区血肿

术区血肿多为止血不够彻底、敷料压力不匀等所致，血肿的存在可能导致感染，或皮片、皮瓣坏死。因此较大血肿应在无菌操作下穿刺引流加压包扎，若出血不止应再次进入手术室彻底清除及止血后重新包扎。

6. 切口感染

切口感染大多因切口受细菌感染，过度创伤或异物存留等引起。轻者可自愈，有积脓者应拆除缝线或分开部分已粘连的切口予以引流。

7. 切口裂开

切口裂开多因缝合张力过大、切口感染、缝线拆除过早、固定不妥或切口浸湿等所致，应注意加以预防。一旦发生，可用蝶形胶布或不锈钢丝重新拉拢缝合。

8. 组织坏死

组织坏死多见于皮瓣远端因血运不良发生坏死及移植皮片坏死。可酌情早期切除坏死组织，以移植皮片闭合创面，或待后期出现坏死组织脱落长出肉芽组织后，再进一步设法修复创面。

(四)后期处理

1. 功能锻炼

促进手术部位的功能恢复是术后处理的重点之一。手术一般仅为伤员的功能恢复创造条件，真正的改进和恢复功能，还须伤员坚持不懈的功能锻炼，否则很容易使手术不能达到预期效果。特别是颈部、四肢关节部位的植皮术后，在医务人员的指导下作积极的物理治疗和体育疗法对功能的尽早恢复尤为重要。

2. 随访制度

疗程结束后，对手术前已做照相记录者；术后应拍摄与术前相同体位的相片以资对照。出院后应继续与伤员保持联系，观察远期效果并做记录，直至无须再继续观察为止。

第七节　整形外科手术特点

(1)多处部位同时手术,如手部手术需腹部供皮,一般再造或修复手术常需要在两个部位同时进行,一处是缺损部位,另一处是提供修复或再造材料的部位,有时甚至多达三或四处同时手术,巡回护士应预备好灯光、布类及敷料等要备足。

(2)整形手术常因幼小年龄的患者多,疑难插管者多,手术时间长,多处部位同时手术,手术区与麻醉管理区常在一个部位而致麻醉操作困难等。这些特点构成了整形外科麻醉的特殊性,手术室护士应对此有所认识。

供皮区局部浸润麻醉药配制:30～60 mL注射用生理盐水+2%利多卡因10～20 mL,酌情加0.1%肾上腺素0.2～0.4 mL。若系切取保留真皮下血管网皮片,则局麻药中不加肾上腺素。

(3)手术操作的无创原则,缝合时备细针细线,整形镊子等,以避免或减少一切不必要的创伤,使术后有良好的功能恢复和形态矫正。

(4)多数整形疾病需要分期手术才能完成治疗的全过程,因此,整形外科非常重视手术的计划性。

第八节　烧伤整形外科常用手术器械

一、手术刀

手术刀主要用于切开皮肤或脏器。常用手术刀为刀柄和刀片组合式,也有刀柄和刀片相连的。根据手术的部位与性质,可以选用大小、形状不同的手术刀片。常用的持刀方法有4种。

(一)执弓式

这是一种常用的持刀方法,动作范围广而灵活,用于腹部、颈部或股部的皮肤切口。

(二)执笔式

此法用力轻柔而操作精巧,用于切割短小而精确的切口,如解剖神经、血管,做腹部小切口等。

(三)握持式

握持式常用于切割范围较广、用力较大的切口,如切开较长的皮肤、截肢等。

(四)反挑式

此法多使用刀口向弯曲面的手术刀片,常用于向上挑开组织,以免损伤深部组织。

二、持针器与缝合针

持针器是专门咬合缝合针的一种器械,其基本构件、分类和使用方法与止血钳相同。在功能学实验中，只用于咬合各类缝针，一般不做其他的用途。缝合针包括圆针和角针两种，有大、中、小号的区别。圆针的边缘呈现圆钝样构型，用于缝合组织结构；角针边缘锋利，除具有穿刺功能外，还具有切割的作用，因此仅用于缝合皮肤组织。缝合针须配合持针器一起使用，切不可用手拿住缝合针进行各种缝合操作。

三、镊子

主要用于夹持或牵拉切口处的皮肤或肌肉组织。眼科镊用于夹持细软组织。手术镊有圆头、尖头两种，又有直头和弯头、有齿和无齿之别，而且长短不一、大小不等，可根据手术需要选用。通常，有齿镊主要用于夹持较坚韧或较厚的组织，如皮肤、筋膜、肌腱等；无齿镊主要用于夹持较细软的组织，如血管、黏膜等。正确的执镊姿势类似于执笔式，较为灵活方便。

四、皮肤拉钩

皮肤拉钩能够无创伤地牵拉组织，其有不同的长度。尖端的弯曲度和锐利程度也不同。它们可以是单钩、双钩或多钩。多钩的皮肤拉钩有时又指“耙子”。皮肤拉钩在处理皮瓣和皮下分离牵拉伤口边缘时很有用，使得止血的视野清楚，并容易深部缝合。单钩的拉钩、锋利的尖端的皮肤拉钩在皮肤外科中最常用。常用皮肤拉钩包括 Frazier、Tyrrell、Guthrie 和Joseph。

五、止血钳

止血钳的主要作用是分离组织和止血，不同类型的止血钳又有不同的用途。常用止血钳有以下两种。

（一）直止血钳

直止血钳分长短两种类型，又有有齿和无齿之别。无齿止血钳主要用以夹住浅层出血点，以便止血，也可用于浅部的组织分离。有齿止血钳主要用于强韧组织的止血，提起皮肤等。

（二）弯止血钳

弯止血钳与直型的大同小异，也分长短两种，主要用于深部组织或内脏出血点的止血。

六、剪刀

主要用于剪皮肤或肌肉等松软组织。此外，也可用来分离组织，即利用剪刀的尖端，插入组织间隙，分离无大血管的结缔组织等。手术剪分尖头剪和钝头剪。其尖端还有直、弯之别。生理学实验中常习惯于用弯型手术剪剪毛。另外，还有一种小型手术剪，称眼科剪，主要用于剪血管或神经等柔软组织。眼科剪也有直头与弯头之分。正确的执剪姿势如图所示，即用拇指与环指（即无名指）持剪，食指置于手术剪的上方。

金冠剪尖端粗短，易于着力，可用于剪开皮肤、内脏、肌肉、骨骼及绳线等。持剪姿势同一般手术剪。

七、刮匙

刮匙是一种皮肤科医生最常用的器械，但是其他做皮肤外科治疗的医生并不常用。刮匙对治疗良性和恶性皮损很有效，对于彻底的外科手术切除之前确定基底细胞癌和鳞状细胞癌的边界，刮匙也较常用。

刮匙的柄可以是宽厚的也可以是细长的。头部常是圆或椭圆形的，大小一般为1～7 mm，常以 1 mm 分级。Fox 刮匙有一个细长的柄和圆形切割刃，3 mm 和 4 mm 是最常用的。

Piffard 刮匙有一个椭圆形切割头和一个较重的柄。它有小、中、大号。较小的刮匙头的大小为 0.5～3 mm，用于刮除小型肿瘤或刮除小囊肿的壁。常用的小刮匙有 Skeele、Heath 和 Meyhoefer。像剪刀一样，刮匙容易钝，一定要经常打磨。不合理的打磨刮匙和剪刀很容易毁坏这些器械。最好是让可靠的厂家来做这种工作，或用可抛弃式、一次使用的刮匙。

八、其他外科器械

（一）环钻

皮肤环钻用于皮肤外科已经有很多年了。由 Keyes 发展而来，原来的环钻有一个很重的柄、倾斜的边缘和一个带斜面的切割刃。新近的环钻是为毛发移植而发展的，有非常锋利的刃和直的内壁。这些环钻在灭菌后可以再使用，但很容易变钝，有些使用不便。抛弃式环钻已经很普遍了，因为很方便和有非常锋利的切割刃，所以切割准确且一致。可供选择的尺寸为 1.5～6 mm。虽然不能再使用，但抛弃式环钻被证明在单次活组织检查操作中是经济的。环钻主要用途是皮肤活组织检查，也可用于完整切除小皮损。

（二）睑板腺囊肿夹

睑板腺囊肿夹起初设计是为了去除眼周围的睑板腺囊肿。也用于对口腔和舌的囊肿切除和活组织检查。睑板腺囊肿夹的柄形状像一把镊子，但其远端头部一边有一个坚固的、椭圆形板，另一边有一个同样直径的环。在杆上有一个翼形螺钉，当拧紧时则把两片靠在一起，这样就孤立了要去除的皮损。它提供了一个坚实的不移动的操作表面，并能够很好地止血。Desmarres睑板腺囊肿夹有 3 种尺寸：小号（20 mm）、中号（26 mm）和大号（31 mm）。

（三）巾钳

手术盘中常规包括巾钳。当给手术的患者铺消毒巾时，巾钳能使铺巾固定在原位。巾钳也能用来固定电凝器的手柄。

九、器械的保养

当投资了一定量的金钱在合格的手术器械后，最重要的就是用合适的方式去护理它们，能保证它们寿命长久和功能完好。不合理的护理将显著地缩短手术器械的使用寿命。正确的清洁、消毒和收藏能够保持其安全和功效，而常规的润滑和打磨能够保持其精确。不锈钢器械如果不合理地护理将会生锈腐蚀。对手术器械绝不能用漂白剂和家庭用清洁剂。

手术后立即清洗所有器械。应当用冷水冲洗以去除血迹和残渣。器械可以浸泡在蒸馏水中和 pH 中性的洗涤剂中。浸泡液需要每天更换。器械应当用鬃毛刷子和灭菌剂手工用力清洗。开始可以用温水清洗，但第二次清洗最好用蒸馏水。这种两步冲洗将去除残留的手术残渣，也能够消除普通自来水中的污染物。

另外，器械也可以放在超声清洗机中清洁和冲洗。超声清洗机通过“气穴现象”过程，由此超声波能够去除和清洁残渣。如果器械浸泡在灭菌剂中，在进行超声清洁前要冲洗干净。超声清洗机带有清洗和干燥室。一般一个循环需要 12 min。清洁液要每天更换。在器械完全干燥后，要包裹好后再去灭菌。器械一般放置在纸和布的包裹材料中。明智的办法是根据不同的手术操作来包裹器械，如活组织检查、拆线、削片切除和全切。

灭菌有各种方法,包括干热、蒸汽、化学熏蒸和气体。气体灭菌在大多数的医院里施行。在诊所里最常用的方法是蒸汽灭菌。蒸汽在高压下通过凝固蛋白而杀死微生物。蒸汽灭菌一般指高压灭菌。蒸汽高压灭菌用蒸馏水最好。化学熏蒸灭菌是在蒸汽灭菌的过程中用化学物质取代蒸馏水。常用的高压灭菌系统是 Harvey 和 Ritter 蒸汽高压灭菌。

润滑器械对保持功能很重要。硅油混合物和蒸汽高压灭菌一起使用。油和乳剂(器械乳)在消毒前有效地包裹器械。这些溶液也可以有助于防止器械被腐蚀。

十、手术室

手术室一定要配备辅助人员和所有必须的设备,包括(但不限于)电动手术床、头顶灯、可移动的外科器械设备车、水槽、患者更衣区、凳子、电外科设备、吸引设备、废物桶、宽大的柜台和储物空间;设备要足够大使得能够很容易地围绕手术台移动,屋顶要足够高能够安装头顶灯。

患者一般都会对手术感到紧张,因此手术室应当让人有一种温暖和舒适的感觉。容易清洁的壁纸有助于减少白墙壁的无菌感觉。艺术品可以让患者在手术中有东西可以盯着;地板应该是坚实和无缝隙的,以便于清洁。窗外的光线能够增加房内的温暖,而重要的是要有针对各人的温度控制。音乐应当是平和的。耳机的使用可以有助于减少患者对奇怪的手术声音的觉察。每间手术室一定要有一个水槽,最好是 46～60 cm (18～24 英寸)深,脚踏板对洗手是非常方便的。就像一个卧室永远不会有足够的壁柜空间一样,手术室也永远不会有足够的橱柜和柜台空间。你应当很容易地拿到器械和材料,并有足够的地方贮存它们。如果你有几间手术室,最好每一房间的摆设要一样,以减少弄混器械和设备。橱柜的质量要根据你能负担的程度购置。木质橱柜会增加一些温暖性,但花费较大;金属薄板的橱柜容易清洁;开放性橱柜和玻璃橱柜让人很容易地看到里面的储藏。工作台面应当是无孔的、耐用的和容易清洁的。

第九节　局部麻醉的应用

烧伤整形科医生对麻醉技术进行了很多改进,扩大了手术的范围。充分地了解使用的药剂和使用的技术,将有助于你得到患者最高的满意评价。

严格地讲,局部麻醉就是注入药理学制剂,引起短暂的和局限范围的感觉丧失,而不产生意识丧失。大部分皮肤外科手术是在局部麻醉的帮助下进行的。

一、化学和分类

局部麻醉药分成主要的两大组:酯类和酰胺类。两类结构上都有一个芳香部分、一个酰胺部分和一个中间链。酯类和酰胺类麻醉剂的化学区别在于和中间链的连接。局部麻醉剂中芳香部分与脂溶性相关,使得麻醉剂透过高亲脂性的神经膜扩散。酰胺部分与亲水性相关。这两部分的任何改变将引起麻醉强度、起效时间和作用持续时间的改变。

酰胺类和酯类主要区别是它们的代谢部位不同。酯类在血浆中被拟胆碱酯酶水解,而酰胺类在肝脏中被微粒体氧化酶降解。酰胺类麻醉剂容易引起有肝脏疾病的患者中毒。

神经冲动是由于钠离子和钾离子跨神经膜移动而引起的。局部麻醉剂作用是抑制钠通道的开放,因此就抑制了去极化和产生动作电位。局部麻醉剂通过作用于神经的正常激发和传导过程而阻断外周神经功能。

利多卡因是目前最常用的酰胺类局部麻醉剂,因为其起效快和毒性低。酯类一般不常用,是因为它们容易引起变态反应。一般的原则是,长效麻醉剂的最大安全剂量低,而且起效时间长。

利多卡因有多种包装,浓度有0.5%、1%和2%。其商品化产品有纯品或加肾上腺素的两种,通常肾上腺素浓度是1∶100 000。对大多数一般的皮肤外科手术,用1%的利多卡因;对神经阻滞麻醉,一般用2%。1%利多卡因最大安全剂量大约为30 mL(普通)或50 mL(加肾上腺素)。丁哌卡因和依替卡因是长效的麻醉剂,但起效时间长。它们有时和利多卡因混合使用,来发挥它们各自的优点,虽然混合使用的效果是不可预测的,推断的优势仅仅是理论上的。混合的麻醉药物可能只显现其中某一种药物的特性。

二、局部麻醉剂添加剂

加入血管收缩剂可以减少出血、减少麻醉剂的吸收、减轻毒性和延长持续时间。肾上腺素是最常加入的血管收缩剂,一般商品化提供的是1∶100 000的浓度。更高的肾上腺素浓度会增加副作用,包括烦躁、焦虑、心动过速、心悸和血压升高。给原有心脏病的患者使用肾上腺素要很小心,可以用1∶200 000或更小的浓度。对有严重心脏病的患者可以用去氧肾上腺素(单纯的α受体拮抗剂)代替肾上腺素。

肾上腺素完全起效要在7～15 min后。尽管利多卡因起效非常快,也应当等待10 min左右,待肾上腺素完全起作用。有报道在使用肾上腺素后发生局部缺血和坏死,但几乎都发生在指(趾)部。因此,肾上腺素一定不能用于手指和脚趾。肾上腺素也不能用于龟头。和一般人认为的相反,肾上腺素用于鼻尖和耳是安全的。在大片皮瓣和皮肤移植时使用肾上腺素要小心,因为肾上腺素会影响血液供应。

在商品化麻醉药中加入酸性防腐剂以防止肾上腺素降解,但是在注射时酸性溶液引起疼痛加剧。肾上腺素可以每天现配。用1∶1 000安瓿的肾上腺素可以使溶液的pH升高,以减少注射时的疼痛。尽管这一溶液没有一定的储存期,但由于它是碱性,因此注射时疼痛会轻。0.2 mL(1∶1 000肾上腺素)加入一瓶20 mL的普通利多卡因中得到最终的浓度是1∶100 000。如果想要1∶200 000的浓度,那么在20 mL利多卡因中加入0.1 mL(1∶1 000肾上腺素)。用这一方法最危险的就是,可能加错肾上腺素的量。只有经过很好训练的医务人员才能配置这类溶液,而且所有麻醉剂的瓶子一定要标记清楚并要贴标签。新配置的肾上腺素溶液每天使用后都要丢弃。

在商品化麻醉剂中加入碳酸氢钠也可以减轻利多卡因注射时的疼痛。每10 mL酸性pH的利多卡因和肾上腺素溶液中加入1 mL 8.4%的碳酸氢钠原液可以部分中和酸性。由于在中和溶液中肾上腺素降解很快,因此这种溶液超过1周就要丢弃。

三、变态反应

患者声明他们对普鲁卡因过敏的情况是不少见的。虽然普鲁卡因现在已很少使用,但不幸的是"普鲁卡因"这个词已经被等同于局部麻醉剂了。对酯类的变态反应(普鲁卡因)已经有过描述,而且感觉是由一种常见的过敏剂代谢物对氨基苯甲酸(PABA)所造成的。真正对酰胺类(如利多卡因)过敏是很少见的。所有变态反应中,少于1%的人是真正的过敏体质,可能是由于加入的防腐剂,尤其是对羟基苯甲酸酯造成的。对酯类的变态反应实际上可能是对肾上腺素的反应(心悸,头昏眼花)和(或)对注射本身的迷走神经反应。酰胺类和酯类之间没有交叉反应。

如果考虑真是对利多卡因过敏,可以使用少量的抗组胺药物和盐水。可以皮内注射12.5 mg/mL的苯海拉明,抗过敏起效快但持续时间短。有报道用这种方法会出现组织坏死。由于会引起困倦,治疗后患者不应当驾车。

四、副作用和药物相互作用

每种局部麻醉药的毒性是与其血浆浓度直接相关。达到中毒的药物水平常常是由于注射了过量的麻醉剂,或被注入较高位置的血管区域(如头皮),或直接和无意中注入了血管。对单纯利多卡因,最大安全剂量是3～5 mg/kg,加入肾上腺素后为5～7 mg/kg。对儿童,普通利多卡因的推荐剂量是1.5～2 mg/kg,加入肾上腺素的利多卡因是3～4.5 mg/kg。

局部麻醉药的中毒反应最开始表现在中枢神经和心脏系统。在血浆浓度达到3～5 μg/mL时主观症状包括麻刺感、口周麻木、金属口味、头昏眼花和眼睛出现盲点。血浆浓度达到6～10 μg/mL时出现客观体征,包括发音含糊、方向感缺失、兴奋、眼球震颤、颤动和肌肉抽搐。随着中毒水平的增高,可以发生癫痫发作和随后呼吸抑制。

地西泮是治疗癫痫发作的药物。它也会发生心血管毒性,但比中枢神经系统的副作用发生要少。局部麻醉剂是血管扩张剂(可卡因除外,它是一种血管收缩剂),可以引起血压下降。加入肾上腺素后通常可以避免这一副作用。心脏传导很少受到影响。

为预防毒性反应,重要的是要限制麻醉剂的总量和知道最高安全浓度。注射利多卡因时应当缓慢和谨慎,尤其是在血管区域,而且应当加入血管收缩剂以减少麻醉剂吸收的速率。迷走神经反应可以通过出汗、头晕眼花、面色苍白或恶心来判断。应立即将患者置于Trendelbenburg位(垂头仰卧位),以测量患者的生命体征作为基础,持续和患者交谈。给患者一杯水,迷走神经反应的患者一定会喝光。

三环类抗抑郁药物通过阻断神经末梢再摄取去甲肾上腺素来增强肾上腺素的作用。这有可能造成血压升高和脉搏加快。普萘洛尔(一种β受体阻滞剂)和利多卡因有可能通过反射性心动过缓而引起高血压反应很罕见。这是一种特异性药物反应,是无法预测的。

五、局部麻醉技术

局部麻醉的根本目的是用最安全和最小疼痛的方法使皮肤和软组织麻木。有效的方法如下。

(1)用一个30 G的针头,在皮肤外科中一般都使用这种小口径的针头。大部分皮肤科医生都在使用这种针头,它的长度有1/2英寸和1英寸两种。1/2英寸的针头更容易控制,但对大范围的麻醉用1英寸的针头更容易些。

(2)缓慢注射麻醉剂疼痛比较小,这是不容置疑的。这可能是唯一的减小注射疼痛的方法。有报道说将溶液加热到37℃～40 ℃也可以减少注射疼痛。

(3)皮下注射比皮内注射疼痛小,但是,注射到皮下组织的麻醉起效时间长,因此一般要等10～15 min才能达到最大麻醉效果。皮内注射起效很快,但会造成局部组织变形,也更痛。

(4)如果可能,通过一个扩张的毛孔注射。对于像鼻子这样的脂溢性皮肤,这种方法很有效。有助于减小针刺痛感。

(5)用尽可能少的麻醉剂。能够减小手术部位的组织变形和减小毒性。

(6)用小号注射器容易进行缓慢推注。用一个 Luer-lok 注射器(有金属制的接头和固定装置的玻璃注射器),要确定针头安装牢固。用 1 mL 和 3 mL 针管最容易。

(7)表面麻醉剂如 EMLA(利多卡因和丙胺卡因易熔性混合物霜)有时可以减小针刺疼痛。对于儿童用冰块特别有帮助。当注射时,冰块要保持在针头上方的皮肤上。

(8)对大面积用浸润麻醉和扇形移动针头,减少针刺总数。当要再次进针时,尽量从已经麻醉的区域。

(9)在血管丰富的区域或靠近一条已知的血管时,进针后再回吸,以确定不会刺入血管和注入血管。

(10)在进针和注射时和患者谈话,这有助于减小焦虑。

(11)挤压或掐住药物注射部位的皮肤有时会减少针刺疼痛,这是一种反刺激。

(12)用新配的肾上腺素和(或)碳酸氢钠溶液以减小注射时的疼痛。

(13)如果预计手术时间长,在开始使用利多卡因产生麻醉后,再用丁哌卡因和依替卡因。

(14)对于非常焦虑的患者,可以考虑用抗焦虑药(如安定)以减轻焦虑。可以口含,一般在几分钟内起效。

(一)环形阻滞

当不希望针头直接注入皮损时,如囊肿,环形阻滞非常有用。麻醉剂环绕皮损周围浸润,即使中心区域没有被注射麻醉剂,也能产生有效的麻醉。这样的区域阻滞能够减少麻醉剂的总用量,也可以减小皮肤变形。

(二)神经阻滞

周围神经阻滞就是在神经周围注射少量的麻醉剂导致神经分布区域的麻醉。在皮肤外科中,外周神经组织多用在麻醉手指、脚趾和三叉神经分布的面部区域。神经阻滞的优点包括用很少量药物可以麻痹较大面积、减少疼痛和药物毒性,减小组织变形。缺点包括起效时间长、缺乏血管收缩作用和直接造成神经损伤。常用 2%的利多卡因作神经阻滞。

针头刺入手指尖和脚趾尖是非常疼痛的。2～3 mL 的 2%利多卡因(不加肾上腺素)在手指根部作注射可以麻醉整个手指。每根手指的神经支配有上下各两根,分布在手指两侧和中间。用 30 G 针头从手指背侧处进入,向背侧和腹侧注射麻醉剂。避免注入大量麻醉剂(大于 5 mL),由于大量麻醉剂可能造成这一封闭区域的压迫。指动脉平行于指神经,所以要小心避开这根血管。在手指根部可以用止血带以减少出血,但止血带不能用于糖尿病患者和伴随周围神经功能障碍的患者。止血带不应束得太紧,否则将导致神经麻痹。使用止血带要注意束缚时间和松解的时间。不应使用肾上腺素。阻滞大面积的区域可以对三叉神经的分支做神经阻滞而达到麻醉的目的。

1. 前额

朝向(而不是进入)眶上窝处注射 1～2 mL 的 2%利多卡因,位置在沿瞳孔中线眶上嵴处。可以阻滞眶上支。滑车上支在鼻根和眶上缘交界处。眶上支和滑车上支的神经阻滞将麻醉额中部从眉毛到头皮的区域。

2. 颊、眼睑和鼻

感觉下眼睑、颊中部、鼻侧壁和上唇的眶下支,从大约瞳孔中线和眶下嵴下 1 cm 的眶下孔中出来。眶下孔一般不难触摸到。在眶下孔周围注射 2 mL 的 2%利多卡因就能到达麻醉效果。眶下神经还能够到达上唇沟处的口腔内。

3.颏

下颌支的神经阻滞会麻痹下颌和下唇。下颌支从眶孔中线和距面部中线 2.5 cm 处出下颌孔。在皮肤表面或口腔内下唇沟第一双尖齿尖端处麻醉下颌支神经。

六、外用麻醉剂

外用麻醉剂可以作为有用的辅助手段,但对大部分切除性皮肤外科手术来说是不能代替浸润麻醉的。外用麻醉的优点是无痛、没有组织变形、减少系统吸收和药物中毒的危险性。外用麻醉剂一般在黏膜表面作用好,因为吸收好,在皮肤则用于浅表的治疗(如刮除,削片切除),也可以减轻麻醉开始针头刺入的疼痛。现在的外用麻醉剂包括如下。

(一)冷冻麻醉

冷冻麻醉指皮肤表面使用冷媒产生麻木感。一般常用冰和制冷剂喷雾。冰块对儿童很有帮助,因为这是他们很熟悉的物质,不会造成他们的恐惧。直接用冰 30～60 s 能够产生快速、表浅和持续时间很短的麻醉。在针刺时保持冰块在皮肤上会有很好的效果。注射麻醉剂时仍会有感觉,谈话可以分散注意力以减轻这种感觉。冷冻剂喷雾包括氯乙烷和二氯四氟乙烷。皮肤暂时性的硬化是可能出现的问题。

(二)一些外用利多卡因制剂

EMLA 是 2.5%利多卡因和 2.5%丙胺卡因的混合剂。将较大量的 EMLA 霜直接涂在手术部位,并在手术前封包约 3 h。尽管厂家建议是 1 h,我们发现局部用霜剂并用绷带封包 3 h 效果最好。报告说 EMLA 对浅表刮除、拔毛、皮肤磨削,分层厚度皮片的取皮、脉冲染料激光和冷冻外科有效。EMLA 不适用于进入皮下组织的切除性外科。EMLA 不能用于开放的伤口。对利多卡因和丙胺卡因的接触变态反应已经有报道。

已经有 2%利多卡因凝胶和 5%黏性溶液的商品供应。这些制剂在黏膜表面最有效。在一个酸性的遮盖霜中,可以配成 30%利多卡因,在做表浅的手术前封包 1 h。

(三)苯佐卡因

一种酯类麻醉剂,由于水溶性差,不用于浸润麻醉,但其 20%气雾剂或凝胶可以作为非处方药。最常见的问题是接触过敏,这也是它的主要缺点。

(四)可卡因

可卡因的 2% ～4%浓度的溶液,用棉球蘸之使用,只应用在鼻内手术中。

(五)眼科麻醉剂

当在靠近眼部的手术时,眼科麻醉剂非常有用。典型的制剂是 0.5%丁卡因或 5%丙氧苯卡因(酯类)。2～3 滴就能够有效地麻醉角膜表面达 30～60 min。

七、膨胀麻醉

这一技术最早是用于吸脂手术(湿式技术),能够注入大量稀释的利多卡因(0.05%～0.1%),用于大面积的区域麻醉,其安全浓度可达 35～50 mg/kg。用 25G 的 7.62 cm(3 英寸)针头注射这种麻醉剂可以在皮下均匀地分布。这种麻醉在日常烧伤整形外科中的作用还没有很好确立。

八、麻醉前药物

止痛剂和镇静剂，是常用的用于减轻焦虑和减轻手术中疼痛的药物。如果需要做广泛的局部麻醉，就要使用清醒的镇静剂。口服很安全，但比起静脉给药则作用差而且起效时间长。静脉输入起效快，而且更容易控制镇静和止痛的水平。但是这需要密切观测呼吸抑制征象。

当需要口服或舌下含服时，地西泮(安定)是最好的选择。舌下含服比口服起效更快。通常安定开始剂量是 5 mg 或 10 mg，手术前 1 h 给药。它会产生轻度到中度的镇静效果，将使手术过程中的紧迫感减轻。如果需要，这一剂量每 3～4 h 重复一次。安定口服给药有很高的安全剂量和耐受性；静脉给药起效非常快，更有效地缓解焦虑，也会产生顺行性遗忘。

如果需要更深水平的镇静，静脉给药就是更合适的方法。注射溶液是 5 mg/mL，开始静脉剂量是 2.5～5 mg。这一剂量可以每 15～20 min 重复一次，直到最大剂量为 20 mg。大部分患者在 5～10 mg 就能够达到需要的镇静效果。通过这一途径给药，镇静效果一般维持大约 45 min，同时也能有一些肌肉松弛和抗抽搐的效果。安定静脉给药的副作用通常包括头晕眼花、运动失调、精神障碍、思维混乱以及共济失调。当安定单独使用时仅产生轻度的呼吸抑制作用。静脉给药时会造成注射部位的疼痛和静脉炎。

咪达唑仑(Versed)和安定相比，起效时间和恢复时间更短。它比安定强 2 倍，注射后吸收更好。静脉注射剂量是 0.07～0.08 mg/kg。镇静作用在 15 min 开始，30～60 min 达最高。这一静脉注射剂量很少造成呼吸抑制。一般会有顺行性遗忘。静脉注射咪达唑仑不容易造成静脉炎，而且确实比注射安定起效快。它可能会产生轻度的血压下降。3～5 min 后就能出现镇静效果，可以持续达 30 min。如果静脉给药，开始的 1 mg 注入时间应该长于 2 min。大多数正常的成年人需要 1～2.5 mg 就能达到清醒的镇静效果。

静脉注射给镇静剂需要密切监控患者的呼吸抑制体征，而且只能由那些熟悉这些制剂的人员来操作。正确的处理包括持续静脉灌注、血氧、心电图和血压的监测。

如果患者有非常不舒服的感觉，可以在手术前给止痛剂。阿片类(哌替啶，芬太尼)可以肌肉或静脉给药，但常会产生恶心、呕吐，低血压和呼吸抑制反应，应用要非常小心。这些药物只有在备有复苏设备和纳洛酮的情况下才能使用。

哌替啶(盐酸哌替啶)肌肉给药的剂量可以为 50～75 mg。因为它可能产生恶心和呕吐作用，所以要伴随异丙嗪或羟嗪 25～50 mg 使用。羟嗪和异丙嗪都是抗组胺药物，有止呕作用。哌替啶在低剂量会产生止痛效果，在高剂量会造成某种程度的镇静作用和欣快感。其严重的副作用包括呼吸抑制、抽搐和低血压。

芬太尼是一个像吗啡样的止痛剂，但很少造成恶心和呕吐。止痛效果快而作用时间很短。主要副作用是呼吸抑制，这一副作用比其他吗啡样药物来得快。芬太尼的包装有每安瓿 50 μg/mL；常用的肌肉注射剂量是 50～100 μg。止痛作用在 7～8 min 后起效并维持1～2 h。芬太尼比其他阿片类药物对心血管的功能作用小。在有完全的适应证时，在有经验的人员监管之下，才能使用这些药物。

第十一章 烧伤的临床分期

第一节 体液渗出期

体液渗出期又称为“休克期”。休克是严重烧伤渗出的结果，对于烧伤伤情较轻的，渗出发生后，可通过机体代偿而不发生休克。至于“体液渗出”，则是烧伤后普遍存在的现象。主要由于烧伤后毛细血管受多种因素作用，通透性增高，烧伤面积不大时渗出仅发生于创面局部，大于30%面积的烧伤则不仅烧伤创面局部，且远离创面甚至脏器也会发生血管通透性变化而渗出、水肿。因此称“体液渗出期”较为合适，一般血管通透性变化有两个时期，即第一时相（即时相）和第二时相（延迟相）。第一时相：伤后立即作用，时间短；第二时相：在1～2 h后，因素较复杂。

一、影响血管通透性增高的因素

（一）第一时相

1. 热力

高温能使血管扩张，脱离热源后，虽然热力仍可继续深入组织，但时间很短，很快失去影响力。

2. 组胺

烧伤后组织中肥大细胞受儿茶酚胺及肾上腺素刺激，释出组胺，伤后补体的代谢物C_{3a}/C_{5a}也可刺激肥大细胞释放组胺，组胺主要作用于微静脉，使血管扩张，通透性增高，在伤后即时渗出液中可测到组胺增高，组胺被组织中胺氧化酶灭活，因此组胺的影响仅维持40～60 min，组胺与组织H_2受体结合起作用，所以给H_2受体拮抗药如西咪替丁也有抑制烧伤后体液渗出的作用。

（二）第二时相

1. 五羟色胺

五羟色胺作用较组胺强，但作用较迟而维持时间长，五羟色胺来自血小板。

2. 激肽系统

烧伤可以激发激肽系统，缓激肽使激肽类增加，致毛细血管通透性增高，其中作用最强的是缓激肽，激肽受激肽酶的控制灭活，缓激肽是烧伤后期毛细血管通透性改变的主要因素之一。

3. 前列腺素（PG）

前列腺素是花生四烯酸经环氧化酶途径代谢的产物，烧伤后伤区皮肤受刺激，使前列腺素合成增多，PGE_1、PGE_2能使毛细血管扩张和血管壁通透性增加。

4. 白三稀（LTs）

白三烯是花生四烯酸经脂氧化酶途径代谢的产物，伤后细胞膜磷脂在磷脂酶A_2作用下产生花生四烯酸增多，LTC_4、LTD_4 都可以使血管壁通透性升高。

5. 纤维结合蛋白(FN)

FN 存在于血管内皮细胞表面及皮肤黏膜基底膜上，也存在于血管及结缔组织中，FN 使内皮细胞彼此粘合并使内皮细胞黏附于基底膜上，烧伤后血浆中 FN 消耗增多而使细胞膜表面 FN 减少，从而减弱了内皮细胞间及内皮细胞与基底膜间的粘合强度，使血管通透性增高。

6. 中性粒细胞(PMN)

中性粒细胞引起血管内皮细胞通透性增高是多方面的，被补体代谢产物 C_{3a} 激活的中性粒细胞可以释放自由基，被激活的粒细胞表面黏附分子 CD11/CD18 与血管内皮细胞表面的配体 ICAM-1 黏附，使白细胞聚集，加上血栓素 A_2(TXA_2)的作用，TXA_2 使血小板与红细胞聚集，阻塞了微循环，使毛细血管静水压上升，增加了毛细血管通透性。

7. 自由基

自由基有多种来源，除上述粒细胞外，最主要的来源是由缺血组织所产生。经再灌注后积存在毛细血管内的自由基大量入血，造成细胞(包括内皮细胞)损伤，致血管通透性升高。

8. 炎性介质

实验证明烧伤早期即有炎性介质的升高，如肿瘤坏死因子(TNF)等，这是因为创伤、烧伤、缺氧都可激活单/巨噬细胞而启动炎症反应，产生炎性因子。TNF 可以介导毒素对血管内皮细胞产生损害，也可直接损害内皮细胞。另外，如血小板活化因子(PAF)也是强有力的促进毛细血管壁通透性增高的因子。

9. 内皮素

由内皮细胞产生，缺血缺氧可以促使内皮素分泌增加，内皮素也是早期促使血管通透性增高的重要因素之一。除了毛细血管因素外，还有一些烧伤后引起血液流变学的因素增加了毛细血管的静水压，所以也参与了血管通透性的增高。

(1)被激活黏附的白细胞的可塑性差，难以通过窄口。

(2)红细胞的聚集，血流缓慢，血黏度增高，血液浓缩，红细胞变形能力下降，通过毛细血管速度慢。

(3)烧伤后血小板聚集性增高，易发生血栓，使微循环血流淤滞，管腔变窄、栓塞，毛细血管后阻力增加。

由于上述因素所形成的微栓子也成了烧伤后弥散性血管内凝血(DIC)的重要原因之一，发生 DIC 后，容易使休克成为“难逆性”。毛细血管渗出的是血浆样液体，其蛋白含量低于血浆，主要是分子较小的白蛋白，另有一些纤维蛋白，所以水疱液可以凝固，而渗出液的电解质成分与血浆相似，故烧伤呈等渗性脱水，渗至组织间隙的体液表现为组织水肿，扩大了第三间隙，渗至体外的表现为创面渗液或水疱。但深度烧伤因表层血管栓塞，所以创面无明显渗液，干燥，但组织间水肿较浅度烧伤更明显，并形成明显的痂下水肿液。在一定烧伤面积下，渗液量与烧伤面积成正比，烧伤面积越大渗出越多，烧伤越严重，渗出速度越快，伤后 2 h 最快，6～8 h后转慢，18～36 h 毛细血管逐渐恢复其半透膜性质，渗出逐渐停止。轻度烧伤没有输液时水肿形成 8～12 h 最明显；大面积烧伤因受低血容量影响，水肿高峰出现较晚，在伤后 20 h 后。水肿程度还受输液影响，过量的输液易使局部组织水肿加剧，水肿的消退一般从 2～3 d 开始，临床见尿量增多，创面组织消肿，开始干燥，眼裂增大等，表示渗出液已开始回收，回收阶段是烧伤感染的一个高峰，完全回收需 4～5 d，大面积伤员完全回收常需 1 周以上。

二、体液渗出对机体的影响

主要是组织血管缺血缺氧引起的损害。Mason 报道，烧伤面积>40%时，在伤后 12 h 内血浆容量丧失 75%，大量体液外渗使有效循环血量急剧下降，导致休克发生，所以烧伤休克的特点之一是低血容量。渗出的液体有些自创面丧失，大部分渗至细胞间隙，扩大了第三间隙；也有些是脏器水肿，这些液体都不能立即回到循环补充有效循环血量。正常细胞外的主要离子是 Na^+，细胞内的是 K^+，烧伤后 ATP 减少，影响细胞 Na^+-K^+-ATP 泵正常运转，Na^+ 转入细胞内，为了离子的平衡，K^+ 转至细胞外；为了渗透压的平衡，水随 Na^+ 进入细胞内，发生细胞内水肿，这种功能性的转移的水也不能很快转入循环。

因为烧伤休克主要由渗出造成，休克的发展较一般出血性休克慢，机体有一定时间进行代偿，包括淋巴液的补充，心率增快，周围血管的收缩等，这种调整有利于保证心、脑、肾等重要器官的血液供应，但血管的强烈收缩使另一些脏器组织加重了缺血缺氧损害。胃肠道是缺氧损害的靶器官，也是对缺氧较敏感的器官，胃肠道应激溃疡和缺血缺氧后胃黏膜糜烂与烧伤休克有密切关系，肠黏膜的损伤引起肠道黏膜屏障受损，使细菌或毒素移位，触发机体炎症反应。在缺血缺氧情况下，早期损伤的重要因素之一就是自由基，所谓自由基就是原子结构外层轨道中具有没配对的单价电子，此时性质不稳定，有与其他电子构成电子对的强烈倾向，有活跃的氧化能力。

自由基来自软组织及组织液中的嘌呤，经黄嘌呤氧化酶作用分解为尿酸与少量氧自由基，体内正常存在的是黄嘌呤脱氢酶，经蛋白酶作用可转为氧化型，正常嘌呤代谢相对稳定，积存很少，缺氧时大量 ATP 降解为次黄嘌呤，被激活的蛋白酶将黄嘌呤脱氢酶转化为黄嘌呤氧化酶，导致氧自由基的产生增多，所以自由基是以嘌呤为底物的酶促反应所生成。正常人嘌呤代谢所产生的少量自由基可被体内抗氧化系统如超氧化物歧化酶(SOD)等所清除。

烧伤后血 SOD 减少，这种抗氧化能力的下降也是缺氧后自由基增多的一个因素，缺氧时产生的自由基也大量积存于血流淤滞的毛细血管中，当输液使微循环复流后，大量的自由基由微循环进行循环，造成自由基损伤加重，称为“再灌注损伤”。缺血再灌注损伤是烧伤早期缺氧的重要组织损伤。自由基可造成脂质过氧化损伤，即将不饱和脂肪酸变为过氧化物而破坏了细胞膜，对核酸蛋白质也有损害。测定脂质过氧化物的代谢产物丙二醛(MDA)的含量就可知自由基对组织损伤的程度，自由基也来自白细胞，激活的白细胞在“呼吸爆发”时释放自由基。

三、体液渗出对局部的影响

渗出使局部组织水肿，抵抗力减低而易发生感染。水肿形成的张力可以影响局部组织血液循环，肢体近心端的水肿压迫可以影响远端的血循环甚至缺血坏死，需做切开减张。创面渗出影响创面干燥，容易造成细菌定植而导致感染。局部渗液甚至也影响全身，第一军医大学周一平等在痂下水肿液的系列研究中发现，痂下水肿液所含内毒素、各种炎性介质 TNF、IL 等均高于血浆而认为痂下水肿是一个炎性物质的“贮存库”。早期大块切痂使痂下水肿液随之引流，术后伤员的中毒症状就明显减轻。

体液渗出的结果是组织低灌注、缺氧及由此而增加多系统器官功能障碍(MODS)、肠道细菌移位和全身感染的发生，所以对后继病情发展影响较大。因此本期中心工作是尽一切努力，尽早使伤员获得有效的输液复苏，减轻因创伤缺氧所触发的炎症反应的启动，尽量缩短组织缺氧的时间，使伤员受缺氧的有害影响减少至最低程度。

临床经验表明延迟复苏总是不够有效。与此同时，全身使用高效抗生素防治感染，早期适当的肠道营养已证明可降低肠源细菌的移位，都是一些重要的措施。在本期做烧伤切痂的尝试也在进行，尚待积累经验。

第二节　急性感染期

急性感染期指伤后 2 周内的局部或全身感染，实际上也包含了体液渗出期内发生的感染，烧伤局部创面的感染是难免的，重点是避免全身性感染的发生，2 周内引发全身性感染的细菌来自多种渠道。

一、创面

创面是全身性感染的主要来源，烧伤后即时创面是无菌的，经良好保护与治疗的浅度烧伤可能 2 周内顺利愈合而不发生感染；2 周内不能愈合的深度烧伤则因坏死组织提供了细菌繁殖的条件，细菌迅速增生甚至发生全身与局部侵袭，在创面未愈合前随时存在感染的危险。创面细菌的来源是环境、人员接触及隐藏于皮肤附件的常驻菌及伤员排泄物等的污染，初期细菌多是一般的非致病菌或条件致病菌，以后即转为金黄色葡萄球菌、铜绿假单胞菌、大肠杆菌等烧伤常见菌。

二、肠道

肠道是细菌的大本营，在早期缺氧、炎性介质等因素的作用下，肠道黏膜屏障受损，发生细菌及毒素的移位。细菌、毒素可以移位至肠系膜淋巴结进而达到肠外其他组织甚至播散及全身，第三军医大学曾发现烧伤 15 min 后血中就有肠道内毒素。可见肠道是烧伤早期感染细菌的重要来源。因此对早期发生感染，而又未发现创面有明显感染的情况下，应考虑肠源感染。

三、医源性

如呼吸机、监护仪、静脉输液管、气管插管、导尿管等，这些都是烧伤早期常需使用的设备，如果清洁消毒有所疏忽，就可能成为细菌传播的来源。

四、伴随的损伤或感染

如吸入性损伤的肺部感染或其他软组织损伤的感染，都可发展为急性全身性感染的病灶。

五、其他诱发全身性感染因素

除病原体外，早期还存在多种诱发急性全身性感染的因素。

(1)运送患者时机不恰当：在体液渗出高潮或已发生休克时转送伤员，长途颠簸，没有保护好创面，使创面污染等。

(2)休克治疗不得力：生命体征不平稳，缺氧时间长，导致感染发生率增高。

(3)创面处理不当：创面受压，暴露不充分，使创面早期溶解。

(4)创面屏障弱：伤后 2 周内，深度创面尚无肉芽屏障。

(5)烧伤后免疫功能全面下降:巨噬细胞、白细胞吞噬力下降,T 淋巴细胞第 1 周明显下降,有免疫抑制活力的 PGE 分泌增多等。

(6)体液回收的影响:伤后 3～10 d,毛细血管通透性恢复,渗出的体液回收,细菌毒素可能随之入血,成为急性感染的一个高峰。回收期败血症往往起病急,来势猛,病死率高。

(7)营养:烧伤后机体处于超高代谢,但早期伤员厌食,营养摄入不足,削弱了机体抗感染能力。

本期救治的重点问题是感染的防治,以及内脏并发症的防治。应积极处理好抗休克,尽量缩短组织缺血缺氧的时间。所以第一期的抗休克处理实际上包含了本期防治感染的因素。积极消除可能引起炎症反应的重要刺激原—创面。致炎因子可能在第一期已启动,一经发展至失控阶段则可无须依照原刺激原而序贯进行。所以伤后 5 d 切痂的习惯做法,对中止或减轻致炎因子的发展已嫌过迟。作为刺激原的另一方面是肠道,肠道微生物及内毒素的移位可能发生较早。已证明早期肠道营养对防止肠源感染的良好作用,对严重烧伤伤员在本期内使用高效抗生素,增强机体抵抗力,都是必需的。使用抗炎因子治疗是个新热点,已研制出一批因子的拮抗药、单克隆抗体、炎性因子受体的抗体等,并有试验使用的报道,但致炎因子众多,难以适从,其疗效与实用价值还有待观察。

第三节　创面修复期

Jackson 将局部典型烧伤的皮肤划分为 3 个同心圆带,中心为凝固坏死带,属于不可逆性损害;中间为淤滞带,此处毛细血管内有大量溶解的红细胞堆积,血管内皮肿胀,属间生态区,其转归尚难定,若淤滞区达真皮浅层者为浅Ⅱ度烧伤,达真皮深层者为深Ⅱ度烧伤,由于此区属缺血区,是否适于冷疗尚有异议,由于冷水冲后,血管收缩而加重了局部的血供不足;最外侧为充血区,属Ⅰ度或浅Ⅱ度烧伤。

深度创面修复的过程要经历局部炎症、细胞增生、创面收缩、瘢痕形成各阶段,修复的生物过程是复杂的。创面修复在伤后不久即已开始,不同深度烧伤的修复过程不同。Ⅰ度烧伤仅靠基底细胞的再生就可完成修复,损伤后 3～5 d,坏死的表皮以脱屑形式脱下,不遗留瘢痕;浅Ⅱ度靠受损基底细胞增生,于伤后 10～14 d 愈合,若无感染亦不遗留瘢痕。所以Ⅰ度与浅Ⅱ度不牵涉上述的典型修复过程。至于深Ⅱ度烧伤需由残留的附件上皮结构增生延伸形成皮岛,以后扩展融合,始能完成上皮覆盖,需 3 周左右,若烧伤偏深,附件破坏较多,或因感染引起附加破坏等进一步推延愈合时间,此时实际上已是Ⅲ度,所以超过3 周没有愈合的深Ⅱ度可能自行愈合已有困难,需要准备植皮。

深Ⅱ度因愈合时间长,在上皮融合前多已有一定量肉芽生长,故愈合后多遗有瘢痕,至于Ⅲ度创面皮肤附件已破坏殆尽,除极小块创面可由创缘健康表皮向内移行以获得上皮覆盖外,一般已没有再生表皮的基础,于3～4 周焦痂溶解脱落后,露出大块肉芽创面,日后形成大块瘢痕组织。因此Ⅲ度创面的修复必然要经历上述的典型的创面修复过程且需要植皮。

一、深度烧伤创面修复中的修复细胞与生长因子

(一)修复细胞

参与深度烧伤创面修复过程的主要细胞如下。

1. 中性粒细胞(PMN)

中性粒细胞(PMN)是最早渗出聚集于创面的细胞,对创面进行早期清除,通过与内皮细胞(EC)的贴附,加强了其炎症反应能力,PMN 吞噬过程中被激活的 NAPH 氧化酶使分子氧还原为氧自由基,可以杀菌,但这对内皮细胞、成纤维细胞、表皮细胞亦均具毒性,PMN 可产生弹力蛋白酶,降解弹力蛋白、胶原、纤维连接蛋白。PMN 可降解补体 C_3、C_5,产生活性片段 C_{3a}、C_{5a},影响血管通透性,PMN 虽然出现早,但无感染条件下对修复创面作用不大。

2. 巨噬细胞(MΦ)

血循环中单核细胞进入结缔组织后,即成 MΦ,MΦ 是早期清除坏死片段的主要细胞,产生一些作用于成纤维细胞及与血管生成有关的因子(FGF、PDGF 等),在初期过后 M Φ 即成为替代 PMN 在创面的优势细胞。

3. 血小板

血小板促发凝血,产生多种炎性介质及与创面愈合有关的生长因子,如血小板衍生生长因子,生长因子是刺激间质细胞的有丝分裂原,损伤血管暴露的内皮下胶原,可以激活血小板。

4. 成纤维细胞

主要来源于真皮成纤维细胞与未分化的间质细胞,创面愈合中见大量成纤维细胞,是修复创面的主要细胞,成纤维细胞的主要功能是合成分泌胶原、胶原纤维、网状纤维、弹性纤维及间质,有些成纤维细胞可分化为具有肌细丝的有收缩力的肌成纤维细胞,使创面收缩,肉芽组织主要是由成纤维细胞、肌成纤维细胞、间质及新生的毛细血管组成。成纤维细胞还分泌胶原酶,降解胶原,供后期修复改建需要,到后期成纤维细胞就变为纤维细胞。

(二)生长因子

以上几种主要的创面修复细胞的活性(如趋化、增生,分泌等)都受控于对创面修复有影响的一些生长因子,在创面修复各阶段均有生长因子的参与,生长因子是一类对创面修复细胞增生、分化、趋化起调控作用的多肽物质,生长因子种类繁多,主要有以下几种。

1. 血小板衍生的生长因子(PDGF)

由血小板、活化的内皮细胞释放,它促进成纤维细胞增生、促进基质分泌、刺激肉芽形成,也使成纤维细胞产生胶原酶,使基质降解,是一种启动修复的因子,与表皮生长因子(EGF)及转化生长因子(TGF)在功能上有协同。

2. 成纤维细胞生长因子(FGF)

成纤维细胞生长因子根据来源不同分为两种。来源于垂体、肾等组织者为碱性成纤维细胞生长因子(bFGF);来源于神经组织如下视丘的称酸性成纤维细胞生长因子(aFGF)。二者作用相似,前者作用较强,成纤维细胞生长因子有强烈的生血管作用,是血管内皮细胞、成纤维细胞的趋化因子,刺激血管内皮细胞增生、迁移,形成毛细血管,使成纤维细胞释放胶原酶,使细胞内外间质降解,以利毛细血管伸延并形成新的间质。

3. 表皮细胞生长因子(EGF)

表皮细胞生长因子(EGF)也是一种血管生长因子,使角朊细胞分化、增生、成熟,促使创

缘表皮细胞从边缘向创面迁移，也有促使成纤维细胞增生的作用。

4. 转化生长因子(TGF)

转化生长因子(TGF)可分为 TGFα 及 TGFβ 两种。TGFα 作用与 EGF 相似，促使成纤维细胞增生与基质的合成，刺激表皮细胞与内皮细胞生长，所以其加速创面愈合比 EGF 更强，它也是一种调节因子，因它也是表皮细胞与内皮细胞的抑制因子。TGFβ 是一种多功能的调控因子，可促进胶原的合成，促使成纤维细胞增生，刺激肉芽生长与创面愈合，但它也能抑制其他生长因子。

5. 胰岛素样生长因子(IGF)

胰岛素样生长因子(IGF)是生长激素(GH)依赖的多肽生长因子，是血管内皮细胞的趋化因子，促使新生血管在创区的形成，促进内皮细胞与表皮细胞再生。

除上述各因子外，参与创面修复的还有白细胞介素 1(IL～1)(刺激成纤维细胞及胶原蛋白的合成)，TNF (诱导各种细胞因子增生，如 IL～1)等，生长因子参与各阶段的创面修复过程与调控，其作用主要是影响有关细胞的趋化、增生、迁移、刺激其合成，分泌一些与创面修复有关的物质，但不同的因子有各自的选择性，如 bFGF、IGF 对血管内皮细胞，EGF 对表皮细胞等。

二、Ⅲ度烧伤创面的愈合过程

Ⅲ度烧伤的创面已没有自行完成表皮覆盖的基础，如果不予植皮，过程如下。

(一)炎症渗出

烧伤后局部即有炎症细胞如 PMN、MΦ 等浸润，炎症细胞有利于清除细菌、异物，为进一步修复打下基础，其中巨噬细胞担负了主要的清扫工作。

(二)肉芽形成

肉芽的成分包括成纤维细胞、肌成纤维细胞、胶原纤维、基质、新生毛细血管。

1. 成纤维细胞

由纤维细胞、血管外膜细胞等间质细胞转变而来的成纤维细胞，在创区大量增生成为肉芽中的主要成分。成纤维细胞的功能是合成分泌胶原纤维，胶原分子由 α 肽链形成，在成纤维细胞内肽链拧成三联螺旋形结构排出细胞外，在细胞外通过酶的作用形成胶原微纤维，再聚合成为有一定强度的胶原纤维。胶原纤维是肉芽的主要成分之一，胶原分子所含氨基酸有甘氨酸、赖氨酸、脯氨酸。脯氨酸羟化后成为羟脯氨酸，羟脯氨酸组成胶原分子的 10%，较恒定，测尿中羟脯氨酸量即可推测胶原的降解情况，缺少维生素 C 将影响脯氨酸的羟化而妨碍胶原的合成。成纤维细胞也分泌胶原酶，伤区也有较多的胶原酶，使胶原降解，所以胶原一方面产生，一方面又不断降解形成动态平衡，增生过多则成过度愈合，降解过多则愈合不良。过去认为只有成纤维细胞才能合成胶原，现知很多细胞包括上皮细胞、内皮细胞，甚至平滑肌和软骨都能合成胶原。

2. 肌成纤维细胞

由 Gabbiam 命名，一般认为肌成纤维细胞在某种条件下由成纤维细胞演变而来，也是肉芽组织的主要成分，其外形介乎成纤维细胞与平滑肌之间，胞浆内有肌动蛋白，使肌成纤维细胞具有收缩能力，并可传递至附近细胞与基质，使之产生同步收缩，创面收缩有利于愈合。但也导致挛缩畸形，过去认为收缩是由于胶原，实际上胶原是一种固定蛋白结构，并无收缩能力，肌成纤维细胞的存在有一定周期，伤后 1～2 周时较多，以后逐渐减少，创面封闭后即迅速消失，故早期植皮有利于提前结束肌成纤维细胞的周期而减少挛缩。

3. 胶原纤维

胶原纤维主要含有胶原蛋白，氨基酸有甘氨酸、脯氨酸和羟脯氨酸等的纤维组合物，只真皮中的主要成分。

4. 基质

基质主要成分有透明质酸（HA）、硫酸软骨素等，透明质酸生成于成纤维细胞和其他细胞的浆膜内侧，成纤维细胞合成增加则 HA 增高，在创面愈合中，HA 可促使形成纤维细胞增生与分化。HA 可抑制新生毛细血管及瘢痕的形成，正常皮肤真皮中普遍存在硫酸软骨素 B 及硫酸软骨素 A，后者主要由新生的成纤维细胞或肌成纤维细胞所合成。

由于成纤维细胞有以上多种功能，使它成为深度烧伤创面组织主要的修复细胞。肉芽的形成使创面获得了一种不完全的屏障——肉芽屏障，也为创缘的健康表皮移行提供了支持物，但这种表皮移行的距离是有限的，健康的肉芽也为手术植皮提供了条件，由于肉芽没有表皮覆盖，大量的水、电解质、营养物质可从肉芽表面丢失而影响了宿主内环境的稳定，削弱了机体抗感染的能力，因此对暴露的大面积肉芽应予积极处理，尽量使暴露肉芽总面积＜5％。

5. 新生毛细血管

伤后创面毛细血管内皮细胞分裂增生，毛细血管多以发芽方式再生，然后在肉芽组织中扩展成毛细血管网。

（三）创面收缩

在肉芽形成过程中就伴有创面的收缩，收缩的动力来自肌成纤维细胞，目的是缩小创面利于创面愈合；但另一方面也会引起挛缩。

（四）瘢痕形成

肉芽创面的最终结局是瘢痕愈合，这是深度烧伤创面修复过程中组织结构变化的结果。刚形成的瘢痕仍有成纤维细胞与肌成纤维细胞的增生，胶原的合成分泌及毛细血管的增生，此时瘢痕缺乏弹性，色红，常伴瘙痒甚至有痛感，这时是瘢痕的增生期，以后渐趋成熟，成纤维细胞与肌成纤维细胞增生减少，成纤维细胞变为纤维细胞，毛细血管逐渐闭塞，瘢痕色泽变淡、逐渐软化。

从增生期至成熟期的时间长短不一，需 4～5 周，个人差异较大，至于增生性瘢痕则增生期与毛细血管充血期较长，外观隆起，长期色红，组织学见肌成纤维细胞成为瘢痕的主要细胞，占细胞成分的 50％～70％，胶原纤维在一般非增生性瘢痕排列与皮肤平行，在增生性瘢痕则排列紊乱，呈结节状。

1. 胶原的过度增生

成纤维细胞是产生、分泌胶原的主要细胞，成纤维细胞数目的增多或分泌胶原过剩均可使胶原的产生增多，许多生长因子对成纤维细胞的增生及胶原的合成、分泌产生影响，如 PDGF、TGFβ、FGF 等因子的调控失调可能是成纤维细胞过度增生与胶原过度分泌的重要原因。

2. 胶原的降解缺陷

成纤维细胞合成胶原酶，降解胶原蛋白以抑制过多的胶原沉积，但胶原酶的活力有时可受某些因素的影响，如血清中的 α_2 巨球蛋白就可抑制胶原酶的活性，胶原降解的缺陷也是使组织中胶原生长的原因。

胶原代谢的失衡是形成瘢痕增生的主要原因。此外，还有一些因素也对瘢痕增生产生影响，如年龄、种族、家庭遗传、局部刺激(如反复感染、异物)等。总之，增生性瘢痕的形成是一个很复杂的问题。

创面修复是个很复杂的生物学过程，一般浅度烧伤如无意外大致可按烧伤本身发展规律如期愈合，而Ⅲ度烧伤按自身发展，要经历一个冗长的创面修复过程，手术切削痂植皮，肉芽植皮可使Ⅲ度创面修复时间缩短。本期的中心任务就是使创面早日闭合，只要有创面存在，就有细菌入侵的门户而发生严重感染或加重全身炎症反应的可能，增加内脏并发症的发生率。

三、创面修复期的处理

1. 积极消灭创面

浅度创面处理重点在保护创面，预防感染。深度创面应早期手术切痂植皮、及时脱痂植皮及肉芽植皮。

2. 加强营养

蛋白是合成胶原的原料，锌是修复创面有力的促进剂，能减少胶原分解，维生素 A 促进上皮生长分化，调节胶原酶活性，B 族维生素促进胶原肽链交联，维生素 C 有助脯氨酸与赖氨酸的羟化等。

3. 防治感染

细菌毒素可以破坏局部创面愈合能力，全身感染时的酸中毒、低氧血症等均不利创面愈合，应积极纠正。

4. 生长因子治疗问题

随着对各类与创面修复有关的生长因子的了解以及人工重组生长因子的合成，已初步证明多种因子用于创面，能促进成纤维细胞的分裂增生，加速胶原合成与血管的新生(如 bFGF、EGF 等)，但应用于人体的有效性还待积累经验。因为：①一般认为经机体调整，创面上的生长因子已调整至一个合适的浓度，并不都需要使用外源性生长因子；②生长因子的半衰期较短，而目前还无可以长期缓慢释放的剂型；③使用生长因子最有效的时间、剂量都还没有成功的经验。虽然使用生长因子的条件目前还不成熟，但生长因子作为一种修复创面的辅助手段，仍然是有希望的。近年来还有使用生长激素(GH)、重组人生长激素(rhGH)以加速创面愈合。生长激素是垂体前叶的一种激素，它可以直接或通过胰岛素样生长因子(IGF-1)介导，减少蛋白质的分解代谢与纠正负氮平衡，使节余的蛋白质用于组织修复。实验与临床均说明它能增加创面胶原，加速创面愈合，缩短住院时间，降低烧伤病死率，说明烧伤使用 GH 有其适应证，但要强调合理使用。如严重烧伤的急性应激反应阶段及烧伤晚期营养衰竭应谨慎使用。

第四节　康复期

浅度烧伤只要创面愈合，烧伤治疗也就结束，不遗留更多问题，也无所谓康复期；深度烧伤由瘢痕增生或瘢痕挛缩所产生的功能障碍与外观、心理的影响逐渐成了伤员的负担，因此深度烧伤不应以创面愈合为最终目标。改善伤员的精神负担与顾虑，最大限度恢复工作能力，为其重新进入社会做好准备，这才是深度烧伤治疗的最终目的，这就需要一个漫长的康复过程。严重烧伤所致大面积皮肤汗腺的丧失影响出汗散热的体温调节功能，需要历经长时间的适应。某些受打击的内脏器官功能障碍也需有一恢复过程，但中心问题是有关瘢痕的处理。瘢痕是创面修复残留下来的问题，时间上很难与康复期明显区分，因此也有将二期合并为创面修复与功能康复期，针对瘢痕的处理，本期的重点工作如下。

一、位置固定

一般将位置放于可能挛缩的相反方向，固定一段时间。

颈：颈部皮肤松弛，烧伤后易产生颈颏、颈胸粘连，影响颈部后仰，可于颈部用石膏或热塑板固定颈于后仰位。

手：手是烧伤后常见的畸形部位，手背烧伤后常见的畸形是“爪状手”，即掌指关节过伸，指间关节屈曲，拇指内收。可以固定手于“反挛缩”位，即拇指外展，腕背曲 15°，掌指关节屈曲 70°，2～5 指的指间关节伸直位。

腋：固定关节下于外展 90° 位。

二、弹力绷带包扎

这是一种持续加压防治瘢痕增生的方法，已有悠久的历史。所施压力超过毛细血管压力(3.33kPa)，使毛细血管闭塞。在缺氧情况下，肌成纤维细胞退化释出溶酶体酶，使蛋白黏多糖水解。压力也可改变增生瘢痕的年轮状结节，变成较正常与皮肤平行状的排列。弹力绷带越早使用效果越好，肢体是最适宜使用弹力绷带的部位。包扎时从远端向近端重叠1/3～1/2，螺旋形包扎，注意外露指(趾)，以便观察血液循环情况，使用弹力绷带包扎至少持续半年以上，加压包扎时注意保护刚愈合的新生上皮和瘢痕上皮，勿使磨损擦伤，除绷带外还有弹力套、弹力衣等可供临床使用。

三、理疗

理疗可促使瘢痕软化，常用的是音频治疗。

四、功能锻炼

可做主动锻炼与被动锻炼。因瘢痕增生挛缩，关节粘连，肌肉失用性萎缩等引起关节活动僵硬。活动方式可根据情况而定，有时可借助一些物品以达到主动活动的目的，如手部可捏小皮球或健身球活动。另一种主动活动是鼓励伤员尽量自己解决一些日常生活活动，这是最好的主动活动锻炼，如穿衣、吃饭、饮水、洗漱等。手部主动活动也可在温水中进行，温热水的浸泡能促进血循环，软化瘢痕；被动活动则是由他人帮助活动关节或按摩。

五、手术

对于发生在重要功能部位或严重毁容，无法以上述方法获得缓解者，则考虑手术整形。在瘢痕形成后 1 年，瘢痕较稳定成熟时施行手术，效果较好。但某些情况下，如小孩(因过迟手术影响骨关节的发育)、眼睑外翻畸形，则应及早手术。

六、残余创面

在康复期虽然已不存在大块创面，但小块反复出现的残余创面仍可存在，残余创面可能由于下列情况发生。

(1)不注意保护,使已愈合的创面受磨损。

(2)勉强自愈的深Ⅱ度创面。

(3)顽固细菌感染。残余创面植皮存活率差,注意保持局部清洁、浸浴、局部高浓度抗生素可能有助于愈合。

七、局部小块瘢痕

局部小块瘢痕可用注射法(如康宁克通),也可局部贴用硅胶(如瘢痕敌),但显效时间较长。

八、义肢

对肢体残缺者装假肢,并锻炼熟悉假肢的使用。

第十二章　烧伤整形外科常用手术操作

烧伤创面的处理，是贯穿烧伤治疗始终的主要措施。烧伤创面的变化与病情密切相关，创面处理的首要环节便是清创。清创的原则是清除致伤因素与污物，清洁创面，减少污染机会，保护创面，促进创面愈合。

第一节　清创术

一、适应证

各种烧伤在伤后 24 h 以内。

二、麻醉方式

一般不需麻醉。

三、手术体位

根据烧伤部位而定。

四、手术用物

1. 器械

乳腺区段包或植皮包。

2. 布类

眼科包。

3. 敷料

烧伤敷料包。

4. 其他

肥皂水、清水、温生理盐水、10％磺胺嘧啶银胶浆、碘伏、过氧化氢、防水布、一次性垫巾等。

五、手术步骤及配合

1. 剃除毛发，剪除指(趾)甲

剃除创面及附近的毛发(头发、胡须、腋毛、阴毛等)，剪除指(趾)甲。

2. 清除污物

备肥皂水及清水将创面周围皮肤洗净。污染较重时，肥皂水中可加入适量过氧化氢以利去污。

若油污较重，备洗涤灵或汽油擦洗，清水或生理盐水冲净。

3. 冲洗创面，铺无菌布单

备大量温生理盐水冲洗创面，并以纱布轻轻蘸拭，去除浮于创面上的污物、泥沙、异物等，然后用碘伏擦洗。铺消毒的防水布及无菌布单。

4.水疱处理

递剪刀剪除破碎的水疱皮片。

5.创面处理

清创后根据伤情采用暴露、半暴露或包扎疗法。

六、注意事项

(1)对于特殊原因烧伤如化学烧伤、电烧伤、热压伤的清创，应分别做相应处理。

(2)在创面深度不能确定前，最好不要在创面上涂抹有色药物如甲紫等，以免对深度的辨认造成困难。

(3)对于陷入创面的沙屑、煤渣等，不易清除时，勿勉强为之。

第二节　清创后处理

一、包扎疗法

(一)适应证

四肢Ⅱ度烧伤及门诊患者，但不适应于头部及会阴烧伤患者。

(二)麻醉方式

一般不需麻醉，少数患者可选用镇静剂，小儿及不合作者可选用全麻。

(三)手术体位

根据烧伤部位而定。

(四)手术用物

1.器械

乳腺区段切除器械包或植皮器械包。

2.布类

眼科布类包。

3.敷料

烧伤敷料包。

4.其他

肥皂水、清水，温生理盐水、10%磺胺嘧啶银胶浆、碘伏、过氧化氢、防水布、一次性垫巾等。

(五)手术步骤及配合

1.创面敷一层凡士林纱布或抗菌药物纱布或辐照猪皮

清创后，紧贴创面敷一层凡士林纱布或浸有抗菌药物的纱布或打洞的辐照猪皮(如10%磺胺嘧啶银胶浆、中草药等)，也可贴一层生物的或非生物的薄膜。

2.厚层敷料包裹

外层用纱布或吸水棉垫包裹，厚度达3～5 cm，超过创周5 cm以上。

3.绷带加压包扎

绷带由肢体远端向近端适当加压包扎。

（六）注意事项

（1）如可能，应露出肢端，以便观察肢体循环情况。

（2）包扎时应注意功能位。颈部包扎时，后仰；手部、拇指外展对掌位，其他四指微张，掌指关节微屈，指间关节及腕关节伸直，其他关节同一般功能位。

（3）抬高肢体。

二、暴露疗法

（一）适应证

头面部、躯干、臀或会阴部烧伤；大面积深度烧伤。

（二）麻醉方式

一般不需麻醉。

（三）手术体位

依烧伤部位而定。

（四）手术用物

1.器械

乳腺区段切除器械包。

2.布类

眼科布类包。

3.其他

肥皂水、清水、温生理盐水、10%磺胺嘧啶银胶浆、碘伏、一次性垫巾。

（五）手术步骤及配合

1.创面直接暴露于空气中

清创后将患者睡在清洁或消毒床单上，床单上垫以消毒吸水棉垫或纱布垫，创面直接暴露于空气中。

2.创面涂药

Ⅱ度创面可涂成膜剂，Ⅳ度创面涂2.5%碘酊等。

三、半暴露疗法

（一）适应证

浅Ⅱ度烧伤创面，包扎后48～72 h；渗液不多或感染不重的深Ⅱ度创面。

（二）麻醉方式

一般不需麻醉。

（三）手术体位

依烧伤部位而定。

（四）手术用物

1.器械

乳腺区段切除器械包。

2.布类

眼科布类包。

3.其他

肥皂水、清水,温生理盐水、10%磺胺嘧啶银胶浆、碘伏,一次性垫巾。

(五)手术步骤及配合

1.创面覆盖一层抗菌纱布

清创后创面覆盖一层抗菌纱布、凡士林纱布或薄膜。

2.行暴露疗法

第三节 焦痂切开减张术

创面手术患者由于强热力、化学物质等致深度烧伤,伤时常引起一系列全身变化,如休克、感染、败血症,抢救不及时对患者生命构成严重危险。

一、适应证

(1)肢体环形Ⅲ度烧伤和指(趾)环形Ⅲ度烧伤。

(2)胸腹部、颈部烧伤影响其功能。

二、麻醉方式

一般无须麻醉。

三、手术切口

上肢于屈、伸侧,下肢于内、外侧正中切开,胸部经腋前向下达肋弓切口。

四、手术体位

仰卧位。

五、手术用物

1.器械

乳腺区段切除器械包。

2.布类

眼科布类包(大面积焦痂切开减张则备肢体包)。

3.其他

碘仿纱条或异体皮,黏膜消毒剂,大量生理盐水,温盐水,1#、7#丝线。

六、手术步骤及配合

1.手术部位冲洗消毒、铺单

备大量黏膜消毒剂和等渗盐水冲洗创面,再递皮肤消毒剂纱布消毒焦痂,铺无菌单。

2.切开焦痂

递手术刀,组织剪于肢体两侧切开焦痂,胸腹部、颈部也于相应部位切开,切口线贯穿焦痂的全长,深度一般达深筋膜平面。

3.止血

递1#丝线结扎止血或盐水垫压迫止血,切口以碘仿纱条填塞,也可用异体皮覆盖。

4.缝合切口

递7×17三角针、7#丝线间断或连续缝合切口两侧。

5.包扎创面

递纱布、棉垫、绷带包扎固定。

第四节　切削痂术

一、适应证

(1)大面积Ⅲ度烧伤。

(2)关节和功能部位的Ⅲ度及深Ⅱ度烧伤。

(3)病灶明确的创面脓毒症,以及某些致毒物质的烧伤。

二、麻醉方式

酌情选用全麻、臂丛或连续硬膜外麻醉。

三、手术切口

四肢于上、下二端做环形切口,前侧做纵形切口,连接上下做环形切口,躯干以正中切口为好。

四、手术体位

根据烧伤部位而定。若仰卧,则上肢两旁备置床旁桌,便于术者操作。若侧卧,应在患者两大腿之间放置软枕一个,使患者舒适。

五、手术用物

1.器械

瘢痕切除器械包。

2.布类

肢体布类包、敷料包。

3.其他

高频电刀、空气止血带、生理盐水、黏膜消毒剂、过氧化氢。

六、手术步骤及配合

以肢体切痂为例。

1.手术部位冲洗消毒、铺单

常规去除肢体上包扎敷料和猪皮后，依次用生理盐水、过氧化氢、生理盐水冲洗。

2.铺单

消毒剂冲洗创面，再用黏膜消毒剂消毒。先抬高肢体，递一无菌单包于肢体根部，再递3块无菌单盖于焦痂四周，递中单、大被单覆盖于切口周围。

3.上止血带

将肢体抬高几分钟，使静脉回流，再给予充气，上肢充气压力300 mmHg，下肢为600 mmHg，止血带与皮肤之间垫以衬垫，外周用绷带包紧。

4.切除焦痂

递手术刀在肢体近端和远端分别环形切开，高频电刀或氩气刀切至深筋膜平面，然后在两环形切口之间作纵向切开。

5.止血

大血管递止血钳带1＃丝线结扎止血。小血管递双极电凝止血。热盐水纱布敷创面，绷带加压包扎，放松止血带，解开绷带，彻底止血。

6.冲洗创面，覆盖异体皮或自体皮

黏膜消毒剂冲洗，大量生理盐水将血块冲净。术者更换手套及无菌单，异体皮或自体皮覆盖肢体。

7.包扎创面

递纱布、敷料、绷带包扎。

七、注意事项

(1)创面明显感染时不宜用驱血带。上止血带需记录时间，每小时放松一次，如需继续应用，每20～30 min后再充气。

(2)大面积切痂手术为保证患者血容量，一般需2条以上静脉输液通路，可选用内踝或股静脉切开，颈静脉或锁骨下静脉穿刺。

(3)严格执行无菌操作，冲洗消毒而浸湿和污染的布类、器械应及时更换。

(4)切痂术因创面大、范围广，器械除一般所用器械包外，还应配给大量血管钳，以便缩短手术时间。

第五节　残余小创面清创、刃厚皮片移植术

一、适应证

深度烧伤植皮成活不良，或者深Ⅱ度创面愈合后上皮薄弱形成水疱，破溃后残留小创面。麻醉方式：局部麻醉，儿童宜用全麻，取皮区一般用局麻。

二、手术体位

充分暴露创面而采取相应体位。

三、手术用物

1. 器械

植皮器械包、滚轴刀柄包。

2. 布类

眼科布类包。

3. 其他

生理盐水、黏膜消毒剂、凡士林纱布、10 mL 注射器及 9 号长针头。

四、手术步骤及配合

1. 清洗创面、铺单

递生理盐水、黏膜消毒剂依次冲洗消毒并铺无菌单。

2. 清创、止血

递血管钳、剪刀清除坏死组织，如有肉芽，递手术刀刮除直达纤维板层，遇出血点递纱布压迫止血。

3. 刃厚皮片切取

递滚轴取皮刀切取皮片，取皮层止血后，备凡士林纱布覆盖，外加厚敷料（约 20 层纱布）加压包扎。

4. 小皮片移植

将刃厚皮铺于一层凡士林纱布上，剪成普通邮票大小（2 cm×2 cm ）移植在小创面上。

5. 包扎固定

递盐水网眼纱布于皮片上，外加纱布数层、棉垫，绷带加压包扎。

五、注意事项

1. 滚轴取皮刀片应锋利，切取皮片才均匀。

2. 采皮部位禁用碘酊消毒。

第十三章　消化系统急症护理

第一节　急性上消化道出血护理

急性上消化道出血(acute hemorrhage of upper alimentary tract)是指屈氏(Treiz)韧带以上的消化道,包括食管、胃、十二指肠的病变或其邻近脏器(如胰腺、胆道等)病变引起的急性出血,胃空肠吻合术后的空肠病变出血亦属于此范围。为临床常见的急症,以呕血、黑便为主要症状。病情严重者如果不及时抢救,可危及生命。

一、病因

上消化道出血的病因很多,上消化道各种疾病和某些全身性疾病均可引起上消化道出血。临床上最常见的病因是消化性溃疡、食管胃底静脉曲张破裂、急性胃黏膜病变和胃癌。食管疾病如食管炎、食管癌、食管溃疡、食管静脉曲张、食管物理性损伤、器械检查、化学损伤、异物或放射性损伤。胃部疾病如胃溃疡、糜烂性胃炎、胃底静脉曲张、胃黏膜脱垂、胃癌、急性胃扩张、胃血管异常、胃肠吻合口炎症。十二指肠疾病如十二指肠炎、憩室炎、胃十二指肠克隆病。肝胆胰疾病如各种病因引起的肝硬化、门静脉阻塞、门静脉炎、门静脉血栓形成,胆道结石、胆道蛔虫症、胆囊和胆管癌、肝癌、肝脓肿或肝动脉瘤破入胆道、胰腺癌、肝或脾动脉瘤破裂、纵隔肿瘤或脓肿破入食管。全身性疾病如白血病、血小板减少性紫癜、血友病、弥散性血管内凝血及其他凝血机制障碍、烧伤或大手术后休克、脑血管意外、或其他颅脑病变、肺气肿、肺源性心脏病、急性呼吸窘迫综合征、重症心力衰竭引起的应激状态、急性感染性疾病、尿毒症。

二、发病机制

常见病因所致的消化道出血机制概述如下。

(一)溃疡出血

胃酸分泌过多、胃蛋白酶的作用、Hp感染和胃黏膜保护作用减弱引起溃疡。溃疡侵蚀基底血管并致破裂的结果。此外,胃泌素分泌增加、胃排空延缓、胆汁反流,以及遗传、环境和精神因素等与消化性溃疡的发生有关。

(二)食管胃底静脉曲张

门静脉压力增高,其次由于肝脏病变,合成的凝血因子减少;脾功能亢进,血小板破坏增加,导致凝血机制发生障碍;再者,由于门静脉高压性胃炎,常出现胃肠黏膜糜烂。

(三)应激性溃疡出血

在应激状态下交感神经兴奋,血中儿茶酚胺水平升高,引起胃、十二指肠黏膜缺血,导致细胞死亡和解体,最后发生损伤和溃疡;同时当黏膜细胞由于血流灌注减少而受损时,胃酸和胃蛋白酶分泌增高,从而使胃黏膜自身消化。

三、病情判断

(一)病史询问

病史、症状与体征可为病因诊断提供重要线索。消化性溃疡出血病例可有典型的慢性、周期性、节律性上腹疼痛史，出血前数日疼痛加剧，出血后疼痛减轻或缓解。食管胃底静脉曲张破裂多有慢性肝病史或长期酗酒史。急性胃黏膜病变出血者在出血前有服非甾体类抗感染药史，或患者处于严重创伤、感染性休克、脑出血等应激状态。胃癌出血者有近期体重下降明显，原有上腹痛节律改变或腹部包块。

(二)排除消化道以外的出血因素

口腔、鼻腔、咽喉等部位的出血及咯血，血液也从口腔吐出或吞咽后经过胃酸的作用也可出现黑便。食用多量动物血，服用铁剂、铋剂及中药也可使粪便呈黑色。注意鉴别呕血与咯血的区别。

(三)出血部位与方式的评估

出血部位与方式的评估是消化道出血的主要表现，幽门以上出血常为呕血，幽门以下出血常表现为黑便，但如果出血量大而迅速，也可出现呕血。有黑便者可无呕血，但有呕血者均有黑便。若出血后立即呕出，血液呈鲜红色；若血液在胃内停留一段时间，经胃酸作用后再呕出，则呈咖啡样颜色。血液从肠道排除时由于血红蛋白经肠内硫化物作用形成黑色的硫化铁，所以排出的血液一般都是柏油样，但如果出血量大，血液在肠道内通过很快时，排出的血液呈暗红色，偶呈鲜红色。

(四)出血量的判定

粪便隐血实验阳性反应，提示消化道出血 24 h 至少为 5 mL 以上。出现黑便，提示出血量为50～70 mL/24 h以上。出现呕血，提示胃内出血至少为 250～300 mL 以上。在大量出血，血容量明显下降的情况下，必须首先判断出血量的多少。因为呕血和便血的量与消化道内的消化液及血液潴留的多少密切相关，所以以此为基准对出血量进行判断有时出现偏差。

(五)有效循环量的评估

当出血量为 500 mL 以内，通常症状轻微或不出现症状。当出血量超过 500 mL 以上，则可出现血容量不足的表现，表现为头昏、心悸、乏力、口渴、肢体冷感。当短时间内出血量大于 1 000 mL 或占全身血量的 20％时，则出现周围循环衰竭症状，表现为烦躁、昏厥、面色苍白、四肢湿冷、血压下降、心率加快、脉搏细数、口唇发绀、呼吸急促、尿少(＜20 mL/h)、休克等。

(六)实验室检查

血常规、大便或呕吐物的隐血试验、肝功能及血肌酐、尿素氮等。可有红细胞计数和血红蛋白下降，大便隐血实验强阳性，尿素氮升高。急诊内镜检查是急性上消化道出血诊断的重要手段。检查应在出血后 12～48 h 内进行，内镜检查发现病变后可以判断是否有活动性出血，并根据病灶情况做相应的止血治疗。胃肠道出血速度在每分钟 0.5 mL 以上可经血管造影发现出血部位，阳性率为 50％～70％；若出血速度大于每分钟 2 mL，则发现病变的可能性就在 80％左右。

四、急救护理措施

救护原则：迅速建立静脉通道，补充血容量，抗休克。

(一)现场处理

采取措施使患者安静、保暖,在患者大量呕血时,为预防血液误吸,应首先使患者保持侧卧位,不可能的情况下应使其头部侧向,保持呼吸道通畅。条件允许下应尽快用大号静脉输液针建立静脉输液通路或经锁骨下静脉插管,快速补充血容量。

(二)院内急救护理

1.一般处理

卧床休息,避免下床活动。做好心理护理。采血进行血型、交叉配血、血常规和其他血液生化学检查,采血同时建立静脉通道进行输液。给予吸氧。消化性溃疡者出血量不大时可以进食温流质,频繁呕吐或疑食管胃底静脉曲张破裂出血者应禁食。密切监测患者的一般情况及生命体征的变化。

2.积极补充血容量

及时补充血容量是抢救消化道大出血的首要措施。因此迅速建立2~3条有效静脉通道配合医生积极补充血容量是护理关键。一般输入生理盐水、林格氏液、右旋糖酐或血浆代用品。当有以下情况时应紧急输血:当收缩压为50 mmHg以下;血红蛋白浓度低于70 g/L时。此时输液、输血速度要加快,甚至需要加压输血,以尽快把收缩压升高至80~90 mmHg水平,血压平稳后可减慢输液速度,输入库存血较多时,每600 mL血应静脉补充葡萄糖酸钙10 mL。对于肝硬化或急性胃黏膜损害的患者,尽可能采用新鲜血。对于有心、肺、肾疾患及老年患者,要防治因输液、输血量过多、过快引起的急性肺水肿。尿量是反映内脏血液灌流状态的一个重要指标,尿量>30 mL/h,说明内脏血流量已经恢复。

3.止血措施的护理

应针对不同的病因,遵医嘱采取相应的止血措施。静脉曲张出血侧重于使用血管加压素、生长抑素,非静脉曲张出血侧重于使用抑酸治疗。

4.血管加压素使用的护理

血管加压素为常用药物,作用机制是通过对内脏血管的收缩作用,减少门脉血流量,降低门脉及其侧支循环的压力,从而控制食管、胃底静脉曲张出血。目前国内所用垂体后叶素含等量加压素和缩宫素。不良反应有腹痛、血压升高、心律失常、心绞痛,严重者可发生心肌梗死。目前多同时使用硝酸甘油以减少血管加压素引起的不良反应,同时硝酸甘油有协同降低门静脉压的作用。有冠状动脉粥样硬化性心脏病者禁忌使用血管加压素。

5.生长抑素及其类似物

生长抑素的主要作用机制为选择性收缩内脏血管,减少门脉血流量;增加食管下括约肌压力,减少曲张静脉的血流;抑制胃酸、胃蛋白酶原的分泌,保护胃黏膜细胞;抑制胃酸分泌,防止反流胃酸对血凝块的溶解作用,促进创面的愈合。目前临床常用的生长抑素有天然型14肽(施他宁)和合成的生长抑素衍生物(八肽、奥曲肽)。由于生长抑素的血浆半衰期很短,护理时要注意补液的连续性,如果中断了补液3 min以上要重复一次追加量。

6.抑酸药物使用的护理

血小板集聚及血浆凝血功能所诱导的止血作用需在pH>6.0时才能有效发挥,而且新形成的血凝块在pH<5.0的胃液中会迅速被消化。因此,抑制胃酸分泌常规予H_2受体拮抗药或质子泵抑制药。H_2受体拮抗药有西咪替丁、雷尼替丁、法莫替丁等,质子泵抑制药如奥美拉唑、泮托拉唑等,急性出血期予静脉途径用药,出血停止患者能进食后可改口服巩固疗效。

7.局部药物止血

常用药有去甲肾上腺素和凝血酶。去甲肾上腺素 8 mg,加入冷生理盐水 100～200 mL,经胃管灌注或口服,每 30～60 min 1 次,重复 3～4 次无效则停用。此药可致内脏血流量减少,故老年人应慎用。凝血酶 200～400 U 加 37 ℃温开水 30 mL 口服,作用于凝血的第 3 阶段,使纤维蛋白原变为纤维蛋白而起到局部止血的作用。

8.气囊压迫止血的护理

气囊压迫止血的护理适用于明确的食管胃底静脉曲张破裂出血者。一般多采用三腔二囊管,主要利用气囊机械压迫胃底及食管中、下段止血,是静脉曲张大量出血的紧急治疗有效措施。气囊压迫止血效果肯定,但缺点是患者痛苦大,并发症多(如吸入性肺炎、窒息、食管炎、食管黏膜坏死、心律失常等),由于不能长期压迫,停用后早期再出血率高。鉴于近年药物治疗和内镜治疗的进步,目前已不推荐气囊压迫作为首选止血措施。

其应用宜限于药物不能控制止血时作为暂时止血用,以赢得时间去准备其他更有效的治疗措施。置三腔二囊管的操作与护理如下:检查三腔二囊管胃囊与食管囊是否漏气,用注射器将囊内气体抽净,醒目标记每个管腔的管口;将三腔二囊管的胃端与气囊充分润滑石蜡油,由鼻腔插入三腔二囊管,插入长度超过 65 cm 时检查管腔是否在胃内;向胃囊注入气体 200～300 mL,压力 30～40 mmHg,用止血钳夹闭管口以防漏气;将三腔二囊管外端结一绷带,以 0.5 kg 重物作滑轮式牵引;仍有出血时再向食道囊注气 100～200 mL,压力为 30～40 mmHg;初压 12 h 后首次放气,以后每 4～6 h 放气 1 次,每次放气 5～10 min。

每 2～3 h 测压 1 次,压力不足时要及时补注气补压;出血停止 24 h 后,放下牵引,放出气囊气体,继续观察 24 h 未出血者可拔管。拔管前口服 30 mL 石蜡油,润滑胃与管道,避免气囊与胃黏膜粘连引发再出血。

9.内镜下止血

内镜下止血是目前治疗消化道出血的重要手段。

(1)药物喷洒法:内镜下直接喷洒止血药,主要用于局部渗血的治疗。对动脉性出血效果差。常用药有去甲肾上腺素、孟氏液和凝血酶。

(2)局部注射法:可在内镜直视下注硬化剂至距出血点 1～2 mm,引起组织收缩和组织坏死,促进血栓形成。或局部注射盐水对出血点压迫达到止血作用。

(3)机械止血法:主要有皮圈结扎术和金属止血夹。可在内镜直视下用钛夹或皮圈套扎曲张静脉,不但能达到止血目的,而且可有效防止早期再出血,是目前治疗食管胃底静脉曲张破裂出血的重要手段。

(4)高频电凝法:该法以高频热效应使组织蛋白变性,血液凝固而止血。主要用于消化性溃疡小动脉出血者。

(5)微波凝固法:原理是将一定频率的电磁波在组织内转变成热能,使组织凝固、坏死。

(6)激光照射法:激光照射于出血灶,光能转化为热能,局部高温使组织蛋白凝固、血管闭塞而止血。

(7)热凝探头法:利用热探头的高温接触出血灶,使组织蛋白凝固而止血。

10.手术探查

上述任何检查即使是综合利用,阳性率也可能不是百分之百。如果出血不断,危及生命,就不应消极等待而应在充分准备后及时手术探查,以免错失挽救生命的良机。

(三)观察要点

1.生命体征

严密监测患者的心率、血压、呼吸和神志变化,必要时进行心电监护。准确记录出入量。大部分患者在24 h内出现低热,一般不超过38.5 ℃,持续3～5 d,引起的原因不明确,考虑与循环血量减少、周围循环衰竭,导致体温调节中枢功能障碍及肠道血液吸收有关。

2.症状体征的观察

如患者烦躁不安、面色苍白、皮肤湿冷,提示微循环血液灌注不足;而皮肤逐渐转暖、出汗停止提示血液灌注好转。呕吐物及粪便观察:观察并记录呕吐物及粪便的次数、性质、颜色及量,如色泽有变化,应保留呕吐物和(或)粪便送检。

3.出血是否停止的判断

由于肠道内积血需经数日(一般约3 d)才能排净,所以不能以黑便作为继续出血的指标。临床上出现下列情况应考虑继续出血或再出血。①反复呕血,或黑便次数增多、粪质稀薄,伴有肠鸣音亢进;②周围循环衰竭的表现经充分补液输血后而未见明显改善,或虽暂时好转而又恶化;③血红蛋白浓度、红细胞计数与红细胞压积继续下降,网织红细胞计数持续升高;④补液与尿量足够的情况下,血尿素氮持续或再次升高。

五、预防

注意饮食卫生和饮食的规律,进营养丰富、易消化的食物,避免过饥或暴饮暴食,避免粗糙、刺激性食物,或过冷、过热、产气多的食物、饮料等。食管胃底静脉曲张者还要注意不能进食坚硬的食物如花生米等。合理饮食是避免诱发上消化道出血的重要环节。生活起居要规律,劳逸结合,保持乐观情绪,保证身心休息。应戒烟、戒酒,在医生指导下用药,避免长期精神紧张,过度劳累。食管胃底静脉曲张者要避免用力咳嗽或增加腹部压力的运动如提重物。患者及家属应学会早期识别出血前驱症状,出血前患者多有腹痛表现,其程度因人、因病而异。原有消化性溃疡病史者,疼痛节律消失,且服用抗酸药物疼痛不缓解。此外,患者还可有头晕、目眩、心悸和恶心症状。当出现头晕、心悸等不适或呕血、黑便时,应立即卧床休息,保持安静,减少身体活动,呕吐时应取侧卧位以免误吸,立即送医院治疗。慢性病者应定期门诊随访。

第二节　急性肝衰竭护理

急性肝衰竭(acute hepatic failure,AFH)是短期内发生肝细胞大量坏死或变性所致的肝功能严重障碍,临床上以急性肝功能障碍的表现相对显著,其中短期内(4周内)出现以肝性脑病为主要表现称为暴发型;5～24周出现以腹腔积液为主要表现,有或无肝性脑病称为亚急性型。急性肝衰竭的临床特点是起病急,病情危重,黄疸迅速加深、神志进行性改变直到昏迷,并有出血倾向、肾衰竭、血清转氨酶升高、凝血酶原时间显著延长。

一、病因

本病病因复杂,不同地区病因不尽相同,查明病因有助于去除病因和判断预后。引起急性肝衰竭的常见原因有以下几种。

(一)病毒感染

病毒感染是我国引起 AHF 的主要原因。常由肝炎病毒引起，尤以乙型或丙型肝炎病毒所致者多见。其他病毒(如巨细胞病毒、单纯疱疹病毒等)感染也可引起急性肝衰竭。

(二)药物及毒物

四环素治疗量静脉滴注即可引起严重脂肪肝，现已禁止使用。其他可引起急性肝衰竭的药物有大剂量对乙酰氨基酚、异烟肼、利福平等；氟烷、乙醇麻醉等也可引起本病。瓢蕈、白毒伞蕈、栗茸蕈等含 α、β 和 γ 瓢蕈毒，主要损害肝、脑、心、肾等脏器，以肝损害最明显。肝组织病理学为肝小叶中央出血坏死和脂肪变性，临床呈急性肝功能坏死现象。

(三)代谢异常

妊娠急性脂肪肝，病因和发病机制尚待阐明。其临床表现极似暴发性肝炎，但病理检查无肝实质炎症和坏死，主要为急性重度肝脂肪变性。患者多为第一胎妊娠者，在妊娠 30～40 周发病，发生死胎后病情加重。

(四)化学物质

四氯化氮、磷、三氯乙烯、氯仿、硝基苯、三硝基甲苯等所谓的“向肝性毒物”均可引起严重的肝损害。

(五)严重创伤、休克和细菌感染

严重外伤、休克和感染合并微循环障碍、低血流灌注状态时，随着时间的延长常导致肝损害。

(六)其他

其他如急性酒精中毒、中暑、缺血和缺氧、淋巴肉瘤、大面积肝切除、肝移植等。

急性肝衰竭发病机制目前还不明确，它是多种因素、多个环节相互作用、相互影响的结果。既往认为急性肝衰竭的发病主要是原发性免疫损伤，并继发肝微循环障碍。目前认为肝损伤导致急性肝衰竭发生的原因大致可分为化学性损伤和免疫损伤两大类。化学性损伤与诸多需要在肝脏解毒的物质有关，毒性代谢产物可以影响细胞膜、线粒体、胞内离子的稳定和各种降解酶类。免疫性损伤是由细胞因子、一氧化氮、补体等介导。细胞因子是一组具有生物活性的蛋白介质，是继淋巴因子研究而衍生出来的，如肿瘤坏死因子、白介素-1 及淋巴毒素等，其中，肿瘤坏死因子是内毒素刺激单核巨噬细胞的产物，并能作用于血管内皮细胞及肝细胞，因而认为是急性肝衰竭的主要发病机制之一。另外，病理性凋亡的发生可能是急性肝衰竭的常见原因。

二、病情判断

(一)病史

患者有无病毒性肝炎史，使用引起肝损害的药物，有无接触毒蕈、工业毒物或有无严重创伤、休克和细菌感染。

(二)临床表现

1.肝衰竭自身的临床表现

体质极度虚弱、全身情况极差且进行性加重。卧床不起，高度乏力，生活不能自理；厌食，恶心、呕吐、腹胀明显，顽固性呃逆、肠麻痹；黄疸进行性加重，血清胆红素升高。肝臭，由于含硫氨基酸，在肠道经细菌分解生成硫醇，当肝衰竭时不能经肝脏代谢而从呼气中呼出产生臭味。肝功能异常，肝进行性缩小，ALT 明显增高、胆—酶分离。

2. 肝外衰竭的临床表现

(1)肝性脑病：是指肝病进行性发展，肝功能严重减退，毒性代谢产物在血循环内堆积所引起意识障碍、智能损害、神经肌肉功能障碍等神经精神症状，是急性肝衰竭最突出的症状之一。表现为激动、烦躁不安、性格改变、语言障碍、扑翼样震颤、昏迷等。

(2)脑水肿：是急性肝衰竭最常见和最严重的并发症。临床表现为高血压、瞳孔异常变化、抽搐或癫痫。

(3)凝血机制异常：几乎见于所有的病例，出血发生在口腔、鼻、消化道、颅内，往往发展至弥散性血管内凝血(DIC)。

(4)感染：原发性腹膜炎、胆系感染，肠道、呼吸道及泌尿系感染。

(5)电解质紊乱及酸碱平衡失衡：低血钾常见，后期有低血钠、低氯血症、低镁血症、低钙血症、低磷血症。常见低血钾、低血氯碱中毒，肝性脑病时已出现呼吸性碱中毒，低血压及肾功能不全时可出现代谢性酸中毒。

(6)肝肾综合征：尿量减少，低尿钠、高渗尿；急性肾小管坏死，高尿钠、等渗尿；尿化验可见蛋白尿、白细胞、红细胞、管型尿。血中肌酐及尿素氮、CO_2-CP 升高。

(7)心脏及循环系统改变。心脏受损：心悸、气短、胸闷、顽固性低血压及休克。

(8)呼吸衰竭：可出现肺水肿，呼吸衰竭以Ⅰ型呼吸衰竭为主。

(三)实验室检查

1. 血常规及肝功：血小板减少

病毒性肝衰竭可有白细胞减少，合并感染时白细胞可以升高。血小板减少。血清酶学 ALT、AST 升高，疾病高峰期可见两种酶正常或降低同时伴有胆红素水平升高，ALT＞1 000 U/L，疾病后期可见酶学水平降低。

2. 凝血酶时间及凝血酶原活动度

PT 延长超过 3.5 s，凝血酶原活动度＜40%、血纤维蛋白原降低，该指标为检测肝脏合成功能的敏感性指标，凝血酶原时间延长受维生素 K 影响、DIC、凝血因子消耗疾病。

3. 血清胆红素

胆红素水平上升迅速和明显升高，早期以直接胆红素为主，随后直接胆红素及间接胆红素双向增高。

4. 血氨和血支链氨基酸/芳香族氨基酸比例失调

血氨升高和血支链氨基酸/芳香族氨基酸比例由 3～5 下降至＜1。

5. 电解质及酸碱平衡

约 50%有电解质紊乱，主要为低血钾、低血钠，还可以见到低血镁和低血钙；可发生碱中毒及酸中毒，但呼酸少见。

6. 动脉血气低氧血症

提示肝肺综合征、急性呼吸窘迫综合征(ARDS)、合并肺炎。

7. 血培养

阳性时提示合并细菌感染或真菌感染。

8. 病毒血清学

提示不同病毒的感染，HCV 有几周可以是阴性。

9. 血各种药物水平

AHF 时一些在肝内代谢的药物持续高水平，还可以提示是否和中毒有关。肝超声、CT 及 MRI 检查有无肝缩小及程度、肝血管病变、肝原发肿瘤及转移癌的诊断、腹腔积液的判定；判定脑、心肺及腹腔脏器的情况及有无并发症出现。有条件者可以开展肝活检、颅内压监测、脑电图检查。

三、急救护理措施

救护原则：综合治疗，去除病因，实施监护，严格卧床休息，预防交叉感染。

（一）一般护理

绝对卧床休息，照顾患者的饮食起居。腹腔积液者取半卧位。病室内保持安静，病房定时通风。集中时间治疗，严格限制探视，保证患者得到充分的休息。做好心理护理，树立战胜疾病的信心。

（二）床边隔离

床边设置消毒洗手液，病室定期消毒，医疗废物与生活垃圾用感染性垃圾袋双包装单独处理，防止院内感染的发生。

（三）预防感染

患者免疫功能低下，容易合并感染，特别是肺部和腹腔感染，需密切观察病情，定时测量体温，有症状及时向医生汇报，及时处理。必要时合理应用抗生素。意识清楚者督促其早晚刷牙、饭后漱口。昏迷患者给予口腔护理，保持皮肤清洁、干燥，及时更换床单及衣裤，保持床单位清洁舒适，避免压疮发生。昏迷患者定时翻身拍背，防止压疮及肺部感染的发生。黄疸较深、瘙痒严重者可给予抗组胺药物，协助患者温水擦身、剪短指甲，避免抓破皮肤，引起感染。

（四）安全防护

对肝昏迷患者，护士要加强看护，加用安全防护措施，如加床档，用约束带固定四肢，必要时用床单固定患者胸部，松紧适宜，保证血流畅通，慎用镇静药。对肝昏迷前期患者要留陪护，做好患者手环。

（五）饮食

限制蛋白质的摄入，昏迷期间应给无蛋白饮食，病情稳定后逐渐给适量蛋白质，保证足够热量，补充维生素，维持水电解质平衡，要避免诱发因素。

（六）降血氨护理

灌肠可清除肠内积血，使肠内保持酸性环境减少氨的产生和吸收，协助患者取左侧卧位，用温水 100 mL 加食醋 50 mL 灌肠，每天 1～2 次，或乳果糖 500 mL＋温水 500 mL 保留灌肠，乳果糖为一种双糖，可被肠内细菌酵解，使肠内环境酸化，阻止氨的产生和吸收，肝性脑病者禁用肥皂水灌肠。

（七）对症护理

1. 用药护理

遵医嘱应用免疫调节药胸腺肽，调整免疫功能。对黄疸急剧加深、肝尚未明显缩小、有脑水肿征象者早期使用泼尼松龙或地塞米松静脉滴注。注意观察药物的不良反应。

2.腹腔积液及腹腔积液感染的治疗

主要是应限制钠盐的摄入和控制补液量，给高蛋白饮食(有肝性脑病者除外)，补充新鲜血浆、清蛋白。早期腹腔积液可应用安体舒通、双氢克尿塞，使腹腔积液慢慢消退，但应注意钾的丢失。腹腔积液感染者，可选用有效抗菌药，如先锋霉素、庆大霉素、灭滴灵，疗程应在 2 周以上，以免复发。

3.出血

应给新鲜血、血浆和清蛋白，同时防止应激性溃疡，对消化道出血起到预防和治疗作用。同时要注意预防 DIC 的发生。

4.急性肾衰竭

目前尚无有效的治疗方法。所以要禁用损害肾功能的一切药物，合理使用利尿药，防急性肾衰竭的发生，如中毒或药物引起的急性肾功能不全，可考虑应用人工肾治疗。

5.电解质紊乱和酸碱平衡失调

病程早期常有呼吸性和代谢性碱中毒，故应补充氯化钾和精氨酸；并禁用谷氨酸钠等碱性药物，以免促进肝昏迷的发展。昏迷晚期患者出现脑水肿，应限制液体摄入量，控制在1 500～2 000 mL。

(八)观察要点

1.生命体征的观察

每 4 h 测生命体征 1 次，15～30 min 巡视一次，密切观察病情，及早发现并发症。护理人员应仔细观察，认真分析，准确判断。若血压升高伴头痛，可提示脑水肿应尽早做出处理，以降低颅内压。

2.神志意志的观察

对患者的性格改变和行为异常应重视安全护理并密切观察，协助医生及早处理以控制病情变化。

3.黄疸进展的观察

观察患者皮肤、巩膜黄染程度和尿色深浅的变化，做好皮肤护理，每日用温水擦洗皮肤，少用刺激性肥皂液。若出现食欲缺乏、乏力、高度腹胀、睡眠颠倒、顽固性呃逆，提示病情加重，应尽早采取治疗措施。

4.腹腔积液和尿量的观察

每天测腹围，每周测体重，准确记录 24 h 液体出入量，以便动态观察腹腔积液消长情况，定期测血电解质，维持水电解质平衡，若患者出现少尿、无尿症状，应防止肝肾综合征的发生。

5.出血的观察

患者若有皮肤淤斑、齿龈出血、鼻出血等，提示凝血机制差。若患者有胃部灼热感、恶心、排黑便等症状，则提示有上消化道出血的可能，应尽早做好抢救准备工作。

四、预防

保持生活规律，注意劳逸结合，避免情绪剧烈波动和劳累。按医嘱服药，避免服用损肝药物。避免接触引起肝损害的化学物质。遵循饮食治疗原则，给予低脂、高热量、低盐、清淡新鲜易消化饮食，戒烟酒，忌辛辣刺激性食物，少量多餐，合理调整食谱，保证食物新鲜可口，刺激食欲，以利于营养成分吸收，促进肝细胞再生和修复，避免进食高蛋白饮食。患者及家属学会自我观察肝衰竭的早期症状并及时就诊。

第三节 肝性脑病护理

肝性脑病(hepatic encephalopathy，HE)过去称肝昏迷，是由于肝衰竭或肝硬化失代偿等严重慢性肝病发生一系列代谢紊乱，影响中枢神经系统的正常功能，出现以精神、神经症状为主的一种综合征。目前认为，有肝功能失调或障碍的患者，出现神经、精神症状，在排除其他大脑疾病后，就可诊断为肝性脑病。

一、病因

大部分肝性脑病是由各种肝硬化(病毒性肝炎肝硬化最多见)引起，也可由为改善门静脉高压的门体分流手术引起，包括如经颈静脉肝内门体分流术。如果连轻微肝性脑病也计算在内，则肝硬化发生肝性脑病者可高达 70%。小部分肝性脑病见于重症病毒性肝炎、中毒性肝炎和药物性肝病的急性或暴发性肝衰竭阶段。更少见的病因有原发性肝癌、妊娠期急性脂肪肝、严重胆道感染等。

肝性脑病特别是门体分流性脑病常有明显的诱因，常见的有上消化道出血、大量排钾利尿、放腹腔积液、高蛋白饮食、催眠镇静药、麻醉药、便秘、尿毒症、外科手术、感染等。

二、发病机制

主要有以下几种假说。

(一)氨中毒学说

肝性脑病患者常有动脉血氨升高，其原因是肝对氨的清除减少，肠道产氨和吸收增多。单纯的氨中毒并不直接引起昏迷，它产生中枢神经兴奋反应，表现为过度的运动和抽搐前状态，最后才导致昏迷。

(二)血浆氨基酸代谢异常和假性神经递质形成假说

暴发性肝衰竭时，血浆支链氨基酸(BCAA，包括亮氨酸、异亮氨酸和缬氨酸)浓度正常或降低，其余氨基酸浓度增加。慢性肝病时，血浆 BCAA 浓度下降，而芳香族氨基酸(AAA，包括苯丙氨酸、酪氨酸、色氨酸)的浓度增高。肝为 AAA 代谢的主要部位，肝功能减退时，血内 AAA 升高。而 BCAA 主要在肌肉组织和脂库内代谢，肝功能不全时，其代谢增快，同时血胰岛素浓度升高也促进了 BCAA 的降解，故血内 BCAA 浓度下降。AAA 进脑内后起了真性神经递质即去甲肾上腺素、多巴胺、5-羟色胺前体的作用，因而抑制了这些生理性神经递质的合成。苯丙氨酸和酪氨酸作为酪氨酸羟化酶的底物互相竞争，过多的苯丙氨酸抑制了酪氨酸转变成多巴胺和去甲肾上腺素。脑内过量的色氨酸也增加 5-羟色胺的合成，产生神经抑制作用。此外，增多的酪氨酸和苯丙氨酸在肠道内、脑内均可分别变成胺和 β-苯乙醇胺，其结构与真性神经递质的结构十分相似，但不能传递神经冲动或作用很弱，因此称为假性神经递质。当假性神经递质被脑细胞摄取并取代了突触中的正常递质，则神经传导发生障碍，出现意识障碍与昏迷。

（三）γ-氨基丁酸学说

γ-氨基丁酸(GABA)为脑内主要的抑制性神经递质。正常时，GABA 储藏于突触前神经元细胞内。只有当它释放，并与突触后神经元的 GABA 受体结合时，方起到抑制性神经递质的作用。肝病严重时，肠菌群产生大量 GABA，却不能在肝内得到进一步的代谢，进脑内后，引起意识的改变。HE 时神经抑制的病理生理基础是抑制性氨基酸神经递质介导的神经传导增强，兴奋性氨基酸神经递质介导的神经传导减弱。其中，抑制性氨基酸主要为 GABA，还有甘氨酸等；而兴奋性氨基酸为谷氨酸、天冬氨酸等。

（四）内源性的苯二氮卓类假说

HE 患者中发现内源性的苯二氮卓类物质浓度增加。苯二氮卓类受体是 GABA 超分子受体复合物的一部分。因此循环中内源性的苯二氮卓水平增加能引起 HE，部分是由于增加了中枢系统 GABA 能抑制性神经传递的作用。目前还发现另一类型的苯二氮卓受体，外周型的苯二氮卓受体(BZR)，它与中枢 GABA 相关的苯二氮卓受体不同，位于星形细胞的线粒体膜上。在肝硬化伴 HE 患者其脑内(BZR)增加。实验发现(BZR)增加可能是慢性高氨血症的结果。(BZR)的作用受到安定结合抑制药(DBI)的调节，后者是星形胶质细胞中的一种内源性神经肽。DBI 作用于(BZR)后刺激神经激素产生，这些神经激素能扩大 GABA 的作用。

（五）其他机制

生化检查和 MRI 检查发现肝硬化患者苍白球有锰沉积。脑内 α-内啡肽水平的升高，血浆中阿片类物质的升高均与 HE 的发病机制有关。

三、病情评估

（一）诱因

(1)蛋白质饮食：慢性肝病伴明显门—体静脉分流的患者，对食用蛋白质尤其是动物蛋白耐受性差，如进食大量动物蛋白，则有可能诱发肝性脑病。

(2)药物：使用镇静药物可加重肝性脑病。

(3)消化道出血：每 100 mL 血相当于 15～20 g 蛋白质，可使肠道产氨及其他有害物质的数量增加；加之出血后引起低血压、低血氧，可增强脑细胞对这些有害物质的敏感性。故消化道出血后常诱发肝性脑病。

(4)其他：感染、便秘、大量利尿和放腹腔积液、外科手术麻醉等。

（二）临床表现

肝性脑病最早出现的症状是性格改变，一般原神经类型属外向型者由活泼开朗，转为抑郁；原内向型者由孤僻、少言转为欣快多语；其次是行为改变，出现不拘小节的行为，如乱扔纸屑，随地便溺，寻衣摸床等毫无意义的动作。此外，还有睡眠习惯改变，常白天昏昏欲睡，夜晚难于入眠，呈现睡眠倒错，预示肝性脑病即将来临。肝性脑病常伴脑水肿，其临床表现主要有恶心、呕吐、头昏、头痛、呼吸不规则、呼吸暂停、血压升高，其中收缩压升高可为阵发性，也可为持续性；心动过缓、肌张力增高呈去大脑姿势，甚或呈角弓反张状；瞳孔对光反射迟钝或消失，瞳孔散大或两侧大小不一；跟膝腱反射亢进。这些征兆可能到肝性脑病晚期出现，也可能不明显。除重症肝病的深度黄疸、出血倾向、肝浊音区缩小、腹腔积液等外，重要的是扑翼样震颤，该体征出现意味着肝性脑病进入期。另外即是思维和智能测验，如数字连接试验，签名测验，做图试验及计算力测定等，肝性脑病者能力均下降。

(三)实验室检查

慢性肝性脑病患者多半有血氨升高。但急性肝性脑病患者血氨可以正常。

1. 脑电图(EEG)和脑电诱发电位检测

EEG不是HE的特异检查，HE患者昏迷加深。脑电诱发电位检测包括脑干听觉诱发电位、视觉诱发电位及体表诱发电位，对轻微HE诊断、疗效观察等方面的应用明显优于常规EEG检查，其中又以P300听觉诱发电位的敏感性最高。

2. 心理智能测验

心理智能测验有多种方法，其中木块图试验(block diagram test)常与数字连接试验(number connection test，NCTA和B)及数字符号试验(digit symbol test，DST)联合，用于诊断轻微肝性脑病。

3. CT

在评估急性神经症状上具有重要作用，而在无HE的肝硬化患者结果尚不一致，有报道提出脑萎缩及水肿与神经精神学试验结果相一致，但脑萎缩与其症状的关系尚不清楚。

4. 磁共振(MRI)

肝硬化患者即使无临床证据，以 T_1 强化影像亦可见苍白球对称性高信号异常。还发现白质、边缘及锥体束外结构下信号普遍增强。

四、急救护理措施

救护原则：消除诱因，综合治疗，加强安全护理，预防感染。

(一)积极寻找诱因，及时进行对症治疗

消化道出血时，如出血量>500 mL，有休克症状时，立即补充血容量及应用止血药物，如凝血酶加生理盐水30 mL口服，垂体后叶素加酚妥拉明加10%葡萄糖静脉点滴，以降低门脉的压力，利于止血和减少出血，冰盐水洗胃，每次注入量<300 mL，注入液体要立即抽出，以免引起腹胀；腹腔积液腹腔感染时，合理应用抗生素及利尿药物，必要时腹腔注射；定期检测电解质特别是应用利尿药的患者，及时补充电解质，维持酸碱平衡。

(二)按医嘱及时应用抗肝性脑病药物

纠正氨基酸代谢紊乱，常用支链氨基酸为主的六合氨基酸250 mL，每日1～2次，静脉点滴，阻止芳香族氨基酸进入脑组织。精氨酸20 g加入10%葡萄糖溶液静脉点滴，对患者起到催醒作用，神经递质药物左旋多巴口服或静脉点滴。

(三)酸化肠道，阻止氨的再吸收

用生理盐水160 mL加白醋40 mL，每日2次保留灌肠，使肠道内pH保持在5～6偏酸环境。乳果糖10 mL每日3次口服或胃管内注入。乳果糖为人工合成酸性双糖，口服后在肠内被细菌分解为乳酸和醋酸，使肠内呈酸性，并有轻泻作用而达到酸透析目的。新霉素每日3次口服或胃管内注入以抑制肠道细菌生长，有利于乳酸菌的繁殖，减少氨的形成并能预防肠道感染。

(四)加强饮食管理，控制蛋白质摄入

肝性脑病患者的饮食在护理中占有重要地位，开始数日内禁食蛋白质，给予清淡、易消化

流质或半流无渣饮食，如藕粉、面粉、稀饭加酸性果汁等，因植物蛋白质含蛋氨酸、芳香氨基酸和产氨氨基酸少，神志清醒后逐渐增加植物蛋白质，每日保持热量在 1 500～2 000 kJ，以利于肝细胞的恢复。

（五）加强安全防护

安全护理在肝性脑病的前驱期非常重要。要给患者带上手镯防走失。向患者家属说明病情，让家属有心理准备，并请家属 24 h 陪护，消除病房内一切不安全因素，将患者转移到安全的病床，以免发生意外；出现狂躁时，应耐心劝说，当劝说无效时，为避免伤人可用约束带。当出现烦躁不安时，切忌滥用镇静药，以免加重肝昏迷。

（六）观察要点

早期发现肝性昏迷是治疗的关键。由于其早期症状常不明显，时隐时现，不易判断，所以临床中需密切观察患者性格、情绪及行为改变，如突然少言，昼睡夜醒，答话准确但吐词不清等，以便早期发现，早期治疗。据临床观察，此时如及时给予抗昏迷治疗，恢复率可达 98%。注意观察各种反射是否存在，以判断昏迷程度。观察原发肝脏疾病的症状、体征有无加重，如出血倾向、黄疸、有无消化道出血感染等并发症，并给予严格记录。密切观察生命体征变化，深昏迷患者，有时常出现喉中有痰，不易咳出，应保持呼吸道通畅，必要时吸痰、吸氧；对心率增快、血压下降患者，应谨防伴有消化道出血，应观察其呕吐物、粪便的颜色、量、性状以及尿量，以判断出血程度；对突然出现高热、血白细胞升高，应考虑有感染的可能，应用抗生素同时积极降温，戴冰帽以降低颅内温度，保护脑细胞功能。

五、预防

积极防治肝病。肝病患者应避免一切诱发肝性脑病的因素。避免暴饮暴食及一次性进食大量蛋白。严密观察肝病患者，及时发现肝性脑病的前驱期和昏迷期的表现，并进行适当治疗。

第四节　急性胃肠炎护理

急性胃肠炎是由各种有害因素引起的胃黏膜或胃腔并伴随肠道的炎症，是夏、秋季节的常见病、多发病。由于吃进含有病原菌及其毒素的食物或饮食不当，如过量的有刺激性的、不易消化的食物而引起的胃肠道黏膜的急性炎症性改变。主要表现为上消化道病状及程度不等的腹泻和腹部不适，随后出现电解质和体液的丢失。沙门菌属是引起急性胃肠炎的主要病原菌。

一、病因

细菌性胃肠炎：有很多细菌均能引起急性胃肠炎。常见的病原菌有沙门菌属、副溶血性弧菌、金黄色葡萄球菌、大肠埃希菌、蜡样芽胞杆菌等。药物性胃肠炎：如非甾体抗炎药阿司匹林所引起者。酒精性胃肠炎：如过量喝酒引起。应急性胃肠炎：机体处于应急状态，如大面积烧伤、严重创伤、脑血管意外、大手术后、心、肺、肾、肝衰竭等。主要是被上述致病菌感染的动物和人，通过进食被细菌污染或其毒素污染的食物而传播，人普遍易感，病后无明显的免疫力，可重复感染。多发生于夏、秋季，发病比较集中，多以暴发和集体发作的形式出现。

细菌随受污染的食物进入人体，是否发病和病情轻重与食物受污染的程度、进食量（即进食的活菌数和毒素量）、机体抵抗力等因素有关。因此，发生食物中毒的基本致病因素是细菌在被污染的食物中大量繁殖，并产生毒素。肠毒素可激活肠上皮细胞膜上的腺苷酸环化酶，从而引起一系列酶反应，抑制肠上皮细胞对钠和水的吸收，促进肠液和氯离子的分泌，导致腹泻。细菌内毒素可引起发热并使消化道蠕动增快，产生呕吐、腹泻等症状。主要病理改变为胃、小肠黏膜充血、水肿。重症病例可有胃肠黏膜糜烂、出血，肺、肝、肾等器官中毒性病变。

二、病情判断

（一）病史

重点询问有无进食可疑被污染食物史，如已变质的食品、海产品、腌制品，未加热处理的卤菜和病畜等。共食者在短期内集体发病有重要的诊断参考价值。

（二）临床表现

发病潜伏期短，金黄色葡萄球菌为 1～5 h，副溶血性弧菌为 6～12 h，大肠埃希菌为 2～20 h，沙门氏菌为 4～24 h，也可长达 2～3 d。

1. 腹痛

一般起病急，先有腹部不适，继而出现上腹部、脐周疼痛，呈持续性或阵发性绞痛，伴恶心、呕吐。

2. 腹泻

每日腹泻 3～5 次甚至数十次不等，大便多呈黄色稀水便或黏液便。腹泻量大、伴泔水样便而腹痛不明显者，见于霍乱与副霍乱；腹泻腥臭血样便伴有剧烈腹痛，应注意急性坏死性肠炎。

3. 呕吐

呕吐物多为进食的食物，也可呕出胆汁和胃酸，部分含血液黏液。呕吐剧烈可造成食道撕裂。以金黄色葡萄球菌性食物中毒呕吐最剧烈。

4. 发热

少数患者出现畏寒、发热、乏力、头痛等全身中毒症状，病程短，多在 1～3 d 内恢复。

5. 电解质紊乱

病情严重者可致脱水、电解质紊乱、休克等。

（三）实验室检查

血常规、粪便常规检查可提示感染性病因，对可疑食物、患者呕吐物及粪便做细菌培养，可获得相同病原菌。胃镜检查可见胃黏膜充血水肿、糜烂，有出血点或脓性分泌物。

三、急救护理措施

救护原则：立即终止进食可疑食物，对症处理，维持水电解质平衡。

（一）对症护理

呕吐后应帮助患者及时清除呕吐物、清水漱口，保持口腔清洁和床单位整洁。呕吐严重者应暂时禁食，待呕吐停止后予易消化、清淡流质和半流质食物。年老体弱或婴幼儿呕吐者应注意保证呼吸道通畅。一般呕吐者不予止吐处理，因呕吐有助于清除胃肠道内残留的毒素。呕吐严重时可按医嘱予止吐药，避免剧烈呕吐引起食道、贲门撕裂。腹痛者应注意观察腹部情况，有无压痛与反跳痛或腹痛突然加剧等肠穿孔的情况。腹部保暖，禁用冷饮。剧烈腹痛者遵医嘱使用解痉药。腹泻者记录粪便颜色、量、性质，注意及时清洁肛周，可用温水清洗。腹泻有助于清楚胃肠道内毒素，故早期不用止泻药。维持水电解质平衡：鼓励患者多饮水或淡盐水，以补充丢失的水分、电解质；脱水者应及时使用口服补盐液（ORS 液）或遵医嘱静脉滴注生理盐水和葡萄糖盐水，休克者迅速协助抗休克处理。

（二）一般护理

卧床休息，监测血压、呼吸、脉搏、体温，根据不同病原菌选用敏感抗生素，观察药物疗效和不良反应。

（三）观察要点

严密观察呕吐和腹泻性质、量、次数，及时协助将呕吐物和大便送检。注意观察伴随症状，如畏寒、发热、恶心、呕吐，腹痛的部位及性质。重症患者定时监测生命体征，尤其注意观察患者的血压、神志、面色、皮肤弹性及温湿度。严格记录出入量和监测血液生化检查结果，及时发现脱水、酸中毒、周围循环衰竭等征象以配合处理。

四、预防

普及卫生知识，结合不同人群，不同季节做好饮食卫生，尤其是在夏秋季节，应注意不要暴饮暴食，不吃不洁和腐败变质食物。加强食品卫生的管理。

第十四章　呼吸系统急症护理

第一节　急性上呼吸道感染护理

急性上呼吸道感染(acute upper respiratory tract infection)是指鼻腔、咽或喉部的急性炎症。病原体主要为病毒,少数是细菌。本病发病率高,全年皆可发病,以冬、春季节显著。季节转变时流行,具有一定的传染性。

一、病因

机体或呼吸道局部防御功能降低,如受凉、淋雨后,过度疲劳时,原存于上呼吸道或从外界侵入的病毒或细菌迅速繁殖而发病。病毒引起占70%～80%,致病病毒较多,常见有流感、副流感病毒、鼻病毒、腺病毒、呼吸道合胞病毒、埃可病毒、柯萨奇病毒等。细菌感染多为直接感染或继发于病毒感染,主要细菌为溶血性链球菌;其次有流感嗜血杆菌、肺炎链球菌、葡萄球菌等。

二、病情判断

(一)症状

普通感冒初期表现为咽干、喉痒、继而出现喷嚏、鼻塞、流涕,合并耳咽管炎可出现暂时性听力减退;急性病毒性咽炎的临床特征为咽部发痒和烧灼感,如为腺病毒感染可伴急性眼结膜炎;急性病毒性喉炎以声音嘶哑、说话困难、咳嗽时疼痛为特征;细菌性咽、扁桃体炎有明显咽痛,扁桃体表面有黄色点状渗出物。普通感冒全身症状轻而短暂,仅有轻度畏寒或头痛;细菌性咽、扁桃体炎全身反应常有明显畏寒、高热。

(二)辅助检查

病毒感染白细胞计数多正常或偏低,淋巴细胞比例升高;细菌感染白细胞计数、中性粒细胞增多且核左移。病毒分离鉴定、细菌培养等病原学检查结果有确诊意义。胸部X线片:无异常。

三、急救护理措施

救治原则:对症治疗结合病因治疗,减轻病毒感染症状,防治细菌感染。

(一)缓解症状

病毒感染无特效药,只能根椐临床表现对症处理:头痛、发热者酌情给予退热止痛药,物理降温。咽痛、声嘶者给予超声雾化吸入。多饮水,清淡饮食;适当休息,避免过度疲劳。

(二)用药护理

遵医嘱,静脉输液,根据病因选择合适的抗病毒、抗菌药物,观察效果及不良反应。定时测量和记录体温;注意有无耳鸣、耳痛、听力减退等中耳炎表现及发热、头痛加重、流鼻涕等鼻窦炎表现。防止交叉感染,注意呼吸道隔离,病室保持空气流通。

四、预防

坚持有规律的适合个体的体育活动,增强机体抵抗力。生活规律,保证充足睡眠。避免受冻、淋雨、过度疲劳。流行季节避免到公共场所。注意居室、工作环境的通风换气。

第二节　急性肺炎护理

肺炎(pneumonia)是指包括终末气道、肺泡腔、肺间质等在内的肺实质的急性炎症。肺炎的病因复杂,有病原微生物感染,理化因素、免疫损伤、药物过敏因素,其中以感染尤其是细菌感染最常见。

一、病因

当病原微生物数量多、毒力强或宿主呼吸道局部和全身防御系统受损时,病原体可通过空气吸入、血流播散、邻近感染部位蔓延、上呼吸道或消化道定植菌的误吸等途径引起肺炎。急性肺炎常见的致病菌有肺炎双球菌、金黄色葡萄球菌、革兰阴性杆菌;革兰阴性杆菌包括肺炎杆菌、铜绿假单胞菌、大肠埃希菌、流感嗜血杆菌和军团菌等。

二、病情判断

(一)症状

咳嗽、咳痰、胸痛、呼吸困难是一般肺炎的共同表现,各种感染的特征性表现如下。肺炎双球菌肺炎:咳铁锈色痰,患侧胸痛可放射到肩或腹部,随着咳嗽和深呼吸加剧。金黄色葡萄球菌肺炎:咳黏液脓痰,可伴咯血;并发脓胸时病情迅速发展,出现剧烈胸痛、气促,局部叩诊过清音,呼吸音消失则可能并发气胸。革兰阴性杆菌肺炎:肺炎杆菌感染痰液呈脓性棕红色冻胶样,有大量臭脓痰可能为厌氧菌感染,黄绿色脓痰则为绿脓杆菌感染的典型症状,腹痛、呕吐、排无脓血的水样便要考虑为军团菌感染。大多有寒战、高热、肌肉酸痛的现象,金黄色葡萄球菌感染全身中毒症状更为明显,可出现抽搐、谵妄、昏迷;急性肺炎的严重后果为休克、肝肾等器官功能障碍。

(二)辅助检查

革兰阳性杆菌感染白细胞计数升高,中性粒细胞比例升高伴核左移;革兰阴性杆菌感染白细胞可正常,但有核左移或细胞质内出现毒性颗粒。痰液及呼吸道分泌物检查可明确致病菌。胸部X线片主要为片状或结节斑片状炎症浸润和突变征象,并发气胸或脓胸时有相关的X线片表现。

三、急救护理措施

(一)缓解症状

急性期卧床休息,注意保暖;给予高热量、高维生素、易消化饮食。高热者给予物理降温,如额头、腋窝、腹股沟等处放置冰袋，或以温水、乙醇擦身；嘱患者多饮水；遵医嘱静脉补充液体，使用退热药并观察退热效果。咳嗽、咳痰者注意保持呼吸道通畅，按医嘱予生理盐水、化痰药定时雾化吸入，以减轻气道干燥，稀释痰液、促进排痰。胸痛剧烈者取患侧卧位，使胸部肌肉放松，减少胸膜牵拉；尽量不用或慎用镇痛药。呼吸困难、发绀者及时给予氧气吸入。

（二）控制感染

一经诊断为肺炎患者即遵医嘱给予抗生素治疗，掌握各种抗生素的作用和不良反应。正确留取血液和痰标本，及时送检并追回结果，为选择敏感性抗生素提供依据。患者室内保持空气流通，患者适当隔离，避免交叉感染。

（三）病情观察

定时测量生命体征及注意意识观察，如有以下危险因素或指征存在，应严密观察并及时采取急救措施。病史：年龄＞65 岁；存在基础疾病或相关因素，如慢性阻塞性肺疾病，慢性心、肾功能不全，肝功能不全；有神志障碍、营养不良患者。生命体征：体温＞41 ℃，或高热后大汗淋漓、脉搏细速；呼吸每分钟＞30 次，PaO_2＜60 mmHg，吸氧不能改善；血压＜90/60 mmHg 且不断下降伴神志淡漠，少尿或无尿。

（四）并发症的处理

如出现脓胸或气胸时，配合医生进行胸腔穿刺引流脓液或排气；并发肝、肾功能损害者监测肝、肾功能变化，定时进行实验室检查。

（五）其他

配合基础疾病的治疗。

四、预防

加强体育锻炼，增强机体抵抗力。注意劳逸结合，正常作息。坚持有效治疗基础疾病。身体较弱的老人（＞65 岁），患有基础疾病、免疫功能低下的患者避免到人流过多的公共场所。戒烟、戒酒。居室中注意通风换气。

第三节　支气管哮喘与哮喘持续状态护理

支气管哮喘（bronchial asthma）又称哮喘，是一种由嗜酸性粒细胞、肥大细胞、T 淋巴细胞等多种炎性细胞参与的气道慢性炎症。哮喘重症持续 24 h 以上，经一般治疗不能缓解者称哮喘持续状态（status asthmaticus）。

一、病因

目前病因还不十分清楚，普遍认为哮喘的发病主要受遗传和环境的双重影响。①遗传：支气管哮喘患者常有家族过敏史，具有特异体质。遗传影响及免疫基因控制，对特定抗原产生相应 IgE，通过肥大细胞或血嗜碱性粒细胞，释放炎性介质引起哮喘。②环境：环境中存在激发因素吸入物，如尘螨、花粉等。③感染：如细菌、病毒、原虫等。④食物：如虾、蟹。⑤药物：如普萘洛尔(心得安)、阿司匹林。⑥气候变化、运动、妊娠等都可诱发哮喘发作。引起哮喘持续发作不能缓解的主要原因有:过敏原或其他致敏因素持续存在,黏痰阻塞气道,继发支气管感染,酸中毒,受体激动剂使用不当或抗感染治疗不充分,突然停用激素引起"反跳现象"。

二、病情判断

(一)症状

深夜或清晨,接触或已接触过敏原后突发伴哮鸣音的呼气性呼吸困难,发作性胸闷、咳嗽;严重时呼吸困难、气促加重,出现"三凹征"、发绀,大量白色泡沫痰。重症哮喘或哮喘持续状态时患者可表现出极度烦躁、恐惧、大汗、四肢发凉、心率增快、血压下降,甚至意识障碍、昏迷。

(二)辅助检查

1.实验室检查

2.肺功能检查

有关呼气流速的指标均显著下降;支气管反应性测定呈高反应性。

3.肺部X线片

肺过度膨胀,肺野透亮度增加,肋间隙增宽。

4.血气分析

发作程度低者仅见轻度低氧血症;严重发作低氧血症伴 $PaCO_2$ 降低,出现呼吸性碱中毒;哮喘持续状态时可见严重低氧血症合并呼吸性、代谢性酸中毒。

三、急救护理措施

救治原则:控制发作、消除病因、预防复发。

(一)缓解症状

1.合理氧疗

无休克或意识障碍患者取半卧位,根据患者症状及血气分析结果采取适宜的吸氧方式及氧流量;哮喘急性发作时短期内给高流量、高浓度吸氧;出现呼吸衰竭,血流动力学不稳定、意识障碍时及时气管插管行机械通气。

2.对症药物的使用

遵医嘱及时应用解痉、平喘药,如氨茶碱、激素等,注意药物的效果及不良反应观察;酌情予生理盐水、化痰药、气道雾化吸入,促进排痰,保持气道通畅。

(二)消除病因

1.控制感染

感染是哮喘发作的诱因和加重因素,因而最根本的治疗是抗感染,遵医嘱常规使用有效的抗生素。

2.脱离变应原

脱离变应原存在的环境,避免继续接触花粉、虾、蟹等,停止服用可能的过敏药物。

(三)病情观察

密切观察患者神志变化,监测呼吸、脉搏、血压、体温、血氧饱和度。正确抽取动脉血作血气分析,了解缺氧情况及是否有酸碱失衡、酸碱失衡的类型和程度。监测肝肾功能,定时抽血送实验室检查,了解电解质情况。当呼吸困难、发绀进行性加重,呼吸$>$每分钟 30 次,

$PaO_2<40$ mmHg或 $PaCO_2>70$ mmHg；脉搏每分钟>120 次，血压持续下降伴神志改变时即采取确定性的抢救措施，进行抗休克处理和机械通气的准备。

(四)心理护理

哮喘患者因为突然发病，几乎都存在恐惧的心理，因反复发作而出现焦虑情绪；特别是重症哮喘，患者更有一种濒死感和绝望感。护理人员应关注患者的神情变化，适时给予恰当的心理支持。

四、预防

哮喘至今尚无特效药，但经过医务人员帮助和自身管理，可以控制发作或减少发作机会，哮喘的防治又是一个长期的过程，故患者本人必须做到：建立控制哮喘的信心；了解哮喘，了解并避免激发因素；熟悉哮喘的先兆表现及相应处理方法。学会哮喘发作的紧急自救方法；遵医嘱、正确用药；知道什么情况去医院就诊；保持心理、情绪稳定。

第四节 慢性阻塞性肺疾病的护理

慢性阻塞性肺疾病(COPD)简称慢阻肺，是一种具有气流受限特征的肺部疾病，气流受限不完全可逆、呈进行性发展。COPD 是呼吸系统疾病中的常见病和多发病，其患病率和病死率高。COPD 目前居全球死亡原因的第 4 位。

一、病因及发病机制

1. 吸烟

吸烟为重要的发病因素。国内外研究证明吸烟与 COPD 的发生关系密切。吸烟年龄越早、吸烟时间越长、吸烟量越多，COPD 患病率越高；减少吸烟或戒烟后 COPD 症状可减轻或消失。烟草中的焦油、尼古丁等多种有害物质，可使支气管收缩痉挛、纤毛运动抑制、支气管杯状细胞增生、黏液分泌积聚、呼吸道净化能力降低等，因而易于感染。烟草还可使氧自由基增多，诱导中性粒细胞释放蛋白酶，抑制抗蛋白酶系统，使肺组织弹力纤维破坏，诱发肺气肿形成。

2. 感染因素

感染是 COPD 发生发展的重要因素之一。长期反复感染可破坏呼吸道防御功能，损害细支气管和肺泡。病原体主要是病毒和细菌，亦可是肺炎支原体。病毒以流感病毒、鼻病毒、腺病毒和呼吸道合胞病毒多见，细菌以流感嗜血杆菌、肺炎球菌、卡他莫拉菌、葡萄球菌多见。

3. 空气污染

大气中的有害气体如二氧化硫、二氧化氮、氯气等损伤气道黏膜和其细胞毒作用，使纤毛清除功能下降，黏液分泌增加，为细菌感染增加条件。

4. 职业性粉尘和化学物质

当职业性粉尘及化学物质(如烟雾、过敏原、工业废气及室内空气污染等)的浓度过大或接触时间过久，均可导致与吸烟无关的COPD发生。

5.蛋白酶

抗蛋白酶失衡：蛋白水解酶对组织有损伤、破坏作用；抗蛋白酶对弹性蛋白酶等多种蛋白酶具有抑制功能。其中α_1-抗胰蛋白酶(α_1-AT)是活性最强的一种。蛋白酶和抗蛋白酶维持平衡是保证肺组织正常结构免受损伤和破坏的主要因素。蛋白酶增多或抗蛋白酶不足均可导致组织结构破坏产生肺气肿。COPD对呼吸的影响，早期病变局限于细小气道，仅闭合容积增大，肺顺应性降低。病变侵入大气道时，肺通气功能明显障碍，最大通气量降低。随着肺气肿日益加重，大量肺泡周围的毛细血管受膨胀肺泡的挤压而退化，致使肺毛细血管大量减少，肺泡间的血流量减少，产生通气与血流比例失调，使换气功能发生障碍。通气和换气功能障碍可引起缺氧和二氧化碳蓄积，进而发展为呼吸功能衰竭。

二、临床表现

1.症状

(1)慢性咳嗽、咳痰：通常为首发症状。随病程发展可终身不愈。晨间起床时咳嗽较重，白天较轻，睡眠时有阵咳或排痰。咳嗽后通常咳少量黏液性痰，部分患者在清晨痰量较多；合并感染时痰量增多，常有脓性痰。

(2)气短或呼吸困难：这是COPD的标志性症状，是使患者焦虑不安的主要原因，早期仅在劳力时出现，后逐渐加重，以致日常活动甚至休息时也感气短。

(3)喘息和胸闷：重度患者有喘息，胸部紧闷感通常在劳力后发生。

(4)其他：晚期患者有体重下降、食欲减退等。

2.体征

早期体征不明显。随着病情发展出现桶状胸，肋间隙增宽，呼吸运动减弱；触诊语颤减弱或消失；叩诊呈过清音，心浊音界缩小，或不易叩出肺下界，肝浊音界下降；听诊心音遥远，呼吸音普遍减弱，呼气延长。肺部感染时可有湿啰音，缺氧明显时出现发绀。

3.COPD严重程度分级

COPD严重程度评估需根据患者的症状、肺功能异常、是否存在并发症(呼吸衰竭、心力衰竭)等确定，其中反映气流受限程度的FEV1下降有重要参考意义。根据肺功能将COPD严重性分为0、Ⅰ、Ⅱ、Ⅲ、Ⅳ级等5级。

4.COPD病程分期

COPD病程分期可分为急性加重期与稳定期。前者指短期内咳嗽、咳痰、气短和(或)喘息加重，痰量增多，呈脓性或黏液脓性，可伴发热等炎症明显加重的表现。稳定期则指患者咳嗽、咳痰、气短等症状稳定或症状轻微。

5.并发症

COPD并发症为自发性气胸、慢性肺源性心脏病、慢性呼吸衰竭等。

三、实验室及其他检查

1.肺功能检查

肺功能检查是判断气流受限的主要客观指标，对COPD诊断、严重程度评价、疾病进展、治疗反应及预后等有重要意义。第一秒用力呼气容积占用力肺活量百分比(FEV_1/FVC)是评价气流受限的一项敏感指标。第一秒用力呼气容积占预计值百分比（FEV_1%预计值）是评估COPD严重程度的良好指标，吸入支气管舒张药后 $FEV_1/FVC<70\%$ 及 $FEV_1<80\%$ 预计值者，可确定为不完全可逆的气流受限。肺总量（TLC）、功能残气量（FRC）和残气量（RV）增高，肺活量（VC）减低，表明肺过度充气，有参考价值。

2. 动脉血气分析

动脉血气分析早期无异常，随疾病进展可发生低氧血症、高碳酸血症、酸碱平衡失调等，对判断呼吸衰竭的类型有重要价值。

3. 胸部X线检查

早期胸片可无变化，以后逐渐现肺纹理增粗、紊乱及肺过度充气表现即胸腔前后径增长，肋间隙增宽，肋骨平行，两肺透亮度增高，膈低平，心脏悬垂狭长，肺血管纹理减少或肺大疱形成等。X线胸片改变对COPD诊断特异性不高，主要作为确定肺部并发症及与其他肺疾病鉴别之用。

4. 其他

COPD合并细菌感染时，血白细胞增高，核左移。痰培养可能检出病原菌。

四、护理措施

1. 休息与体位

室内环境安静、舒适，保持合适的温度和湿度；冬季注意保暖、避免直接吸入冷空气；协助患者取舒适卧位，并及时更换体位，常取半卧位，借助重力作用使膈肌位置下降，胸腔容量扩大，改善呼吸困难。

2. 饮食护理

饮食护理。①评估患者的营养状况及饮食习惯。②饮食指导：给予高热量、高蛋白、高维生素的饮食；补充适宜的水分、防止便秘，并发肺心病尿少患者，限制钠水摄入，钠盐<3 g/d、水<1 500 mL/d，少食多餐。③增进食欲：保持口腔清洁，进餐前适当休息，避免不良刺激，经常变换食谱，提供色、香、味、形俱全的饮食，提供舒适的进餐环境，餐后避免平卧。

3. 病情观察

密切观察咳、痰、喘症状及诱发因素，尤其是痰液的性质和量；呼吸困难的程度及全身症状；有无慢性呼吸衰竭、自发性气胸、慢性肺源性心脏病等并发症的发生；监测动脉血气分析和水、电解质、酸碱平衡情况。

4. 对症护理

（1）保持呼吸道通畅：鼓励患者多饮水，稀释痰液，协助患者翻身、叩背，指导患者深吸气后有意识咳嗽，以利于排痰；遵医嘱使用抗感染、祛痰、镇咳药；采用生理盐水加盐酸氨溴索或生理盐水加硫酸特布他林雾化吸入，使药液直接吸入呼吸道进行局部治疗，帮助祛痰。

（2）氧疗的护理：吸氧能提高全身和呼吸道局部的免疫能力，减少急性呼吸道感染的发生；避免急性肺功能及心功能衰竭；长期家庭氧疗还可改善患者生活质量，一般采用鼻导管持续给氧，吸入氧浓度为25%～29%，氧流量为1～2 L/min。提倡进行每天持续15 h以上的家庭氧疗，尤其夜间不可间断。吸氧装置应定期清洁、消毒、更换，预防感染。

（3）呼吸功能锻炼：COPD稳定期患者在医护人员的指导下进行切合自身实际情况的呼吸功能锻炼，有利于预防急性发作，改善日常活动能力，恢复受损的心肺功能，防止或减缓心肺功能的继续减退，预防或减轻慢性缺氧和二氧化碳蓄积所引起的各种并发症。

缩唇呼吸：在呼气时将口唇缩成吹笛子状，以能将口前 20 cm 处的蜡烛火焰随气流倾斜而不熄灭为宜，气体经缩窄的口唇缓慢呼出，其作用是提高支气管内压，防止呼气时小气道过早陷闭，以利于肺泡气排出。腹式呼吸：根据病情，锻炼时可取卧位、坐位或立位。如取卧位，两膝下可垫软枕，使之半屈，腹肌松弛。将左、右手分别放于上腹部和前胸部，便于观察胸腹运动情况。即用一手按在上腹部，呼气时，腹部下沉，该手稍微加压用力，以进一步增加腹内压，促使膈肌上抬；吸气时，上腹部对抗该手的压力，徐徐隆起。这样患者可通过手感，了解胸腹活动是否符合要求，注意及时纠正。要求静息呼吸，经鼻吸气，从口呼气，呼吸气应该缓慢和均匀，吸气时可见到上腹部鼓起；呼气时可见到腹部凹陷，而胸廓保持最小活动幅度或不动。逐渐延长呼气时间，呼气与吸气时间之比达到(2～3)：1。腹式呼吸锻炼初期，每日 2 次，每次 10～15 min。动作要领掌握以后，可逐渐增加次数和每次的时间。并在病情允许的情况下，在卧位、坐位或立位以及行走时，随时随地进行锻炼，力求形成一种不自觉的习惯呼吸方式。

5. 用药护理

遵医嘱应用抗生素、支气管舒张药、止咳和祛痰药，注意观察疗效及不良反应。

6. 心理护理

评估患者的心理活动；医护人员应关心体贴患者，多与患者沟通，向患者解释 COPD 的特点，鼓励患者积极配合治疗及护理；教会患者缓解焦虑的技巧，如散步、听音乐、养花、下棋、做游戏等，以分散注意力，减轻焦虑。

五、健康教育

1. 疾病知识指导

劝导患者戒烟，此为预防 COPD 的重要措施；避免粉尘和刺激性气体的吸入；避免和呼吸道感染患者接触，在呼吸道传染病流行期间，尽量避免去人群密集的公共场所；指导患者根据气候变化及时增减衣物，避免受凉感冒。

2. 体育锻炼和呼吸肌锻炼

告知患者康复锻炼的意义，指导患者制订个体化的锻炼计划，充分发挥患者的主观能动性，坚持全身锻炼如太极拳、散步等，以提高机体抵抗力；坚持呼吸肌功能锻炼，进行腹式呼吸和缩唇呼气训练，以改善呼吸功能，延缓病程进展。

3. 家庭氧疗指导

指导家庭氧疗患者及家属做到以下几点。①了解氧疗的目的、必要性及注意事项。②注意用氧安全，供氧装置周围严禁烟火，防止氧气燃烧爆炸。③氧疗装置定期更换、清洁、消毒。

第五节　呼吸衰竭的护理

呼吸衰竭是由于各种原因引起的肺通气和(或)换气功能严重障碍，以至于不能进行有效的气体交换，导致机体发生缺氧伴有(或不伴有)CO_2 潴留，从而引起一系列生理功能和代谢障碍的临床综合征。许多重症疾病均可发生呼吸衰竭，是临床上危重患者死亡的一个重要原因。

临床上根据起病的缓急可分为急性呼吸衰竭和慢性呼吸衰竭。急性呼吸衰竭患者既往可无呼吸道疾病史，由于突发因素抑制呼吸或呼吸功能突然衰竭，若不及时治疗抢救，会危及生命。慢性呼吸衰竭多继发于慢性呼吸系统疾病，根据机体能否代偿又分为代偿性慢性呼吸衰竭和失代偿性慢性呼吸衰竭。本节主要叙述慢性呼吸衰竭。

一、病因与发病机制

1. 呼吸道阻塞性病变

常见有慢性气管一支气管炎、喉头水肿、呼吸道分泌物或异物阻塞等，引起肺通气不足和气体分布不均匀，通气/血流比例失调，导致低氧血症及高碳酸血症。

2. 肺部病变

常见有肺炎、阻塞性肺气肿、弥散性肺纤维化、肺不张、肺水肿、重度肺结核等引起肺容量、通气量、有效弥散面积减少，通气/血流比例失调，肺内右向左分流增加，导致低氧血症。

3. 肺血管病变

肺栓塞、肺血管炎、肺毛细血管瘤、多发性微血栓形成等可使通气/血流比例失调，损害肺换气功能，引起低氧血症。

4. 胸廓病变

胸廓畸形、外伤、手术创伤、大量气胸或胸腔积液等，影响胸廓运动和肺扩张，导致肺通气减少及气体分布不均，使通气和换气受损。

5. 神经肌肉病变

脑血管病变、脑炎、脑外伤、电击、药物中毒等直接或间接抑制呼吸中枢；脊髓灰质炎以及多发性神经炎所致的神经肌肉接头阻滞影响传导功能；重症肌无力、肌肉萎缩等可引起肺通气不足。

二、护理措施及依据

(一)生活护理

1. 休息与活动

取半坐卧位，利于患者膈肌下降而改善呼吸。根据病情指导活动，既要保存体力，又要进行力所能及的工作，以增强生活自理能力，减轻心理负担。严重患者需绝对卧床休息。

2. 饮食护理

常规给患者鼻饲高蛋白、高脂肪、低糖以及含多种维生素和微量元素的饮食，必要时给予脂肪乳静脉滴注。若欲达正氮平衡和增加患者体重，则除补充每日能量的需要外，需另外增加2 100～4 180 kJ/d(500～1 000 kcal/d)能量的补充。

可给予糖类，占总能量的40%～60%，其余给予脂肪、氨基酸或蛋白质。过多地补充糖类会增加 CO_2 产量，加重呼吸负荷。

3. 皮肤护理

观察皮肤温、湿度，保持皮肤完整性。定时翻身，昏迷患者每隔 2 h 翻身 1 次，以利排痰和防止压疮。加强口腔护理。

（二）病情观察

严密监测生命体征、意识状态，任何一项异常均提示病情加重。定时监测动脉血气、SaO_2，准确记录 24 h 出入液量。对机械通气患者应记录吸入氧浓度、通气模式、潮气量、机械通气频率设定等参数。观察患者咳嗽、痰液及咳出的难易、痰量及其颜色、气味和黏稠度，判断有无感染。监测右心功能不全的表现，当水肿减轻、肝脏缩小、颈静脉充盈度减轻表示心功能有改善，否则提示治疗无效。如观察患者出现肺性脑病的表现时，及时提供保护性措施并通知医生。

（三）保持气道通畅，缓解呼吸困难

1. 保持气道通畅

适当补充水分以稀释痰液，使痰液容易咳出；协助患者翻身、叩背、咳痰；对痰液黏稠者给予雾化吸入、口服祛痰、平喘、解痉药物等；对无力咳嗽或昏迷者用导管吸痰，必要时建立人工气道，可以选择插入口咽导管、建立口咽气道、气管插管或气管切开。

2. 氧疗的护理

严格掌握适应证，防止发生不良反应。氧疗前应先清除呼吸道分泌物，解除呼吸道痉挛；给氧时应记录吸氧时间，给氧过程中应严密观察患者神志、面色、咳嗽、排痰能力、发绀程度、呼吸幅度和节律等，判断患者缺氧状况是否改善，有无氧疗不良反应，同时准备好气管插管和呼吸机。如呼吸困难缓解、心率减慢、发绀减轻，表示给氧有效；如呼吸过缓或意识障碍加重，提示 CO_2 潴留加重，应及时通知医师给予呼吸兴奋剂或建立机械正压通气。

3. 人工气道的护理

加强人工气道管理，防止交叉感染。吸入加温加湿气体，定期吸痰，气囊定期充、放气，及时更换敷料，保持气管开口处清洁、固定。吸痰时严格无菌操作，导管插入适度，不宜过频或负压过大，以免引起剧咳或颅内压增高。观察人工气道有无阻塞、气囊有无破裂。气管内插管后若再度出现口唇发绀或烦躁等症状提示缺氧，应迅速检查插管是否通畅，有无移位、松脱及阻塞等。

（四）用药护理

1. 呼吸兴奋剂的护理

密切观察患者神志、呼吸频率、节律和幅度，监测动脉血气以调整剂量。如患者出现皮肤瘙痒、颜面潮红、面部肌肉颤动、烦躁不安等，应减慢滴速或停用，同时通知医师。在应用呼吸兴奋剂的同时，应加强分泌物的引流，增加吸入氧浓度，鼓励患者咳嗽，保持呼吸道通畅，否则呼吸兴奋剂会加重气急、增加呼吸肌做功。

2. 解痉平喘药物的护理

①拟肾上腺素类药物：一般服用不超过 2 周，否则易出现手颤等不良反应。②氨茶碱：成人负荷量静脉推注常为 5 mg/kg，用葡萄糖稀释后缓慢推注，时间不少于 20 min，以免心律失常、血压下降；维持剂量为 0.7～1 mg/(kg·h)。剂量过大易出现不良反应。③糖皮质激素：易导致上消化道大出血，除常规使用 H_2 受体阻滞剂或质子泵抑制剂等预防上消化道大出血外，应严密观察胃液、大便的颜色、性状、量，并做常规检查。④抗胆碱能药物：此类药物有心率加快、尿潴留、视物模糊、痰液黏稠等不良反应。

3. 血管活性药物的护理

①严密监测血流动力学状态的变化；②最好用输液泵或注射泵，以保证药物持续、匀速地

输入；③可经中心静脉通道输注血管扩张剂，以防止药物对小血管的刺激。

（五）心理护理

呼吸衰竭时患者及家属紧张和恐惧，护理人员要镇静自如、态度和蔼、动作娴熟、认真细致、紧张而有序地进行护理工作，使患者和家属心理上有信赖和安全感。机械通气前要向患者或家属交代使用呼吸机的必要性以及如何配合。建立人工气道的患者失去语言表达能力，要采用积极有效的非语言沟通方式加强患者与家属和医护人员的交流，及时了解患者的生理和心理需要，提供帮助。

三、健康教育

(1)向患者及家属介绍本病的发生、发展过程，正确预防和处理诱因，减少急性发作，延缓肺功能恶化。

(2)根据患者的病情和耐受性，指导患者合理安排日常活动和休息。指导患者进行呼吸锻炼，教会患者有效咳嗽、排痰。

(3)指导患者合理饮食，改善营养状态，指导患者每日计划性摄入水分。

(4)指导患者合理用药和监测病情，科学实施家庭氧疗，定期随访，如症状加重及时就诊。

第十五章　神经系统急症护理

第一节　脑卒中护理

脑卒中又称脑中风或脑血管意外(cerebrovascular accodent),是一组突然引起的脑血液循环障碍性疾病,包括出血性和缺血性两种类型。出血性包括脑出血,蛛网膜下隙出血及脑梗死等,缺血性包括脑梗死、脑血栓和短暂性脑缺血发作等。好发于中老年人,近年有发病年轻化的趋势,致残率高、病死率高,给人类健康和生命造成极大威胁。

一、病因

引起脑卒中的原因主要是动脉粥样硬化,血管壁脆性增加,易致出血发生,内膜损伤粗糙易致血栓形成,而高血压、糖尿病、高脂血症、肥胖、吸烟都是高发因素。

二、症状

脑卒中常见预兆依次如下。

(1)头晕,特别是突然感到眩晕。

(2)肢体麻木,突然感到一侧面部或手足麻木,有的为舌麻、唇麻。

(3)暂时性吐字不清或讲话不灵。

(4)肢体无力或活动不灵。

(5)与平时不同的头痛。

(6)不明原因突然跌倒或晕倒。

(7)短暂意识丧失或个性和智力的突然变化。

(8)全身明显乏力,肢体软弱无力。

(9)恶心呕吐或血压波动。

(10)整天昏昏欲睡,处于嗜睡状态。

(11)一侧或某一侧肢体不自主地抽动。

(12)双眼突感一时看不清眼前出现的事物。

三、护理措施

脑血管病患者中有20%左右的人有言语障碍,主要表现为失语、语言辨别障碍、失读和失写。不管哪种情况,都会严重影响患者的日常生活能力,因此对语言障碍的康复训练十分必要。无论是医护人员还是患者家属,都应该积极而耐心地有计划地帮助患者恢复说话能力。

(1)对不会说话的患者,首先教他用喉部发“啊”音,也可以让他用嘴吹火柴诱导发音,因唇音最易恢复。能发音的患者,先随训练者念字和词汇,然后可以独立练习,由易而难,由短而长。还可以给患者一面镜子,让他看别人的口型,对着镜子随时矫正。当患者的读音基本独立时,让患者听常用词句的前半,让他说出后半。

(2)对语言辨别、理解困难的患者,要做言语刺激训练,可在患者面前摆些图片,让患者按训练者的口令指图,一个图片一个图片的进行,当指误率仅为 30%时,再增加图片数目和词汇。同时做命名练习,给患者看图片,让其说出名称还可以做听语字练习,训练者念字或词汇,让患者指出图片上的字或词汇。对于失读的患者,则让他读卡片上的字。对失写的患者,则要教他抄写、听写和自己书写。

(3)有的患者病情复杂,如伴有视觉障碍者看不见东西,就让他接触实物,再叫出物名;对伴有一音障碍的患者,由于言语器官无力、肌张力异常或失调,就要进行呼吸训练,使患者说话时能保持一定的呼气压时间(男 15 s,女 10 s);还要进行发音训练,使呼气与声带运动和振动能够协调,以便自然发音;调音器官的运动训练也是必要的,以使下腭舌、唇的运动功能恢复。

(4)在教患者说话的过程中,对患者要热情、细心、耐心,要不断鼓励患者,帮助患者克服困难,最大限度的恢复说话功能。

(5)家庭所有成员都应积极关心、体贴、尊重和谅解患者,使患者感受到家庭的温暖和照顾。绝不能在患者面前表现烦躁、讨厌或随意训斥患者,也不可装聋作哑,不理睬患者。对待患者的合理需要,要尽量设法给予满足。

(6)脑卒中是由高血压和动脉硬化所引起脑血管损害的一种疾病,常见于中老年人,其发病率、致残率较高,严重影响中老年人的健康。脑卒中患者除需药物治疗外,合理调配饮食对康复也具有重要作用。脑卒中患者康复期无吞咽困难,宜以清淡、少油腻、易消化的柔软平衡膳食为主。

四、预防

坚持有规律适合个体的体育活动,首先要预防高血压,应注意控制血压在一个稳定、安全的范围内。

积极治疗心脏的疾病。心脏疾病是引起脑卒中的重要原因。请教医生是否可用一些抗凝治疗。如阿司匹林等,部分研究表明,这样可以降低卒中的危险性。

此外,要养成良好的生活方式,如戒酒、戒烟、减肥,养成从容的性格,适量运动,低脂饮食。这是预防脑卒中的关键,是疾病发生的预防,是通过对高危致病因素的干预,以降低疾病的发病率为最终目的。对于脑卒中而言,预防分 3 级。

(一)一级预防

一级预防重点是:对高血压人群的监控和改变居民不健康的行为和生活方式。

1. 对高血压人群的监控与管理

(1)所有高血压患者都应该坚持测血压,规范使用降压药物,使其血压控制在理想水平(140/90 mmHg 以下)。

(2)对 2 级高血压患者,加大监控力度,做到每周 1 次随访,并随时调整治疗方案。

(3)对 3 级高血压患者,经正规服药后仍不能控制良好者,尽量到医院住院,通过个性化的治疗措施使血压达标。

(4)对 35 岁以上人群进行首诊测血压,如发现新发高血压患者,即纳入监控与管理对象。

2. 建立健康的支持性环境

改变单纯强调健康教育的工作模式,把创建健康的支持性环境和条件作为干预的主要目标之一。这主要是指通过医务人员深入各街道、学校、企业等长期宣传和教育,特别是对一些长期患心脑血管等慢性疾病的患者。

(1)控制总热能摄入,保持正常体重。

(2)控制血糖血脂。

(3)戒烟。

(4)生活规律化,防止情绪波动。

(5)力争避免严重的咳嗽,防止大便秘结,节制性活动。

(6)膳食平衡。

(7)保持一定量的运动。

(二)二级预防

二级预防是指疾病发生后积极开展临床治疗,以及早期和恢复期康复,以防止病情加重,预防器官或系统因伤病所致的残疾和功能障碍。

(三)三级预防

三级预防是指对患病后造成残疾应积极开展功能康复,同时避免原发病的复发。康复训练是针对脑卒中后遗症致残患者功能障碍的情况采取现代康复技术和我国传统康复技术(针灸、推拿)相结合的方法。主要包括康复医疗、训练指导、心理疏导、知识普及、用品用具、咨询宣教等方面,以尽可能恢复或补偿患者缺损的功能,增强其参与社会生活的能力。

第二节　蛛网膜下隙出血护理

蛛网膜下隙出血(subarachnoid hemorhage,SAH)任何年龄均可发病,以青壮年多见。

一、病因

最常见于先天性动脉瘤、脑血管畸形和高血压动脉硬化性动脉瘤;多由于剧烈的运动、过劳、情绪激动、用力排便、咳嗽、饮酒等诱发本病。

二、病情判断

突然发生,多以剧烈难以忍受的头痛开始,可放射到枕后或颈部,伴恶心、呕吐,并持续不易缓解或进行性加重。可有短暂的意识障碍及烦躁、谵妄、幻觉等精神症状,或伴有抽搐。眼底检查可见视网膜出血、视盘水肿。眼球运动障碍,视野缺损,动眼神经麻痹,脑膜刺激征阳性。

头颅CT发现蛛网膜下隙有血。腰穿检查脑脊液压力多增高,外观呈均匀血性,蛋白含量增高,糖和氯化物水平多正常。数字减影血管造影DSA可确定动脉瘤位置及血管痉挛情况。

三、急救护理措施

救治原则:就地诊治,降低颅内压,缓解头痛,预防再出血。

(一)降低颅内压,缓解头痛

遵医嘱应用脱水药:20%甘露醇、呋塞米、布瑞得(甘油果糖)。甘露醇应保证在

15～30 min内快速滴完，以达到脱水降压的目的。注意观察意识、准确记录出入水量，以了解脱水效果。镇静止痛药：头痛剧烈慎用冬眠灵，禁用吗啡与哌替啶。改善脑血管供血：遵医嘱应用钙通道拮抗药，用药过程中应注意有无发热、头晕、头痛、胃肠不适、心动过缓、过速、失眠、激动等症状，并注意输液速度的控制，避免血管过度扩张。

（二）预防再出血

绝对卧床休息 4～6 周，避免搬动和过早离床活动，保持室内安静，限制或减少探访。保持大便通畅，必要时给予轻泻药或开塞路，以避免用力排便以致腹压升高→颅内压升高→血压急剧升高→脑出血。保持情绪稳定，避免一切精神刺激，如过于激动和悲伤、恐怖的事情应早做准备，不能突然通知。避免用力咳嗽、打喷嚏，必要时用镇咳药。遵医嘱应用止血药，能阻止纤维蛋白溶酶形成，抑制纤维蛋白的溶解，防止再出血。用药过程中注意有无低血压、心动过缓、胃肠道反应、早搏、皮疹及结膜充血等。

（三）病情观察

患者的意识、有无头痛、呕吐、肢体疼痛及再出血的先兆。定期测量体温、脉搏、呼吸、血压。

（四）心理护理

长时间的剧烈头痛和频繁呕吐，让患者感到非常痛苦，悲观情绪。护理人员及时了解患者的心理问题及相关因素，并及时做好相应的心理护理。

四、预防

按医嘱服药，定期复诊。合理的营养及饮食、适当的活动，避免剧烈运动，保持情绪稳定，预防再出血。

第三节　急性颅内压增高护理

颅腔内容物（脑组织、脑脊液、血液）对颅腔所产生的压力即为颅内压。正常成人平卧时的颅内压为 7.0～18.0 cmH_2O，儿童为 5.0～10.0 cmH_2O，当颅内压超过 20.0 cmH_2O（儿童超过 10.0 cmH_2O），即为颅内压增高。急性颅内压增高，如不经治疗，最后结局往往导致脑疝的形成。

一、病因

颅内容物量或体积增加是引起颅内压增高最常见原因。多见于急性颅内出血、重型脑挫伤、神经系统急性炎症和中毒等。

二、病情判断

剧烈头痛、烦躁、频繁呕吐、意识的急骤变化、癫痫发作。生命体征变化较明显，眼底可见小动脉痉挛、视盘水肿、出血。CT、MRI 有血肿密度影或占位性病变。腰穿检查脑脊液压力增高。

三、急救护理措施

救治原则:先对症处理,后病因治疗。

(一)抗脑水肿降颅内压,防止脑疝形成

1.遵医嘱应用脱水药

应按时、按量执行,20%甘露醇125 mL滴注速度应在15 min内滴完,注意保护血管,可选择粗大血管或深静脉插管静脉滴注,可避免药液对局部组织的损害,甘油果糖滴速应控制在每分钟40~45滴,注意观察尿液颜色,滴注过快可出现血尿;记录24 h出入量,监测血生化指标了解肾功能及脱水情况。在使用脱水药时注意防止血容量减少导致患者过度失水。

2.防止癫痫再发作

癫痫发作可加重脑缺氧及脑水肿,且两者互为因果形成恶性循环,严重时可引起癫痫持续状态,危及生命;故应遵医嘱定时定量给予抗癫痫药物治疗,防止癫痫发作。若患者出现过癫痫发作,在应用抗癫痫药物治疗的同时,床旁放置用外裹纱布的压舌板,发作时立即把压舌板置于口腔的一侧上、下臼齿之间,以防舌咬伤。

3.脑室穿刺外引流术后护理

(1)保持安静,向患者做好解释,防止患者拔管,躁动患者适当约束,必要时予镇静药物。

(2)引流袋挂于床头,高于穿刺点15 cm,不可随意取下放于其他位置,过高可引起引流不畅,过低可致引流太快而引起颅内压低、脑疝。

(3)调节好引流速度,防止过快和过慢。

(4)翻身或转移、搬动患者时应暂关闭引流管。

(5)保持无菌,接头处用无菌纱布包裹,不得在引流管上穿刺,伤口穿刺用75%的乙醇消毒每天3次。

(二)病情观察

密切观察神志、瞳孔、生命体征的变化。

(三)心理护理

剧烈头痛、频繁呕吐,疾病预后的不了解,让患者感到焦虑和痛苦,护理人员应及时给予相应的心理护理。

四、预防

积极治疗原发病。保持情绪稳定,避免观看激烈的运动比赛。保持大便通畅。

第四节　急性脑膜炎护理

急性脑膜炎是各种生物性病原体,包括病毒、细菌、螺旋体、寄生虫、立克次体和朊病毒等直接侵入所引起的脑膜急性感染的综合征。

一、病因

(一)分类

根据生物性病原体分类。

(1)细菌性:最常见的致病菌是结核杆菌、脑膜炎双球菌、肺炎双球菌、流感嗜血杆菌 B 型,其次是金黄色葡萄球菌、链球菌、大肠埃希菌等。

(2)病毒性:85%~95%是由肠道病毒引起,包括脊髓灰质炎病毒、柯萨奇病毒 A 和 B、埃可病毒等。虫媒病毒和单纯疱疹病毒也可引起本病。

(3)真菌性:新型隐球菌是最常见的真菌感染,它广泛分布于自然界,为条件致病菌,当宿主免疫力低下时致病。

(4)螺旋体:神经梅毒是苍白密螺旋体感染引起大脑、脑膜或脊髓损害临床综合征,是晚期梅毒全身性损害表现;伯氏疏螺旋体导致神经系统感染称为神经莱姆病;钩端螺旋体病是细螺旋体的单独类别 Linterrogan 引起。

(5)寄生虫:最常见是摄入虫卵污染的食物、水源或卫生习惯不良等引起。

(二)途径

1. 血行感染

病原体通过呼吸道或皮肤黏膜进入血流,由血液系统入颅内。

2. 直接感染

病原体通过贯穿性颅脑损伤或脑邻近组织感染向颅内蔓延。

3. 逆行感染

病原体(如单纯疱疹病毒、狂犬病毒等)沿神经干逆行侵入颅内。

二、病情判断

急性头痛→脑膜刺激征→腰穿。

三、急救护理措施

救治原则:积极对症(抗菌、抗结核、抗病毒)治疗的同时,降颅内压,预防并发症。

(一)一般护理

卧床休息,头可抬高 15°~30°,以利于颅内静脉回流,减少头部充血,利于脑水肿的消除。限制探视,减少干扰,稳定患者情绪。有条件安置患者在单人房,说明休息及避免各种诱因的重要性。耐心向患者解释头痛的原因,与疾病引起脑水肿导致颅内高压有关。昏迷患者要做好眼睛、口腔及皮肤的护理,保持床单的平整、干燥,注意更换体位,防止压疮发生,翻身动作要轻缓。协助医生做好腰穿等有关检查,颅内高压患者,腰穿时一定要先用脱水药,腰穿后患者去枕平卧 4~6 h,切忌突然坐起,以免引起脑疝。保护静脉使用静脉留置针,有计划地选择血管,并严格执行无菌操作,加强巡视,防止液体或脱水剂外渗,发生坏死。

(二)对症护理

(1)颅内高压的护理:严密观察生命体征及意识、瞳孔、抽搐等病情变化,并做好记录,及时为诊治、护理提供依据,争取抢救时机。在高颅内压状态下,患者常表现不同程度的意识障碍、头痛、呕吐,另外由于脑血液循环障碍而出现代偿性的呼吸加快变深,脉搏加快,血压升高。应用脱水药物后，上述症状、体征趋于改善，说明有效，意识清醒的患者能主动要求饮水，以解除口渴等不适；还可通过尿量来观察判断降颅内压的效果及有否出现并发症。原则上每日入量应在1 500 mg以内。准确记录 24 h 的出入水量，对于尿量减少的患者，要及时寻找原因，既要防止过量输液引起脑水肿加重，又要保证输液量。如甘露醇注入后 10 min 左右开始发生作用，2～3 h利尿作用达最高峰，作用持续可达 6 h。应用 20%甘露醇 250 mL，4 h 应有尿量 500～600 mL，平均每小时应有尿量 100 mL 以上，才能达到降颅内压的目的。如每小时尿量<60 mL，说明降颅内压效果不佳或患者有严重脱水。应用甘露醇 2～4 h 无尿排出，应考虑有否尿潴留或合并肾衰竭。呋塞米一般在静脉推注后 2～10 min 产生利尿作用，30 min 达高峰，维持 2～4 h。

（2）瞳孔的变化也是反应颅内高压、脑水肿患者是否形成脑疝的最直接方法。病侧瞳孔散大，双侧瞳孔不等大，对光反射减弱以至消失，因此出现双侧瞳孔不等大的现象，是颞叶疝的重要诊断依据。而双侧瞳孔先缩小，继而散大，对光反射消失，眼球固定，则是枕骨大孔疝的诊断依据。

（3）电解质紊乱的观察，在脱水治疗中因过度利尿常导致低血钾、低血钠症。及时做好血生化及血气检查，配合医生了解水电解质及酸碱平衡紊乱。

（4）保持呼吸道通畅，抽搐频繁或昏迷患者，要及时吸出痰液及分泌物，并给予氧气吸入。必要时气管插管，气管切开，人工呼吸机辅助呼吸。

（5）呕吐频繁者暂禁食，观察呕吐的情况，将头侧向一边，防止呕吐物流入气管内造成窒息。

（6）昏迷或吞咽困难者，除静脉补液外，应鼻饲流质，以保证营养和水分的供给。

（7）体温过高，给予物理降温，如温水擦浴或冰敷等。必要时，则给予药物降温，冬眠低温疗法。

（8）抽搐患者给予镇静药，并在口腔内上下臼齿间放入包裹的压舌板，以免咬伤舌头。勿用力按压患者肢体，防止骨折或脱臼。

（三）心理护理

急性脑膜炎患者大多治疗时间比较长，除病毒性脑膜炎外，其余的病死率和病残率仍然较高，另反复多次腰椎穿刺都造成患者的恐惧和焦虑。护理人员应加强心理疏导，主动向患者或家属介绍病情，治疗方案及预后，可选用已治愈的同类型病例说明，使他们增强信心，配合治疗；帮助他们端正自我认识，正确面对现实，鼓励他们要有自强、自尊的精神。

四、预防

（一）化脓性脑膜炎

早期发现患者，就地隔离治疗。流行期间做好卫生宣教，尽量避免大型活动。采用磺胺嘧啶预防，成人为 2 g/d，每日 2 次，连用 3 d，与等量碳酸氢钠同服；小儿每天为 100 mg/kg。对易感人群进行免疫接种。

（二）结核性脑膜炎

免疫接种卡介苗。改善住宿环境，保证基本的健康。给予足够的营养。

（三）病毒性脑膜炎

加强卫生宣教，搞好环境卫生，消灭蚊虫并采用避蚊措施。对易感人群进行预防接种。早期诊断，及时治疗。

(四)隐球菌脑膜炎

避免与鸽子、鸽粪等传染源接触。加强体育锻炼，增强机体免疫力。

第五节　癫痫护理

癫痫(epilepsy)是以多种原因引起脑部神经元异常放电造成的突然性、反复性、短暂发作性脑功能失调综合征，是神经系统常见慢性疾病之一，发病率仅次于脑卒中。

一、病因

癫痫的病因复杂，根据人类对病因的认知可归三大类。

(一)特发性癫痫

病因还未明确，倾向于遗传因素，无其他明显病因，诊断较明确。

(二)症状性癫痫

病因已明确，常见病因有以下几点。

1. 先天性疾病

先天性疾病是癫痫发作最常见的原因，如胚胎发育中各种病因导致脑穿通畸形、小头畸形、先天性脑积水胼胝体缺如及大脑皮质发育不全等。

2. 脑损伤

如脑外伤，脑部手术后，脑卒中后、产伤。

3. 中枢神经系统感染

中枢神经系统感染包括细菌、真菌、寄生虫、螺旋体感染及AIDS神经系统并发症等。

4. 脑血管疾病

如脑动静脉畸形、脑梗死和脑出血等。

5. 脑肿瘤

原发性肿瘤如神经胶质瘤、脑膜瘤等。

6. 其他

如代谢性脑病、缺氧性脑病、热性惊厥、子痫、中毒等。

(三)隐源性癫痫

未找到明确病因，临床表现提示症状性癫痫。诱因为停药不当、过度劳累、孕产、饮酒、熬夜等。

二、病情判断

(一)症状

1. 全面强直—阵挛发作(大发作)

全面强直—阵挛发作(大发作)是癫痫发作最常见的类型，发作时意识丧失，全面对称性抽搐。其典型发作可分为先兆期、强直期、阵挛期、发作后期四个阶段，共历时 5～15 min。先兆期：患者突然意识丧失随后跌倒；强直期：患者骨骼肌呈持续性收缩，表现出双眼上翻，尖叫一声，牙关先强张后紧闭，颈部和躯干先屈曲后反张，持续 10～20 s。阵挛期：由四肢震颤并遍及全身，持续约 1 min。

强直期和阵挛期患者均会出现呼吸暂停，面色发绀，瞳孔增大，心率加快的症状。发作后期：呼吸、心率逐渐恢复正常，大小便失禁，意识恢复，部分患者进入昏睡状态。

2. 癫痫持续状态

癫痫持续状态是指单次癫痫发作超过 30 min 或者频繁发作，患者尚未从前一次发作中完全恢复而另一次发作又开始，中间没有清醒期，总时间超过 30 min 者。癫痫持续状态是一种需要立即抢救的急危重症。

3. 其他

单纯部分发作、复杂部分发作、失神发作(小发作)等。

(二)辅助检查

1. 脑脊液检查

颅内肿瘤可以有颅内压增高、蛋白增高。

2. 神经电生理检查

传统的脑电图记录，如硬膜下电极包括线电极和栅电极放置在可能是癫痫区域的脑部。

3. 神经影像学检查

CT 和 MRI 大大提高了癫痫病灶结构异常的诊断。PET 可以测量脑的糖和氧的代谢，脑血流和神经递质功能变化。MRS 可以测量某些化学物质，如乙酰天冬氨酸含胆碱物质、肌酸和乳酸在癫痫区域的变化。

4. 神经生化的检查

目前已经应用的离子特异电极和微透析探针，可以放置在脑内癫痫区域，测量癫痫发作间、发作时和发作后的某些生化改变。

5. 神经病理检查

神经病理检查是手术切除癫痫病灶的病理检查，可以确定癫痫病因是由脑瘤瘢痕、血管畸形、硬化炎症、发育异常或其他异常引起。

6. 神经心理检查

此项检查可以评估认知功能的障碍，可以判断癫痫病灶或区域在大脑的哪一侧。

三、急救护理措施

救治原则：防止意外伤害；及时给氧，保持呼吸道通畅；正确用药，及早控制发作；预防并发症。

(一)防止意外伤害

1. 防止跌伤

在癫痫患者就诊或留院观察期间，随时有家属陪同，应为患者提供舒适、安静的环境，减少噪声刺激；病房、洗手间及时保洁，勿在通道处遗留硬物或锐利物品；床头柜角、床角用软布包裹，指导患者身上勿带锐利物；卧床时上好床栏；如果患者在站立时发作，应及时扶住患者缓慢躺下，防止受伤等。

2.防止舌咬伤

指导患者随身携带毛巾;床头备好压舌板、开口器,发作时及时将上述物品放入上、下臼齿之间。

3.防止骨折

癫痫发作时,可适度扶住患者四肢,切忌用力按压或掰开患者肢体,防止骨折。

(二)及时给氧,保持呼吸道通畅

发作时及时为患者解开衣扣、衣领,头偏一侧;平时于床头备好吸痰设备、吸氧装置和吸氧管,癫痫发作时及时吸氧,清理口腔分泌物,保持呼吸道通畅。必要时气管插管接呼吸机辅助呼吸。

(三)正确用药,及早控制发作

保持静脉通道通畅,及时有效地用药。常用的控制发作药物有安定,须缓慢静脉注射,速度不超过每分钟 50 滴,注意观察有无呼吸抑制;苯妥英钠静脉注射;水合氯全灌肠等。

(四)对症护理和心理护理

发作缓解后,密切观察神志、呼吸、心率等生命体征,及时更换床单位、衣物等。安慰清醒患者。

四、预防

(一)避免诱因的发生

勿擅自停药,注意休息,勿饮酒、熬夜,防止感染等。

(二)婚育知识指导

禁止近亲结婚,有癫痫家族史应咨询医生后再决定是否生育。

(三)慎重选择职业

驾驶员、高空作业、劳动强度大的职业不宜从事。

(四)外出携带资料卡

写清姓名,住址,家属电话,病史,用药等内容。

第六节 头痛护理

头痛(headache)是一种常见的临床症状,由于颅内、外痛敏结构内的痛觉感受器受到刺激,经痛觉传导通路传导到达大脑皮质而引起的位于头颅上半部,包括眉弓、耳轮上缘和枕外隆突连线以上部位的疼痛。

一、病因

根据头痛发生病因,国际头痛协会于 2004 年制订的第 2 版《头痛疾患的国际分类》(*The International Classification of Headache Disorders*, 2nd Edition, ICHD-Ⅱ)将头痛分为3 大类。

(一)原发性头痛

偏头痛、紧张型头痛、丛集性头痛(组胺性头痛)、三叉自主神经头痛和其他原发性头痛病因包括:①食用含酪胺的奶酪、含亚硝酸盐的肉类和腌制食品、含苯乙胺的巧克力、含谷氨酸钠的食品添加剂及葡萄酒等;②口服避孕药和血管扩张药如硝酸甘油等;③强光、过劳、应激以及应激后的放松、睡眠过度或过少、禁食、紧张、情绪不稳、社会经济条件等。

(二)继发性头痛

1.头和(或)颈部外伤

如脑震荡、脑挫伤、硬膜下血肿、颅内血肿、脑外伤后遗症。

2.颅或颈部血管疾病

蛛网膜下隙出血、脑出血、脑血栓形成、脑栓塞、高血压脑病、脑供血不足、脑血管畸形等。

3.非血管性颅内疾病

颅脑肿瘤、颅内转移癌、炎性脱髓鞘假瘤等引起颅内压增高引发的头痛。

4.感染

颅脑感染或身体其他系统急性感染引发的发热性疾病。常引发头痛的颅脑感染,如脑膜炎、脑膜脑炎、脑炎、脑脓肿、颅内寄生虫感染(如囊虫、包虫)等。急性感染如流行性感冒、肺炎等疾病。

5.药物或药物戒断

如乙醇、一氧化碳、有机磷、药物(如颠茄、水杨酸类)等中毒。

6.代谢疾病的头痛

全身系统性疾病,糖尿病、高血压、贫血、肺性脑病、中暑、发热内环境紊乱等引起头痛,月经期及绝经期头痛。

7.其他

颅骨、颈、眼、耳、鼻、鼻窦、牙、口或其他头面部结构疾病的面部痛。

8.精神因素

神经症躯体化障碍及癔症性头痛。

(三)脑神经痛、中枢性和原发性面痛以及其他头痛

(1)脑神经痛和中枢性疾病有关的面部痛。

(2)原发性面部痛及其他头痛。

二、病情判断

(一)症状

头痛程度不同,疼痛持续时间和频率各异。疼痛形式多种多样,常见隐痛、胀痛、闷痛、撕裂样痛、电击样疼痛、针刺样痛,麻木感,部分伴有血管搏动性疼痛及头部紧箍感,伴随恶心、呕吐、畏光、畏声、头晕、复视等症状。继发性头痛还可伴有其他系统性疾病症状或体征,如感染性疾病常伴有发热,糖尿病低血糖发生,血管病变常伴偏瘫、失语、视野改变等神经功能缺损症状等。头痛依据程度产生不同危害,病情严重可使患者丧失生活和工作能力。

(二)辅助检查

1.体格检查

神经系统和头颅、五官的检查,有助于发现头痛的病变所在。

2.实验室检查

神经影像学检查，腰穿脑脊液检查；能为颅内器质性病变提供诊断及鉴别诊断的依据。

三、急救护理措施

救治原则：对症处理和针对原发病治疗，减轻症状，积极治疗病因。

（一）对症处理

原发性头痛急性发作和病因不能立即纠正的继发性头痛，可给予止痛等对症治疗以终止或减轻头痛症状，同时亦可针对头痛伴随症状如眩晕、呕吐等予以适当的对症治疗。对于病因明确的继发性头痛应尽早去除病因，如颅内感染应抗感染治疗，颅内高压者宜脱水降颅内压，颅内肿瘤需手术切除等。

（二）药物治疗

止痛药物包括非甾体抗炎药、中枢性止痛药和麻醉性止痛药。非甾体抗炎药具有疗效确切，没有成瘾性优点，是头痛最常使用的止痛药，这类药物包括阿司匹林、布洛芬、消炎痛、扑热息痛、保泰松、罗非昔布、塞来昔布等。以曲马多为代表中枢性止痛药，属于二类精神药品，为非麻醉性止痛药，止痛作用比一般的解热止痛药要强，主要用于中、重度头痛和各种术后及癌性病变疼痛等。以吗啡、哌替啶等阿片类药为代表麻醉性止痛药，止痛作用最强，但长期使用会成瘾。这类药物仅用于晚期癌症患者。除此，还有部分中药复方头痛止痛药，这类药物对于缓解和预防头痛有一定帮助。

（三）物理治疗护理

头痛非药物物理治疗包括物理磁疗法、局部冷（热）敷、吸氧等。对慢性头痛呈反复发作者应给予适当的治疗，以控制头痛频繁发作。

四、预防

（一）对因防治

应减少可能引发头痛的一切病因，包括避免头、颈部的软组织损伤、感染、避免接触及摄入刺激性食物、避免情绪波动等，同时还应及时诊断及治疗继发头痛的原发性疾病。镇静药、抗癫痫药以及三环类抗抑郁药物对于预防偏头痛、紧张性头痛等原发性头痛发作有一定效果。

（二）饮食生活预防

头痛患者应减少巧克力、乳酪、酒、咖啡、茶叶等易诱发疼痛食物。同时饮食口味应清淡，忌讳辛辣刺激、生冷的食物，头痛发作期应禁食火腿、干奶酪、保存过久的野味等食物；养成良好的生活睡眠习惯；亦可参考音乐疗法。

第七节　谵妄护理

谵妄综合征（delirium syndrome）是由广泛部位的脑神经细胞急性代谢紊乱引起的一种以兴奋性增高为主的高级神经中枢急性活动失调状态，表现为广泛的认知障碍，尤以意识障碍为主要特征的综合征。因急性起病、病程短暂、病情发展迅速，故又称为急性脑综合征。

一、病因

谵妄综合征是许多器质性疾病因素导致的广泛性脑功能障碍。常因脑部弥散、暂时的中毒感染或代谢紊乱等所引起。按器质性病因可分为四组：原发于脑部的疾病，如感染、肿瘤、外伤、癫痫及卒中；作用于脑部的系统疾病，尤其是代谢与内分泌疾病，全身性感染，心血管病及胶原性疾病；外源性物质中毒，即药物、工业、植物或动物来源的中毒；滥用成瘾物品而产生的戒断现象，多发生于乙醇及镇静催眠药物依赖。除了颅内病变外，其他原因引起的谵妄一般只造成脑组织的非特异性改变如充血、水肿，因而病变是可逆的，预后较好。

二、病情判断

(一)症状

意识受损是谵妄的最重要症状，当患者存在定向障碍(对时间、地点和他人身份不确定)和注意力不集中时，可识别。意识受损的程度存在波动，常在夜间加重，即昼轻夜重或表现为落日效应。从轻到重可分为四个阶段：第一阶段表现为不安、多话，对时间和空间有扭曲感，对视觉、听觉的刺激敏感度增加；第二阶段表现出对时间、空间、人物的定向力障碍，活动过度、情绪不安，说话不连贯或模糊不清；第三阶段表现过度活跃，伴随吵闹和易激惹，出现幻觉、妄想；第四阶段患者显出激动或呆僵，此时患者与环境之间存在无意义的关系。

(二)辅助检查

谵妄综合征的诊断根据起病急骤、意识障碍以及其他认知障碍症状的昼轻夜重等特点，一般诊断不难。伴有躯体疾病、颅脑外伤以及有乙醇和药物依赖史者，有助于诊断。实验室检查包括全血常规、血糖、肝功能、肾功能、血氨、血气分析、尿液分析、尿中药物筛选。脑电图检查示脑电波节律的结构破坏及速率普遍变慢是最常见改变。谵妄状态常伴有弥散性慢电波，并与认知障碍的严重度相平行。

三、急救护理措施

救治原则：维持生命，积极治疗原发疾病，逐步使受损的功能恢复到正常状态。

(一)支持疗法

补充营养，维持水电解质平衡，必要时约束患者给予静脉输液治疗。定时监测生命体征，注意观察患者血压、心率、体温变化，及时给予适当处理。

(二)改善睡眠

睡眠紊乱是谵妄患者常见的问题，睡眠紊乱易增加患者的认知障碍，利用按摩、减少不良刺激，睡前喝温牛奶或轻声与患者交谈使患者放松入眠。减少夜间治疗护理工作，避免干扰患者夜间睡眠，提高患者睡眠质量。

(三)病因治疗

积极治疗原发疾病，如控制感染，纠正水电解质失衡等，尽快去除病理根源，避免造成脑组织永久性的损害。

(四)药物护理

兴奋躁狂或幻觉妄想严重的谵妄患者，可给予抗精神病药物治疗，尽量减少镇静安眠药物如地西泮的使用，避免加重意识障碍。使用抗精神病药物治疗期间严密观察用药效果及不良反应，症状控制后应及时停药。发现不良反应及时给予相应处理，避免出现心血管恶性事件。

(五)安全护理

谵妄患者可出现暴力行为，注意防止伤害自己或他人，必要时留陪护，提供一对一护理。

四、预防

谵妄的发生率占内、外科住院患者的5%～15%，重症监护室及老年病房的30%～50%。住院患者积极治疗原发病，减少脑细胞损害，控制成瘾药物的使用，减少夜间治疗护理工作，保证良好的睡眠，能减少谵妄的发生。药物中毒为老年谵妄的常见原因，甚至可发生于常用药物的治疗剂量时。老年患者注意药物剂量的调整，避免药物中毒导致发生谵妄。

第八节　痴呆护理

痴呆是指在脑部广泛性病变基础上出现的一种常见的脑部慢性综合征，是较严重的持续认知功能障碍。通常是慢性、进行性、不可逆(15%左右可逆)的智能减退与人格衰退，记忆力、思考能力、理解、判断、计算及至言语能力都受到损害，并由此严重影响患者的职业或社会功能。

一、病因

痴呆最常见的病因是脑组织变性引起的疾病，包括阿尔茨海默病(Alzheimer disease，AD)、额—颞叶痴呆、Prion 病(克—雅病，Creutzfeldt Jakob disease，CJD，是其中主要类型)、路易体痴呆、帕金森病、亨廷顿病。其中以阿尔茨海默病最常见，占所有老年痴呆症的60%～70%，女多于男，大部分发生在65岁以上；其次是脑动脉硬化引起脑部的多发性梗死，男多于女，大多发生在中年后期(50～60岁)；其他的脑部病变如外伤、脑瘤、药物中毒、内分泌障碍、神经梅毒等也可引起痴呆。

二、病情判断

(一)症状

最早的症状常为近记忆力下降，记不起近期发生的事件，患者常采取措施弥补，但远记忆力受损不明显，仍记得诸多往事。学习新知识、掌握新技能的能力下降，个性变化，对周围漫不关心，不注重仪表，开一些不合时宜的玩笑，性格变得多疑、固执等。由于存在疾病的自知力，所以患者常对自己的状况表现出焦虑、苦恼、易激惹等情绪反应；中期表现为近记忆力明显下降，远记忆力也受损，理解、判断、计算、定向力均受损。

思维失去条理性、明晰性，行为变得笨拙、不守规矩，控制力下降。由于智能与个性缺损相当严重，常做出错误判断、极易出现妄想；晚期表现为智能、人格衰退严重，记忆力极差，事情刚过即忘，个人生活能力丧失。言语理解与表达能力严重受损，最终发展为失语，行为刻板或某些职业性刻板动作，最后发展至大小便失禁、肢体瘫痪、终日缠绵床褥，最终可死于感染、内脏疾病或衰竭。

(二)辅助检查

目前尚无确诊的特殊检查,行 CT 和 MRI 检查可见脑室扩大和脑萎缩,神经心理学测验、脑电图检查及遗传学检查有助于诊断。

三、急救护理措施

救治原则:早期发现,对症支持治疗,加强训练,延缓功能残缺。

(一)社会一心理治疗

尽早发现可逆性痴呆,使其在造成脑部不可逆损害之前给予充分治疗,注意患者能量的保持,避免过度消耗患者能量,强调个体化护理,维护患者自尊,对伴发的精神症状,如焦虑、抑郁、妄想等给予对症处理。对不可逆的痴呆,提供持续性社会交往以刺激患者对环境的兴趣,加强帮助和训练、减轻或延缓其功能残缺,帮助患者使其维持最佳功能状态。

(二)药物治疗

可给予促脑代谢药,改善脑血液循环的血管扩张药,神经肽类等,但效果不肯定。对有攻击行为、易激惹和好斗等行为障碍者,可慎用小量安定类药物。

(三)安全护理

患者有感觉和知觉方面的缺失,对环境有不协调的反应,应特别注意预防意外伤害,定向力障碍和记忆障碍是痴呆患者很常见的问题,要重点关注,防止患者走失。

四、预防

一般认为,AD 病程较长,先经由一个轻度认知障碍(mild cognitive impairment,MCI)然后再发展为 AD。研究提示 MCI 患者发生 AD 的危险性显著增高,50%患者在初次诊断 4 年内大多进展为 AD,如果能在 AD 临床前期筛选出 MCI 患者,成功地进行预防性干预将具有重要意义。

第九节　三叉神经痛护理

三叉神经痛又称为原发性三叉神经痛,是一种原因未明的三叉神经分布区出现的短暂的、反复发作的剧痛。国内统计发病率为 52.2/10 万,70%~80%病例发生于 40 岁以上。女性略高于男性,为(3~2):1。大多为单侧。在头面部三叉神经分布区域内,发病骤发、骤停,闪电样、刀割样、烧灼样、顽固性、难以忍受的剧烈性疼痛。说话、洗脸、刷牙或微风拂面,甚至走路时都会导致阵发性的剧烈疼痛。疼痛历时数秒或数分钟,疼痛呈周期性发作,发作间歇期同正常人一样。

一、病因

尚未有一致意见。近年国内外学者普遍认为,三叉神经的脱髓鞘改变是引起三叉神经痛的主要原因，而引起三叉神经脱髓鞘的原因，有学者从临床结合病理观察结果来看，似乎说明脱髓鞘的原因是由于三叉神经纤维某一节段有局限性的急、慢性炎症和(或)某种原因压迫，致使三叉神经感觉纤维严重变性坏死，到髓鞘再修复后增生、增厚、粘连，致压迫正常供给三叉神经的营养血管，使感觉根的供血减少，而导致髓鞘代谢及营养紊乱，因而导致传出纤维与痛觉传入纤维发生“短路”，或者使大的有髓纤维消失，对尾核及前侧神经束传导的抑制消失，使脊髓三叉神经根反射自我激发及重复发放受损的神经束变得敏感，致使正常仅引起触觉的传入冲动而引起疼痛发作，因此认为炎症和(或)某种压迫刺激三叉神经感觉根是引起感觉根脱髓鞘的主要因素。

二、病情判断

(一)症状

以面部三叉神经一支或几支分布区内突发的短暂剧痛为特点，疼痛以面颊、上下颌或舌部最明显；口角、鼻翼、颊部和舌等处最为敏感，轻触即可诱发，故有“触发点”或“扳机点”之称。疼痛可引起反射性面肌抽搐，口角牵向患侧，并有面部潮红、流泪和流涎，称为痛性抽搐。严重者洗脸、刷牙、说话、咀嚼等都可诱发，每次发作时间数秒至 2 min，开始和停止都很突然，间歇期完全正常。

病初发作次数较少，以后逐渐增加并加重，病程可呈周期性。每次发作期可数天、数周或数月不等。

(二)辅助检查

依据疼痛的部位和性质，无神经系统阳性体征，一般诊断不难。三叉神经痛易误诊为牙痛，有的拔牙后仍痛才确诊。

三、急救护理措施

(一)缓解症状

止痛是治疗三叉神经痛的关键，首选药物治疗，无效时可用神经阻滞或手术治疗，药物治疗首选卡马西平，其次苯妥英钠。

(二)用药护理

遵医嘱指导患者正确服药，密切观察用药后效果以及有无不良反应。

1. 卡马西平

首次剂量为 0.1 g，每天 2 次，无效或疼痛发作剧烈时可增加药量或用药次数，直到疼痛停止，但每天用量不超过 1.2 g。有效后遵医嘱逐渐减少至最低有效剂量，一般为 0.6～0.8 g/d，不能随意减量或停服。不良反应可有眩晕、嗜睡、恶心、行走不稳，多在数天后消失，此外偶有皮疹、白细胞减少，这时应选择停药。

2. 苯巴比妥

首次剂量为 0.1 g，每天 3 次，数日后效果不佳可增加至 0.6 g/d，有些病例卡马西平合并苯妥英钠比单独使用要好。

(三)饮食护理

指导患者选择质软、易嚼食物，如牛奶、豆浆等流质或面条。避免粗糙、辛辣、干硬的食物，以免因咀嚼诱发疼痛。

(四)生活指导

提醒患者吃饭、漱口、说话、刷牙、洗脸动作宜轻柔,以免诱发扳机点而引起疼痛。

(五)心理护理

因咀嚼、讲话、洗脸、刷牙等可诱发疼痛,以致患者不敢做这些动作而情绪低落,应给予患者心理疏导和情感支持,帮助患者树立治疗信心。

四、预防

饮食有规律,平时应多吃些含维生素丰富及有清火解毒作用的食品;多食新鲜水果、蔬菜及豆制类,少食肥肉、多食瘦肉,食品以清淡为宜。吃饭、漱口、说话、刷牙、洗脸动作宜轻柔。注意头、面部保暖,避免局部受冻、受潮,不用太冷、太热的水洗面;平时应保持情绪稳定,保持充足睡眠。保持精神愉快,避免精神刺激;尽量避免触及“触发点”;起居规律,室内环境应安静,整洁,空气新鲜。适当参加体育运动,锻炼身体,增强体质。

第十节　特发性面神经麻痹护理

特发性面神经麻痹,即面神经炎(facial neuritis),又称 Bell 麻痹(Bell's palsy),系指面神经管内段面神经的一种急性非特异性炎症导致的周围性面瘫。面神经炎主要为 Bell 麻痹及膝状神经节综合征(Ramsay Hunt 综合征)两种类型。任何年龄均可发病,男性略多。

一、病因

特发性面神经麻痹与面神经管的解剖结构有关,面神经管乃是一狭窄的骨性管道,正常人宽为 2～3 mm,长约为 30 mm,当岩骨发育异常,面神经管可能更为狭窄而成为面神经容易受累的内在因素。另外,因面神经在面部所处的位置浅表且与咽部相处甚近,易受冷风侵袭或急性咽部感染等的影响,而易导致面神经的局部营养血管痉挛、缺血、缺氧及水肿,而成为面神经容易受累的外在因素。Bell 麻痹的病因目前并不完全清楚,但是趋向认为是由一种嗜神经病毒引起。Ramsay hunt 综合征由带状疱疹病毒引起。

二、病情判断

(一)症状

通常急性起病,于数小时或 1～3 d 内达高峰。病初可有麻痹侧耳后或下颌角疼痛。主要症状为一侧面部表情肌瘫痪。额纹消失,不能皱额、蹙眉,眼裂不能闭合或闭合不全,闭眼时瘫痪侧眼球向上外方转动,露出白色巩膜,称为 Bell 现象。病侧鼻唇沟变浅,口角下垂,露齿时口角歪向健侧,因口轮匝肌瘫痪,鼓气或吹口哨时漏气,因颊肌瘫痪,食物易滞留于病侧齿颊之间。严重损伤者,面肌麻痹显著,甚至见于面部休息时,患者下半部面部肌肉松弛,面纹消失,颈阔肌裂隙较正常宽,面肌和颈阔肌随意和协同运动完全性消失,当患者试图微笑时,下半部面肌拉向对侧,造成伸舌或张口时出现偏斜的假象,唾液和食物聚集在瘫痪侧,患者不能闭眼,随闭眼动作可见眼球向上,并略向内转动,当病变位于周围神经至神经节时,泪腺神经失去作用,不能通过眼睑运动将眼泪压进鼻泪管,导致结合膜囊内眼泪聚集过多。若病变波及鼓索神经,可有同侧舌前 2/3 味觉减退或消失。若镫骨肌支以上部位受累时,除味觉障碍外,还可出现同侧听觉过敏。

(二)辅助检查

根据急性起病的周围性面瘫即可诊断。面神经传导检查对早期(起病后 5～7 d)完全瘫痪者的预后判断是一项有用的方法。

三、急救护理措施

救治原则:改善局部血液循环,减轻面神经水肿。

(一)缓解症状

急性期尽早使用皮质激素,静脉点滴地塞米松 10～15 mg,7～10 d;或口服泼尼松,初始剂量为每天 1 mg/kg,顿服或分 2 次口服,连续 5 d,以后 7 d 内逐渐减量。

(二)改善微循环

羟乙基淀粉(706 代血浆)或右旋糖酐 40(低分子右旋糖酐)250～500 mL,静脉滴注。

(三)营养神经

使用神经营养代谢药,维生素 B_1(10～20 mg)口服,每天 3 次,维生素 B_{12}(100～500 μg)、胞磷胆碱(胞二磷胆碱)(250 mg)肌内注射,每天 1 次;也可用人类重组神经生长因子 100～1 000 U,经注射用水或生理盐水 1～2 mL 稀释后肌内注射,每天 1 次,20 次为 1 个疗程。

(四)用药护理

遵医嘱使用药物,密切观察用药后效果以及有无不良反应。

(五)眼睛护理

眼睑不能闭合者,可根据情况使用眼膏、眼罩,或缝合眼睑以保护角膜。

四、预防

饮食均衡,多吃水果蔬菜等高纤维食物,多吃鸡蛋、大豆等高蛋白质食品,注意饮食清淡,可进行适量的运动。忌烟酒,戒辛辣、咖啡等刺激性食物。增强体质,注意预防面部受凉风吹袭及上呼吸道感染。早期综合治疗,减轻并发症和后遗症。

第十一节　多发性硬化护理

多发性硬化(multiple sclerosis,MS)是一种常见的以中枢神经系统炎性脱髓鞘病变为特征的自身免疫性疾病。其临床特征是病灶部位的多发性以及时间上的多发性。除10%～20%患者自身起病后呈进行性加重外,其余多数均为反复多次发作与缓解的病程。病变最常侵犯的部位是脑室周围的白质、视神经、脊髓的传导束、脑干和小脑等处。主要临床特点为中枢神经系统白质散在分布的多病灶与病程中呈现的缓解复发,症状和体征的空间多发性和病程的时间多发性。发病年龄多在20～40岁,男女之比为1∶2。

一、病因

病因和发病机制至今尚未完全明确,近几年的研究提出了自身免疫、病毒感染、遗传倾向、环境因素及个体易感因素综合作用的多因素病因学说。目前较多的学者认为本病是在某些易感个体由于先天性遗传因素而有易发生免疫调节功能紊乱的趋势,可由后天环境中的外因(如麻疹病毒感染等)的作用下,促发了对髓鞘成分的异常的自身免疫应答。

二、病情判断

(一)症状

症状以亚急性起病多见,急性和隐匿起病仅见于少数病例。临床症状和体征由于多发性硬化患者大脑、脑干、小脑、脊髓可同时或相继受累,故其临床症状和体征多种多样。多发性硬化的体征常多于症状,例如主诉一侧下肢无力、麻木刺痛的患者,查体时往往可见双侧皮质脊髓束或后索受累的体征。多发性硬化的临床经过及其症状体征的主要特点如下。

1.肢体无力

最多见,大约50%的患者首发症状包括一个或多个肢体无力,可为偏瘫、截瘫或四肢瘫,其中以不对称瘫痪最常见。

2.感觉异常

浅感觉障碍,表现为肢体、躯干或面部针刺麻木感,异常的肢体发冷、蚁走感、瘙痒感以及尖锐、烧灼样疼痛及定位不明确的感觉异常。亦可有深感觉障碍。

3.眼部症状

常表现为急性视神经炎或球后视神经炎,多为急性起病的单眼视力下降,有时双眼同时受累。

4.共济失调

30%～40%的患者有不同程度的共济运动障碍,但Charcot三主征(眼震、意向震颤和吟诗样语言)仅见于部分晚期多发性硬化患者。

5.发作性症状

发作性的神经功能障碍每次持续数秒至数分钟不等,频繁、过度换气、焦虑或维持肢体某种姿势可诱发,是多发性硬化特征性的症状之一。强直痉挛、感觉异常、构音障碍、共济失调、癫痫和疼痛不适是较常见的多发性硬化发作性症状。

6.精神症状

多表现为抑郁、易怒和脾气暴躁,部分患者出现欣快、兴奋,也可表现为淡漠、嗜睡、强哭强笑、反应迟钝、智能低下、重复语言、猜疑和被害妄想等。可出现记忆力减退、认知障碍。

7.其他症状

膀胱功能障碍是多发性硬化患者的主要痛苦之一,包括尿频、尿急、尿潴留、尿失禁,常与脊髓功能障碍合并出现。此外,男性患者还可出现原发性或继发性性功能障碍。

(二)辅助检查

脑脊液检查、诱发电位和磁共振成像3项检查对多发性硬化的诊断具有重要意义。

(1)脑脊液检查可为多发性硬化临床诊断提供重要证据。脑脊液单个核细胞数轻度增高或正常，约1/3急性起病或恶化的病例可轻至中度增高，通常不超过50×10^6/L，超过此值应考虑其他疾病而非多发性硬化。约40%病例脑脊液蛋白轻度增高。

(2)诱发电位包括视觉诱发电位(VEP)、脑干听觉诱发电位(BAEP)和体感诱发电位(SEP)等，50%～90%的患者可有一项或多项异常。

(3)MRI检查分辨率高，可识别无临床症状的病灶，使MS诊断不再只依赖临床标准。可见大小不一类圆形的T_1低信号、T_2高信号，常见于侧脑室前角与后角周围、半卵圆中心及胼胝体，或为融合斑，多位于侧脑室体部；脑干、小脑和脊髓可见斑点状不规则T_1低信号及T_2高信号斑块；病程长的患者多数可伴脑室系统扩张、脑沟增宽等脑白质萎缩征象。

三、急救护理措施

救治原则：抑制炎性脱髓鞘病变进展，防止急性期病变恶化，预防并发症，采取对症和支持疗法，减轻神经功能障碍带来的痛苦。

(一)用药护理

遵医嘱使用皮质类固醇药物，治疗过程中定期检查电解质、血糖、血压，常规补钾、补钙和使用抗酸剂保护胃黏膜。观察使用药物前后的效果及不良反应的发生。特别注意有无药物过敏、水电解质紊乱、消化道溃疡的发生。

(二)病情观察

观察病情肢体活动、感觉情况，注意患者言语、吞咽情况、大小便排泄情况。

(三)安全护理

做好各种防护措施，防止发生跌伤、烫伤、碰伤等意外发生。告知患者受凉、劳累、感染、外伤、手术、拔牙、妊娠、分娩、精神紧张、药物过敏等都可诱发加重病情。

(四)生活护理

协助患者及家属进行生活护理。注意患者排大小便情况，防止便秘或尿潴留的发生，采取必要的手段处理。加强翻身排背，鼓励患者床上、床边主动、被动活动，预防相应并发症的发生。

(五)饮食护理

吞咽障碍者首选糊状食物，或使用加稠剂。坐位进食，不能坐起的患者喂食时床头抬高最少30°头部前屈，喂食者站于患者患侧，以健侧吞咽。必要时留置胃管鼻饲。

(六)心理护理

关注患者的心理状况，鼓励其树立信心，积极配合治疗。指导患者及家属保持良好的心态，以积极配合的态度对待疾患。鼓励患者从事力所能及的活动。

四、预防

多发性硬化患者注意做好四防。一防误吸：有吞咽困难者小心喂食，把床头摇高。二防跌倒：家里防滑并把家里的障碍物移开。三防烫伤：肢体麻木感觉障碍者慎用热水袋，使用时水温不宜超过50℃。四防压疮：长期卧床者注意床垫要柔软，经常翻身，保持皮肤干洁，防止皮肤受压发生压疮。

第十二节　脊髓疾病护理

脊髓炎(myelitis)是一组急性或亚急性发作的非化脓性脊髓炎症。病因不明,多在感染后或接种疫苗后发病,临床上以脊髓横贯性损害多见,受累脊髓以胸髓3～6节为多。常在青壮年发病,性别无差异。病变脊髓有肿胀和软膜充血,灰质和白质界限不清,有点状出血。显微镜下髓鞘脱失和轴索变性,大量细胞浸润。

临床上虽有急性、亚急性和慢性等不同的表现形式,但在病理学上均有病变部位神经细胞变性、坏死、缺失;白质中髓鞘脱失、炎性细胞浸润、胶质细胞增生等改变。因此,脊髓炎包括了大量的脊髓炎性疾病。

急性脊髓炎(acute myelitis)是指一组原因不明的急性横贯性脊髓损害,同时累及几个脊髓节段,以上胸段最常见。表现为急性起病的病损平面以下传导束性感觉缺失,肢体瘫痪,以及以膀胱、直肠功能障碍为主的自主神经功能损害。若向上发展累及延髓,则称为上升性脊髓炎,可影响呼吸和循环中枢而危及生命。早期用糖皮质激素和脱水治疗有一定疗效,良好的护理尤为重要。

一、病因

病因不清,多数患者出现脊髓症状前1～4周有上呼吸道感染、发热、腹泻等病毒感染症状,但脑脊液未检出抗体,神经组织亦未分离出病毒,其发生可能为病毒感染后诱发的异常免疫应答,而不是感染因素的直接作用。故亦称非感染性炎症型脊髓炎(noninfectious inflammation myelitis)或急性横贯性脊髓炎。

二、病情判断

(一)症状

(1)急性起病。病前1～2周患者有上呼吸道感染史,可先有发热、咽炎、呼吸道感染和结膜炎或消化道等全身感染症状,伴或不伴有发热,有的可先出现疼痛或束带感等神经根刺激症状。

(2)病变平面以下有瘫痪。初为腰背酸胀,下肢沉重感,数小时或数日逐渐发展成对称性完全瘫痪。早期呈脊髓休克状态,故病变以下呈弛缓性瘫痪(腱反射消失,肌胀力下降,对各种刺激均无反应),休克期短者3～4周,长者1～2个月。

休克期过后发展成痉挛性瘫痪,此时腱反射亢进、肌张力增高,Babinski征阳性。损害平面在颈段时,可出现四肢瘫痪和呼吸肌麻痹。腰髓病变只出现下肢瘫痪,腹肌运动良好。骶髓病变最突出的表现为大小便障碍与肛门反射消失,下肢无明显运动障碍。不出现锥体束征。

(3)病变平面以下一切感觉均消失,感觉平面清楚。

(4)病变平面以下有皮肤干燥、无汗或皮肤变薄易破溃,趾甲脆弱,角化过度等改变。

(5)括约肌功能障碍明显。早期因脊髓休克期,排尿反射弧的功能受到抑制而出现尿潴留,随着脊髓休克期的消退,脊髓排尿反射的功能逐渐恢复和亢进,出现尿失禁。

(6)腰穿压力正常,椎管无梗阻征象。脑脊液中白细胞(主要为淋巴细胞)及蛋白质轻度增高。血和脑脊液免疫球蛋白多异常。

(二)辅助检查

根据发病前有感染史或疫苗接种史,急性期外周血白细胞正常或轻度增高;腰穿、压颈试验通畅,少数脊髓水肿严重者可出现不完全性梗阻;脑脊液无色、透明,压力正常,白细胞数正常或稍增高,以淋巴细胞为主,蛋白含量可轻度增高,糖和氯化物正常;影像学检查脊柱 X 线平片正常。MRI 显示病变部位脊髓增粗,病变节段内多发片状或斑点状病灶,可有融合,部分患者可无异常改变。

三、急救护理措施

救治原则:减轻脊髓损伤,防治继发感染和并发症,早期康复训练。

(一)一般护理

急性期应卧床休息,保持周围环境安静,光线柔和,避免不良刺激;患者一般营养状况差,食欲减退,需供给高蛋白、多维生素及高热量饮食,以增强机体抵抗力,病变水平以下感觉障碍,注意保暖,防止烫伤。

(二)病情观察

保持呼吸道通畅,痰多患者鼓励其进行有效咳嗽,必要时吸痰,定时给予翻身、拍背并辅助给予雾化吸入;急性期病情不稳,需严密观察呼吸及神志的变化,有无上升性急性脊髓炎的表现,若出现呼吸困难、心率加快、发热、发绀及吞咽困难等症状,应立即给予吸氧,行气管插管或气管切开,使用人工呼吸机辅助呼吸,积极抢救;观察感觉平面的部位,下肢肌力、肌张力、腱反射的改变及异常感觉等;注意观察并发症,如肺炎、泌尿系感染、压疮、败血症及腹胀等;发现病情变化,应及时通知医生采取措施。

(三)心理护理

加强心理疏导,运用通俗的语言向患者解释本病的转归及预后,尽量关心安慰患者,鼓励患者保持良好的心态,树立战胜疾病的信心,并及时做好家属的心理安抚工作,有效的心理疏导,能起到辅助药物治疗的作用。病情稳定后及早进行瘫痪肢体功能锻炼。

(四)用药护理

急性期根据病情遵医嘱使用激素治疗,密切观察药物的不良反应。如患者出现面色潮红、情绪激动、入睡困难甚至心率增快等,向患者讲明为用药所致,随着药物的减量症状会减轻,停药后症状消失;药物必须按时按量使用,严禁骤然停药。

增强体质,预防感冒和腹泻,对于感染性疾病,应及早发现,及时治疗;体质差时避免注射疫苗,有助于预防本病的发生。如果出现下肢或四肢无力、麻木、解便费劲,应及时送医院诊治。

第十三节　多发性神经炎护理

多发性神经炎(peripheral polyneuritis),以往称为末梢神经炎,是指各种不同病因引起的全身多数周围神经的对称性损害,主要表现为四肢远端对称性的感觉、运动和自主神经障碍,下肢运动障碍和自主神经功能障碍的疾病。

一、病因

(一)中毒

药物如呋喃类、异烟肼、链霉素、苯妥英钠、卡马西平、长春新碱等;重金属如铅、砷、汞、磷等。

(二)营养代谢障碍

如B族维生素缺乏、糖尿病、尿毒症、慢性腹泻、慢性酒精中毒、妊娠及手术后感染等。

(三)感染或变态反应

患者常伴发或继发于各种急性和慢性感染,如痢疾、结核、传染性肝炎、伤寒、腮腺炎等,少数可因病原体直接侵犯周围神经所致,如麻风神经炎等。

(四)其他

如物理创伤、结缔组织病、遗传性感觉性神经根神经病等。

二、病情判断

(一)症状

由于引起多发性神经炎的病因不同,起病可急可缓。临床表现为以肢体远端为著的对称性感觉、运动及自主神经功能障碍,且常以下肢较重。主要表现为感觉障碍、运动障碍和营养障碍3大障碍。感觉障碍在初起为手足末梢痛、麻、蚁行感及皮肤的痛觉过敏,继之出现穿戴手套、袜子的感觉随后减退或消失,严重者向上扩展到肢体。

运动障碍早期仅为手足部,严重者可波及到腕、肘、踝、膝关节的肌力,晚期可出现肌肉萎缩、手足挛缩畸形。营养障碍表现为皮肤发凉、光滑菲薄或干燥脱皮、出汗或无汗、汗毛脆弱和爪甲粗糙等。

(二)辅助检查

需行肌电图、神经传导速度检查或神经活检等辅助诊断,病因诊断需详询病史,结合临床症状特点和血、尿及其他实验室检查结果等确定。

三、急救护理措施

救治原则:明确病因结合病因治疗,积极抗感染营养支持疗法,预防并发症。

(一)一般护理

急性期应卧床休息,保持环境清洁安静;保持床铺平整、清洁及皮肤干燥,避免受压部位发生压疮并注意肢体保暖;饮食予易消化而富于营养的物质,增强患者抵抗力,保持大便通畅。

(二)病情观察

保持呼吸道通畅,给予适当的氧气吸入;对于无法自行清除痰液的患者,可给予雾化吸入及拍背叩击协助排痰,必要时可给予吸痰;对肢体疼痛者可遵医嘱使用一般止痛药物;对病变广泛、病情进展快的患者应警惕有呼吸肌麻痹的可能,如早期表现为胸式呼吸浅速、腹式呼吸正常,随着麻痹进展,胸式呼吸逐渐消失,以腹式呼吸代替,患者继而出现烦躁、恐慌、发呛、吞咽困难等,病情严重者可出现意识突然丧失、发绀明显;一旦出现以上症状应立即处理,必要时准备气管切开包给予气管切开。

(三)肢体运动功能护理

保持肢体功能位,防止足下垂;帮助其建立制订切实可行的功能锻炼计划和目标;与家属配合协助患者进行早期的关节被动运动,鼓励患者积极进行主动运动,使各关节保持充分的活动度,防止肢体痉挛和畸形;对瘫痪体进行被动活动,定时给予推拿按摩以促进其功能的恢复。

(四)心理护理

多发性神经炎患者平素健康,病后一般意识清楚但因伴有肢体活动障碍,多有急躁、恐惧、绝望心理,因此医务人员应态度和蔼、热情主动向患者及家属讲解本病的基本知识、治疗过程、转归及愈后,指导家属在精神上及生活上给予患者支持及安慰,使患者保持情绪稳定,积极配合治疗,并结合治愈较好的病例鼓励患者及家属树立战胜疾病的信心。

四、预防

加强体育锻炼,增强体质,提高抗感染能力;合理调整饮食,既要保障营养全面又要防止营养过剩导致肥胖,忌烟酒;尽量避免长期接触化学毒物,对于长期服用异烟肼、苯妥英钠、氯喹、磺胺等药物的患者,一旦发现本病征兆应立即停药医院就诊;急性感染期除四肢瘫痪一旦出现呼吸肌麻痹者应立即送医院抢救。

第十四节　重症肌无力护理

重症肌无力(myasthenia gravis,MG)是一种神经—肌肉传递障碍的自身免疫性疾病。主要由乙酰胆碱受体(acetylcholine receptor,AchR)抗体介导,在细胞免疫和补体参与下神经肌肉接头突触后膜的 AchR 被大量破坏,导致突触后膜传递功能障碍而发生肌无力。任何年龄均可发病,发病高峰女性在 20～30 岁,男性在 50～60 岁。

一、病因

本病是一种与胸腺异常有关的自身免疫系统性疾病,可能与遗传因素有关。60%～80% MG患者中有胸腺增生,10%～15% MG 患者并发胸腺瘤。胸腺中的“肌样细胞”具有 AchR 的抗原性,促进患者产生 AchR 抗体,AchR 抗体破坏神经肌肉接头突触后膜的 AchR,导致突触后膜传递功能障碍而发生肌无力。呼吸道感染、创伤、手术(包括胸腺切除术)、重症肌无力治疗不当均可诱发重症肌无力危象的发生。

二、病情判断

(一)症状

MG 患者临床表现特点是:症状的波动性,呈“晨轻暮重”。患者肌无力早晨最轻,下午或傍晚劳累后加重,休息后减轻。全身骨骼肌均可受累,多数患者眼外肌最先受累,表现为上眼睑下垂、斜视和复视,双侧常不对称;重者眼球运动明显受限,甚至眼球固定,但瞳孔括约肌不受累。病情逐渐进展,累及脑神经支配的各个肌群,产生相应的症状。面部及咽喉肌受累时出现面部皱纹减少,表情淡漠、饮水呛咳、吞咽困难等;累及颈肌及四肢近端肌肉,表现为抬头困难，转颈、耸肩无力，四肢乏力等。如患者呼吸肌无力进行性加重，出现喉肌和呼吸肌麻痹，不能维持正常的换气功能，称为“重症肌无力危象”。

（二）辅助检查

1. 疲劳试验

MG 患者在短时间内肌肉持续收缩即会出现肌肉疲劳、无力甚至瘫痪，休息后又恢复正常，此种现象称为疲劳试验阳性。

2. 重复电刺激

停用新斯的明 24 h 以后，低频重复电刺激腋神经、副神经、面神经和尺神经，记录远端诱发电位及衰减程度，如递减幅度大于 10% 为阳性，波幅下降的程度与病情轻重相关。

3. AchR 抗体滴度的检测

AchR 抗体滴度的检测对重症肌无力的诊断具有特征性意义。80%MG 患者可以检测到血清 AchR 抗体。抗体滴度的高低与临床症状的严重程度并不完全一致。

4. 抗胆碱酯酶药物试验

患者肌内注射甲基硫酸新斯的明 1～1.5 mg(0.02 mg/kg)，注射前和注射后 30 min 分别进行各项疲劳试验，将两次结果比较，如果有一项或一项以上明显改善，即为阳性。

5. 胸腺 CT 和 MRI

可以发现胸腺增生或胸腺瘤。

三、急救护理措施

救治原则：及早发现重症肌无力危象，加强呼吸道管理，减轻重症肌无力症状，挽救患者生命。

（一）加强呼吸道管理

严密观察患者病情变化，及早发现重症肌无力危象，早期改善呼吸功能。协助患者清理呼吸道，保持呼吸道通畅，进行气管插管、呼吸机辅助通气。

（二）用药护理

根据患者病情选择抗胆碱酯酶药物、激素及免疫抑制剂等，观察效果及不良反应。使用抗胆碱酯酶药物时，应从小剂量开始，按时服药，吞咽无力者应在餐前 30 min 口服。使用激素治疗患者，注意患者有无消化道出血、骨质疏松、感染等。使用免疫抑制剂时，定时检测肝肾功能。禁止使用对神经—肌肉传递阻滞的药物。

四、预防

坚持有规律适合个体的体育活动，增强机体抵抗力。生活规律，保证充足休息，均衡营养摄入。避免呼吸道感染、创伤等诱发重症肌无力的发生。按时服药，注意自我病情监测，发现肌无力症状加重，随时就诊。

第十五节　病毒性脑膜炎护理

病毒性脑膜炎和脑炎是由各种病毒引起的中枢神经系统急性感染性疾病，常见于儿童时期。根据受累脑组织和临床表现不同而分类。感染仅累及脑膜时称为病毒性脑膜炎(viral meningitis)，感染仅累及脑实质时称为病毒性脑炎(viral encephalitis)，两者同时受累时称为病毒性脑膜脑炎(viral meningioencephaliti)。本病多具有自限性，可自行缓解，预后良好，但病情严重的患儿可遗留神经系统后遗症，甚至死亡。

一、病因

本病大多数由肠道病毒如柯萨奇病毒、埃可病毒感染引起，其次由虫媒病毒(乙脑病毒)、腮腺炎病毒、疱疹性病毒(单纯疱疹病毒及水痘带状疱疹病毒)感染引起。病毒一旦经肠道或呼吸道、昆虫叮咬进入人体，在淋巴系统内繁殖，然后经血流感染颅外某些脏器，此时患者可有发热等全身症状。病毒大量繁殖，在病毒血症后期进入中枢神经系统，经脉络丛进入脑脊液，出现中枢神经症状。神经组织对病毒抗原发生剧烈免疫反应，将进一步导致脱髓鞘、血管与血管周围脑组织损害。

二、病情判断

(一)症状

病毒性脑膜炎患儿急性起病，可有数日前驱症状。主要表现为发热、头痛、呕吐和脑膜刺激征。年长患儿可自诉头痛、颈背部疼痛等，多数患儿意识正常，查体有颈项强直。根据感染的病毒不同伴随神经系统以外的其他症状，如腮腺炎病毒性脑膜炎常有腮腺及颌下腺肿痛，肠道病毒感染常有皮疹，EB病毒感染常有肝脾和淋巴结肿大。

病毒性脑炎患儿前驱期多有发热、呕吐、腹泻等上呼吸道感染及消化道症状。随着病情发展，体温增高，迅速出现神志改变，病情较轻的出现表情淡漠、嗜睡，重者出现昏迷、惊厥持续状态。查体可有偏瘫、共济失调、言语障碍、认知障碍；颅内压增高者可有瞳孔大小异常、呼吸异常等；病情发展可出现脑疝，出现呼吸、循环衰竭死亡。

(二)辅助检查

脑脊液压力增高，其中白细胞数计数正常或轻度升高，早期以中性粒细胞为主，后期以淋巴细胞为主，蛋白正常或轻度增高，糖和氯化物正常。脑脊液病毒分离可找到相关病毒。检测血和脑脊液特异性病毒抗体IgM、IgG。IgM抗体阳性提示有近期感染，IgG抗体在发病后的3～5周即疾病的恢复期，其效价较急性期有4倍以上升高时具有诊断意义。头颅MRI检查能准确显示各种病毒性脑炎病变的部位、性质和程度，如脑水肿、脑出血、脑软化及脱髓鞘病变等。

三、急救护理措施

救治原则：抗感染、对症治疗，积极降温、控制高热抽搐、惊厥，降低颅内压，维持生命功能。

(一)缓解症状

根据临床表现对症处理。

头痛、发热者酌情给予退热止痛药，物理降温；严密观察病情变化，保持患儿呼吸道通畅，及时发现高热抽搐、惊厥及脑疝的发生，及时给予处理；指导患儿多饮水，清淡饮食，不能吞咽的患儿，给予鼻饲；注意休息，落实各种安全防护措施。

(二)用药护理

根据病因选择合适的抗病毒、降温、止惊、降低颅内压、激素等药物，观察治疗效果及不良反应。定时测量和记录体温；注意患儿神志、生命体征情况，防止高热抽搐、惊厥及脑疝的发生；使用脱水药物，注意防止水电解质失衡。使用激素治疗，注意有无消化道出血、骨质疏松、加重感染等不良反应。

四、预防

坚持有规律的适合患儿成长的体育活动，增强机体抵抗力。注意居室环境的通风换气，避免到人多的公共场所，预防呼吸道感染。按照免疫接种计划定期接种各种疫苗，如乙脑疫苗、麻疹疫苗、流行性腮腺炎疫苗、风疹疫苗等，降低病毒性脑膜炎的发生。

第十六节　细菌性脑膜炎护理

细菌性脑膜炎是由各种细菌引起的中枢神经系统急性感染性疾病，临床上以化脓性细菌多见，主要发生于婴幼儿。如细菌性脑膜炎未得到及时救治，患儿可遗留较多神经系统后遗症，病死率达5%～15%。

一、病因

许多化脓性细菌均可引起本病，其中脑膜炎球菌所致者最多，其次为流感杆菌、肺炎球菌、大肠杆菌及其他革兰阳性杆菌、葡萄球菌等。由于婴幼儿免疫功能差，机体抵抗力弱，血脑屏障功能发育不健全等，在细菌毒素和多种相关细胞因子作用下，形成软脑膜、蛛网膜和表层脑组织为主的炎症反应，可出现脑室管膜炎、硬脑膜下积液及积脓、脑积水等。

二、病情判断

(一)症状

暴发型细菌性脑膜炎起病急，患儿出现烦躁、高热、头痛、呕吐、颅内压增高、脑膜刺激征阳性，进而皮肤出现淤点、淤斑，血压进行性下降、出现弥散性血管内凝血、意识障碍加重等休克表现。亚急型细菌性脑膜炎发病前数日可有上呼吸道或胃肠道感染，婴幼儿出现发热、呕吐、烦躁、易激惹或精神萎靡、惊厥等，年长儿自诉头痛等。

(二)辅助检查

血常规白细胞计数增高，以中性粒细胞为主。脑脊液混浊甚至脓性，压力增高，白细胞计数异常升高、蛋白增高、糖和氯化物正常。脑脊液涂片或细菌培养可找到致病菌。头颅CT检查能发现局灶性病变及并发症。

三、急救护理措施

救治原则：加强抗感染、抗惊厥、降低颅内压治疗，对暴发型患儿积极抗休克。强调早期诊断，及时治疗，防止并发症发生。

（一）缓解症状

根据临床表现对症处理。高热者酌情给予退热药、物理降温；头痛剧烈者按照医嘱使用脱水药。严密观察患儿神志、瞳孔、面色、脉搏、呼吸、血压等，及时发现患儿高热抽搐、惊厥及脑疝，及时给予处理；保持患儿呼吸道通畅；指导患儿多饮水，清淡饮食，不能吞咽的患儿，给予鼻饲流质；注意休息，落实各种安全防护措施。

（二）用药护理

根据病因选择合适的抗生素、降温、止惊、降低颅内压、激素等药物，观察治疗效果及不良反应。选择合适的抗生素是治疗疾病的关键，一般选择可通过血脑屏障的抗生素静脉点滴。抗生素的使用要早期、足量、足疗程。定时测量和记录体温；使用脱水药物，注意防止水电解质失衡。使用激素治疗，注意有无消化道出血、骨质疏松、加重感染等不良反应。

四、预防

坚持有规律的适合患儿成长的体育锻炼，增强机体抵抗力。注意居室环境的通风换气，避免到人多的公共场所，预防呼吸道感染。按照免疫接种计划定期接种各种疫苗，如乙脑疫苗等，降低细菌性脑膜炎的发生。

第十六章　血液系统急症护理

第一节　急性白血病护理

急性白血病(acute leukemia,AL)是造血细胞恶性克隆性病变,在我国属于常见十大恶性肿瘤之一。若不经过特殊治疗,平均生存期仅3个月,甚至在诊断数天后即死亡。

一、病因

白血病的确切病因至今不明,但致病因素可能与病毒感染、放射线、化学物质及毒物(包括某些药物)接触和遗传因素等有关。

二、病情判断

(一)临床表现

AL可有四大特点:贫血、出血、发热和浸润。其发病可隐匿、缓慢,亦可急骤。

1. 贫血

70%患者以贫血为首起表现。由于骨髓大量原始细胞的增生而造成正常红(系)细胞受抑,红细胞破坏过多。根据贫血程度、发生的速度导致各脏器的缺氧而出现不同的症状,如面色苍白、乏力、心悸、气急、食欲缺乏,严重者可合并心功能不全。

2. 出血

40%的AL患者以出血为早期表现。如皮肤淤点、淤斑、牙龈出血、鼻出血、月经过多为常见,严重者可合并颅内出血,后者是白血病致死原因之一。造成出血的原因是由于骨髓巨核细胞增生受抑而致血小板减少,血小板功能障碍,其次是白血病细胞的血管壁浸润等。

3. 发热

发热为一种常见的症状,50%的患者以发热起病。常常是感染所致,而造成感染的原因是由于机体免疫功能低下,包括正常粒细胞和淋巴细胞减少以及细胞免疫功能低下等。常见上呼吸道感染、肺炎、肠炎、肛周脓肿等。感染也是导致AL最常见的死亡原因。

4. 浸润

白血病细胞可有多脏器浸润而出现不同的浸润症状,如骨髓浸润出现胸骨压痛,约半数患者有肝脾淋巴结的浸润而表现不同程度的肿大。皮肤浸润可出现皮肤结节、肿块及皮疹,也可表现齿龈浸润肿胀呈灰白色。

中枢神经系统白血病包括脑脊髓膜白血病、脑实质白血病及脊髓白血病,是由于白血病细胞直接播散或血行转移进入中枢神经系统引起脑膜及脑实质白血病细胞局限性或广泛性浸润,可表现头痛、恶心、呕吐、视盘水肿等颅内高压表现,也可出现抽搐、偏瘫等脑实质浸润的表现。白血病细胞脊髓浸润可表现偏瘫以及大小便失禁。少数病例外周血呈现高白细胞计数易出现血管内细胞淤滞现象,如肺毛细血管床白细胞淤滞可表现气急、两肺湿啰音、胸片示肺间质浸润，重者出现呼吸窘迫综合征，预后极差，病死率高。中枢神经系统白血病细胞淤滞常伴随颅内出血，也是常见死因。还可浸润心、消化道、泌尿生殖系统等。

(二)实验室常用检查

1. 血常规

急性白血病患者初诊时轻者中等贫血，严重者血红蛋白＜30 g/L、血小板减少＜50×10^9/L，多数白细胞增高，甚至＞100×10^9/L，少数＜1×10^9/L。白细胞分类中，多能见到大量的幼稚细胞，外周血中出现幼稚型白细胞为诊断白血病的重要依据之一。

2. 骨髓象

典型病例呈现为骨髓增生极度活跃或明显活跃，有关系列的原始和幼稚细胞占多数，正常细胞明显受抑制。白血病原始细胞形态有明显异常改变，可见切迹、凹陷等。白血病细胞极度增生，占有核细胞的50%左右。在同一涂片上白血病原始细胞大小差异悬殊；核/质比值增大；胞核形态不规则；核分裂象多见；胞质与胞核发育不平衡，核发育落后于质。少数不典型病例出现骨髓改变较晚，需多次多部位反复穿刺，必要时要行骨髓活检。此外，白血病细胞分型还需采用细胞表面标记和组织化学染色等方法。

(三)急性白血病的分类

1. 急性非淋巴细胞白血病(ANLL)

(1)急性粒细胞白血病未分化型(M_1)，骨髓中原粒细胞＞90%(非红系细胞)，早幼粒细胞很少，中幼粒细胞以下阶段不见或罕见。

(2)急性粒细胞白血病部分分化型(M_2)，分2个亚型即M_{2a}和M_{2b}，其中M_{2a}型骨髓中原粒细胞占30%～90%，单核细胞＜20%，早幼粒细胞以下阶段＞10%；而M_{2b}则表现为骨髓中原始及早幼粒细胞明显增多，以异常的中幼粒细胞增生为主，其胞核常有核仁，有明显的核、质发育不平衡，此类细胞＞30%。这类白血病也称为亚急性粒细胞白血病。

(3)急性早幼粒细胞白血病(M_3)，骨髓中以颗粒增多的早幼粒细胞增生为主＞30%，根据胞质中颗粒形态又分为粗颗粒型(M_{3a})及细颗粒型(M_{3b})两种。M_{3a}中胞质颗粒粗大，密集甚至融合。M_{3b}中颗粒细小密集。

(4)急性粒—单核细胞白血病(M_4)，按粒细胞和单核细胞形态不同可分为4种。M_{4a}中原始和早幼粒细胞增生为主，原幼粒和单核细胞＞20%(非红系细胞)；M_{4b}中原始单核细胞增生为主，原始粒和早幼粒细胞＞20%(非红系细胞)；M_{4c}中原始细胞既具粒系又具单核系细胞特征，其数＞30%；M_{4d}中除上述特点外，嗜酸颗粒粗大的嗜酸性粒细胞常＞5%(非红系细胞)。

(5)急性单核细胞白血病(M_5)，骨髓中单核细胞(包括原单、幼单及单核细胞)＞80%(非红系细胞)。又可分为M_{5a}和M_{5b}。M_{5a}中骨髓非红系细胞中原始单核细胞占单核细胞总数的80%以上，M_{5b}中原始和幼稚单核细胞＞30%，原单核细胞＜80%。

(6)急性红白血病(M_6)，骨髓中红系细胞＞50%，且常有形态学异常，骨髓中非红系细胞中原粒细胞(或原单＋幼单核细胞)＞30%；或外周血中原粒细胞(原单核细胞)＞50%，骨髓中非红系细胞中原粒或原单细胞＞20%。

(7)急性巨核细胞白血病(M_7)，外周血片中有巨核(小巨核)细胞，骨髓中巨核细胞＞30%。原巨核有电镜或单克隆抗体证实，细胞数少，往往干抽，骨髓活检有原始和巨核细胞增多，网状纤维增加。

(8)急性中幼粒细胞白血病微分化型(M_0)：骨髓原始细胞＞30%，髓过氧化物酶及苏丹黑

B 阳性细胞<3%,CD33 等髓系标志可阳性,电镜髓过氧化物酶阳性。

2.急性淋巴细胞白血病(ALL)

L_1:原始和幼稚淋巴细胞以小细胞(直径<12 um)为主,染色质较粗,结构较一致,核型规则,偶有凹陷或折叠,核仁小而不清楚。胞质少,轻度或中度嗜碱性,胞质空泡不明显。L_2:原始和幼稚淋巴细胞以大细胞(直径>12 um)为主。染色质较疏松,结构较不一致。核型不规则,常见凹陷和折叠。核仁清楚,有 6 个或多个。胞质量常较多,有些细胞深染。胞质空泡不明显。L_3:原始和幼稚淋巴细胞以大细胞为主,大小较一致。染色质呈细点状且均匀。核型较规则。核仁明显,6 个或多个呈小泡状;胞质量较多。细胞深蓝。胞质空泡明显,呈蜂窝状。

三、急救护理措施

(一)紧急处理

高白细胞血症血液中白细胞>200×10^9/L 时,患者可产生白细胞淤滞症,表现为头痛、视力障碍、呼吸困难,甚至呼吸窘迫、低氧血症、反应迟钝、颅内出血等。当血中白细胞>100×10^9/L时,就应紧急处理:绝对卧床休息,给予中低流量吸氧;使用血细胞分离机进行单采清除过高的白细胞。做好必要的解释工作,准备分离机、专用导管、低分子右旋糖酐、5%葡萄糖、葡萄糖酸钙等;配备血制品,血小板<50 ×10^9/L,则配备好同型血小板15~30 U,清除后输注预防出血,备急救物品及药品。使用 16 号穿刺针头建立两条静脉连接分离机。清除过程中专人看护,密切注意生命体征变化、患者有无不适、机器的正常运转等情况;清除术后紧急给予化疗和水化治疗;密切观察病情变化:生命体征、神志、尿量、有无脑出血、DIC 的先兆。

(二)化疗

化疗尤其是联合化疗是目前治疗急性白血病的主要方法。目的是尽快达到完全缓解(CR),此阶段治疗称为诱导治疗。CR 后体内仍可残留有 10^8~10^9/L 的白血病细胞,或在髓外某些隐蔽之处仍有白血病细胞浸润,必须继续化疗(称为缓解后继续治疗),目的是最大限度地杀灭残存的白血病细胞,防止复发,延长缓解和无病生存期。

1.急性非淋巴细胞白血病(ANLL)诱导缓解治疗

目前国内外常用标准方案为 DA 方案,即柔红霉素(DNR)45 mg/m^2 静脉推注,第1~3 d;阿糖胞苷(Ara-C)100~200 mg/m^2,静脉滴注,第 1~7 d。IA 方案,即去甲氧柔红霉素(IDA)12 mg/m^2 代替柔红霉素,目前认为是 IA 为诱导缓解治疗 ANLL 最佳方案之一。HA 方案,高三尖杉酯碱(HHT)加阿糖胞苷(Ara-C)。缓解后继续治疗,多数采取联合化疗作为巩固治疗。

2.急性淋巴细胞白血病(ALL)诱导缓解治疗

基本方案是 VP 方案,即长春新碱(VCR)加泼尼松(Prednisone)。目前治疗成人 AL 标准方案是 VPDL 方案,即 VP 方案联合柔红霉素(DNR)及天冬酰胺酶(L-ASP)。缓解后继续治疗,CR 后第 2 周开始巩固治疗,进行 6 个疗程。维持治疗无统一的方案,多数倾向于在强化巩固治疗后用较低剂量的化疗药物维持治疗。通常为 3~5 年。

(三)护理

1.保护静脉

化疗疗程长且各种化疗药均有强烈的刺激性,易引发静脉炎、静脉阻塞,故化疗过程中特别应保护静脉。合理选择静脉，静脉注射应首选肢体远端静脉，逐次由远端至近端静脉穿刺，避免在同一处反复穿刺而损伤静脉，有条件者最好在化疗前动员患者作锁骨下静脉穿刺或PICC(经外周插管的中心静脉导管)、安装静脉输液管。腐蚀性强的化疗药应先用NS排输液管进行静脉穿刺，待确保穿刺成功无外渗液后接上化疗药或进行皮管内注入。在静脉推注过程中要间中回抽，见回血后再缓慢注入；而静脉滴注过程中要每15 min巡视一次，观察化疗的毒不良反应、药液有无渗漏等。滴完化疗药后，同样要用NS冲管，冲干净后才拔针或封管。

2.药物外渗的处理

化疗药物的强烈刺激性、血管通透性、药物渗润或毒性、针头退出或穿破血管等使药液渗漏至血管外。表现轻者为局部红斑、剧烈疼痛、起疱；重者为组织坏死、皮肤溃烂、深部结构如肌腱和关节损伤、甚至造成肢体断残。主要致毒药物有VCR、VP-16、VM-16、DNR、阿霉素、表阿霉素、米西宁等。处理：当患者主诉穿刺部位疼痛、红肿，疑有外渗时立即停止输注并拔针。用33%硫酸镁外敷6 h，紫金锭加食醋外敷12～24 h后外敷皮维碘包扎，每天清洗换药至无痛感，无局部皮肤苍白等表现。

3.继发性静脉炎的处理

化疗药物对血管内皮的损坏、血管通透性差、药物渗润、药物与血管内壁细胞DNA结合引起溃疡等。表现为血管变硬、呈条索状、有疼痛感、血流受阻；局部硬结、红斑、水疱、中心性坏死等。处理，按要求将药物稀释或皮管内注入。选择稍粗血管，经常变换给药的血管。化疗药物滴完后继续用NS 100 mL冲洗血管以减轻血管刺激性。出现静脉炎应积极处理：更换血管、热敷、50%乙醇或33%硫酸湿敷、喜疗妥膏外涂等。

4.观察化疗药物毒不良反应

(1)血液系统毒性：骨髓抑制，是大多数化疗药引起的常见的不良反应，表现为白细胞、血小板、红细胞及血红蛋白减少，但不会引起严重的贫血。严重骨髓抑制时，最易继发感染和出血。护理要点为观察感染征象(生命体征、血常规、尿常规)和出血征象；保持病室清洁、定时通风换气和消毒、有条件时应让患者住隔离病房或层流床、严格限制探视人数，做好皮肤、口腔、肛周、会阴护理；做好治疗的护理；健康教育。

(2)消化道毒性：恶心和呕吐，常见药物有顺铂、氮介、Ara-C、CTX、DNR、米西宁、氟尿嘧啶、VCR、马利兰等。护理要点为化疗前做好心理护理，减轻顾虑；化疗前给止吐药；保持病房干净、整洁、无异味，减少不良刺激；患者发生呕吐时给予扶助；发生严重呕吐时严格记录出入水量，以评估脱水情况；化疗期间给予清淡易消化饮食，鼓励进食，以少食多餐为主；若营养严重失调，应给予静脉营养。

(3)黏膜炎：表现为唇、颊、舌、舌底、牙龈出现充血、红斑、疼痛、糜烂、溃疡；导致食欲减退、腹胀、出血性腹泻、便秘等。主要致毒药物有甲氨蝶呤、Ara-C、氟尿嘧啶、6-MP等。护理要点为注意口腔卫生，保持清洁和湿润，饭前饭后用漱口液漱口，睡前及晨起用软毛刷刷牙；化疗后1周至10 d内，用温开水200～300 mL加庆大霉素8万U含漱后服下(每日3次)，可预防及减少口腔溃疡和腹泻的发生率；若有真菌感染则应给予抗生素治疗，同时给予5%碳酸氢钠或1%过氧化氢漱口；已发生溃疡可用碘甘油、西瓜霜等涂于患处；如疼痛严重时还可用2%利多卡因15 mL含漱30 s，每3 h 1次；涂口唇膏减轻干裂及疼痛。

(4)超敏反应：表现为寒战、发热、皮疹、荨麻疹、血管水肿；低血压、喉痉挛、呼吸急促、面部水肿、心脏停搏等。主要致敏药物有门冬酰胺酶。处理为在使用门冬酰胺酶前做皮试；控制输液速度;常规准备抢救物品;发生严重反应时按青霉素过敏处理;如化疗方案中有泼尼松、地塞米松者先用泼尼松及地塞米松。

(5)脱发:用药2～3周出现。主要致毒药物有阿霉素、博来霉素、DNR、CTX、MTX、米西宁等。护理为化疗前应告诉患者可能出现脱发,使患者心理上有所准备,消除顾虑心理;脱发发生后每天晨晚间护理应将床上脱发扫干净,减少患者的不良刺激;帮助患者挑选合适的假发套,尽可能纠正形象紊乱所致的不良情绪;告诉患者化疗间歇期头发将会重新生长,发质可能比以前的更好;让患者之间互相交流,寻找新的心理平衡。

(6)泌尿系统毒性:肾脏毒性、出血性膀胱炎、尿酸性肾病。临床表现:尿中出现红细胞、白细胞、管型、颗粒;血BUN、Cr升高,肌酐清除率下降;尿频、尿急、尿痛、血尿;少尿或无尿等尿毒症表现。防治及护理要点为化疗前及化疗中必须进行有关肾功能的检查;化疗期间嘱患者多饮水,勤排尿;水化治疗和碱化尿液;化疗期间口服别嘌呤醇、立加利仙预防尿酸性肾病及排泄尿酸;应教会患者观察尿的性状、颜色,准确记录尿量。

(7)皮肤毒性:皮炎、色素沉着。主要致毒药物:氟尿嘧啶、Adr、DNR、CTX、马利兰等。临床表现为大小不等、疏密不一的斑丘疹、丘疹或荨麻疹;部分或全身皮肤色素沉着,甲床色素沉着,皮肤角化、增厚,指甲变形。护理要点为做好心理护理,减轻心理焦虑;按医嘱用抗过敏药物和激素;用温水轻擦洗皮肤,外涂肤轻松软膏;但不可用过热的水洗或用手大力挠抓皮肤,以免加重或破溃造成感染。

(8)神经系统毒性:末梢神经炎,以VCR多见,在用药后6～10周出现,停药后恢复。表现为四肢或躯干感觉麻木、无力,腱反射低下或消失。功能障碍,多为一过性,表现为嗜睡、人格改变、智力减退、意识障碍等。护理要点为对症防护;安全防护、做好日常护理;VP16能引起体位性低血压,用药时或用药后应卧床休息,不要骤然起床,以防摔倒。

5.支持治疗及护理

(1)休息活动:急性期,有严重进行性贫血(血红蛋白低于50 g/L)、急性出血或严重感染的患者应绝对卧床休息,以减少机体耗氧量,避免昏厥,给予生活护理。病情轻或缓解期患者可做适当的室内活动,避免过度疲劳。保持环境安静,避免噪声刺激,要保证充分睡眠。

(2)饮食方面:给予高蛋白、高热量、富含维生素易消化的食物,禁食坚硬及带刺的食物。如有消化道出血应暂禁食,从静脉补充营养。如果患者高热、口腔溃疡严重,应给予半流或流食。化疗期胃肠反应影响食欲,给予清淡饮食,注意调节饮食的色、香、味并酌情避开化疗时间进食,化疗期间多饮水,防治尿酸性肾炎。

(3)防治感染:急性白血病患者常伴粒细胞减少,尤其是化疗后粒细胞减少极为常见,感染成为急性白血病最常见的并发症和主要的死亡原因。预防感染的措施为创造相对的无菌环境,如安排患者住单间隔离病室或无菌空气层流病室也可在普通病房使用层流床。常规定时应用紫外线空气消毒,患者应戴口罩,控制进入病房人员。保持全身皮肤清洁,加强口腔清洁护理,大便后用高锰酸钾水坐盆或肛周抹洗以防肛周感染,卧床患者给予外阴及肛周冲洗。持续发热应注意寻找感染灶的同时,做细菌培养加药敏试验并迅速使用经验性的抗生素,注意有无真菌的感染。其原则为早期、联合和足量。严密观察体温变化。体温超过39 ℃时应给予物理降温,可在前额或头顶部放置冰袋,也可用温水擦浴。慎用乙醇擦浴降温,特别是对于有出血倾向者易引起皮肤表层血管扩张而诱发出血。必须用退热药时,按医嘱慎用,避免因退热剂引发不良反应,特别是已有出血倾向者。患者降体温的过程中出汗多,应给予补充足量的水分，鼓励多饮水并及时擦身更衣、换被单等。

(4)出血的防治：根据患者出血发生的原因或机制选用适当的全身性止血药或局部止血药。当外周血小板<20×10^9/L，有出血倾向时，宜输注浓缩血小板；若出血为DIC所引起，应及时给予适当的抗凝治疗；局部的出血，如鼻腔或牙龈出血，可用填塞或吸收性明胶海绵止血。注意观察内出血的征象，如呕血、便血、咯血、血尿或头痛、恶心、呕吐、视物不清、颈项强直、意识障碍、喷射性呕吐等情况，立即通知医师做好抢救准备，谨防颅内出血。教会患者不要用力擤鼻涕和挖鼻。宜用软毛牙刷，口腔如已有出血改用漱口液漱口，防止因刷牙加重出血；活动时避免损伤，进行各种穿刺检查后要局部施压10 min；内衣应柔软、宽大、舒适，避免粗糙、紧束的衣着。勤修剪指(趾)甲，防止自搔时抓伤。

(5)纠正贫血：严重贫血时(血红蛋白<60 g/L)，可输注浓缩红细胞纠正贫血状态，吸氧，卧床休息，防昏厥。

(6)做好病情观察、健康教育和心理护理。

(7)髓外白血病的防治：髓外主要是中枢神经系统和睾丸及卵巢等部位。大多数化疗药物不能在这些部位达到足够的杀伤浓度，成为白血病的“庇护所”，防治中枢神经系统白血病通常在缓解后早期进行鞘内注射MTX或Ara-C等化疗药物。白血病细胞浸润所致睾丸肿大宜用局部放射治疗。腰椎穿刺鞘内注射后针眼处有效压迫，保持清洁干燥，防止出血和感染。腰椎穿刺鞘内注射后患者去枕平卧6 h，以防头痛、眩晕、呕吐等症状发生。

(8)造血干细胞移植：包括骨髓造血干细胞、外周血干细胞及脐血干细胞移植。

四、预防

为巩固疗效，防止复发，达到长期存活，定期回医院进行化疗，千万不能半途而废，否则病情很容易复发。定期到医院复查血常规、骨髓象及心、肝、肾功能等。注意休息，避免过度劳累，防止受凉感冒，若出现流感症状及时就医。定期检查易感染的部位，保持良好的个人卫生习惯。

第二节　急性失血性贫血护理

急性失血性贫血是贫血的一种常见类型，是指机体在短时间内血液中红细胞含量及血红蛋白量急剧下降，大大地低于正常值，无法满足机体对于血液和氧气的需要，可引起机体休克等严重症状。病情较急、危重。

一、病因

病因多种多样，如外伤、手术创伤性内脏破裂、器官病变引起的出血，如支气管扩张、肺结核、溃疡病、食管—胃底静脉曲张破裂等；出血的方式有咯血、呕血、便血、鼻出血、齿龈渗血、浆膜腔内出血、组织间隙出血、肌肉及关节内出血等。

二、病情判断

(一)症状

1.低血容量症

急性出血后的前2～3 d,急性失血在1 000～1 500 mL时,表现为虚弱、头晕、心悸、口渴、尿少、手足湿冷、面色苍白、脉搏细速、血压降低,严重者出现意识模糊或休克。平卧时症状不明显,站立时则出现头晕或昏厥、心率增快(每分钟>120次)。急性失血在1 500～2 000 mL时,可出现口渴、脉快而弱、呼吸快和换气过度、昏睡、脉压变小、精神紊乱、收缩压降至60 mmHg以下,尿量明显减少。急性失血超过2 000 mL以上时,严重的休克状态出现,伴明显的意识障碍,收缩压降至40 mmHg以下或测不到,脉搏细速,只能触及股动脉或颈动脉,无尿,呼吸暂停可能是终末表现,病死率极高。

2.贫血

在急性失血早期,一般无贫血或仅有轻度贫血症状。在急性失血2～3 d后,红细胞容量、血细胞比容、血红蛋白值降低,贫血症状明显,表现为心悸、气短、头晕、耳鸣、倦怠、眼花、心绞痛、肌肉痉挛等,活动后症状更明显。皮肤苍白、心率加快,呼吸加快、幅度加深。

(二)辅助检查

1.实验室检查

急性失血早期仅血容量和细胞数量成比例丢失,而血红蛋白和血细胞比容可在正常范围,其后血液稀释,血红蛋白和血细胞比容逐渐下降,出血后2～3 d最显著。网织红细胞急性失血后2～3 d开始升高,6～10 d达高峰,一般不超过15%～30%。白细胞增高可达$(10～20)\times 10^9/L$,最高达$35\times 10^9/L$,主要为中性粒细胞增多,核左移,甚至出现幼粒细胞。血小板升高,可达$1\ 000\times 10^9/L$,白细胞和血小板多在3～5 d恢复正常,白细胞、血小板和网织红细胞持续升高者,必须排除潜在出血可能。失血后第2天骨髓穿刺涂片可见红细胞增生活跃,呈正常幼红细胞型。在出血停止后10～14 d基本消失。

2.其他辅助检查

根据临床表现、症状、体征,选择做X线、CT、MRI、B超、心电图、血生化等检查。

三、急救护理措施

救治原则:有效止血,迅速补充血容量,改善组织灌注和供氧,防止休克发生发展。

(一)止血

快速而有效止血,如创伤引起的肢体或局部外出血则抬高出血部位,止血带止血,局部压迫;动脉、内脏、宫外孕引起出血则必需紧急手术控制出血。其他原因,例如消化性溃疡出血,可静脉应用足量H_2受体阻断药或质子泵抑制药(埃索美拉唑等),口服止血药(凝血酶等)以及内镜下止血措施,进行紧急处理。肝硬化食管及胃底静脉曲张破裂出血,应首选用药物降门脉压(血管升压素、生长抑素等),三腔二囊管压迫出血部位及在内镜下采取治疗方法(局部喷洒去甲肾上腺素、H_2受体阻断药、静脉套扎术、硬化剂等);内科治疗无效、出血量较大不易停止、持续时间较长或有溃疡穿孔者,则应紧急外科处理。肺源性大咯血者经各种止血药物(血管升压素)及止血手段(纤维支气管镜局部注药、局部气囊压迫、激光止血)无效时,需在确定病变部位后可行肺叶或肺段切除术或支气管动脉栓塞术。

(二)补充血容量

迅速输注生理盐水、复方生理盐水及葡萄糖液暂时给予扩容治疗，失血量不超过20%者，可快速静脉补充晶体溶液，以维持血容量及内环境稳定。开始速度宜快，待血压有回升后，根据中心静脉压(CVP)反映出的血容量和右心功能情况，以及每小时尿量反映出的心输出量和组织灌注量情况调整输液速度和输入液体种类。当中心静脉压低于5 cmH_2O时可快速输液，当中心静脉压达10 cmH_2O时，输液速度应控制，超过15 cmH_2O则说明输液量已多。尿量一般维持在35～50 mL/h或0.5 mL/(kg·h)，说明肾血流灌注良好，液体量已基本满足，只需继续维持。需防止晶体溶液输入量过大导致肺水肿发生。

输血是唯一迅速恢复低血容量休克可靠的手段，同时补充其他血制品，如血小板、血浆和大多数的凝血因子，改善有效血容量及正常携氧功能，还具有止血及抗感染作用。输血量的多少取决于患者丢失的血量、自身对失血后数小时内所测得的血细胞计数、血红蛋白量、血细胞比容。血液输入前应先加温，接近正常人体温，输入大量“冷血”有引起心搏骤停的危险性。输入大量库存血时应注意出现高血钾的可能，应定期检测血钾，大量输血时，应适当输入葡萄糖酸钙，以防止枸橼酸中毒。血浆是血液的代用品，起到扩容作用。常用右旋糖酐(以分子量40kD的低分子较好，不引起红细胞聚集，改善受阻的微循环、增加氧利用更有效，但作用时间短)、羟乙基淀粉(可短期代替血浆)、人血清蛋白(清蛋白)等。为避免输血引起的传染病，原则上应严格掌握输血适应证，能不输则不输，能少输则少输。

(三)病因治疗

根据病因进行必要治疗。急性失血后，可出现不同程度的贫血，机体代偿功能好则通过骨髓红系造血细胞代偿增生，自行纠正。及早给予高蛋白质、富维生素食物加强营养，给予含铁饮食(饭后食入含维生素C、有机酸的食物和饮料可以促进铁的吸收)。严重贫血者应输红细胞纠正贫血。原有慢性失血史或原先储铁量不足者，病情稳定后可给予铁剂，以促进红细胞的生成和铁储量补充。

四、预防

积极治疗原发病、基础病，特别是有出凝血病者应早期给予积极治疗；适当进行体育锻炼，增强体质；避免外伤发生，注意饮食营养搭配，营养要平衡、合理，蛋白质、铁含量要丰富。

第三节　血小板减少性紫癜护理

血小板减少性紫癜(thrombocytopenia purpura)是一组由于外周血血小板减少而引起的皮肤、黏膜或内脏出血的疾病。以原发性血小板减少性紫癜(idiopathie thrombocytopenia purpura，ITP)为最多见。ITP也称特发性血小板性紫癜，是一种由于血小板破坏增多而致外周血小板减少的常见的出血性疾病。

一、病因

特发性血小板减少性紫癜的病因尚未明，其发病的相关因素有感染、免疫、遗传、雌激素等。分急性型和慢性型。

二、病情判断

(一)急性型

多数患者发病急骤。儿童多见,发病前常有呼吸道等感染。出血症状表现为皮肤出现淤点、紫癜、淤斑,严重者可有血泡血肿的形成。黏膜出血多为鼻衄、牙龈出血或口腔黏膜、舌边缘可有血泡。可伴有消化道、泌尿道、结膜下出血。血小板严重减少时可致颅内出血而出现颅内压增高的症状,如头痛、恶心、呕吐,视力模糊甚至意识障碍、昏迷等,危及生命。部分患者可有轻度脾大。

(二)慢性型

一般起病隐袭,常见于成年人,女性多于男性,症状轻但容易发复发作。病死率约为1%,多数因颅内出血而致死。皮肤出现散在的淤点、淤斑,以四肢多见,且常发生在抓过的皮肤。可有鼻衄、牙龈出血、月经过多等。口腔黏膜及舌也可发生血泡,受伤后皮肤深处可发生淤斑。少数患者可有脾大。

(三)实验室检查

血常规:血小板减少最为突出,急性型血小板计数多$<20\times10^9/L$,慢性型血小板常在$50\times10^9/L$左右。骨髓象:巨核细胞增多或正常,发育成熟障碍及血小板生成减少。出血时间延长,毛细血管脆性试验阳性。血小板相关抗体PAIgG、PAIgM、PAIgA、补体PAC_3可明显升高。90%以上的患者血小板生存时间明显缩短。

三、急救护理措施

急性型或慢性型急性发作期应卧床休息,减少活动,保证充足的睡眠。血小板明显减少、出血倾向严重者,或已有内脏出血及合并高热的患者,应绝对卧床休息,避免外伤及任何非紧急手术。

(1)口腔黏膜、舌、齿龈出血的患者要加强口腔护理,预防口腔感染。齿龈及舌体易出现血泡小血泡,一般无须处理。大血泡可用无菌空针抽吸积血后,局部以纱布加压至出血停止。

(2)少量鼻出血用简易止血法,即用干棉球、凝血酶浸润棉球、0.1%肾上腺素棉球填塞出血侧鼻腔,并可冷敷。大量鼻出血填塞止血并急请五官科医师用明胶止血,注意观察止血效果及有无再次发生出血及患者的生命体征变化。

(3)消化道出血:量小、无严重呕吐者,可给予冷流质饮食,出血量大者应禁食。呕吐时注意把头侧向一边,防止呕吐物呛入气管引起窒息或吸入性肺炎。发生消化道大出血,应按大出血的抢救进行,马上通知医师并配合抢救处置,做好输液、输血准备工作,每15 min测量血压、脉搏、心率一次,注意观察患者尿量、皮肤色泽及肢端温度变化等失血性休克的早期征象。

(4)颅内出血观察:突然剧烈头痛、呕吐或大小便失禁、烦躁不安、偏瘫和意识障碍,应及时报告医师并注意测量和记录血压、脉搏、呼吸、体温及瞳孔的异常变化,配合医师进行腰椎穿刺行脑脊液压力的监测及脑脊液检验,采用降颅内压措施。

(5)为防止血小板输注无效或使其效果更好,应先输免疫球蛋白后再输血小板,血小板输入速度要快,血浆置换术前要做好血浆、血小板、急救药物的配备。

(6)脾切除手术治疗的患者,常对手术有恐惧心理,家属也顾虑重重,护士应做好必要的解释，指导和协助患者做术前准备。脾切除术后回病房后协助患者半卧位并指导维持半卧位的方法，有助于腹腔引流，有利于伤口愈合，预防腹腔内继发感染等。根据患者情况指导鼓励其早期床上活动有利于胃肠功能恢复而早进食，有利身体恢复。脾切除术后的患者潜在血栓形成和感染的倾向，应特别注意观察。

（7）观察病情：定时测量记录血压、脉搏、呼吸、瞳孔及神志等生命体征，随时做好救治处置的配合。治疗中注意观察皮质激素可能引起的高血压、糖尿病、消化性溃疡、感染、水电解质紊乱等不良反应，定期测量体重并记录。严密观察颅内出血引起颅内压增高的征象。特别对急性或慢性型发作期的患者随时注意观察皮肤、黏膜、消化道、泌尿生殖道及颅脑等部位的出血倾向，一旦发生大出血的征象应立即通知医师并给予及时的对症处理，做好抢救物品的准备。

（8）预防出血：指导患者穿衣应柔软、宽松，避免穿着过紧的衣裤加重皮肤紫癜，学会自我防护，避免外伤引起出血，动作要慢，防碰伤、摔伤，纠正挖鼻、耳及剔牙的习惯，防引发出血。拔针时，局部应有效加压 10 min，以免形成局部血肿。注意禁用抑制血小板功能或引起血小板减少的药物，如潘生丁、阿司匹林、磺胺类、解热止痛药等。

（9）给予高蛋白、高维生素、低盐、易消化的饮食，若伴有贫血应选用含铁丰富的食物，多选用蔬菜水果性凉者，对止血有利。注意忌油腻、生硬食物及刺激性食品，如辣椒、酒等。消化道出血者酌情改进流食或禁食，以静脉补充营养。

（10）心理护理：慢性型患者因病程长，反复发作可达数十年，使用激素、免疫抑制剂等，使患者顾虑重重，精神负担较重，影响对治疗的信心，通过与患者多沟通，了解其心态，适时安慰疏导患者，鼓励树立战胜疾病的信心。急性型和慢性型急性发作而出血严重者恐惧心理严重，给予安慰并酌情留人陪护，医务人员神情镇定，操作有序，使患者增加安全感，提高对治疗的信心而安心配合医护接受治疗。出血症状常使患者恐惧不安，应给予安慰使之避免情绪过度紧张而激发或加重出血。

四、预防

注意观察皮肤黏膜有无出血，大小便的颜色，月经量等，有异常要及时回院就诊。注意防感冒，减少外出，禁止剧烈活动或有外伤危险的活动。注意防暴晒、碰撞头部，预防脑出血。坚持吃药，不可随意停药。服用药物，应在医师指导下治疗，特别注意避免可能引起血小板减少的药物。定期回院复查。

第十七章 内分泌代谢系统急症护理

第一节 甲状腺功能亢进症护理

甲状腺功能亢进症(hyperthyroidism)简称甲亢,是常见的内分泌疾病,由多种病因导致甲状腺功能增强,从而使甲状腺素(TH)分泌过多所致的临床综合征。各种病因所致的甲亢中,以 Graves 病最为多见。Graves 病简称 GD,又称毒性弥散性甲状腺肿或 Basedow 病,是一种伴 TH 分泌增多的器官特异性自身免疫病。

一、急救护理措施

甲状腺危象的护理原则:去除诱因,积极配合抢救治疗。绝对卧床休息,呼吸困难取半卧位,立即予高浓度给氧。保证病室环境安静,严格按规定的时间和剂量给药,及时准确按医嘱使用丙硫氧嘧啶(PTU)和碘剂。注意碘剂过敏反应,如出现口腔黏膜发炎、腹泻、恶心呕吐、鼻出血等症状,应立即停药并通知医师处理。给予持续心电监护,观察神志、体温、呼吸、脉搏、血压变化。若原有甲亢症状加重,并出现严重乏力、烦躁、发热(体温>39 ℃)、心悸(心率达每分钟 140 次以上)伴食欲减退、恶心呕吐、腹泻、脱水等应警惕甲状腺危象发生,立即报告医师并协助处理。准确记录 24 h 出入量。

(一)对症护理

体温过高者给予冰敷或乙醇擦浴以降低体温;躁动不安者使用床栏及约束带保护患者安全;昏迷者加强皮肤、口腔护理,定时翻身防压疮、肺炎的发生。

(二)眼部护理

采取保护措施,预防眼睛受到刺激和伤害。配戴有色眼镜,以防光线刺激、灰尘和异物的侵害;复视者戴单侧眼罩。经常以眼药水湿润眼睛,避免过度干燥;睡前涂抗生素眼膏,用无菌生理盐水纱布覆盖双眼。指导患者减轻眼部症状的方法:0.5%甲基纤维素或 0.5%氢化可的松溶液滴眼,可减轻眼睛局部刺激症状;指导患者当眼睛有异物感、刺痛或流泪时,勿用手直接揉搓眼睛。高枕卧位和限制钠盐摄入可减轻球后水肿,改善眼部症状;每日做眼球运动以锻炼眼肌,改善眼肌功能。定期角膜检查以防角膜溃疡造成失明。

(三)健康教育

高糖、高蛋白、高维生素饮食,提供足够热量和营养以补充消耗,满足高代谢需要。成人每日总热量应在 12 552~14 644 kJ 以上,约比正常人提高 50%。蛋白质每日 1~2 g/kg,膳食中可以各种形式增加奶类、蛋类、瘦肉类等优质蛋白以纠正体内的负氮平衡。餐次以一日六餐或一日三餐间辅以点心为宜。主食应足量。每日饮水 2 000~3 000 mL,补偿因腹泻、大量出汗及呼吸加快引起的水分丢失,有心脏疾病者除外,以防水肿和心力衰竭。忌食生冷食物,减少食物中粗纤维的摄入,调味清淡可改善排便次数增多等消化道症状。慎用卷心菜、花椰菜、甘蓝等致甲状腺肿食物。

二、预防

给予精神安慰，耐心解释病情，说明病情与精神因素的关系，使患者解除思想顾虑，消除紧张、恐惧心理，保证充足睡眠，以良好的心态积极配合治疗。强调抗甲状腺药物长期服用的重要性，服用抗甲状腺药物者应每周查血常规一次。每日清晨起床时自测脉搏，定期测量体重。脉搏减慢、体重增加是治疗有效的重要标志。每隔 1～2 个月门诊随访作甲状腺功能测定。

第二节　糖尿病酮症酸中毒护理

糖尿病酮症酸中毒（diabetic ketoacidosis，DKA）是糖尿病的严重并发症，代谢紊乱加重时，脂肪分解加速，大量脂肪酸在肝经氧化产生大量乙酰乙酸、羟丁酸和丙酮，三者统称为酮体。血清酮体积聚超过正常水平时称为酮血症。尿酮体排出增多称为酮尿，临床上统称为酮症。乙酰乙酸和 β-羟丁酸均为较强的有机酸，大量消耗体内储备碱，若代谢紊乱进一步加剧，血酮继续升高，超过机体的处理能力时，便产生代谢性酸中毒。诊断标准：血糖常高于 17 mmol/L，血酮在 5 mmol/L 以上，CO_2 结合力 < 30 vol%，HCO_3^- < 10 mmol/L，pH<7.35。

一、急救护理措施

（一）治疗及时、合理、个案化

迅速补液和胰岛素的及时使用：单纯性注射胰岛素而无足够液体，可进一步将组织外液移至细胞内，使组织灌注更显不足。24 h 补液 3 000～5 000 mL，以血糖 13.9 mmol/L 为界，确定补生理盐水或 5%葡萄糖液是可行的。应用小剂量胰岛素是简便、快速有效、安全的治疗方法，较少发生低血糖、低血钾、休克和脑水肿等严重不良反应。胰岛素用量0.1 U/(kg·h)。

防治诱因：在治标同时也要治诱因，才能较快控制病情。如急性感染所引起，则要应用足量有效抗生素，积极控制感染；如甲亢所引起，则要积极治疗甲亢，若为饮食失调过度疲劳引起，则嘱调整饮食，充分休息。

（二）急救护理

立即建立 2 条静脉通路，准确执行医嘱，确保液体和胰岛素的输入。患者绝对卧床休息，注意保暖，预防压疮和继发感染。昏迷者按昏迷常规护理。

（三）对症护理

吸氧，对昏迷患者应注意吸痰，保持呼吸道通畅。胃扩张者插胃管，尿潴留者停留尿管。

（四）遵医嘱运用正规胰岛素

小剂量胰岛素应用时抽吸剂量要正确，以减少低血糖、低血钾、脑水肿的发生。

（五）病情观察与饮食护理

严密观察生命体征、神志、瞳孔，协助做好血糖的测定和记录。禁食，待昏迷缓解后改糖尿病半流质或糖尿病饮食。

(六)预防感染

做好口腔及皮肤护理，保持皮肤清洁，预防压疮和继发感染，女性患者应保持外阴部的清洁。

(七)神经病变的护理

控制糖尿病，使用大量B族维生素。局部按摩及理疗，对皮肤感觉消失者应注意防止损伤。

(八)健康教育

对糖尿病患者及高危人群进行健康教育是降低糖尿病发病率，减少糖尿病急、慢性并发症和致死率的重要措施。指导患者提高自我监测自我护理的能力。内容包括：①指导患者掌握定期监测血糖、尿糖的重要性及测定技术，了解糖尿病控制良好的标准，如空腹血糖应<7.0 mmol/L，餐后2 h<10 mmol/L。②掌握口服降糖药的方法和不良反应，注射胰岛素的方法及低血糖反应的判断和应对。③了解饮食治疗在控制病情、防治并发症中的重要作用，掌握饮食治疗的具体要求和应对，学会自己烹调食物并长期坚持。④掌握体育锻炼的具体方法及注意事项。⑤生活规律：戒烟酒，注意个人卫生。⑥了解情绪、精神压力对疾病的影响，指导患者正确处理疾病所致的生活压力。

二、预防

帮助患者或家属掌握有关糖尿病治疗的知识，使家属给予精神支持和生活照顾，树立其战胜疾病的信心。指导患者定期复诊，一般每2～3个月复查糖化血红蛋白A_1($GHbA_1$)，或每3周复查果糖胺(FA)，以了解病情控制情况，及时调整用药剂量。每年定期全身体检，以便尽早防治慢性并发症。指导患者外出时随身携带识别卡，以便发生紧急情况时及时处理。

第三节　低血糖与低血糖昏迷护理

低血糖症是指血糖浓度低于正常值时出现的一系列症状，成年人血糖低于2.8 mmol/L时，就可认为是血糖过低，但是否会出现症状与个人有关。

一、急救护理措施

(一)治疗

治疗低血糖的原因最重要，低血糖是众多原因引起的症状，只有针对原因进行治疗才能彻底解决问题。尤其是胰岛素瘤、肝疾病引起的低血糖。但对于低血糖本身也不能掉以轻心，低血糖较轻者，可给予糖类饮食如糖水、糖果或糖粥等，病情较重时，可采取静脉注射或滴注葡萄糖溶液。

(二)一般护理

监测血糖、尿糖，尽可能避免低血糖反复发作。详细了解患者每餐进食情况，避免血糖波动。配伍胰岛素混合液时，注意操作规程，长、短效胰岛素剂量比例要恰当，抽吸药物剂量要准确。注射时避免药液注射到皮下小静脉中。护理中，注意观察患者的早期低血糖反应征兆，以便及时处理。优降糖引起的低血糖持续时间较长，护理过程中要密切观察患者生命体征。

（三）健康教育

患者必须注射胰岛素后15～30 min内及时进餐。两餐之间可适当加餐。运动量过大时也应注意加餐。晚上临睡前加餐以防止夜间低血糖。加餐的食物可为饼干、牛奶或鸡蛋等。患者外出时随身携带少量甜食，以备不测。随身携带说明自己个人资料及病情的小卡片，以便得到别人的帮助。

二、预防

应用胰岛素和磺脲类降糖药物治疗的糖尿病病友应随身携带含糖食物以备自救。大约含15 g葡萄糖的有1杯果汁或软饮料、3平茶匙糖、3～5块糖果。如果不奏效，5～10 min后重复，接着进食糖类，如面包、馒头等以防再次发生低血糖。经过以上自救。较轻的低血糖一般在15 min内缓解，若未能缓解可再用上述食物。若仍未缓解，则应到医院诊治。

第十八章　外科急危重症护理

第一节　急性腹膜炎护理

急性腹膜炎(acute peritonitis)是由于细菌或化学物质作用于腹膜引起的急性腹膜炎症。按发病机制分为原发性和继发性两类,大多数的急性腹膜炎继发于腹内脏器的炎症、创伤、穿孔,称为继发性腹膜炎。原发性腹膜炎又称自发性腹膜炎,腹腔内无原发性病灶。

一、急救护理措施

救治原则:积极处理原发病灶,消除引起腹膜炎的病因,清理或引流腹腔,控制炎症,形成脓肿者作脓腔引流。对病情较轻或炎症已有局限化趋势以及原发性腹膜炎者可行非手术治疗,绝大多数继发性腹膜炎患者需手术治疗。手术治疗的原则是进行原发病的处理、彻底清洁腹腔、充分引流等。

(一)减轻腹痛与腹胀

1.体位

无休克情况下,患者取半卧位,促使腹内渗出液流向盆腔,以减少毒素吸收和减轻中毒症状,利于引流和局限感染;休克患者取平卧位或头、躯干和下肢各抬高 20°;尽量减少搬动以减轻疼痛。

2.禁食、胃肠减压

胃肠道穿孔的患者绝对禁食,留置胃管持续胃肠减压,抽出胃肠道内气体和液体以减少消化道内容物继续流入腹腔,从而减轻腹胀和腹痛。

3.药物止痛

对已明确诊断的患者,根据医嘱使用哌替啶止痛,减轻患者的痛苦。对诊断不明或需要进行观察者,慎用止痛药物,以免掩盖病情。

(二)维持体液平衡

1.遵医嘱静脉输液

迅速建立静脉输液通道,遵医嘱补充液体和电解质等,以纠正水、电解质及酸碱失衡。必要时输血或血浆,以维持有效的循环血量。

2.记录液体出入量

准确记录 24 h 出入液量,休克患者停留尿管以观察每小时尿量,维持每小时尿量达 30～50 mL,保持液体出入量平衡。

3.抗休克

积极快速补液扩容抗休克治疗。监测中心静脉压、血清电解质以及血气分析等以判断病情及给予相应措施。根据患者的脉搏、血压、中心静脉压等情况给予血管收缩剂或扩张剂,如多巴胺等。

(三)控制体温和感染

1.应用抗菌药

根据细菌培养及药敏结果合理选用抗菌药，严格执行抗菌药的使用间隔时间，以保持其有效的血药浓度，并注意观察药物的不良反应，如肾毒性等。

2.降温

高热者，给予物理降温，必要时遵医嘱应用解热镇痛药物。密切观察体温的动态变化。

3.营养支持

长时间禁食的患者及早行肠外营养支持；手术时已做空肠造口者，肠管功能恢复后可给予肠内营养，以提高机体抗感染能力和修复能力。

(四)严密观察病情

密切观察患者的生命体征、神志、尿量、皮肤颜色与温度、腹部症状和体征的变化。患者体温与脉搏的变化不呈比例时，出现体温升高而脉搏减慢提示病情恶化，要及时通知医生处理。非手术治疗患者经 6～8 h 后(一般不超过 12 h)，腹膜炎症状和体征无缓解或反而加重者，应及时报告，行手术处理。

(五)做好紧急手术

患者的术前准备、腹膜炎手术治疗的适应证：①经非手术治疗 6～8 h 后，腹膜炎症状和体征无缓解或反而加重者；②腹腔内原发病严重，如胃肠道、胆囊穿孔、狭窄性肠梗阻或腹腔内脏器官破裂等；③腹腔内炎症较重，出现严重的肠麻痹或中毒症状，或合并休克；④腹膜炎病因不明且无局限趋势者。对以上需行紧急手术处理者，护理上应迅速做好紧急手术的术前准备，包括禁食、紧急备皮、皮试、配血、留置胃管及尿管、抽血检测出凝血时间等。

二、预防

(1)对于明确诊断为胃、十二指肠溃疡患者注意避免进食过热、油煎、炸及辛辣刺激性食物。

(2)加强营养，提高机体抵抗力。

(3)预防泌尿生殖系统感染。

(4)积极治疗各种急腹症，预防腹膜炎的发生。

第二节　急性阑尾炎护理

急性阑尾炎(acute appendicitis)是指阑尾发生的急性炎症反应，是常见的外科急腹症之一，以青壮年多见，男性发病率高于女性。

一、急救护理措施

救治原则：绝大多数急性阑尾炎应及时手术治疗，部分成人急性单纯性阑尾炎可经非手术治疗而痊愈。

(一)减轻疼痛

1.体位

协助患者采取半卧位,以减轻腹壁张力,有助于缓解疼痛。

2.饮食

非手术患者进食清淡饮食,防止腹胀而引起疼痛。手术治疗的患者予以禁食,腹胀明显时可给予胃肠减压,以减轻腹胀和腹痛。

3.药物止痛

对诊断明确的剧烈疼痛患者可遵医嘱给予解痉或止痛药,以缓解疼痛。

(二)发热的护理

1.监测体温

密切观察体温的动态变化。

2.降温

高热时给予物理降温,必要时遵医嘱给予药物降温。

3.补充体液

对于高热患者积极补充水电解质。

4.抗感染治疗

遵医嘱合理使用抗生素。

(三)预防阑尾穿孔

观察期间禁食,静脉补充液体。禁止服用泻药及灌肠以免肠蠕动加快而增加肠内压力导致阑尾穿孔。

(四)密切观察病情

密切观察患者腹部症状和体征的变化,注意观察腹痛的性质,是胀痛、剧痛还是绞痛,是阵发性疼痛还是持续性或持续性疼痛阵发性加剧,有无放射痛、反跳痛等腹膜刺激征等。

(五)其他

迅速做好急性阑尾炎手术的术前准备。

二、预防

(1)保持良好的饮食、卫生习惯,不食不洁食物。

(2)餐后不做剧烈运动,尤其跳跃、奔跑等。

(3)多食粗纤维食物,保持大便通畅。

(4)积极治疗肠道蛔虫,正确驱虫。

第三节　急性胆囊炎护理

急性胆囊炎(acute cholecystitis)是胆囊发生的急性化学性和(或)细菌性炎症。约95%的患者合并有胆囊结石,称为结石性胆囊炎;5%的患者未合并胆囊结石,称非结石性胆囊炎。

一、急救护理措施

救治原则：紧急手术解除胆道梗阻并引流，尽早而有效降低胆管内压力，积极控制感染和抗休克，抢救患者生命。

（一）补充血容量，维持体液平衡

1. 补充血容量

休克患者迅速建立两组静脉输液通路，按需补液扩容，尽快恢复血容量；遵医嘱及时给予肾上腺皮质激素，必要时应用血管活性药物，以改善和保证组织器官的血流灌注及供氧。

2. 记录出入量

及时准确记录 24 h 出入液量，尤其注意每小时尿量，维持每小时尿量30～50 mL。

3. 纠正水、电解质及酸碱平衡紊乱

根据患者的临床表现、中心静脉压、24 h 出入液量、每小时尿量及血气分析等情况，合理补充水、电解质。

（二）减轻腹痛

1. 卧床休息

嘱患者卧床休息，取舒适体位。

2. 禁食、胃肠减压

对于腹痛、腹胀严重的患者要禁食，必要时给予胃肠减压，以减轻腹胀、腹痛。

3. 药物止痛

对于明确诊断的患者，遵医嘱给予阿托品或山莨菪碱等药物以解除痉挛，缓解疼痛。

（三）控制感染和降温

1. 控制感染

遵医嘱联合应用足量、有效、广谱、并对肝、肾毒性小的抗菌药。

2. 物理或药物降温

高热者，一般采用温水擦浴、冰敷等物理方法，如果体温控制不理想，可按医嘱给予复方氨基比林等药物降温。

（四）改善通气

1. 体位

协助患者卧床休息。非休克患者取半卧位，有助于改善呼吸和减轻疼痛，减轻中毒症状。休克患者应取头低足高位。

2. 吸氧

纠正低氧血症，改善患者的呼吸功能。

（五）营养支持

不能进食或禁食及胃肠减压的患者，可从静脉补充能量、氨基酸、维生素、水及电解质，以维持和改善营养状况。适当输新鲜血、清蛋白及深静脉高营养，以增强机体抗感染能力，提高手术的耐受性。

（六）治疗配合

行胆管减压引流，如经皮肝穿刺胆管引流术(PTCD)、经内镜鼻胆管引流术(ENAD)等。PTCD 是在 X 线透视下或 B 超引导下，经皮肤穿刺入肝胆管并置管引流的方法。术后平卧

4～6 h，每小时监测血压、脉搏、呼吸一次直到平稳；严密观察腹部体征，注意穿刺点有无出血；维持有效引流，并观察引流液的量、颜色及性质；遵医嘱应用抗生素及止血药。

（七）病情观察

密切观察患者神志、生命体征、每小时尿量、皮肤黏膜、腹部体征的变化，同时应注意血常规、电解质、中心静脉压及心电图等检测结果的变化。密切观察体温动态变化，注意热型，为病情观察提供依据。密切观察患者呼吸的频率、节律和深浅度；动态监测血氧饱和度的变化，必要时每小时行动脉血气分析检查。观察期间若患者出现神志淡漠、黄疸加深、每小时尿量减少或无尿、肝、肾功能异常、血氧分压降低或代谢性酸中毒以及凝血酶原时间延长等，提示多器官功能障碍，应及时报告医师，并协助处理。

（八）做好紧急手术准备

做好患者的术前准备。在非手术治疗期间，若症状不能缓解或病情进一步加重，应紧急手术治疗。手术的原则通常采用胆总管切开减压、T 管引流，目的是尽快解除梗阻。对以上需行紧急手术处理者，护理上应迅速做好紧急手术的术前准备。

二、预防

（1）指导患者选择低脂肪、高蛋白、高维生素、易消化的食物，并养成定时进餐的习惯。

（2）避免过度劳累，注意劳逸结合。

（3）积极治疗胆道梗阻性疾病。

第四节　急性胰腺炎护理

急性胰腺炎(acute pancreatitis)是由胰腺消化酶对其自身消化的一种急性化学性炎症。是常见的急腹症之一，多见于青壮年，女性高于男性（约 2：1）。按病理分类可分水肿性和出血坏死性胰腺炎。前者病情轻，预后好；后者病情发展快，并发症多，病死率高。

一、护理措施

救治原则：急性胰腺炎尚无继发感染者，均首先采用非手术治疗。急性出血坏死性胰腺炎继发感染者需紧急手术治疗。

（一）缓解疼痛

1. 禁食、胃肠减压

一般禁食 1～2 周，重症患者禁食 3 周以上。持续胃肠减压可减轻腹胀，减少胰酶和胰液的分泌，从而减轻疼痛。

2. 体位

协助患者变换体位，使之膝盖弯曲，靠近胸部以缓解疼痛。

3. 药物止痛

在诊断明确的情况下可遵医嘱给予解痉药（山莨菪碱、阿托品）。禁用吗啡，以免引起

Oddi氏括约肌痉挛。

4. 遵医嘱应用抑制胰腺分泌或胰酶活性的药物

抑肽酶有抑制胰蛋白酶合成的作用；奥曲肽、施他宁则能有效抑制胰腺的外分泌功能；H_2受体阻滞药(如西咪替丁)可间接抑制胰腺分泌；生长抑素(如 Octreotide)可用于病情比较严重的患者。

5. 遵医嘱应用中药治疗

对恢复胃肠道功能有一定效果。呕吐基本控制后，经胃管注入中药，常用复方清胰汤。注入后夹管 2 h。

(二)控制感染

遵医嘱尽早合理使用有效抗生素治疗。急性胰腺炎在发病数小时内即可合并感染，故一经诊断应立即使用抗菌药预防和控制感染。早期选用广谱抗菌药或针对革兰阴性菌和厌氧菌的抗菌药，如环丙沙星、甲硝唑等，以后根据细菌培养和药敏试验结果选择应用。

(三)补液、防治休克

(1)迅速建立两条静脉输液通路，行静脉输液，补充水、电解质，并及时补充胶体液，改善微循环，防治休克。根据病情、尿量调节液体量及速度。

(2)进行生化检查及血气分析，纠正患者的酸中毒。

(四)营养支持

由于患者禁食较长时间，因此营养支持对患者非常重要。禁食期间完全肠外营养(TPN)。若病情稳定，血清淀粉酶恢复正常，肠麻痹消除，可通过空肠造瘘管给予肠内营养，多选要素膳或短肽类制剂。不足部分由胃肠外营养补充。肠内、外营养液输注期间需加强护理，避免导管性、代谢性或胃肠道并发症。若无不良反应，可逐步过渡到全肠内营养和经口进食。开始进食少量米汤、果汁或藕粉，再逐渐增加营养，但应限制高脂肪膳食。

(五)并发症的观察和护理

1. 休克

胰液中的各种酶被激活后发挥作用的共同结果是胰腺和胰周组织广泛充血、水肿和出血、坏死，并在腹腔和腹膜后渗出大量的液体，患者在早期可出现休克。护理中要密切观察患者的血压、脉搏、呼吸、面色、神志、皮肤温度及尿量的变化。若患者出现烦躁不安、面色苍白、四肢湿冷、脉搏细速、血压下降、尿少或无尿，提示患者发生休克，应给予抗休克治疗，取休克体位、保暖、吸氧、积极补液扩容治疗，并监测中心静脉压。

2. 急性呼吸窘迫综合征(ARDS)

急性胰腺炎时胰内大量酶原被激活而释放有害物质，其中卵磷脂可分解肺表面活性物质，使肺泡易于萎缩，缓激肽可增加毛细血管的通透性，导致肺间质水肿、出血及灶性肺泡塌陷、胸膜渗出、肺不张等。护理中要观察患者呼吸型态，监测血气分析。若患者出现严重呼吸困难及缺氧症状，血气分析在吸氧的情况下 PaO_2 进行性下降，增加氧浓度 30 min 后仍未能明显提高应给予气管插管或气管切开，应用呼吸机辅助呼吸并做好气道护理。ARDS 早期应控制液体入量和胶体溶液的补充，以减轻肺水肿，并根据中心静脉压(CVP)监测调整输液量。

3. 急性肾衰竭

在急性胰腺炎的炎症反应期，可引起肾小球滤过率下降，肾组织缺氧，如缺氧时间过长可导致肾小球和肾小管的器质性病变。当急性胰腺炎有严重感染时，在急性炎症反应的脓毒症的作用下，多种炎性介质可直接或间接导致肾功能障碍。因此，在护理时要准确记录每小时尿量、尿比重及 24 h 出入水量，动态观察尿量的变化、电解质酸碱平衡，遵医嘱静脉滴注碳酸氢钠，应用利尿药或作血液透析。

4. 出血

重症急性胰腺炎可使胃肠道黏膜防御能力减弱，容易引起应激性溃疡。护理患者时要注意监测血压、脉搏，观察患者排泄物、呕吐物和引流液的颜色。若呕吐物、排泄物或引流液呈血性，同时患者伴有脉搏细速、血压下降等，立即通知医生，并遵医嘱给予止血药和抗菌素等，并做好急诊手术止血的准备。

（六）迅速做好急性胰腺炎紧急手术的术前准备

当患者有下列情况时，应手术治疗：①不能排除其他急腹症时；②胰腺和胰周坏死组织继发感染；③虽经合理支持治疗，而临床症状继续恶化；④暴发性胰腺炎经过短期（24 h）非手术治疗多器官功能障碍仍得不到纠正；⑤胆源性胰腺炎；⑥病程后期合并肠瘘或胰腺假性囊肿。手术的原则是清除坏死组织加引流术。胆源性胰腺炎应急诊或早期（72 h 内）手术，取出结石，解除梗阻，充分引流。若继发肠瘘，可将瘘口外置或行近端造口术。形成假性囊肿者，可行内、外引流术，或经皮穿刺置管引流术。护理上迅速做好紧急手术患者的术前准备。

（七）术后护理

除做好术后常规护理外，急性胰腺炎手术后护理应特别注意如下。

1. 引流管的护理

急性胰腺炎患者术后留置多根引流管，包括胃管、腹腔双套管、T 形管、空肠造口管、胰引流管、导尿管等。因此术后护理上应做到以下几点：①要分清各种管道并做好标记标明，并妥善固定。保持各管道引流通畅，防止受压、扭曲、折叠，按时更换敷料及引流瓶。腹腔双套管灌洗常用生理盐水加抗菌药，冲洗液要现配现用，一般维持每分钟 20～30 滴，并维持低负压引流，避免损伤组织。若管腔堵塞，可用 20 mL 生理盐水缓慢冲洗，无法冲通时要在无菌操作下更换内套管。②观察与记录引流液的性状与量，注意无菌操作，防止感染。若为混浊、脓性或粪汁样液体，同时伴有发热和腹膜刺激征，应警惕消化道瘘而引起腹腔感染。须及时报告医师处理。③保护引流管周围的皮肤，可使用皮肤保护膜外涂或外喷，防止周围皮肤受到侵蚀而并发刺激性皮炎。④空肠造口管给予要素饮食时，要现配现用，输入时要注意营养液的滴入速度、浓度及温度。

2. 注意观察有无多器官功能障碍

如果出现 ARDS 及急性肾衰竭，应及时通知医生处理。

3. 并发胰瘘、胆瘘或肠瘘

如从腹壁渗出或引流出无色透明或胆汁样液体时，可能为胰瘘或胆瘘；如果腹部出现明显的腹膜刺激征，且引流出粪汁样或输入的肠内营养样液体时，则要考虑肠瘘。因此，在护理患者时应密切观察引流液的色泽和性质，动态监测引流液的胰酶值，保持引流通畅，保护引流管周围的皮肤，使用皮肤保护膜外涂或外喷，以防胰液腐蚀皮肤。

（八）心理护理

由于急性胰腺炎通常发病急、进展迅速，且病情多危重，需在重症监护病房治疗，患者常常存在恐惧焦虑心理。护理上为患者提供安全舒适的环境，了解患者的感受，关心安慰患者，向患者讲解有关疾病治疗护理的知识，使患者对疾病有一定的了解，配合治疗并树立治疗的信心。

二、预防

(1)养成良好的饮食习惯和规律，切忌暴饮暴食与酗酒。

(2)积极治疗胆道疾病，防止诱发胰腺炎。

(3)高脂血症引起胰腺炎者，应长期服降脂药，并摄入低脂、清淡饮食；胰腺内分泌功能不足患者，遵医嘱服用降糖药物，要定时监测血糖和尿糖，严格控制主食的摄入量，不吃或少吃含糖量较高的水果，多进食蔬菜，注意适度锻炼。

第五节　急性出血坏死性肠炎护理

急性出血坏死性肠炎是小肠广泛出血及坏死的一种急性炎症。儿童及中青年多见，发病急，进展迅速，如果得不到及时有效治疗，病情不断恶化，常会导致严重后果。

一、急救护理措施

救治原则：本病治疗以非手术疗法为主，包括加强全身支持疗法、纠正水、电解质紊乱、解除中毒症状、积极防治中毒性休克和其他并发症。必要时予手术治疗。

(一)减轻腹痛

1.体位

患者卧床休息，取舒适体位，以减轻疼痛。

2.饮食

一般禁食 1 周左右，病情严重者禁食 2～3 周。存在腹胀时给予胃肠减压。

3.药物止痛

对于诊断明确的患者，可根据医嘱给予山莨菪碱等解痉药，以缓解疼痛。

(二)维持体液平衡

(1)在患者禁食期间，根据医嘱经静脉补充足够的水、电解质、能量和维生素等，以维持水、电解质及酸碱平衡。应根据患者心率、尿量及有无脱水情况，合理调整液体滴速，恢复有效循环血量。

(2)准确记录 24 h 出入液量：中毒性休克患者留置尿管，根据尿量调整输液量和滴速。

(三)病情观察

密切观察体温、脉搏、呼吸、血压及尿量的变化；注意患者的神志、面色的改变；注意观察患者腹痛的部位、性质有无发生变化；观察大便的次数、性状、气味及量，必要时送检。如果患者存在以下情况应及时手术治疗：①有明显腹膜炎表现，或腹腔穿刺有脓性或血性渗液，怀疑有肠坏死或穿孔；②不能控制的肠道大出血；③有肠梗阻表现经非手术治疗不能缓解，反而加重；④经积极非手术治疗，全身中毒症状无好转，局部体征持续加重。

（四）其他

迅速做好紧急手术患者的术前准备。

二、预防

（1）注意饮食卫生，不食不洁食物。

（2）注意休息，不要太过劳累，避免受凉。

（3）加强营养，增强抵抗力。

（4）积极治疗肠道感染性疾病。

第六节　腹外疝护理

腹外疝（external abdominal hernia）是腹腔内脏器或组织经腹壁或筋膜的缺损处，向体表突出而形成的肿块。

一、病因

1.腹壁强度减弱

腹壁强度减弱的因素有先天性和后天性。先天性最常见于一些组织穿过腹壁的部位，如精索或子宫圆韧带穿过的腹股沟管、股动静脉穿过的股管、脐血管穿过的脐环等。后天性见于手术切口愈合不良、外伤、感染造成的腹壁缺损，或腹壁神经损伤，年老、久病、肥胖等造成的肌肉萎缩。

2.腹内压力增高

常见的有慢性便秘、慢性咳嗽、排尿困难、腹腔积液、妊娠、举重、婴儿啼哭等使腹内压增高的因素都能诱发疝的发生。

二、病理

1.腹外疝的病理组成

（1）疝囊：是壁层腹膜经环向外突出的囊袋状物，一般分为疝囊颈、疝囊体和疝囊底三部分。疝囊颈是疝囊比较狭窄的部分，也是疝内容物突出和回纳的必经之处，是疝环所在部位。由于疝内容物进出反复摩擦可致疝囊颈增厚，当疝囊颈狭窄时易使疝内容物在此处受到嵌顿和绞窄，形成嵌顿疝和绞窄疝。

（2）疝环：又称疝门，它是突向体表的门户，也是腹壁薄弱区域缺损所在。通常以疝门所在的部位为疝命名，如腹股沟疝、股疝、脐疝等。

（3）疝内容物：是进入疝囊的腹内脏器或组织，以小肠为最多见，大网膜次之。此外，盲肠、阑尾、横结肠、膀胱等均可进入疝囊，但较少见。

（4）疝外被盖：指覆盖在疝囊外表的各层组织。

2.腹外疝可分为下列四种类型

（1）易复性疝：当患者站立、行走或腹内压增高时肿块突出，平卧、休息可回纳，或用手轻推即可回纳入腹腔。

(2)难复性疝：疝内容物不能完全回纳入腹腔，但不引起严重症状。常见原因是由于疝内容物反复脱出，与疝囊颈发生粘连所致。疝环过大、滑动性疝也往往造成难复性疝。

(3)嵌顿性疝：当腹内压突然增高时，大量疝内容物可通过强行扩张的疝环进入疝囊，随后由于成囊颈的弹性回缩，将疝内容物卡住，使其不能回纳，称为嵌顿性疝。此时疝内容物尚未发生血运障碍。

(4)绞窄性疝：嵌顿性疝如不及时解除嵌顿，疝内容物持续受压，影响血运，成为绞窄疝。

嵌顿性疝和绞窄性疝实际上是同一病理过程的两个不同阶段。

三、治疗原则

腹股沟疝除少数特殊情况外，如1岁内的小儿(脐疝可以等待到2岁)，年老体弱不能耐受手术者外，均应及早实施手术修补。术前应先处理引起腹内压增高的因素，否则术后易复发。手术方法可为疝囊高位结扎、无张力疝修补术和经腹腔镜疝修补术。

嵌顿性疝和绞窄性疝的处理原则：嵌顿性疝具备下列情况者可先试行手法复位：①嵌顿时间在3～4 h内，局部压痛不明显，也无腹部压痛或腹肌紧张等腹膜刺激征。②年老体弱或伴有其他较严重疾病而估计肠襻尚未绞窄坏死。复位方法是让患者取头低足高卧位，注射吗啡或哌替啶，以止痛和镇静并松弛腹肌；用手持续缓慢地将疝块推至腹腔。手法复位后24 h内，必须严密观察腹部体征，一旦出现腹膜炎或肠梗阻的表现，应尽早手术探查。

嵌顿性疝原则上应紧急手术治疗，以防疝内容物坏死，导致腹膜炎等严重后果。

四、护理评估

1.健康史

了解患者有无腹部手术、损伤、感染等病史，详细询问患者是否存在引起腹内压增高的因素。

2.身体状况

(1)腹股沟疝：发生在腹股沟区的腹外疝，统称为腹股沟疝。腹股沟疝的发生以男性为多，男女发病率之比约为15∶1，右侧比左侧多见。

腹股沟疝可分为腹股沟斜疝和直疝两种。

1)腹股沟斜疝：成囊经过腹壁下动脉外侧的腹股沟管内环突出，向内、向下、向前斜行经过腹股沟管，再穿出腹股沟管外环，并可进入男性阴囊或女性大阴唇者，称为腹股沟斜疝。斜疝是最常见的腹外疝，占全部腹外疝的75%～90%，占腹股沟疝的85%～95%。

易复性斜疝除腹股沟区有肿块和偶有胀痛外，无其他症状。肿块常在站立、行走、咳嗽或用力时出现，若平卧休息或用手将肿块向腹腔推送，肿块可向腹腔回纳而消失。肿块多呈带蒂的梨形，可降至男性阴囊或女性大阴唇。检查时，以手指通过阴囊皮肤伸入浅环，可感浅环扩大、腹壁柔软；此时嘱患者咳嗽，指尖有冲击感。用手指紧压腹股沟管深环，让患者起立并咳嗽，疝块并不出现；一旦移去手指，则可见疝块由外上向内下鼓出。

难复性斜疝的主要特点是成块不能完全回纳，同时可伴胀痛。

嵌顿性疝多发生于强体力劳动或用力排便等腹内压骤增时。表现为疝块突然增大，伴有明显疼痛，平卧或用手推送不能使之回纳。肿块紧张且硬，有明显触痛。嵌顿内容物若为肠襻，可有机械性肠梗阻的临床表现。疝一旦嵌顿，自行回纳的机会较少；多数患者的症状逐步加重。若不及时处理,将发展成为绞窄性疝。绞窄性疝临床症状多较严重,严重者可发生休克。

2)腹股沟直疝:系指腹内脏器经直三角突出而形成的疝。直疝三角的外侧边是腹壁下动脉,内侧边为腹直肌外侧缘,底边为腹股沟韧带。此处腹壁缺乏完整的腹肌覆盖,且腹横筋膜又比周围部分为薄,故易发生疝。腹股沟直疝即在此由后向前突出。

腹股沟直疝常见于年老体弱者。当患者站立时,在腹股沟内侧端、耻骨结节外上方出现一半球形肿块;因疝囊颈宽大,平卧后肿块多能自行回纳腹腔而消失,故极少发生嵌顿。

(2)股疝:腹内脏器通过股环、经股管向股部卵圆窝突出形成的疝,称为股疝。多见于中年以上经产妇女。女性骨盆较宽广、联合肌腱和腔隙韧带较薄弱,致股管上口宽大松弛而易发病。妊娠是腹内压增高引起股疝的主要原因。股疝往往表现为腹股沟韧带下方卵圆窝处有一半球形的突起。平卧回纳内容物后,疝块可消失。易复性股疝的症状较轻,常不为患者所注意,尤其在肥胖者更易疏忽。由于股管几乎是垂直的,疝块在卵圆窝处向前转折时形成一锐角,由于股环较小,周围为坚韧的韧带,因此容易嵌顿。股疝是腹外疝中嵌顿最多者,高达60%,一旦嵌顿,可迅速发展为绞窄性疝。

3.心理—社会状况评估

患者及家属心理状态取决于对疾病的认知情况,因患者及家属往往担心该病对生殖和性功能的影响。评估患者及家属对本病及其治疗方法、预后和预防复发的认知程度。

(二)主要护理诊断

1.焦虑

焦虑与担心腹外疝的手术及预后有关。

2.知识缺乏

缺乏有关腹外疝发生和预防复发的相关知识。

3.舒适的改变:疼痛

舒适的改变:疼痛与腹外疝嵌顿、手术后切口等有关。

4.潜在并发症

术后切口感染、阴囊血肿等。

(三)护理目标

患者焦虑减轻;能复述预防腹外疝复发的要点及相关知识,能及时发现嵌顿的可能并就诊;疼痛症状消失;并发症未发生或得到及时处理。

(四)护理措施

1.心理护理

向患者解释造成腹外疝的原因和诱发因素、手术治疗的必要性,了解患者存在的顾虑并尽可能予以消除,使患者能安心配合医护人员采取的治疗和护理。

2.术前护理

(1)消除引起腹压增高的因素:如戒烟、控制呼吸道感染,防止咳嗽;多饮水,多吃粗纤维食物,保持大便通畅;年老患者了解其排尿情况,如有前列腺增生症等应先予解决,保持排尿通畅。

(2)加强基础护理,注意保暖,防止受凉感冒。

(3)对年老腹壁肌肉薄弱者或切口疝、复发疝患者术前做仰卧起坐等锻炼,加强腹壁肌肉力量。

(4)练习床上排便。

(5)术前备皮:术前备皮至关重要,既要剃净毛发,又要防止剃破,手术日晨再检查一遍有无局部皮肤感染,必要时暂停手术。

3.急诊术前护理

腹外疝发生嵌顿或绞窄时要进行急诊手术。除做好常规术前准备及心理护理外,要加强输液及配血等工作,因腹外疝嵌顿后的病理、生理变化类似急性肠梗阻,对全身影响较大。

4.术后护理

(1)体位与活动:传统疝手术后平卧,不宜过早下床活动,术后 1～2 d 卧床翻身及两上肢活动,术后 3～5 d 才可坐起,逐步离床活动。若采用无张力疝修补术,术后卧床 6 h 后若血压平稳,无特殊情况可下床活动,且活动度不受限制。术后 6～12 h,麻醉消失,根据患者食欲可进流食,逐步改为半流食及普食。

(2)防止腹内压升高:术后剧烈咳嗽和用力大小便等均可引起腹内压升高,不利于愈合。因此术后需注意保暖,防止受凉而引起咳嗽;指导患者在咳嗽时用手按压、保护切口,以免缝线撕脱造成手术失败。保持排便通畅,便秘者给予通便药物,嘱患者避免用力。

(3)预防阴囊水肿:因阴囊比较松弛、位置较低,故渗血、渗液易积聚于阴囊。为避免阴囊内积血、积液和促进淋巴回流,术后可用阴囊托将阴囊托起,局部切口用沙袋压迫,并密切观察阴囊肿胀情况。

(4)预防切口感染:切口感染是疝复发的主要原因之一。保持敷料清洁、干燥,避免大小便污染;若发现敷料污染或脱落,应及时更换。观察患者体温和脉搏的变化,注意手术后切口有无红、肿、疼痛,一旦发现切口感染,应尽早处理。

(5)尿潴留的处理:手术后因麻醉或手术刺激引起尿潴留者,可肌肉注射氨甲酰胆碱或针灸,以促进膀胱平滑肌的收缩,必要时无菌下导尿。

5.健康教育

(1)继续治疗引起腹内压增高的各种因素。

(2)注意保持伤口干燥清洁。术后 3 个月内避免重体力劳动。

(五)护理评价

患者焦虑是否减轻、情绪是否稳定;是否懂得预防腹外疝的知识,发现哪些情况需要及时复诊;并发症是否发生或得到及时处理。

第七节 重型颅脑损伤护理

一、急救护理

1.气道的护理

由于重症颅脑损伤患者深昏迷,缺少咳嗽反应,容易因痰液等造成呼吸道阻塞或窒息,轻者引起缺氧而加重脑组织的损害，重者可致死。急救时应清除口腔或鼻咽部的分泌物、血液(块)、呕吐物或异物，保持呼吸道通畅，以提高动脉的血氧分压，有利于脑水肿消退，降低颅内压。舌后坠者应经常检查通气道是否通畅。做好吸痰前后的评估，适时吸痰。

2.脱水药物的应用

脑水肿可导致一系列的恶性结果，为了减轻脑水肿，降低颅内压，必须采用脱水疗法。静脉输入或口服各种高渗液体，提高血液渗透压，造成血液与脑组织和脑脊液的渗透压差，使脑组织内的水分向血管内转移；并通过在近端肾小管中造成高渗透压而产生利尿作用；同时，因血浆的高渗透压，抑制脉络丛分泌，减少脑脊液产生，从而达到减轻脑水肿和降低颅内压的目的。紧急情况下应选用作用快、功效强的药物，如甘露醇、呋塞米等。

3.亚低温的护理

应用冬眠药物和物理降温的综合措施，使体温控制在 32 ℃～35 ℃，可以降低脑组织代谢，减少耗氧量，减轻脑组织对创伤的反应。

4.过度通气

间断的过度通气，使动脉血二氧化碳分压($PaCO_2$)维持在 4.4～5.1 kPa(33～38 mmHg)是治疗药物难以控制性高颅内压的方法之一。降低颅内压(intracranialpressure, ICP)的作用已被证实与脑血管收缩有关。脑血管收缩可降低脑血流量(cerebral blood flow, CBF)，从而减少脑部供氧，是过度通气不利的一面。因此，当患者情况危急或发生脑疝时，过度通气可用来暂时降低 ICP，但由于颅脑外伤后首个 24 h 的 CBF 常常显著降低，故这段时间不宜过度通气。若行过度通气，需监测脑部氧供，防止应用不当加重脑缺血和缺氧。

5.颅内压监护

重度颅脑外伤患者，常因颅内压增高导致死亡，故应对重症外伤后昏迷患者进行持续性的颅内压监护。颅内压是指颅腔内容物对颅腔壁上所产生的压力。正常颅内压力为 6.8～18.3 cmH_2O(5～13.5 cmHg)，20.3～27.1 cmH_2O(15～20 cmHg)为轻度颅内压增高，28.5～54.3 cmH_2O(21～40 cmHg)为中度颅内压增高，＞55.7 cmH_2O(41 cmHg)为重度颅内压增高。

目前采用较多的监测法为脑室内监测法，临床上多将颅内压＞27.1 cmH_2O(20 mmHg)并持续 15 min 以上作为需要进行降颅内压治疗的阈值。监护期间要采取措施防止测压管的脱落，当伤口有脑积液外渗、监护仪显示高颅内压报警及患者意识出现变化等情况时，都应及时通知医师处理。护理操作中应避免引起颅内压变化，患者头部抬高 30°，保持头轴位，避免前屈、过伸、侧转，以防止影响脑部静脉血回流；避免胸腹腔压升高，如咳嗽、吸痰和抽搐，以防止胸腹腔压升高导致脑血流量增高。

6.血糖的监测

重型颅脑损伤往往引起血糖升高，高血糖加重局灶性脑缺血后脑水肿的程度，从而产生更严重的神经功能障碍，也可使血管内细胞聚集而引起脑梗死及加重脑水肿。血糖水平已成为评价颅脑损伤患者病情严重程度和预后的一项重要参考指标。因此，颅脑损伤患者血糖的监控正日益受到重视。

在目标血糖的控制过程中，护士应加强观察病情变化，早期动态监测血糖，根据血糖监测的结果及时调整胰岛素用量。规范有效地使用胰岛素才能保证胰岛素的安全使用。同时，对护士应进行快速血糖监测规范操作的培训，掌握高血糖与低血糖的临床辨别，及时发现和处理各种并发症，协助医师将患者血糖控制在 5～8.3 mmol/L(90～150 mg/dL)。

二、术后护理

(一)体位和气管插管的护理

1.体位

依据患者的病情取不同的卧位。

(1)低颅压患者取平卧位，头高位时头痛会加重；颅内压增高时宜取头高位，有利于颈静脉血回流，降低颅内压。

(2)脑脊液漏时取平卧位或头高位。

(3)除休克和脊髓损伤外，术后血压正常的情况下患者都应采取头高位，即床头抬高 15°～30°，既有利于静脉血回流和脑脊液回流，又不影响脑的血供。幕上或幕下开颅术后，原则上头位不限，手术切口可受压。但是如果行去骨瓣减压术后，则应避免切口受压。若后组脑神经受损、吞咽功能障碍者，只能取侧卧位，以免口咽部分泌物误入气管。颈部要自然放松，过度扭曲则影响静脉血液回流。翻身时应有人扶持头部，使头颈成直线避免扭转。对疑有颈椎损伤者，要注意保持头颈的自然伸直位置，翻身时应头颈与躯干一起翻动，切忌扭曲，以防脊髓损伤。

2.气管插管的护理

(1)固定好插管，检查气管插管插入的深度，防止脱落和移位。

(2)为减轻插管对咽后壁的压迫、刺激，头部可稍后仰位，定时转动头部，减少对气管内壁黏膜的损伤。

(3)气囊管理工作。放气前要充分吸除口鼻腔内分泌物，以免流入肺内引起感染。

(4)加强口腔护理，采用合理的气道湿化方法，严格执行无菌操作。

(二)负压引流的护理

(1)颅内手术后，常在颅内留置引流管，引流手术残腔的血性液体和气体，减少局部积液。负压引流的引流液一般颜色为淡粉红色，如为鲜红色要考虑是否有活动性出血，如为无色澄清要考虑是否是脑脊液。一般引流管在手术后的 2～3 d 拔除。

(2)头皮血管丰富，切口容易渗血，外层敷料如被渗血浸透应及时更换。

(三)输液的控制

液体疗法在重型颅脑损伤治疗中有着重要的作用，对颅内压与脑灌注压的监测以及血浆晶体与胶体渗透压测定，为重型颅脑损伤的治疗提供了客观量化的数据，也是制订治疗方案的依据和评判治疗效果的标准。严重颅脑损伤的患者，其脑灌注压应维持在正常范围的低值，即成人＞9.31 kPa(94.9 cmH_2O)，小儿＞6.65 kPa(67.8 cmH_2O)。脑灌注压降低，可因脑缺血缺氧而致患者病死率倍增。每日的补液量应用输液泵控制，24 h 均衡进入体内，量出为入，并记录 24 h 出入液量。

(四)营养的补充

颅脑损伤后机体处于高代谢状态，耗氧量增加，蛋白质分解加速。故伤后营养支持非常重要。成人每日总热量在 9 209～11 302 kJ(2 200 ～2 700 kcal)。口服或鼻饲可选用高热量肠内营养制剂，也可选用平衡氨基酸、脂肪乳剂等胃肠外营养。进行肠内营养时，应遵循浓度由低到高、容量由少到多、速度由慢到快的原则。若病情允许应抬高床头 30°或更高，并在鼻饲后半小时内仍保持半卧位。有资料显示，恰当营养支持后，可使患者的免疫力在2周内恢复正常。早期营养补充的患者较之无营养补充的患者病死率降低。

(五)体温的监测

高热可加速体内新陈代谢活动，体温每升高1 ℃，脑代谢率增加7%～13%。故术后体温宜控制在38 ℃以下。降温宜以物理方法为主，药物降温应注意大量出汗可引起虚脱。

(六)脑脊液漏的护理

脑脊液漏是颅脑损伤的严重并发症，处理不当可导致颅内感染。临床表现主要为外伤后脑脊液从外耳道、鼻腔或开放创口流出，多在伤后即刻发生，也有少数在伤后数日发生。急性期的脑脊液漏多为血性液体，一般通过非手术疗法在短期内可自愈，若历时>1个月不愈者，须实施手术修补漏口。

在护理中应做到“四禁”“三不”“二要”“一抗”。

“四禁”：禁止做耳道填塞，禁止冲洗，禁止药液滴入，禁止做腰穿。

“三不”：不擤鼻涕，不打喷嚏，不剧烈咳嗽。

“二要”：一般取仰卧位，酌情床头抬高15°(或遵医嘱)；可以在鼻或耳道外面盖1块消毒纱布，保持清洁，头下垫干净布巾。

“一抗”：配合抗生素治疗，预防感染。

(七)尼莫地平的使用

重度颅脑外伤的患者容易发生脑血管痉挛，引起脑缺氧，从而加重脑水肿及脑损害。伤后早期(6～8 h)应用尼莫地平，可缓解脑血管痉挛。

(八)镇静治疗的护理

近几年，麻醉药物、镇痛与镇静药物，如咪达唑仑、丙泊酚等，在神经科重症监护室(neurosurgical intensive care unit，NICU)中的使用愈发普遍。上述药物通过减轻疼痛与降低血压来降低ICP，并增加患者机械通气使用时的顺应性。但此类药物的使用也伴随着风险，特别是持续及大剂量使用时，护士应加强对患者意识、瞳孔、呼吸及血压等的观察，定时评估患者的镇静及疼痛分值，严格遵医嘱给药，一旦发现异常状况及时通知医师。

第八节　颅骨缺损护理

颅骨缺损大多因开放性颅脑损伤所致，也有部分患者是术中去骨瓣减压所致。由于缺损部位凹陷，影响外观且脑组织丧失骨性屏障保护，久而久之会导致局部脑萎缩，加重脑失用性损害症状，可有头晕、局部触痛、烦躁不安、注意力不集中和记忆力下降等表现，常需行颅骨修补成形术。在无感染的情况下，手术可在伤后3个月施行；若为感染性伤口，则手术时间应延迟至伤口愈合半年以上。

一、原因

引起颅骨缺损的主要原因如下。

(1)开放性颅脑损伤或火器性穿透伤。

(2)不能复位的粉碎或凹陷性骨折行扩创术后。

(3)严重颅脑外伤患者行去骨瓣减压术后。

(4)小儿颅骨骨折，可随头颅的生长而裂口增大形成颅骨缺损。颅腔的密闭性被破坏。

二、临床表现

颅骨缺损直径＜3 cm 者多无临床症状；直径＞3 cm 者，可产生头痛、头晕、易怒及缺损区局部搏动感等症状，体位改变时，缺损区可发生膨隆或塌陷，造成患者对缺损区存在恐惧心理，特别是缺损位于额部时，更有碍美观。

三、手术适应证

(1)颅骨缺损直径＞3 cm。

(2)有严重自觉症状。

(3)有严重的精神负担，如怕声响、怕震动。

(4)大型颅骨缺损有碍外观。

(5)缺损区存在癫痫灶。

四、相对禁忌证

(1)创伤处有感染，虽愈合但＜6 个月。

(2)仍存在颅内压增高。

(3)清创不彻底，有碎骨片存留。

(4)严重神经功能障碍或精神失常。

五、修补颅骨的材料种类

颅骨缺损具体采取何种修补材料应根据缺损部位、大小和患者自身条件来决定。

(一)自体材料

使用患者自身的肋骨、髂骨作为修补材料，较少采用。

(二)异体材料

1.高分子聚合材料

高分子聚合材料主要有加网增强的硅橡胶颅骨板、多种高分子材料混合制成的可塑性自凝材料，以及羟基磷灰石或陶瓷材料制成的新型颅骨成型片。此类修补材料具有强度适宜、组织相容性好、不易降解及不影响影像学检查的优点。

2.金属等植入材料

金属等植入材料主要有不锈钢、钛板或钛合金制成的颅骨修补片。具有较强抗压性能、组织相容性亦好，而且亦塑形。

六、护理

(一)术前护理

1.心理护理

由于颅骨缺损，脑组织可随颅内压及体位的改变而使骨窗塌陷或者膨隆，影响患者的形象，尤其是额部和颞部的颅骨缺损有碍美观，使患者对塌陷或者是膨隆的骨窗心存恐惧，因此心理护理尤为重要。应向患者详细介绍其发生的原因是颅内压改变所致，理解患者的感受。

2. 健康教育

躺卧时选择健侧卧位，慎行患侧卧位，防止脑组织受压。外出时戴松紧适度的帽子保护骨窗部位，避免撞碰伤及缺损的部位使之再次受伤。活动时强度不宜过大，速度不宜过快，避免脑组织移位。

3. 病情观察

观察缺损区情况，如脑膨出时的大小及硬度；同时注意观察有无头痛、呕吐等颅内压增高表现，必要时通知医师给予降颅内压处理。

(二)术后护理

1. 体位

术后床头抬高 15°～30°，以利于颅内静脉血液的回流，降低颅内压，减轻脑水肿。

2. 严密观察意识、瞳孔、生命体征及 GCS 评分等变化

术后患者意识状态由清醒转入嗜睡或烦躁不安，表明患者有严重脑水肿或颅内出血；双侧瞳孔不等大，对光反应较前迟钝或消失时，表明患者颅内压急剧增高，需要用脱水药物降低颅内压；心率、呼吸有所减慢，血压升高，即"两慢一高"时，提示有颅内高压存在，须及时处理；发现有进行性的语言功能障碍及肢体肌力持续下降、偏瘫，均提示病情加重，需立即通知医师，做好急诊 CT 的准备，以确定病因，及时治疗。

3. 保持头部敷料清洁干燥

保持引流管的有效引流和通畅，妥善固定，正确记录引流液的色、质、量。密切观察体温的变化，观察有无感染征象及排异反应等。指导患者避免搔抓伤口敷料和周围皮肤。

4. 并发症的预防及处理

颅骨修补术常见的并发症有皮下积液、感染、修补材料外露、修补材料松动、癫痫及颅内血肿等。注意观察患者生命体征及创口有无红肿、周围头皮有无肿胀、压痛；有无肢体或面部突然抽动或全身抽搐、意识丧失；注意患者的肢体运动功能、语言功能，及有无精神障碍。注意观察切口周围头皮情况及有无肿胀、压痛以及植片有无浮动，注意有无排异反应等情况。注意敷料有无松动，防止植片与硬脑膜之间存在腔隙发生积液，如少量积液应加压包扎，量多时应做好积液抽吸的配合工作。

第九节　脊髓损伤护理

一、急救护理

(一)现场急救与护送

(1)现场救护重点是抢救生命，防止脊髓再次损伤。

(2)保持呼吸道通畅，建立有效气道、通气，采取必要的心肺复苏、气管切开及输血输液等

急救措施。

(3)怀疑有脊柱、脊髓损伤者,一律按脊柱骨折处理,待患者情况允许后,迅速转送医院。

(4)小心搬运受伤患者,搬运时应将患者放置于正中平卧位,颈髓损伤者应保持颈部中立位,头部两侧放置沙袋制动,前额用绷带固定,使气道保持通畅。搬动需 3～4 人水平托起,动作协调一致,勿使脊柱前后晃动或扭转。禁忌屈颈一人携抱或一人抬上身一人抬腿的做法。

(5)搬运中应将患者平放到宽长的木板或硬担架上。

(6)密切观察病情变化,颈髓、脑干及上胸髓损伤常伴有急性颈髓损伤综合征(神经源性休克),低血压、心动过缓及低体温是常见的三联征,表现为收缩压＜70 mmHg,脉搏＜40 次/分钟,体温＜34 ℃。

(7)给予吸氧,改善缺氧状态,以达到理想的动脉血氧含量。

(8)在抢救现场应注意保暖,保持适当的体温。

(9)在运送过程中至少应建立 2 条大的有效静脉通路。

(10)搬运过程应防止硬物压迫皮肤,以免发生压疮。开放的伤口要包扎。

(二)外伤患者的生命抢救应遵循的原则

外伤患者的生命抢救应遵循的原则包括:①基础生命的抢救(开放气道、人工呼吸、人工循环胸外按压,简称 A、B、C);②高级复苏;③其他抢救;④妥善处理。

(三)急诊室处理

(1)抢救休克,处理合并伤。

(2)给予吸氧及静脉滴注大剂量激素、利尿脱水药以保护脊髓神经细胞,减轻水肿反应。

(3)骨折脱位时,应牵引制动。

(四)观察

(1)观察四肢活动情况,了解感觉平面有否上升。

(2)颈髓损伤患者注意呼吸的改变。

(3)胸部损伤患者注意有无血气胸。

(4)骶尾部损伤患者注意有无大小便失禁。

(五)预防呼吸道感染

高颈位脊髓损伤的患者,可发生膈肌或呼吸肌麻痹,引起不同程度呼吸困难、胃肠道胀气、膈肌上移和咳嗽及咳痰困难。因此,应加强翻身拍背和吸痰,同时预防性给予抗生素。

(六)体温

高颈位脊髓损伤的患者,体温调节中枢失调,导致产热/散热功能不平稳可出现体温升高。保持室温在 20 ℃～25 ℃。夏季注意通风,冬季注意保暖。可给予物理降温等对症处理。

(七)腹胀

脊髓损伤后自主神经功能障碍出现腹胀,胃的过度扩张会压迫横膈而影响呼吸。可给予胃肠减压、肛门排气等措施。

(八)留置导尿管

对留置导尿者应做好引流管护理,防止泌尿系统感染。

(九)更换敷料

对有脑脊液漏者应保持伤口清洁,及时更换敷料。

二、并发症的预防

(一)呼吸系统

由于肋间肌的瘫痪引起肺功能的改变,在多发外伤的患者中可以出现肋骨及肺实质的直接外伤。

(1)对高位四肢瘫痪的患者给予预防性的气管插管、气管切开。应做好气道的管理,加强气道的湿化,定时滴注湿化液或用微泵持续滴注 24 h,总量可达 200~400 mL。

(2)按需吸痰。过于频繁的吸痰会引起肺泡的萎陷,加重低氧血症及肺不张。

(3)及时给予雾化吸入、翻身、拍背。鼓励患者做深呼吸和有效的咳嗽及扩胸动作。防止肺不张、痰液淤积引起的肺炎及其他呼吸道并发症。

(4)做好口腔护理。

(5)脊髓损伤患者易患支气管肺炎及坠积性肺炎,因此要注意保暖,防止感冒。

(二)消化系统

急性脊髓损伤的患者常伴有神经源性休克,这类损伤表现为去交感神经样综合征,如胃酸分泌增加、胃肠道相对缺血无力,易引起应急性溃疡。

(1)应静脉给予质子泵抑制剂。

(2)定时测胃液 pH 值。

(3)放置胃管,维持胃内分泌物的低压引流。

(三)泌尿系统

泌尿系统感染伴败血症是急性脊髓损伤患者死亡的主要原因之一。

(1)护士应密切观察尿液的色、质、量,保持引流管的通畅,做好尿道口的护理。

(2)间歇性夹管,训练患者的膀胱功能。

(3)定期做尿培养。嘱患者多饮水,定时行膀胱冲洗。

(4)各项操作均应严格执行无菌操作原则,避免交叉感染。

(四)压疮

由于四肢瘫痪患者失去皮肤感觉及主动翻身的能力,全身营养状况较差,久卧后易引起压疮。压疮严重者可以达骨,引起骨髓炎,长期衰竭以至死亡。

(1)应给予气垫床,保证受压部位良好的血液循环。每 1~2 h 翻身 1 次。

(2)保持皮肤清洁干燥,避免摩擦。

(3)床单位保持平整无皱折、无碎屑。更换床单位避免拖、拉动作。

(4)如条件许可,可使用 Roto Rest 治疗床,每个患者连续在床上旋转,每 24 h 至少 20 次,只在进食、清洁、治疗时才停止。持续活动可降低急性脊髓损伤被固定状态下的并发症。

(5)提供中央静脉高营养支持,改善全身营养状况,提高机体抵抗力,减少并发症的发生。

(五)便秘

(1)增加饮水量和膳食纤维的摄入。

(2)增加体力活动,进行腹部按摩,提供合适的排便器具,促使患者养成定时排便的习惯。

第十九章　急性中毒的护理

第一节　急性中毒护理

当一定量的某种物质进入机体，造成组织器官的结构破坏和功能损害者称为中毒，引起中毒的物质称毒物。

大量毒物短时间内经皮肤、黏膜、呼吸道、消化道等途径进入人体，迅速引起症状甚至危及生命，称为急性中毒。少量毒物，持续进入人体蓄积起来，并累积到一定量时所引起的中毒，称为慢性中毒。

急性中毒是临床常见的急症，其特点是病情急、变化快、症状重，必须尽快做出诊断与急救处理。

一、病因与发病机制

（一）病因

1. 职业性中毒

在生产过程中，有些原料、辅料、中间产物、成品是有毒的，如不注意劳动保护，与毒物密切接触则可发生中毒。在保管、使用、运输方面，如不遵守安全防护制度，也可发生中毒。

2. 生活性中毒

误食、意外接触有毒物质、用药过量、自杀或谋杀等情况下，过量毒物进入体内都可引起中毒。

（二）毒物的吸收、代谢和排出

1. 毒物的吸收

毒物主要经呼吸道、消化道、皮肤黏膜等途径进入人体。在工农业生产中，毒物主要以烟、粉尘、雾、蒸汽、气体等形态由呼吸道吸入。生活性中毒，毒物以固态和液态多见，常经口摄入，由胃肠道吸收，引起中毒。

2. 毒物的代谢

毒物吸收后进入血液，分布于全身，主要在肝通过氧化、还原、水解、结合等作用进行代谢。多数毒物经代谢后毒性降低，但也有少数毒物经代谢后毒性反而增强，如对硫磷氧化成对氧磷后，其毒性比原毒物增加数倍。

3. 毒物的排出

多数毒物经肾从尿中排出，还可经汗腺、唾液、乳汁、呼吸道、消化道、皮肤等排出。

（三）中毒机制

根据毒物种类不同，作用不一，中毒机制常表现为以下几种形式。

1. 局部腐蚀刺激

强酸、强碱可吸收组织中的水分，并与蛋白质或脂肪结合，使细胞变性、坏死。

2. 缺氧

刺激性气体可引起喉头水肿、支气管痉挛或肺水肿等，破坏呼吸功能，引起呼吸道阻塞，造成窒息性缺氧。一氧化碳与血红蛋白结合为碳氧血红蛋白造成严重组织缺氧，尤其是脑缺氧。吸入氰化物后，可抑制细胞氧化酶功能，导致组织缺氧。

3. 麻醉作用

有机溶剂（如苯、汽油、煤油等）和吸入性麻醉药（如乙醚）有强嗜脂性，脑组织和细胞膜脂类含量高，该类物质可蓄积于脑细胞膜而抑制脑功能。

4. 抑制酶的活力

有机磷杀虫药抑制胆碱酯酶，氰化物抑制细胞色素氧化酶，重金属抑制含巯基酶等，通过破坏细胞内酶系统的作用而引起中毒。

5. 干扰细胞膜及细胞器的生理功能

如四氯化碳在体内产生自由基，可使细胞膜中的脂肪酸产生过氧化，使线粒体、内质网变性，导致细胞死亡。

6. 受体竞争

如阿托品阻断胆碱能受体。

二、病情评估

（一）毒物接触史

重点询问职业史和中毒史。神志清楚者可询问中毒者本人，神志不清或企图自杀者向其家属、亲友、同事或现场目击者了解情况。

1. 怀疑食物中毒者

详细询问进食的地点、种类、来源和同餐人员的发病情况。

2. 怀疑自杀者

询问中毒者近期精神状况、有无家庭和社会矛盾、情绪和举止异常等情况。

3. 怀疑服药过量者

询问中毒者的服药史、服药种类、服药量等。

4. 怀疑气体中毒者

询问中毒现场空气是否流通，是否有毒气产生或泄漏等。

5. 怀疑职业性中毒者

询问中毒者的职业史，包括工种、工龄、接触毒物的种类和时间、防护条件等。

（二）临床表现

1. 皮肤黏膜症状

（1）皮肤及口腔黏膜灼伤：见于强酸、强碱、来苏儿等腐蚀性毒物灼伤。硝酸灼伤时皮肤黏膜痂皮呈黄色，盐酸灼伤时皮肤黏膜痂皮呈棕色，硫酸灼伤时皮肤黏膜痂皮呈黑色。

（2）发绀：引起氧合血红蛋白不足的毒物中毒可出现发绀，如麻醉药、有机溶剂、刺激性气体等。亚硝酸盐、苯胺、硝基苯可使机体产生高铁血红蛋白，也可出现发绀。

（3）黄疸：见于四氯化碳、毒蕈、鱼胆等中毒，可损害肝而致黄疸。

（4）出汗：见于有机磷杀虫药、降糖药、胰岛素等中毒。

（5）水疱：见于普鲁卡因、松节油、水合氯醛等中毒。

(6)樱桃红色:见于一氧化碳、氰化物等中毒。

2. 眼症状

①瞳孔扩大:见于阿托品、氰化物等中毒;②瞳孔缩小:见于有机磷杀虫药、吗啡、巴比妥类等中毒;③视神经炎:见于甲醇中毒。

3. 神经系统症状

①昏迷:是急性中毒的常见症状。见于麻醉药、镇静催眠药、窒息性气体等中毒。②惊厥:见于有机磷杀虫药、樟脑、异烟肼等中毒。③肌纤维颤动:见于有机磷杀虫药、氨基甲酸酯杀虫药等中毒。④谵妄:见于阿托品、乙醇、抗组胺药等中毒。⑤瘫痪:见于一氧化碳、蛇毒等中毒。⑥精神失常:见于一氧化碳、有机溶剂、阿托品、乙醇等中毒。

4. 呼吸系统症状

①呼出气味:氰化物中毒有苦杏仁味,有机磷杀虫药中毒有大蒜味,苯酚、来苏儿中毒有苯酚味。②呼吸加快:水杨酸类、甲醇等中毒可兴奋呼吸中枢,使呼吸加快。③呼吸减慢:见于催眠药、吗啡等中毒。④肺水肿:见于刺激性气体(如氨气、氯气)、有机磷杀虫药、磷化锌、百草枯等中毒。

5. 循环系统症状

①心律失常:见于洋地黄、奎尼丁、氨茶碱等中毒。②休克:见于剧烈的吐泻、强酸、强碱、三氧化二砷、巴比妥类药物等中毒。③心搏骤停:见于洋地黄、奎尼丁、吐根碱、窒息性毒物等中毒。④心肌损害:见于吐根碱、锑、砷等中毒。

6. 消化系统症状

①呕吐、腹泻:所有毒物均可引起呕吐、腹泻,重者可致胃肠穿孔及出血坏死性肠炎。高锰酸钾中毒呕吐物呈红色或紫色,有机磷中毒呕吐物有大蒜味。②口腔炎:腐蚀性毒物如汞蒸气、有机汞化合物可引起口腔黏膜糜烂、齿龈肿胀和出血等。③肝受损:毒蕈、四氯化碳中毒可损坏肝引起黄疸、转氨酶升高、腹腔积液等。

7. 泌尿系统症状

主要是急性肾衰竭。中毒后肾小管受损,出现少尿、无尿,见于3种情况。

(1)肾小管坏死:见于汞、四氯化碳、氨基糖苷类抗生素、毒蕈、蛇毒、鱼胆等中毒。

(2)肾缺血:引起休克的毒物可致肾缺血,见于有机磷杀虫药、毒鼠强等中毒。

(3)肾小管堵塞:砷化氢中毒可引起血管内溶血,游离血红蛋白由尿排出时可堵塞肾小管,磺胺结晶也可堵塞肾小管。

8. 血液系统症状

(1)出血:见于阿司匹林、水杨酸类药物、氯霉素、抗癌药等中毒。

(2)白细胞减少和再生障碍性贫血:见于氯霉素、抗癌药、阿司匹林、苯等中毒。

(3)溶血性贫血:见于砷化氢、苯胺、硝基苯等中毒,严重者可发生溶血性黄疸、血红蛋白尿和急性肾衰竭。

9. 发热

发热见于抗胆碱药、二硝基酚、棉酚等中毒。

(三)辅助检查

1. 毒物鉴定

将残余毒物、呕吐物、洗胃液、尿、粪便、血液等进行毒物分析,尽快明确诊断。

2.其他检查

根据病情需要做血液生化，血气分析，肝、肾功能，脑脊液，X线片，心电图，脑电图等检查。

三、救治与护理

(一)救治原则

1.立即终止接触毒物

毒物由呼吸道侵入时，应立即将患者撤离中毒现场，转移至空气新鲜的地方，保持呼吸道通畅；由皮肤黏膜侵入时，应立即脱去污染衣物，用清水冲洗接触部位的皮肤黏膜15～30 min；毒物溅入眼内时，应立即用清水冲洗，时间不少于5 min，然后滴入抗生素眼药水预防感染。

2.清除尚未吸收的毒物

(1)催吐：患者神志清且能合作时，此法简便易行。让患者饮温水300～500 mL，然后用手指或压舌板刺激咽后壁或舌根部诱发呕吐，如此反复进行，直至吐出液澄清无味为止；也可用药物，如吐根糖浆、阿朴吗啡等催吐。

(2)洗胃：服毒后6 h内均应洗胃。洗胃时应根据中毒物质的不同选择不同的洗胃液。洗胃液的温度为25 ℃～38 ℃。下列情况即使超过6h，仍应考虑洗胃：①毒物量大；②胃排空慢(如有机磷杀虫药中毒)；③毒物颗粒小，易嵌入黏膜皱襞内(如砷中毒)；④酚类或有肠衣的药片。

(3)导泻：洗胃后口服或由胃管内注入泻药，清除肠道内毒物。常用泻药有50%硫酸镁溶液40～50 mL或25%硫酸钠溶液30～60 mL，一般不用油类泻药，以免促进脂溶性毒物吸收。由于镁离子吸收过多，对中枢神经系统有抑制作用，故肾功能不全或昏迷者不用硫酸镁导泻。

(4)灌肠：适用于口服中毒超过6 h、导泻无效及抑制肠蠕动的药物(如巴比妥类、颠茄类、阿片类)中毒者。首次用1%的肥皂水，以后用生理盐水，进行反复多次灌肠，直至排出液清洁无粪质为止。

3.促进已吸收毒物的排出

(1)利尿：很多毒物由肾脏排泄，加速利尿可促进毒物排出。一般使用5%葡萄糖盐水静脉输液，在输液的基础上给予利尿药，如呋塞米、甘露醇等。通过改变尿pH也可促使毒物由尿排出，如用碳酸氢钠碱化尿液可以增加弱酸性化合物(如苯巴比妥、水杨酸类)的排出。

(2)吸氧：一氧化碳中毒时，吸氧可促进碳氧血红蛋白解离，加速一氧化碳排出。

(3)透析疗法：包括腹膜透析、血液透析、血液灌流等方法，对镇静催眠药、抗生素、生物碱等中毒有效。一般在中毒后12 h内进行效果较好。

(4)血液或血浆置换：将人体内含有毒素或毒物的血液或血浆分离出来弃掉，补充正常的血液或血浆。此法适用于血液透析或血液灌流无效者。

4.解毒药的应用

(1)特效解毒药：①重金属中毒的解毒药。依地酸二钠钙主要用于治疗铅中毒，二巯基丙醇治疗砷、汞、金、锑等中毒，有严重肝病者慎用。②高铁血红蛋白血症的解毒药。亚甲蓝(美蓝)可使高铁血红蛋白还原为正常血红蛋白，用于治疗亚硝酸盐、苯胺、硝基苯等中毒。③氰化物中毒的解毒药。常用亚硝酸钠或硫代硫酸钠解毒。④有机磷杀虫药中毒的解毒药。常用阿托品、解磷定、氯磷定等解毒。

(2)一般解毒药：①保护剂。吞服腐蚀性毒物后，为了保护胃肠黏膜，可服用牛奶、蛋清、米汤、豆浆等。②溶剂。饮入脂溶性毒物，如汽油、煤油等有机溶剂时，可先口服液状石蜡150～200 mL，使其溶解而不被吸收，然后进行洗胃。③吸附剂。活性炭是强有力的吸附剂，为广谱解毒剂，一般用20～30 g加水200 mL，由胃管注入。④氧化药。高锰酸钾溶液为强氧化剂，用于巴比妥类、阿片类、吗啡等中毒。⑤中和药。吞服强酸时可采用弱碱，如镁乳、氢氧化铝凝胶等；吞服强碱时采用弱酸，如食醋、果汁等。⑥沉淀药。主要作用是与毒物结合，形成沉淀物，使毒性减弱，延缓吸收。乳酸钙与氟化物或草酸盐作用，生成氟化钙或草酸钙沉淀。

(二)护理措施

1. 对症护理

心搏骤停者，需立即行心肺复苏术，复苏后应进行心电监护，以便早期发现异常，及时进行处理。昏迷患者要注意保持呼吸道通畅，及时清除呼吸道分泌物。做好皮肤护理，定时翻身，防止压疮发生。惊厥时保护患者防止受伤，应用抗惊厥药物。高热者给予物理降温。尿潴留者诱导排尿，必要时行导尿术，按其护理常规进行护理。

2. 观察病情

密切观察患者神志及生命体征的变化，详细观察并记录出入量，观察呕吐物及排泄物的性状，必要时送检。

3. 休息及饮食

急性中毒者应卧床休息、保暖。急性中毒者常易出现水、电解质失衡，应及时给予补充适量的电解质，防治水电解质紊乱。病情允许时，应鼓励患者进食，可给予高蛋白、高糖类、富含维生素的无渣饮食；腐蚀性毒物中毒者应早期给予乳类等流质饮食。

4. 口腔护理

吞服腐蚀性毒物者要密切观察口腔黏膜的变化，应特别注意做好口腔护理。

5. 心理护理

对服毒自杀转危为安者应做好心理护理，提供情感上的支持，同时亦应做好家属及其他亲人的工作，以消除患者的后顾之忧；自杀清醒后的患者不可独居一室，室内的锐利器械均需严格保管，以防再次自伤。

6. 健康教育

(1)加强宣传：结合城市、厂矿、居民的实际情况，向群众介绍有关中毒的预防和急救知识。

(2)生活指导：不吃无法辨别有无毒性的蕈类、不明原因死亡的家禽牲畜、河豚、新鲜腌制的咸菜、变质韭菜及菠菜、腐烂的白菜等。

第二节　常见急性中毒救护

一、有机磷杀虫药中毒与救治护理

(一)概述

有机磷杀虫药是一种广泛用于农业、林业的农药，品种达百余种，属有机磷酸酯或硫代磷酸酯类化合物，对人、畜均有毒性。有机磷杀虫药多呈油状或结晶状，有大蒜样臭味，一般难溶于水，易溶于有机溶剂，在酸性环境中较稳定，在碱性环境中易水解失效。

中毒的原因多为在生产和使用过程中防护不当，使其通过皮肤接触和呼吸道吸入而引发中毒。在日常生活中也可因误服了被污染的食品、水、蔬菜及瓜果或为自杀吞服而通过消化道吸收中毒。经皮肤吸收，进展缓慢；经口及呼吸道吸入，进展迅速。

1. 毒物分类

有机磷杀虫药的毒性按大鼠急性经口 LD50(半数致死量)可分为以下 4 类。

(1)剧毒类：LD50 为<10 mg/kg，如甲拌磷(3911)、内吸磷(1059)、对硫磷(1605)。

(2)高毒类：LD50 为 10～100 mg/kg，如甲基对硫磷、甲胺磷、氧化乐果、敌敌畏。

(3)中毒类：LD50 为 100～1000 mg/kg，如敌百虫、乐果(4049)、乙硫磷。

(4)低毒类：LD50 为 1000～5000 mg/kg，如马拉硫磷。

2. 中毒机制

有机磷杀虫药的中毒机制主要是抑制体内胆碱酯酶的活性。有机磷杀虫药进入人体后与体内胆碱酯酶迅速结合形成磷酰化胆碱酯酶，使胆碱酯酶失去水解乙酰胆碱的能力，导致组织中的乙酰胆碱过量蓄积，引起胆碱能神经先兴奋后抑制的一系列症状。

(二)病情评估

1. 病史

有口服、喷洒或其他方式的有机磷杀虫药接触史，应了解药物的种类、剂量、中毒时间、中毒经过和途径，如患者身体污染部位或呼出气、呕吐物中闻及有机磷杀虫药所特有的大蒜味更有助于诊断。

2. 临床表现

(1)毒蕈碱样症状(M 样症状)：出现最早，主要是副交感神经末梢兴奋所致，出现平滑肌痉挛和腺体分泌增加。表现为恶心、呕吐、腹痛、腹泻、多汗、流涎、流泪、瞳孔缩小、心率减慢、支气管痉挛、呼吸困难、肺水肿、大小便失禁等。

(2)烟碱样症状(N 样症状)：乙酰胆碱在横纹肌神经肌肉接头处过度蓄积和刺激，使面、眼睑、舌、四肢和全身横纹肌发生肌纤维颤动，甚至全身肌肉发生强直性痉挛。表现为肌束颤动、牙关紧闭、抽搐、全身紧束感，随后发生肌力减退和瘫痪，重者呼吸肌麻痹。

(3)中枢神经系统症状：主要表现为头痛、头晕、失眠、共济失调、烦躁不安、意识模糊、谵妄、抽搐及昏迷。严重时可发生呼吸衰竭或脑水肿而死亡。

(4)迟发性神经症：急性重度中毒的患者经抢救好转后，经 4～45 d 潜伏期又突然出现四肢麻木无力、感觉减退、双下肢麻痹、四肢肌肉萎缩等神经系统症状。有的患者可出现癔症样发作或精神失常。

(5)中间综合征：在急性中毒症状缓解后迟发性神经精神症状发病前，一般在急性中毒后 24～96 h 突然病情加重，称“中间综合征”。其表现为以肌肉麻痹为主的病变，出现上眼睑下垂、眼外展障碍、肢体软弱无力，重者呼吸肌麻痹、呼吸衰竭而死亡。

(6)局部损害：与皮肤接触后引起过敏性皮炎，接触眼部引起结膜充血和瞳孔缩小。

3. 中毒程度

①轻度中毒：头晕、头痛、恶心、呕吐、多汗、胸闷、视物模糊、无力、瞳孔缩小，血胆碱酯酶活力为 50%～70%。②中度中毒：除上述症状外，还有肌纤维颤动、瞳孔明显缩小、轻度呼吸困

难、流涎、腹痛、腹泻、意识清楚或模糊，血胆碱酯酶活力为 30%～50%。③重度中毒：除上述症状外，并出现昏迷、肺水肿、呼吸麻痹、大小便失禁、脑水肿，血胆碱酯酶活力为 30%以下。

4. 辅助检查

(1)全血胆碱酯酶(CHE)活力测定：是诊断中毒程度的重要指标，全血胆碱酯酶的活力低于 70%时可以确定诊断。

(2)尿中有机磷分解产物测定：敌百虫中毒时尿中出现三氯乙醇，对硫磷和甲基对硫磷中毒时尿中出现硝基酚，有助于有机磷杀虫药中毒的诊断。

重点提示：急性有机磷中毒可根据有机磷毒物接触史，结合呼出气有大蒜臭味、瞳孔针尖样缩小、大汗淋漓、腺体分泌增加、肌纤维颤动和意识障碍等表现，一般可做出诊断，如有 CHE 活力降低，更可确诊。但早期、轻度中毒患者，CHE 活力可不降低。

(三)救治与护理

1. 现场急救

迅速将患者脱离中毒现场，立即脱去被污染的衣服、鞋帽等。用大量肥皂水(敌百虫中毒者禁用)彻底清洗被污染的头发、皮肤和指甲，然后用微温水冲洗干净。眼部污染可用生理盐水彻底冲洗至少 10 min，洗后滴入 1%阿托品 1～2 滴。口服中毒者应尽早催吐及洗胃。用清水或 1∶5 000 高锰酸钾溶液(对硫磷、内吸磷、乐果中毒者禁用)或 2%碳酸氢钠(敌百虫中毒者禁用)溶液彻底洗胃，直至洗出液澄清无味为止，然后用硫酸钠导泻。如患者处于清醒状态可用温水让患者进行大量饮服，轻轻刺激其舌根部引起呕吐，如此反复进行，直至吐出液澄清无味为止。

2. 解毒药的使用

(1)胆碱酯酶复能药：常用的药物有解磷定、氯磷定、双复磷、双解磷。胆碱酯酶复能药对已老化的胆碱酯酶无复活作用。急性中毒者超过 72 h，磷酰化胆碱酯酶则已老化。

(2)抗胆碱药：阿托品能阻断乙酰胆碱对副交感神经和中枢神经系统的 M 受体作用，对缓解毒蕈碱样症状和呼吸中枢抑制有效。其应用原则为早期、足量、反复给药直至阿托品化。阿托品化的临床表现：瞳孔较前散大、颜面潮红、口干、皮肤干燥、心率增快、肺内湿啰音消失。此时应减少阿托品剂量，不可突然停药，以防病情反复。如用药过程中出现瞳孔扩大、烦躁不安、神志模糊、昏迷、抽搐和尿潴留等，提示出现阿托品中毒，应停用阿托品，必要时遵医嘱给予毛果芸香碱解毒或补液促进排泄。

重点提示：胆碱酯酶复能药和抗胆碱药联合应用，是有机磷杀虫药中毒最理想的治疗方法。应用阿托品要达到阿托品化的程度，但要避免出现阿托品中毒。

3. 对症治疗

有机磷杀虫药中毒主要死因为呼吸衰竭，对症治疗以维持正常呼吸功能为重点，如保持呼吸道通畅、吸氧、应用人工呼吸器等，肺水肿用阿托品，脑水肿用脱水剂，休克予扩容、抗休克等。

4. 护理措施

(1)对症护理：①救治急性中毒患者时应尽快采集剩余毒物、食物，各种标本，如呕吐物、涎液、胃内容物、血液、尿、粪及其他可疑物品、容器等送检。②中毒早期，呼吸道有大量分泌物且常伴有肺水肿，因呼吸肌麻痹或呼吸中枢受抑制导致呼吸衰竭，故应保持呼吸道通畅、维持呼吸功能，及时有效地吸痰，吸痰时要每次更换吸痰管，避免感染。

(2)病情观察：①密切观察阿托品的药物反应，有无阿托品化和阿托品中毒的表现。②洗胃后若保留胃管，注意洗出液体有无蒜臭味，以决定胃管保留时间；喷洒农药中毒者注意指甲缝隙、头发是否清洗干净，否则可引起病情反复。③病情较重者可因解毒药用量不足或毒物继续吸收而在病情好转后3～5 d再度复发，出现昏迷、肺水肿、呼吸停止、心室颤动而死亡，称"反跳"现象，故对病情好转的患者，仍要密切观察呼吸、心率、血压、瞳孔及肺部啰音的变化，观察3～5 d，如有"反跳"现象，立即抢救。

(3)口腔护理：由于阿托品的使用，患者唾液分泌减少，常有口干，加上胃管或气管插管的插入，使口腔及咽喉部黏膜损伤，极易发生感染，故应做好口腔护理，每日1～2次，以消除口腔异味，使患者感到舒适，达到预防口腔感染的目的。口唇干裂者涂液状石蜡或甘油保护。

(4)饮食护理：中、重度中毒患者一般需禁食3～5 d，待病情稳定、意识清醒后可口服蛋清水以保护胃黏膜。昏迷患者3～5 d后应鼻饲饮食。

(5)心理护理：根据患者不同的心理特点给予心理指导。如为自杀所致，护理人员应为患者提供情感上的帮助，并做好家属的思想工作，消除患者自杀的念头，正确对待人生，提高其心理应激能力。

(6)健康教育：生产和喷洒有机磷杀虫药应严格执行操作规程，做好个人防护，普及防护知识；长期接触有机磷杀虫药者，应定期体检，并测定全血胆碱酯酶活力；中毒患者抢救好转后急于出院时，应告之其家属如有病情复发，立即送往医院治疗；患者出院时应向家属交代患者需在家中休息2～3周，按时服药不可单独外出，以防发生迟发性神经症。

二、急性一氧化碳中毒与救治护理

(一)救治与护理

1.现场急救

迅速将患者移至空气新鲜处，解开领口、裤带，保持呼吸道通畅，注意保暖。

2.纠正缺氧

氧疗是治疗一氧化碳中毒最有效的方法，可加速碳氧血红蛋白解离，增加一氧化碳的排出。吸入新鲜空气时，一氧化碳由碳氧血红蛋白释放排出半量约需4 h，吸入纯氧可缩短至30～40 min，吸入3个大气压的纯氧可缩短至20 min。因此，高压氧治疗是严重一氧化碳中毒者最好的给氧方式，对急性一氧化碳中毒有特效，而且可减少或防止迟发性脑病的发生。高压氧疗宜早期应用，最好在中毒后4 h内进行，轻度中毒治疗5～7次，中度中毒治疗10～20次，重度中毒治疗20～30次。无高压氧舱条件者可经鼻导管给予高浓度吸氧，流量为8～10 L/min，以后根据具体情况采用持续低浓度吸氧，清醒后转为间歇吸氧。

重点提示：高压氧疗能加速碳氧血红蛋白解离，促使一氧化碳排出，使血红蛋白恢复携氧功能，提高血氧分压，增加血氧含量。一氧化碳中毒患者在3个大气压的高压氧舱内给予纯氧吸入，效果最好。

3.对症支持治疗

①防治脑水肿：严重中毒后，脑水肿可在24～48 h发展至高峰。目前最常用的是脱水疗法，即用20%甘露醇，快速静脉滴注。②降低脑代谢：高热、抽搐者应以头部物理降温为主或用冬眠疗法降温，保持肛温在32 ℃～34 ℃。如有频繁抽搐者首选地西泮10～20 mg静脉滴注。③促进脑细胞功能恢复：促进脑细胞代谢应用能量合剂，如辅酶A、ATP、细胞色素C等。

4.护理措施

(1)对症护理:昏迷患者要防止舌后坠,取去枕仰卧位,头偏向一侧,注意保持呼吸道通畅,及时用吸引器吸出呼吸道分泌物;牙关紧闭、抽搐的患者,可用牙垫或用压舌板裹上数层纱布放于上、下磨牙之间,以免咬伤舌,必要时可使用保护具,防治自伤或坠伤。

(2)病情观察:①生命体征:重点观察呼吸和体温。②液体出入量:记录出入液体量及输液滴速等,防止脑水肿、肺水肿及电解质紊乱的发生。③神经系统表现:观察神志、瞳孔大小等,有无清醒后再度昏迷、急性痴呆性木僵、偏瘫、失语等,防治迟发性脑病。

(3)基础护理:每日口腔护理2～3次;保持患者的皮肤清洁卫生,定时翻身拍背,以防压疮和肺部感染。

(4)心理护理:轻度中毒患者可不留后遗症,重度或延缓治疗者可留有严重神经系统后遗症,对意识清醒者要做好心理护理,护理人员应有高度同情心,安慰患者,增强患者治疗信心,配合功能锻炼。

(5)健康教育:本病预防最重要,居室内火炉应安装烟囱且结构要严密,室内通风良好,煤气炉和管道要经常检修以防漏气。加强工矿车间空气中一氧化碳浓度的监测和报警,我国规定车间空气中一氧化碳最高允许浓度为30 mg/m^3。工人进入一氧化碳浓度高的环境中工作,要戴好防毒面具,系好安全带,两人同时工作,以便监护和自救。患者清醒后仍要休息2周,向患者及其家属解释可能发生迟发性脑病及其病因,使其主动配合。

第二十章　核医学检查护理

第一节　检查护理流程

一、护理准备

根据前一天预约患者的数量及预约的时间，做好 1 天的工作计划。按照操作规程穿戴隔离衣帽，使用防护设备。根据患者的数量预计好核素用量，尽量减少医护人员与患者接触放射性药物的时间，同时减少患者等待的时间。

二、检查中的护理

1.协助患者取仰卧位

嘱患者全身放松，保持情绪稳定、呼吸平稳。身体不要移动。除需陪护的患者外，尽量减少家属的陪护，避免放射性药物对家属的辐射。有些检查所需时间较长，注意做好患者的思想工作，指导患者配合好技术人员。

2.药物注射

(1)放射防护同掌握注射器的姿势有紧密联系：操作者位于铅屏之后，手持注射器末端，操作时间尽可能缩短，这需要护士具备精湛的注射技术和严格的快速无菌操作技术。做静脉注射时，要细心为患者服务，必须保证药液在静脉内方可注射，以免药液溢出损害患者的正常组织。

(2)在行弹丸式注射时，静脉穿刺成功见回血后，快速注入示踪剂，然后松开止血带。

(3)皮下注射时，以左手绷紧皮肤（过瘦者捏起皮肤），右手持注射器，针头与皮肤成 30°～40°斜向刺入皮下，左手放松，稍稍抽动活塞，无回血即可推注药液。药液推注完毕，迅速拔出针头，用无菌棉球或棉签压迫片刻。

(4)随时观察患者在检查中的情绪、体位、心率、呼吸等。注射后测量空针的活度，并在检查申请单上准确记录药物名称、满针的活度、注射部位、注射时间、注射者姓名。所用的注射器及相关物品必须按放射性废物处理办法严格操作，以免造成不必要的辐射，同时做好相应的记录，有执行者和核对者的签名。

3.口服放射性药物

(1)核对欲治疗用放射性药物的种类、活度、标定日期、生产单位、到货日期。确认要用的放射性药物即为该患者的检查用药并已经进行剂量校准。

(2)对于女性患者，应明确其不在妊娠期和哺乳期。

(3)确认患者已经知晓服药注意事项及流程，且为空腹。

(4)工作人员应戴上双层一次性手套、口罩、帽子，穿工作服、防护服及防护用品，随时准备发生给药意外时，进入现场处理。

(5)确定给药场所抽风过滤系统打开，确认摄像监控及对讲系统运转正常。

(6)患者服药时,工作人员必须通过监控系统安排、指导、监督患者服药。

(7)患者服药后,对治疗现场进行常规放射性废物处理及环境监测。

4. PET/CT 显像

①为患者建立静脉通路;②静脉穿刺成功时,即刻取血监测空腹血糖(高于正常值需通知医师);③静脉注射示踪剂后,即刻用生理盐水冲管并快速拔出针头;④记录内容包括空腹血糖数值、静脉注射示踪剂剂量、日期、时间(要具体到几分)和部位。

5. 注射药物

检查者多数注射药物后离显像检查会有一段时间,需要患者在专门的候检室等待,告知患者不要随意远离自己的座位,更不要离开候检室到别处去,要尽量减少患者之间的相互辐射及对他人的辐射。

第二节　病房护理

一、核医学特殊防护病房设置

(一)目的

(1)避免公众、患者家属和医务人员受到不必要的照射。

(2)提升核素治疗的管理水平,使之朝着正规化迈进。

(二)分类

根据患者服用剂量的不同分为两类。

1. 核医学普通防护病房

患者服用的放射性活度小于或等于 1110 MBq(30 mCi),墙壁防护一般为 4 mmPb。

2. 核医学特殊防护病房

患者服用的放射性活度大于 1110 MBq(30 mCi),墙壁防护一般为 8 mmPb。

二、患者护理

(一)入院护理

(1)病区护士接到患者住院通知后,做好接待入院患者的准备。

(2)患者持住院证到护士站时,主班护士接待患者并根据病情及时安排床位并办理相应手续。

(3)责任护士将患者送至指定床位,核对患者姓名,妥善安置患者,协助更换病员服。

(4)责任护士完成患者的入院评估,测量体重、生命体征,收集资料并记录,了解患者的主诉、症状、自理能力、心理状况等。

(5)责任护士为患者做入院教育、院规介绍,向患者介绍主管医生及责任护士、病区主任和护士长。介绍环境(包括病房设施的使用)、作息制度、生活护理(护士为其进行个人卫生整顿)、物品保管及有关管理规定。

(6)培训患者口服^{131}I的方法,讲解用药目的、方法和注意事项。确认患者已经签署知情同意书。

(二)治疗护理

1.患者心理调适

甲亢患者多数脾气暴躁,焦虑;甲状腺癌及转移患者忧郁,情绪波动大。部分患者由于不了解核素治疗的过程,或担心放射性核素会对人体产生不利的影响,会出现紧张、焦虑等情绪。责任护士通过与患者交谈、沟通,了解其社会资历、文化背景、家庭及心理状况,为治疗和护理提供指导依据,让患者感到自己被关心和重视,得到心理上的满足感。针对不同的心理问题,制订不同的心理护理措施,消除患者对检查和治疗的恐惧及顾虑情绪。帮助患者树立战胜疾病的信心,给予特别关爱缓解心理压力,加强护患沟通,做好心理疏导等。

2.不良反应的预防和处理

(1)胃肠道反应较常见,主要为恶心、食欲减退,严重时可有呕吐。^{131}I治疗前1～2 d给予泼尼松及服药后2 h给予胃动力药有一定的预防作用。呕吐频繁者可给予输液和地塞米松静脉推注。

(2)颌下不适常为唾液腺炎所致。^{131}I治疗前1～2 d给予泼尼松和舌下含服酸性物质有明显的预防作用。严重者可给予地塞米松静脉推注。

(3)因为大剂量^{131}I治疗时常需要事先给予泼尼松,但泼尼松可促进糖耐量降低或糖尿病患者的血糖升高。因此这些患者常需要胰岛素治疗。

(4)颌部不适的清除,甲状腺(清甲)患者非常常见。^{131}I治疗前2 d给予泥尼松有明显的预防作用。疼痛及肿胀明显者可给予地塞米松静脉推注。

(5)其他症状如发热、腹泻、便秘等。对症处理即可。

(6)特殊情况的处理,如脑转移、气管狭窄、心绞痛、感染,可请专科医师会诊进行相关处理。

参考文献

[1] 李丽君．急诊重症救治[M]．2 版．西安：陕西科学技术出版社，2016．

[2] 谢红珍，周梅花．临床常见急危重症护理观察指引[M]．北京：人民军医出版社，2015．

[3] 阮满真，黄海燕．危重症护理监护技术[M]．北京：人民军医出版社，2013．

[4] 张建平，雍文兴，吕娟，等．中西医结合急危重症学[M]．兰州：甘肃科学技术出版社，2015．

[5] 任延军，孙荣丽，李晓峰，等．急危重症综合救治学[M]．石家庄：河北科学技术出版社，2013．

[6] 孙亮，李炎，刘杰．重症医学临床护理实用手册[M]．武汉：湖北科学技术出版社，2013．

[7] 安兵，胡丽华，游波，等．临床外科急危重症治疗学[M]．北京：人民军医出版社，2011．

[8] 车虹彩．现代产科急危重症诊疗学[M]．石家庄：河北科学技术出版社，2013．

[9] 朱秀勤，李帼英．内科护理细节管理[M]．北京：人民军医出版社，2015．

[10] 黄艺仪，李欣，张美芬．临床急诊急救护理学[M]．北京：人民军医出版社，2015．

[11] 刘艳萍．现代心血管病护理[M]．郑州：河南科学技术出版社，2014．

[12] 臧萍，田红霞，陈志霞，等．临床护理常规与操作规范[M]．石家庄：河北科学技术出版社，2014．

[13] 林兆奋．重症监护掌中宝(医师分册)[M]．北京：人民军医出版社，2013．

[14] 左秀兰．综合临床护理学[M]．石家庄：河北科学技术出版社，2012．

[15] 张培荣，杜金云，李安民．临床急危重症诊疗学[M]．石家庄：河北科学技术出版社，2013．

[16] 李秀云，汪晖．临床护理常规[M]．北京：人民军医出版社，2012．